일곱째판

사람해부실습지침

대한해부학회 편

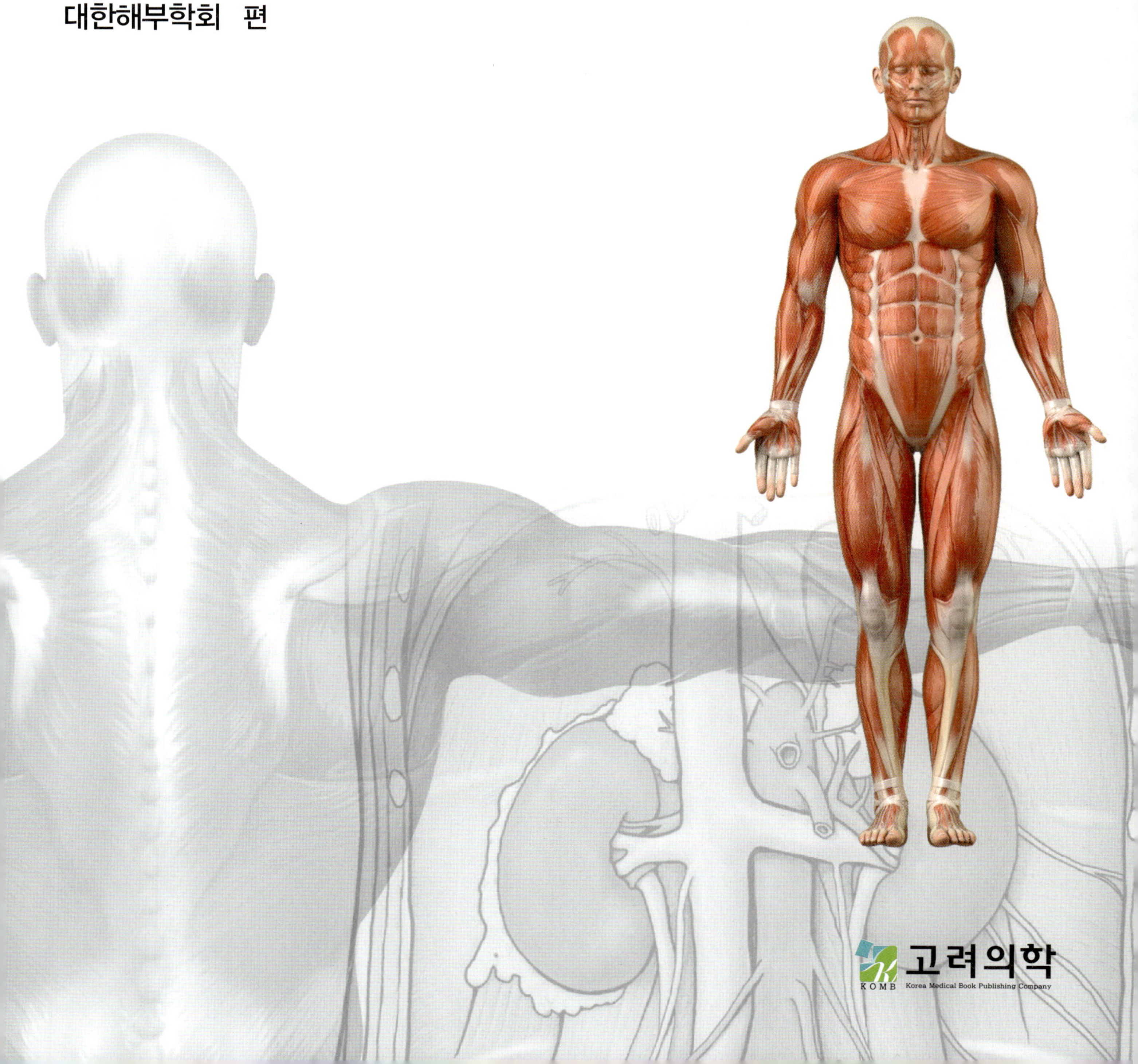

고려의학

KOMB Korea Medical Book Publishing Company

일곱째판을 내면서...

한때 미국 의학교육학계에서는 해부실습의 필요성에 대한 뜨거운 논란이 있었다. 컴퓨터 등을 이용한 교육매체로 해부실습을 대체하거나, 미리 해부해 놓은 재료로 실습을 대신하는 방안 등이 제시된 바 있었다. 이는 의학교육에 대한 실용주의적 접근에서 비롯된 것으로 생각되는 바, 의과대학의 존재 이유가 질병을 다루는 '의사' 양성이라는 점에 초점을 맞추다보니 모든 학생들이 해부실습을 굳이 직접 할 필요가 없다는 논리가 나온 것이다. 하지만 해부실습을 제대로 경험하지 않은 학생들이 진료 일선에 나섰을 때, 이들의 해부학 지식이 필요한 수준을 충족하지 못한다는 보고가 나왔다. 따라서 학생이 '직접 해부(hands-on dissection)'하는 교육방식의 가치가 부정되지는 않았고, 일각에서는 축소했던 해부실습 시수를 다시 늘려나가는 일도 생기고 있다.

대한해부학회에서는 해부학교육과 관련하여 학회의 표준 교과서와 실습안내서를 만들고자 줄곧 노력해 온 바 있다. 그 일환으로 『사람해부실습』 6판에서는 이전 판들과 달리 실습단원마다 구체적인 학습목표를 제시하고, 단순하고 간결한 그림을 제시해 짧은 시간 내에 실습 내용의 이해도를 높이고자 노력하였다.

이제 6판이 나온 지 3년 반만에 다시 새로운 판을 출간하게 되었다. 이번 판은 6판과 비교해 기본 틀이 크게 바뀐 바는 없다. 다만 이전 판에서 다소 매끄럽지 않았던 기술을 정비하고, 일부 그림을 수정 보완하여, 이 책을 읽는 학생들이 보다 용이하게 해부실습에 다가갈 수 있도록 노력하였다.

아쉬운 점이 있다면, 시간이 촉박한 관계로 최근에 한국의과대학 · 의학전문대학원협회(KAMC)에서 발간한 '기본의학교육 학습성과: 과학적 개념과 원리'에서 제시한 학습목표와 본 실습서의 내용을 일일이 맞추어보지 못 했다는 것이다. 최근 의학교육의 경향이 성과바탕학습인 점을 감안한다면, 해부실습을 함에 있어서도 필수적으로 찾아보아야 할 구조물 선정이 같은 맥락으로 이루어지는 것이 바람직하다고 볼 수 있다. 또 한 가지 아쉬움이라면, 대학마다 해부실습에 할애된 시수가 많게는 2배 이상 차이가 나는 현재 상황에서 이 책이 표준안이 되기 위해서는 융통성 있는 내용 조절 방안이 제시되어야 마땅함에도 불구하고, 이 또한 이번 판에서는 고려하지 못하였다. 이러한 내용들은 7판이 발간되자마자 곧바로 다시 추진되어야 할 것으로 생각된다.

이 책이 나올 수 있도록 교정과 교열에 참여해 준 전수경, 전유미, 오창석, 권혁이 선생께 감사하며, 그림을 손 봐 주신 고려의학 서상석 차장께도 감사하는 바이다. 아울러서 실제 해부사진을 책에 수록할 수 있도록 기꺼이 허락해 주신 연세대학교 치의학전문대학원 김희진 교수와 허경석 교수께도 감사를 드린다. 이 책이 나오기까지 많은 인내로 지원하고 기다리신 고려의학 최병진 사장님과 이창용 부장, 편집부 여러분의 노고에 감사드린다.

2015년 2월 24일
대한해부학회 교재편찬위원회
위원장 황 영 일

여섯째판을 내면서...

현재 의학교육은 고전적인 교과목 의학교육에서 계통별 통합의학교육으로 폭넓게 이동하고 있다. 이와 더불어 기초의학 교육시간의 축소와 더불어 환자 중심 의학교육이 점차 확대되면서 임상의학 교육시간은 상대적으로 확대되었다. 이에 해부학교육은 옛 명성을 잃어버린 것은 물론 교육존폐의 갈림에 서 있지 않나 하는 위기감을 갖게 된다. 해부학 교육시간의 감소는 시대적 흐름일 수도 있다. 이와는 반대로 의학지식의 폭주와 함께 해부학 지식의 요구도 증폭되고 있다. 이러한 양면성을 해결하기 위해 다양한 해부학의 교육이나 재료, 매체 등이 활용되나 실제로 시공간 개념을 이해하는 데 무엇보다도 우리 몸과 비슷한 사람해부실습만한 것은 없을 것이다.

해부학 교육의 학습목표에 대한 가치를 높이고, 짧은 교육시간 대비, 충분한 교육 가치를 얻도록 하기 위해서는 알기 쉬운 강의록과, 해부학실습 실정에 적절하고 간결한 해부실습지침서의 개발이 필수적으로 요구된다. 이와 더불어 해부학을 가르치고 습득하고자 하는 열정이 교수님과 우리 학생들 양쪽에 모두 갖추어져 있어야만 얻고자 하는 교육적 목표를 이룰 수 있을 것이다.

따라서 짧아진 해부학 실습시간에 적절한 새로운 사람해부실습지침서가 자연스럽게 요구됨에 따라 지난 제60회 대한해부학회 학술대회에서 발표한 바와 같이 몇 가지 해부실습지침 제작의 목적이 제시되어졌다.

첫째　실습단원에 구체적인 학습목표가 제시되어야 한다.

둘째　실습단원은 해부지침에 따라 순서대로 제시한다.

셋째　단순하고 간결한 그림을 제시해 짧은 시간 내에 실습 내용의 이해도를 높인다.

넷째　실습단원이 마무리 된 경우에는 제시된 중요 구조물을 확인하는 장치를 마련한다.

다섯째 실습단원의 학습목표에 대한 이해도를 높이기 위해 제시된 학습과제는 임상적 의의와 해부실습의 연관 관계를 이을 수 있도록 구성한다.

그러므로 여섯째판 사람해부실습지침은 해부실습과정만을 위한 내용을 정리한 것으로서 그 이전 해부실습지침과는 매우 다르게, 한정된 순수 해부실습과정의 내용만을 담고 있다.

이 책이 나올 수 있도록 교정과 교열에 참여해 주신 교재편찬위원과 건국의대 송우철 교수, 중앙의대 김대진 교수께 다시한번 감사드리며 그림을 새롭게 그려주신 윤관현 박사께도 진심으로 감사드립니다. 이 책이 우리 회원님들의 해부학실습 학습목표 성취도를 높이는데 기여되기를 바라며 허심탄회한 지적과 가르침을 부탁드립니다. 이 책이 나오기까지 지원과 많은 인내를 가지고 기다리신 고려의학 최병진 사장님과 이창용 부장, 편집부 여러분의 노고에 감사드립니다.

2011년 10월 4일

대한해부학회 교재편찬위원회

위원장 이 원 복

제3판을 내면서...

해부학 공부의 목표를 성취시키기 위한 확실하고도 효율적인 방법의 하나는 사람해부학실습이다. 학생들이 이 해부실습을 하는데 도움을 주기 위하여 마련되었던『인체해부실습지침』이 13년 만에 제3판으로 새로 꾸며져 나왔다.

제2판을 낸 뒤 오랜 기간 동안 이 책에 손을 대지 못한 데에는 여러 가지 이유가 있었지만 그 중 가장 큰 이유는, 제2판의 첫머리에 써 있듯이, 머지 않아 제정될 예정이던 해부학용어가 발간되면 다시 고치기로 하였던 사업이 해부학용어집이 나온 뒤에도 별로 고쳐진 내용이 없이 몇 년을 보내게 되었던 것이었다. 더욱 결정적인 이유는 이 책의 제1판 때부터 가장 큰 역할을 해왔던 가톨릭대학 의학부 권흥식 교수가 작고하셨기 때문에 생긴 공백이라고 볼 수 있다.

다행히도 그 사이에 새로운 해부학용어가 제정되었고 이것을 계기로 그동안 이 책을 쓰면서 불편한 점을 지적해 주었던 여러분들의 충고를 모아 제3판을 이어가기로 결정하게 되었다. 따라서 이번에 내놓은 책에는 1990년 대한해부학회가 새로 제정한『해부학용어』제(3집)에 근거를 둔 해부학용어가 실리게 되었으며, 새 용어를 사용하는데 적응이 될 때까지의 유예기간 동안은 편의상 옛 용어를 괄호 속에 병행하여 싣기로 하였고, 학생들의 외국서적 참고에 도움이 될 수 있도록 영어로 된 용어도 아울러 수록하기로 하였다. 그러나 이번 제3판에서도 시간의 제약 때문에 용어를 새 것으로 바꾸어 넣는 작업 외에는 내용의 대폭적인 개정까지는 손대지 못한 것을 유감스럽게 생각하며 그 사업은 다음 기회로 다시 한번 미루게 되었음을 양해해 주었으면 한다.

이 지침서의 내용은 해부 진행 순서와는 관계없이 몸통에서 시작하여 하지, 등, 상지 및 마지막으로 머리와 목의 순서로 엮어져 있는데, 이 순서는 절대적인 것은 아니다. 위의 각 부분은 별도의 장으로 나누어져 있기 때문에 실제 학습 단계에서는 각 대학의 편의에 따라 나름대로 적절하게 차례를 정하는 것이 더 바람직하다.

제2판을 낼 때 관여하여 주신 열 분의 저자 중 권흥식 교수를 제외하고는 모두 다시 참여하여 제3판을 분담 개정하는 수고를 아끼시지 않았고 권흥식 교수를 대신하여 같은 대학의 정진웅 교수가 대를 이어 참여하게 되었음을 기쁘게 생각한다. 이 밖에도 용어 교정 작업을 위하여 많은 노력과 시간을 할애해 준 가톨릭대학 의학부 해부학교실의 교실원들에게 깊은 감사의 뜻을 전하고 싶다.

1990년 12월 20일
저자를 대표하여
백 상 호

머리말

의학의 진보는 끝이 없고, 의학도들이 인수하여야 할 학과목은 해를 거듭할수록 그 양이 많아지고 그 질이 깊어짐에 따라 종래와 같이 많은 시간을 해부학의 학습에 배당할 수 없는 처지에 놓여 있다. 또한 사회보장의 증진에 따라 시체수집이 점점 어려워져가고 있어 시체실습은 해마다 곤란하게 되므로 적은 시간에 적은 재료를 어떻게 유효하게 사용하는가가 문제가 되며, 그러기 위해서는 적절한 우리나라 말로 된 지도서의 필요성이 절실하다고 생각한 것이, 본 지침서를 마련하게 된 동기이기도 하다.

무릇 의학의 학습에는 적절한 강의와 주도 면밀한 관찰과 실습이 필요함은 당연한 일이나, 대다수의 의학도들은 과학으로의 해부학을 전공하는 것이 아니라 의학의 기초로서 학습하기 때문에 인체구조의 기본적인 것을 실물에서 이해하고, 국소해부학적 응용에서는 중요한 점에 대해 주의를 환기시키면 된다고 생각된다. 개개의 상세한 사실들은 필요에 따라 또는 전문적인 입장에 따라 재학습되어야 할 것이라고 본다. 그러나 실습에서의 학생들을 보면 단순히 해부학명과 실물과의 대조에 그치고 마는 경향이 있고 장차 의사로서 전공하는 분야가 다르다 하더라도 의학 전반의 연구 및 의술의 실시에서 가장 중요하게 생각되는 예리한 관찰 및 고찰 또는 기재 등에 대하여는 소홀히 하고 있다. 다시 말해서 시체해부실습은 결코 죽은 지식의 습득에 있는 것이 아니고 이름도 없는 적은 형상(形象) 속에 조화(調和)의 묘(妙)가 있는 것을 알고, 잇달아 일어나는 의문에 해답을 위해서 관찰한 것을 기재하는 것이다. 이것이 바로 해부학실습의 즐거움이 아닐 수 없다.

다년간 의학도의 해부학 교육을 담당한 저자들은 해부학실습에 조금이라도 본래의 자세를 잡아 보고, 또 적은 시간 내에 형태학적으로 중요한 것과 임상적 의의가 있는 적들을 효율적으로 관찰할 수 있도록 실습의 순서와 요령을 제시하고자 본 실습지침서를 편찬하였다.

그러나 용어문제 또는 기술방법 등에서 미숙 또는 미비한 점에 대하여는 아낌없는 편달을 바라는 바이다.

1976년 8월 15일
저자를 대표하여
권 흥 식

목 차

Chapter 01 해부실습개론 / 1

Chapter 02 등 Back / 11

Chapter 03 팔 Upper extremity / 27

Chapter 04 가슴안 Thoracic cavity / 83

목 차

목 차

Chapter

01 해부실습개론

1. 실습기구

해부 실습에 필요한 기구는 여러 종류가 있으며, 그 가운데 학생들 스스로 준비해야 할 것과 해부학교실에서 준비해야 할 것이 있다.

1) 학생들이 준비해야 할 것

학생들이 준비해야 할 기구의 종류는 아래와 같다(그림 1-1).

(1) 해부집게(dissecting pinsettes or forceps)

길이 약 12~15 cm 정도의 끝이 둥글고, 끝 속면에 가로 홈이 파인 해부집게 큰 것과 작은 것 2개가 필요하다. 끝이 뾰족한 집게는 섬세한 해부에 도움이 되고, 갈고리집게는 피부를 잡는데 도움이 된다.

(2) 해부칼(dissecting scalpel or knife)

큰 것과 작은 것 2개 이상을 준비하면 편리하다. 요즈음에는 칼날을 분리할 수 있는 칼이 많이 사용된다.

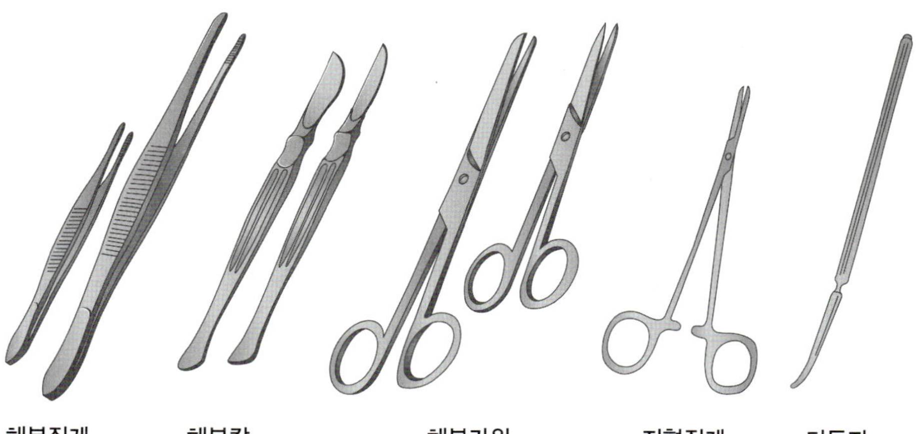

그림 1-1 해부용 기구

칼날은 길이 3.5~4 cm인 것이 좋고, 칼끝은 둥근 것이 좋은데, 그 이유는 해부 과정 중에 칼의 운동이 대체로 원을 그리는 경우가 많기 때문이다.

칼끝은 항상 예리해야 한다. 따라서 칼날이 고정되어 있는 칼의 경우는 사용 전에 숫돌에 갈아서 칼날을 세워야 한다. 핀셋이나 칼을 사용할 때는 펜쥐기(pen-holder grip)가 바른 자세이고, 악수쥐기(shake-hand grip)는 피부나 근막을 자르거나 강하게 잡아당기는 경우 이외에는 사용하지 않는다(그림 1-2).

(3) 해부가위(dissecting scissors)

큰 것과 작은 것 2개를 마련하는데, 큰 것은 한쪽 끝이 둥근 것이 좋고, 작은 것은 양쪽 끝이 예리한 것이 좋다.

(4) 지혈집게(hemostatic forceps)

집게 부분이 곧은 것과 굽은 것 중 어느 것이나 좋지만 끝에 갈고리가 있는 것은 좋지 않다.

(5) 더듬자(seeker or probe)

끝이 완만하게 구부러져 있는 단단한 강철제 더듬자를 준비한다. 뾰족한 침 같은 더듬자나 급하게 구부러진 것을 사용해서는 안 된다.

(6) 실습복 및 장갑(laboratory coat and gloves)

실습복은 꼭 필요한 장비이다. 일회용을 쓰는 경우도 있다. 실습복은 자주 세탁하여 청결을 유지하여야 한다. 경우에 따라서 비닐로 된 앞치마(apron)가 필요할 때도 있다. 고무장갑(rubber gloves)은 사용하면 좋지만, 손이 미끄러져 오히려 위험할 때가 있으니 주의하여야 한다. 마스크는 일회용을 사용하되 각 실험실의 환기 사정에 따라 착용하지 않아도 된다.

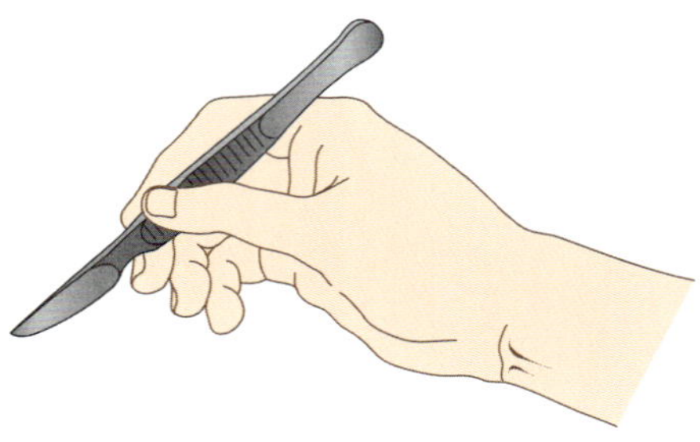

펜쥐기

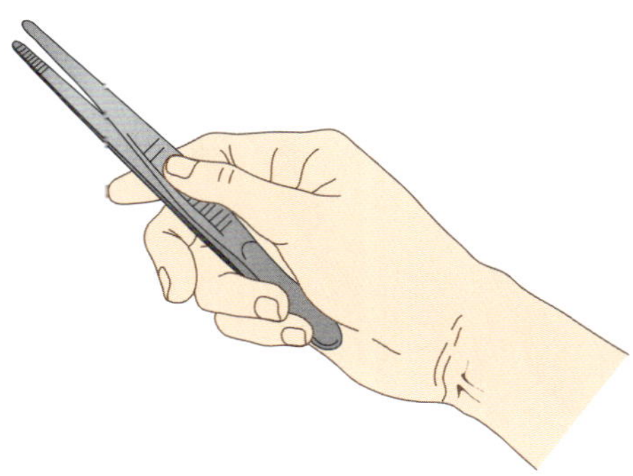

악수쥐기

그림 1-2 펜쥐기(pen-holder grip)와 악수쥐기(shake-hand grip)

2) 해부학 교실에서 준비하는 것

(1) 방부액(preservative fluid)과 물뿌리개(sprinkler) : 시신의 건조를 방지하기 위해서 준비하는 것이다.
(2) 끌(chisel)과 나무망치(hammer)
(3) 톱(saw)
(4) 뼈집게(bone forceps)
(5) 갈비절단칼(costotome)
(6) 쌍톱(laminectome)
(7) 바이스(vise)
(8) 숫돌(whetstone, carborundum hone)
(9) 조명등(illuminator)

2. 효율적인 해부 요령

몸 구조를 입체적으로 이해하는 특별한 방법이 있는 것은 아니다. 여러 가지 구조물의 국소해부학적 위치관계를 관찰하고 또 만져보는 것이 중요하다.

다만 효율적인 학습을 위해서는 다음과 같은 사항을 명심하여야 한다.

① 해부에 앞서서 그 부위에 대한 이론적 개념을 파악하고 있어야 한다.
② 좋은 그림책을 준비하고 활용하여야 한다.
③ 항상 뼈의 표지점(bony landmark)을 만져본다.
④ 시간을 적절하게 사용한다.
⑤ 해부 부위의 특징을 깨끗하게 노출시킨다.
⑥ 중요한 해부학적 구조를 관찰하고 기술할 때에는 순서에 따라 그리고, 이론적인 방법에 따라 시행하여야 한다. 중요한 구조물에 대해서는 다음과 같은 순서로 관찰하면, 도움이 될 것이다.

(1) 근육

① 모양, 크기, 위치
② 부착부분에서는 이는곳(origin), 닿는곳(insertion), 힘살(muscle belly), 섬유힘줄(fibrous tendon), 또는 널힘줄(aponeurosis)
③ 운동방향과 운동범위
④ 신경지배
⑤ 앞, 뒤, 중간 등 이웃하는 구조와의 위치관계

(2) 뼈

① 형태 : 긴뼈(long bone), 짧은뼈(short bone), 납작뼈(flat bone), 불규칙뼈(irregular bone), 종자뼈(sesamoid bone) 등

② 위치

③ 모양 : 크기와 생김새

④ 부위 : 몸통(body), 모서리(borders), 돌기(process), 구멍(foramen), 관절면(articular surface) 등

⑤ 근육, 인대, 사이막 등의 부착

(3) 관절

① 형태(type or class) : 봉합(suture), 유리연골결합(synchondrosis), 섬유연골결합(symphysis), 인대결합(syndesmosis), 윤활관절(synovial joint). 윤활관절의 경우는 단순관절, 복합관절, 홑축, 두축, 또는 뭇축관절 등

② 몸쪽뼈(proximal bone)

③ 먼쪽뼈(distal bone)

④ 관절주머니(articular capsule)에서 섬유막(fibrous membrane)과 윤활막(synovial membrane)

⑤ 인대(ligament)

⑥ 윤활주머니(bursa)

⑦ 운동

(4) 혈관 또는 신경

① 크기, 시작부위, 위치

② 달리는 길과 종말가지(terminal branches)

③ 분포하는 구조물

④ 동반하는 인접 구조

⑤ 변이(variations)와 이상(anomalies)

3. 참고사항

(1) 칼 가는 방법

칼날이 분리되는 일회용 칼을 사용하는 경우는 칼날을 바꾸면 간단하지만, 칼날이 고정되어 있는 칼을 사용할 경우 해부가 진행됨에 따라 날이 무뎌진다. 칼날을 날카롭게 하려면 숫돌을 사용한다. 칼날은 숫돌에 약 20도 전후의 경사도를 유지하면서 그림 1-3에서 보는 바와 같이 손목을 잘 움직여 곡선을 그리면서 갈면 칼날이 잘 갈린다. 칼날은 앞으로 밀 때 갈린다는 것을 알아 둔다.

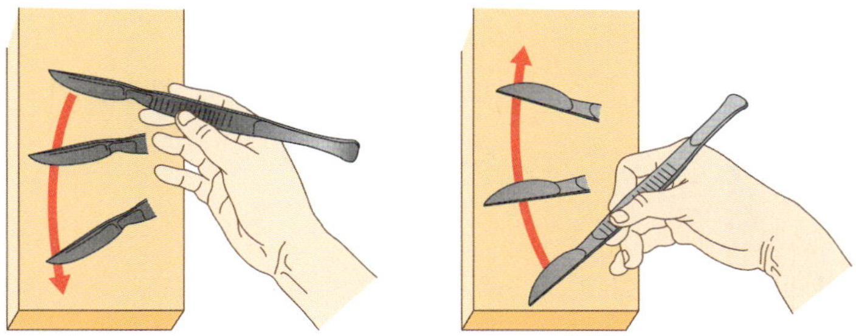

그림 1-3 칼 가는 방법

(2) 시신의 건조방지

시신은 일단 건조하면 회복되기 어렵고, 그 뒤 해부는 거의 불가능해진다. 해부실습은 몇 개월이 걸리기 때문에 항상 시신의 건조를 예방하여야 하며, 다음과 같은 점에 특히 주의하여야 한다.

① 당장 해부하지 않는 부위는 방부액으로 적신 천과 비닐로 이중으로 덮어두면 좋다. 특히 손끝이나 발끝은 건조하기 쉬우니 마르지 않도록 주의한다.

② 실습을 잠시 멈출 때에는 방부제를 그 위에 뿌린 뒤 벗긴 피부 조각을 이용하여 덮어 둔다.

③ 그날의 실습이 끝나서 실습실을 떠날 때는 반드시 시신 전체를 비닐이나 덮개로 덮어 둔다.

(3) 피부자르기와 벗기기

피부는 표피(epidermis)와 진피(dermis, corium)로 구성되고, 그 밑에는 피부밑조직(subcutaneous tissue; 얕은근막 superficial fascia)이 있는데, 피부벗기기라 함은 이 진피와 피부밑조직 사이에서 피부를 벗기는 것이다. 즉 백색인 강인한 진피를 벗겨내고 황색인 지방으로 된 느슨한 피부밑조직은 그대로 남겨 둔다.

피부밑조직(또는 얕은근막) 속에는 피부신경이나 얕은정맥 등이 있고, 특히 지방이 적은 야윈 시신에서는 칼날이 깊이 들어가 인접 구조물을 손상시키는 경우가 있으니 주의하여야 한다. 피부를 벗기는 실제 요령을 그림에 표시하였다(그림 1-4).

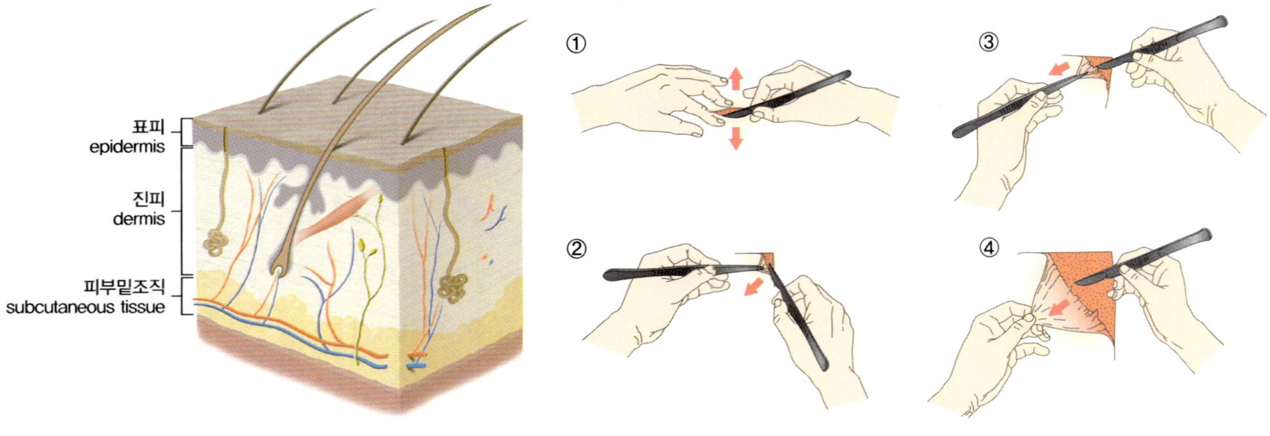

A. 피부의 구조　　B. 피부벗기기

그림 1-4 피부벗기기

벗긴 피부 조각은 잘라 떼어 내지 말고 보존하여 언제라도 원래 위치를 덮을 수 있도록 하여야 한다. 피부를 벗긴 후 피부밑조직 속의 느슨한 결합조직의 섬유와 지방을 제거하고 피부신경과 피부정맥을 찾아 관찰한다.

(4) 결합조직의 제거

몸에 있는 구조물들의 형태나 크기, 위치, 관계 등을 규명하기 위해서는 이들 구조물들을 완전하고 뚜렷하게 분리하는 것이 가장 필요하다. 이때 피부밑 지방(subcutaneous fat)을 포함한 지방과 느슨한 결합조직을 제거하는 것이 큰 작업이다. 특히 결합조직 제거에는 칼과 집게를 잘 사용하여 능률적으로 진행하여야 한다. 또한 정맥과 동맥, 신경 등이 같이 있으면서 그 가지가 갈라지는 모양이 거의 같을 때에는 그 부분을 깨끗이 하기 위해서 정맥은 제거하는 것이 좋다.

(5) 신경과 맥관의 구별 방법

신경과 맥관(동맥, 정맥, 림프관)을 맨눈으로 구별하는 것은 초보자에게 어려울 때가 있다. 신경은 신경섬유 다발이며, 맥관은 속이 빈 공간이 있는 관이라는 근본적인 차이를 염두에 둔다.

신경과 맥관을 구별하는 과정에서 주의해야 할 몇 가지는 다음과 같다(표 1-1).

① 동맥과 정맥을 확인할 경우 그 표면만을 보고 지나치면 안 된다. 반드시 주위 결합조직을 제거하여 혈관 뒷면도 깨끗이 하여 혈관을 완전히 분리하는 것이 중요하다. 그렇게 해야 혈관 뒷부분에서 나오는 가지를 확인할 수 있기 때문이다.

② 혈관과 신경의 이름을 확인하는 데는 여러 가지 방법이 있으나 그 분포지역 또는 분포기관을 확인함으로써 결정되는 경우가 가장 많다. 또 통과 장소를 확인함으로써 혈관을 구별할 수도 있고 원래 줄기에서 나뉘는 상태로 판단하는 수도 있다.

표 1-1 신경과 맥관의 맨눈 구별법

	신경	동맥	정맥	림프관
색깔	흰색	연분홍색	청자색	연황색
모양 및 분지상태	원래 줄기와 가지가 예각으로 나뉨	신경에 비해 둔각으로 나뉨	나뉘는 상태는 동맥과 비슷하나 정맥판막으로 인한 팽대부위가 있음	곳곳에 판막이 있어서 염주알을 배열한 것 같은 모양임
	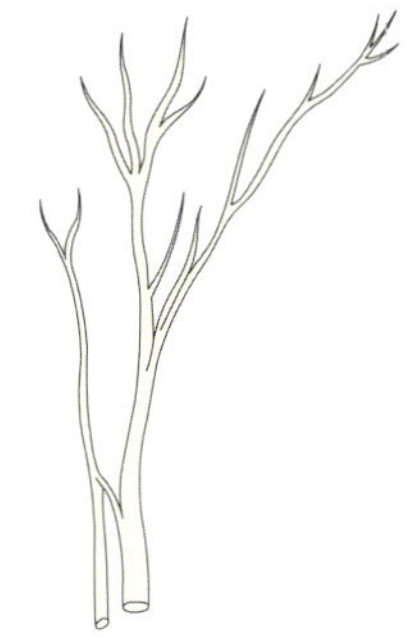	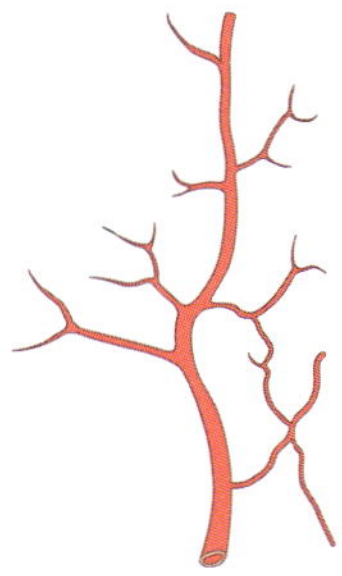	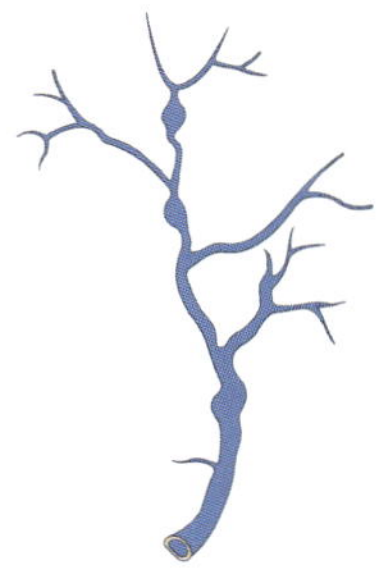	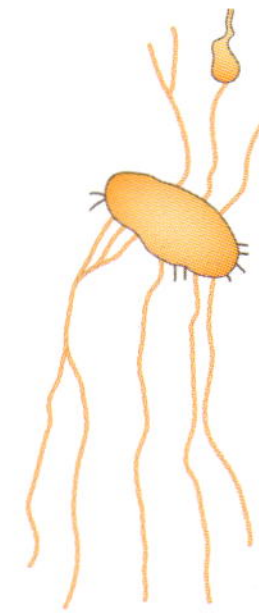
절단면	신경섬유다발이 뭉쳐 있어 속에 공간(내강)이 없음	비교적 벽이 두껍고, 내강 안에는 내용물이 없음	동맥보다 벽이 얇으며, 비교적 굵은 정맥 내강에는 핏덩이가 보이고 작은 정맥에서는 내강이 비어 있는 상태임	벽이 아주 얇은 관으로 대개의 경우 주름져 있음. 굵은 관이 아니면 맨눈으로 구별이 어려움
	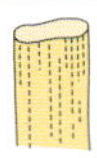	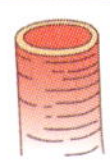	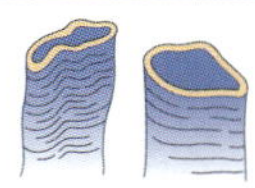	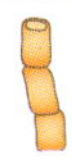
탄력성	잡아당겨도 잘 끊어지지 않음	비교적 탄력성은 있으나 잡아당기면 잘 끊어짐	쉽게 끊어짐	조금만 잡아당겨도 쉽게 끊어짐

정맥은 얕은정맥을 제외하고는 대체로 동맥과 같이 달리며 이름 또한 같다. 정맥은 변이가 많으므로 우선 동맥을 관찰하고 같이 달리는 혈관이 같은 이름의 정맥이라는 식으로 이해한다. 중간 크기 동맥에서는 흔히 동반정맥이 동맥 양쪽에 2개가 있는 경우도 있다.

③ 실제 해부에서 해부가 진행되어 표면에서 깊은 곳으로 들어가는 과정에서 작고 확인하기 곤란한 구조물들을 볼 때가 흔히 있다. 그럴 때에는 크고 더 중요한 구조물을 다시 확인하고 추적하는 것이 편리하다. 따라서 어떤 부위든지 해부가 완료되면 구조물들을 정밀하게 다시 확인하는 것이 중요하다.

(6) 근막(fascia)

근막이란 근육이나 그 밖의 기관을 싸고 있는 결합조직섬유층을 말한다. 일반적으로 근육을 싸고 있는 것이 많지만, 귀밑샘근막(parotid fascia), 음경근막(fascia of penis), 음핵근막(fascia of clitoris), 전립샘근막(fascia of prostate) 등과 같이 반드시 근육과 관련이 있는 것만은 아니며, 따라서 근막이라고 번역하는 것이 정확한 의미는 아니다.

(7) 근육자르기

원칙적으로 힘살(muscle belly)에서 자르는 것이 바람직하다. 또한 자르기 전에 그 근육과 관계있는 관절을 적당히 움직여 근육을 이완시키고 근육 뒷면에서 결합조직을 잘 제거하여 집게나 손가락이 출입할 수 있도록 하는 것이 바람직하다. 근육자르기에는 보통 칼을 쓰지만 앞서 말한 조작을 한 후에는 가위를 사용하는 것이 좋은 경우가 많다.

(8) 힘줄집(tendon sheath)

힘줄(muscle tendon)이 손목이나 발목 같은 좁은 곳을 지나면서도 자유스럽게 운동할 수 있는 것은 힘줄집이 교묘하게 배치되어 있기 때문이다. 힘줄집은 쌈지 모양인 윤활집(synovial sheath)과 그것을 바깥에서 보강하는 섬유집(fibrous sheath)으로 되어 있다. 윤활집 속에는 점도가 높은 윤활액(synovia)이 있어 윤활유와 같은 역할을 한다. 윤활집은 윤활막(synovial membrane)이라는 일종의 장막(serous membrane)으로 되어 있고, 힘줄을 직접 싸고 있는 부분과 밖을 싸고 있는 부분으로 되어 있으며, 이 두 층이 이행되는 곳을 힘줄간막(mesotendineum)이라고 한다(그림 1-5). 그러나 이차적으로 소실되거나 불완전한 곳이 많다. 힘줄간막은 힘줄로 가는 혈관과 신경이 지나고 통로가 된다.

힘줄집을 해부할 때는 다음과 같이 하여야 한다.

① 섬유집을 잘 드는 칼로 자르고 윤활집을 연다. 그러나 섬유집과 윤활집은 밀착되어 있으므로 윤활집을 자르지 않고 넓게 여는 것은 어렵기 때문에 윤활집 일부분만을 조심해서 노출시키고 윤활집 전체를 이해하면 된다.

② 윤활집을 자르고 더듬자를 넣어 윤활집의 넓이를 알아보고, 광택이 있는 윤활막과 그 안에 있는 윤활액의 성질을 확인한다.

③ 힘줄을 집게로 당기면 소실되어 있지 않을 경우 힘줄간막이 관찰된다. 윤활집의 넓이와 연결 등은 특히 손이나 발의 염증 파급에 영향을 주기 때문에 임상에서 중요하다.

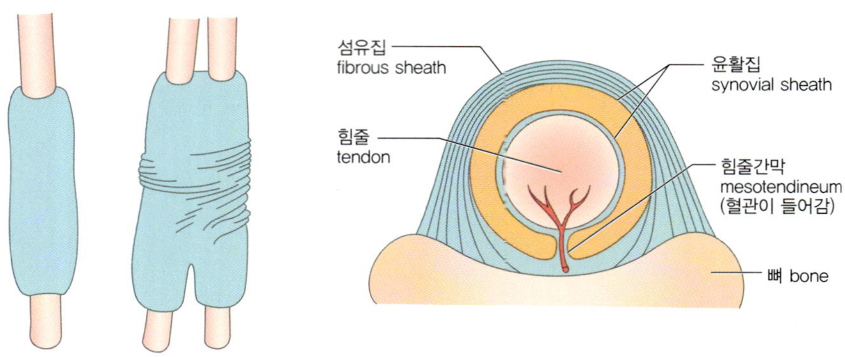

A. 힘줄의 윤활집 B. 힘줄과 힘줄집의 가로면

그림 1-5 힘줄집 모식도

(9) 변이(variation)

해부가 진행됨에 따라서 혈관과 신경의 경로, 분지 상태라든지 근육의 닿는곳 등에서 여러 가지 변이를 볼 수 있다. 우리가 말하는 정상(normal)에는 두 가지 의미가 있다. 하나는 "우리의 생명 유지에 적합한 구조와 기능"이라는 뜻으로 병적(pathological)인 것에 대한 생리적(physiological)이라는 의미이다. 또 하나는 "통계적 표준"의 뜻으로 이상(abnormal)에 대한 정상이라는 의미이며, 손 · 발가락이 5개 있는 것이 정상이고, 갈비뼈가 12쌍 있는 것이 정상인데, 통계적 의미에서 정상보다 다른 상태를 변이(variation) 또는 이상(anomaly)이라고 한다. 이중에서 기능적인 장애가 동반될 경우에는 이상, 기능적으로는 전혀 문제가 없는 경우에는 변이로 구분한다.

Chapter

02

등 Back

1. 얕은층

학습목표

1. 등 표면에서 만져지는 척추뼈, 어깨뼈, 갈비뼈의 특징적 구조물을 확인한다.
2. 척수신경의 구성과 몸통의 피부분절을 설명한다.

1) 표면해부

아래 구조물들을 복습한다. 시신에서 만질 수 있는 부분은 최대한 만져본다.

(1) 뒤통수 정중선에서 바깥뒤통수뼈융기(external occipital protuberance)

(2) 가쪽으로 귓바퀴 아래쪽 뒤에서 꼭지돌기(mastoid process)

(3) 바깥뒤통수뼈융기와 양쪽 꼭지돌기 사이 위목덜미선(superior nuchal line)

(4) 등 정중선에서 척추뼈 가시돌기(spinous process)

(5) 척추뼈 가시돌기 중 가장 위쪽에서 만져지는 일곱째목뼈(솟을뼈 vertebra prominence) 가시돌기

(6) 다섯째허리뼈 가시돌기 아래에서 엉치뼈(sacrum) 뒷면

(7) 위뒤엉덩뼈가시(posterior superior iliac spine)에서 가쪽으로 둥글게 뻗어 나간 엉덩뼈능선(iliac crest)

(8) 어깨뼈 안쪽모서리(medial border of scapula)

(9) 셋째등뼈 가시돌기 높이의 어깨뼈 안쪽모서리에서 위가쪽으로 향하면서 불거진 어깨뼈가시(scapular spine)

(10) 어깨 가쪽에서 가장 돌출된 봉우리(acromion)

(11) 등세모근, 넓은등근, 어깨뼈가쪽모서리로 경계되는 청진삼각(triangle of auscultation)

(12) 넓은등근, 배바깥빗근, 엉덩뼈능선으로 경계되는 허리삼각(lumbar triangle)

2) 피부벗기기와 피부신경

(1) 아래 설명과 그림 2-1을 참조하여 피부를 절개한 다음 박리한다. 진피(dermis)와 피부밑조직(hypo-dermis) 사이를 박리하여 피부밑조직 지방층이 몸통에 남도록 한다. 목덜미부위 피부를 박리할 때는 나무베개를 앞가슴 쪽에 넣으면 머리 부분이 내려가 박리하기 쉽다. 또한 뒤통수부위에서는 귓바

귀 뒤쪽까지 깨끗이 박리한다.

① 머리마루점(vertex)에서 바깥뒤통수뼈융기를 지나 꼬리뼈 끝까지 정중선을 따라 세로로 그은 선

② 머리마루점에서 양쪽으로 귀 위까지 잇는 선

③ 바깥뒤통수뼈융기에서 가쪽 아래쪽으로 꼭지돌기를 잇는 선

④ 일곱째목뼈 가시돌기에서 가쪽으로 봉우리에 이르는 선

⑤ 여덟째등뼈 가시돌기에서 가쪽으로 중간겨드랑선(midaxillary line)에 이르는 선

⑥ 꼬리뼈 끝에서 위가쪽으로 위뒤엉덩뼈가시와 엉덩뼈능선을 따라 중간겨드랑선에 이르는 선

(2) 피부를 가쪽으로 벗기면 등의 얕은근막(superficial fascia)이 나타난다. 얕은근막을 제거하기 전에 등 피부신경(cutaneous n.)을 해부하여 그 분포가 띠를 이루며 배열하는 모습을 관찰한다(그림 2-2 A, B). 이러한 피부신경들은 목신경, 가슴신경, 허리신경 뒤가지(dorsal rami)에서 나온 것이다.

① 뒤통수부위(occipital region)에서 **큰뒤통수신경**(greater occipital n.; C2 뒤가지)과, 그 가쪽에 있는 **뒤통수동맥**(occipital a.)을 찾는다. 큰뒤통수신경은 바깥뒤통수뼈융기 아래가쪽 약 3 cm 거리에서 등세모근(trapezius m.)을 뚫는다(그림 2-7).

② 어깨뼈 뒤쪽에서 목신경이나 가슴신경 뒤가지(C7–T2)를 찾는다. 이 가지들은 길고 굵기 때문에 비교적 쉽게 찾을 수 있다(그림 2-2 B).

③ 허리부위의 위볼기피부신경(superior clunial n.)은 두꺼운 피부밑조직 아래쪽 지방층에서 나오므로 무리하여 찾지 않아도 된다.

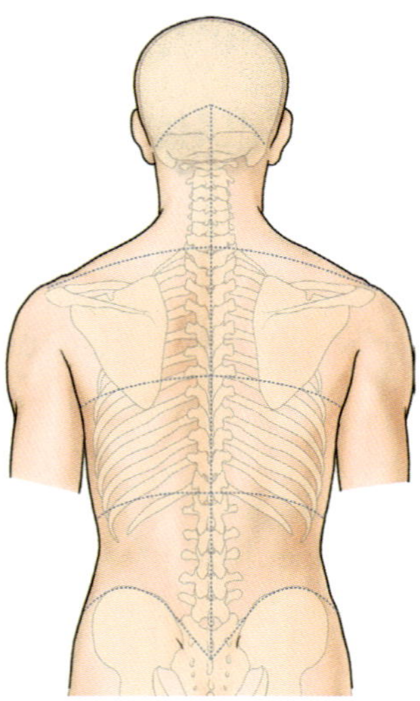

그림 2-1 등의 피부절개선

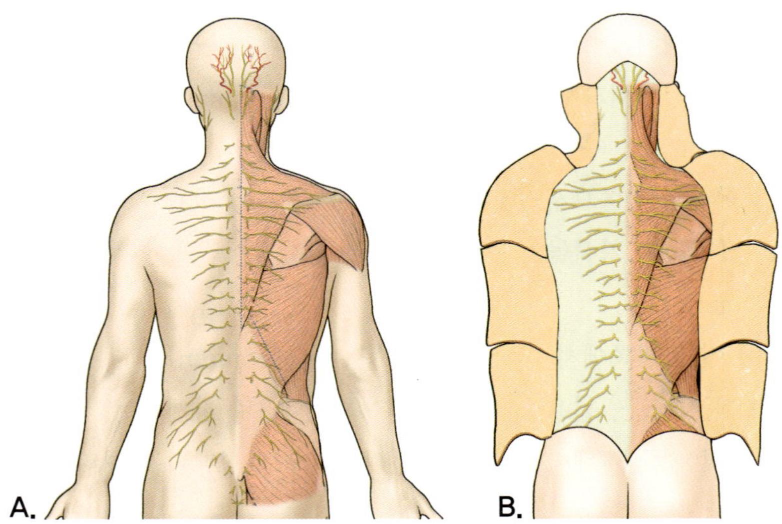

그림 2-2 등의 피부신경

(3) 피부신경의 분포를 확인한 후에는 얕은근막을 피부벗기기와 동일한 방법과 요령으로 벗겨 가쪽으로 젖혀 근육을 관찰할 준비를 한다. 이때 큰뒤통수신경과 뒤통수동맥은 손상시키지 않는다.

확인할 구조물

척수신경 뒤가지

☐ 큰뒤통수신경 ☐ 안쪽피부가지 ☐ 가쪽피부가지 ☐ 위볼기피부신경

학습 과제

○ 척수신경 앞가지와 뒤가지의 차이는 무엇인가?

○ 척수신경 뒤가지의 피부감각지배영역을 그림으로 나타낸다.

2. 등의 근육

학습목표

1. 얕은층 근육의 주된 작용을 설명한다.
2. 중간층 근육과 깊은층 근육의 작용을 설명한다.
3. 얕은층 근육과 깊은층 근육의 차이를 비교 설명한다.
4. 뒤통수밑삼각의 경계가 되는 구조를 그림을 그려 나타낸다.
5. 큰뒤통수신경과 뒤통수밑신경의 위치와 분포를 확인한다.
6. 척추동맥의 위치와 주행을 확인한다.

1) 등의 얕은층 근육

(1) 등세모근(trapezius m.)

세모꼴인 이 근육은 바깥뒤통수뼈융기, 위목덜미선 안쪽 1/3, 목덜미인대(nuchal lig.), 일곱째목뼈와 첫째~열두째등뼈 가시돌기에서 일어나, 빗장뼈 가쪽 1/3, 어깨뼈 봉우리(acromion), 어깨뼈가시(spine of scapula) 안쪽에 가서 닿는다.

① **등세모근**(trapezius m.)을 덮고 있는 얕은근막과 깊은근막을 깨끗이 제거하여 정리한다(그림 2-3). 등세모근의 위가쪽모서리를 깨끗이 할 때 목 뒷부분에 있는 구조를 다치지 않도록 주의한다.

② 등세모근 위, 중간, 아래 부분 근육섬유들이 가쪽으로 가면서 각각 아래로, 옆으로, 위로 주행하는 것을 확인하고, 각각이 닿는곳을 자세히 관찰한다.

③ 등세모근 자유모서리인 아래가쪽모서리에서 근육 밑으로 손가락을 넣어, 뼈에 붙어 있는 부분과 주위 다른 구조와의 관계를 확인하고, 이 근육에 분포하는 신경과 혈관을 확인한다.

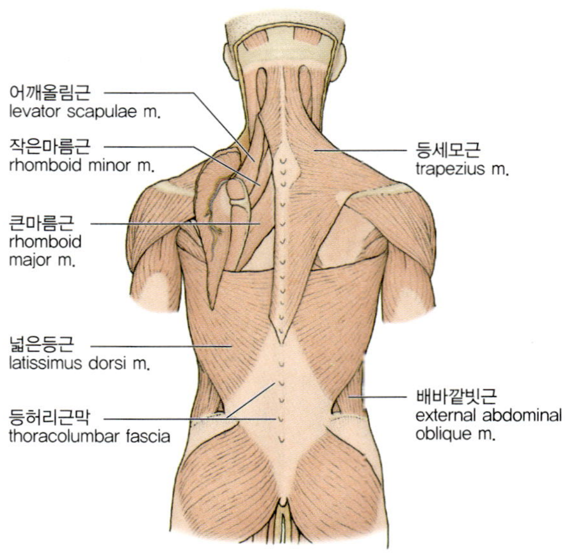

그림 2-3 등의 얕은층 근육

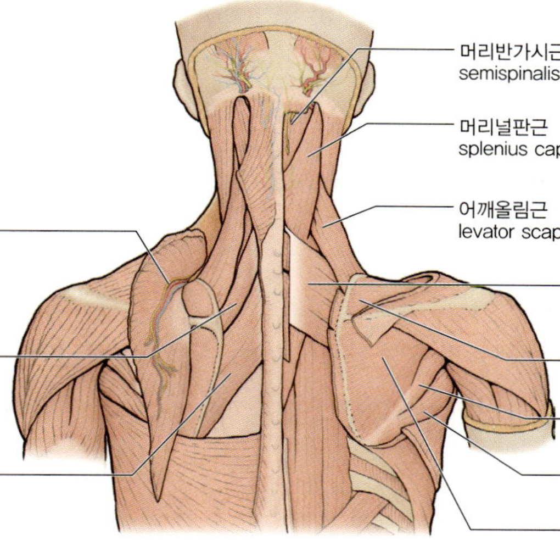

그림 2-4 왼쪽에서 등세모근을 절개하여 가쪽으로 젖힌 모습

④ 등세모근 가장 위쪽 근육섬유를 뒤통수뼈에서 떼어 낸다. 이때, 뒤통수동맥과 큰뒤통수신경을 손상시키지 않도록 주의한다.

⑤ 근육의 나머지 부분은 몸 정중선에서 약 1 cm 정도 가쪽에서 정중선과 평행하게 가위로 잘라 닿는 곳 쪽으로 젖힌다(그림 2-4). 어깨뼈 안쪽모서리 근처에서는 그 아래 마름근이 있음을 주의한다. 근육을 가쪽으로 젖히면 이 근육에 분포하는 신경과 혈관의 가지를 확인할 수 있다.

⑥ 등세모근 속면에서, 근막을 벗기고 주의 깊게 지방을 제거한다. 그 힘살을 따라 등세모근에 분포하는 다음 구조물을 확인한다. 이 구조물들은 뒤목삼각을 가로질러 근육 깊은 곳에 분포한다.

- 가로목동 · 정맥(transverse cervical a. and v.)
- 더부신경(accessory n.)
- 셋째와 넷째목신경(third and fourth cervical nn.)

(2) 넓은등근(latissimus dorsi m.)

이 근육은 등 아래가쪽을 모두 덮는 넓고 납작한 근육으로, T7~T12 척추뼈 가시돌기, 등허리근막, 엉덩뼈능선(iliac crest), 아래쪽 3~4개 갈비뼈에서 일어나 위팔뼈 결절사이고랑(intertubercular groove)에 가서 닿는다. 등세모근 아래 부분이 이 근육의 일부를 덮고 있다.

① 넓은등근을 깨끗이 정리한다. 허리뼈 가시돌기 바로 가쪽의 얕은근막을 제거할 때, 깊은근막이 손상되지 않도록 주의한다. 이 근막은 **등허리근막**(thoracolumbar fascia)이라고 하는데, 바깥면이 반짝이는 널힘줄 형태로 되어 있어 쉽게 구별된다(그림 2-3).

② 손을 넓은등근 윗모서리에서 근육 속으로 넣은 후 약간 들어 올린 상태에서 칼로 등허리근막 이는 곳에서 약 2.5 cm 정도 가쪽에서 자른다. 허리부위에서는, 이는곳이 얇은 널힘줄로 되어 있고, 바

로 속에 있는 아래뒤톱니근(serratus posterior inferior m.)과 거의 붙어 있다. 이 근육이 손상되지 않도록 조심한다.

③ 절개한 근육을 가쪽으로 젖힌다. 가쪽 옆구리부위의 넓은등근 근육섬유는 배바깥빗근(external abdominal oblique m.) 근육섬유와 손깍지를 끼듯이 물려있어 구별이 어렵다. 이 두 부분을 구별하고, 배바깥빗근이 손상되지 않게 한다(그림 2-3).

④ 아래뒤톱니근을 관찰한다(그림 2-5).

⑤ 넓은등근 깊은 면에서, 겨드랑에서 **가슴등신경**(thcracodorsal n.)이 가슴등동맥을 동반하여 넓은등근 앞쪽으로 들어가는 것을 확인한다. 가슴등신경과 가슴등동맥은 해부 시 넓은등근에 붙어 있는 경우가 많다.

(3) 마름근과 어깨올림근

① 등세모근 깊이 위치하는 **큰마름근**(rhomboid major m.)과 **작은마름근**(rhomboid minor m.)을 깨끗이 한다. 작은마름근은 좁고 납작한 근육이고, 큰마름근은 작은마름근 아래쪽에 위치하며 더 넓고 납작한 근육이다(그림 2-3, 4). 종종 두 근육은 그 경계가 불분명할 수 있다.

② 마름근을 이는곳 가쪽 1.5 cm 되는 곳에서 세로로 잘라 젖힌다.

③ 근육 속면에서 이들 근육으로 들어가는 **등쪽어깨신경**(dorsal scapular n.)과 **등쪽어깨동맥**(dorsal scapular a.)을 찾아 깨끗이 정리한다. 이 신경과 혈관은 뒤목삼각을 빠져나와 어깨올림근 앞모서리에서 어깨뼈 안쪽모서리 약간 안쪽으로 아래로 내려간다. 내려가는 도중에 어깨올림근과 두 마름근의 깊은 곳을 지난다.

④ 어깨올림근(levator scapulae m.)을 깨끗이 정리하고 닿는곳을 자르고 위로 젖힌다.

※ **등쪽어깨동맥**(dorsal scapular a. 또는 **내림어깨동맥** descending scapular a)은 보통 빗장밑동맥(subclavian a.)에서 직접 나오지만, 때로는 가로목동맥(transverse cervical a.) 깊은가지(deep br.)로 분지되기도 한다.

(4) 청진삼각(triangle of auscultation)

넓은등근, 등세모근, 큰마름근으로 경계되는 부위이다. 이 부위는 여섯째~일곱째갈비와 여섯째갈비사이공간(sixth intercostal space)에 해당하며, 이곳을 덮는 근육이 없기 때문에 청진하기에 적당한 곳이다.

(5) 허리삼각(lumbar triangle)

넓은등근, 배바깥빗근(obliquus externus abdominis m.), 엉덩뼈능선으로 경계되는 부위이며, 그 바닥은 배속빗근(obliquus internus abdominis m.)이 이룬다. 이 허리삼각은 드물게 **허리탈장**(lumbar hernia)이 생기는 곳이다.

2) 등의 중간층 근육

(1) 등의 중간층 근육

위뒤톱니근과 아래뒤톱니근이 있다.

(2) 위뒤톱니근(serratus posterior superior m.)

마름근 깊은 곳에 위치하며, 근육섬유의 방향이 마름근과 같이 달린다(그림 2-4, 5).

(3) 아래뒤톱니근(serratus posterior inferior m.)

이미 위에서 살펴본 바와 같이 허리 부위에 있으며, 넓은등근으로 덮여 있다(그림 2-5).

3) 등의 깊은층 근육

깊은층 근육을 세 무리로 나누어보면 다음과 같다.

가장 표면에는 **널판근**(splenius mm.)과 **척주세움근**(erector spinae mm.)이 있으며, 널판근에는 다시 머리널판근(splenius capitis m.)과 목널판근(splenius cervicis m.)이 있고, 척주세움근은 다시 엉덩갈비근(iliocostalis m.), 가장긴근(longissimus m.), 가시근(spinalis m.)이 있다. 이들 근육의 근육섬유는 위로 올라가면서 가쪽으로 달린다(그림 2-5).

이보다 깊은 곳에는 **가로돌기가시근육**(transversospinalis mm.)이 있는데, 가로돌기에서 시작해서 위안쪽으로 달리면서 가시돌기에 닿는 근육무리이다. 가로돌기가시근육은 다시 **반가시근**(semispinalis mm.), **뭇갈래근**(multifidus mm.), **돌림근**(rotator mm.) 등으로 구성된다.

더 깊숙이는 **가시사이근육**(interspinalis mm.)과 **가로돌기사이근육**(intertransversarii mm.)이 있다. 이 중에서 가장 표면에 있는 널판근과 척주세움근만을 해부할 것이다.

표 2-1 등 깊은층 근육

가시돌기가로근육	널판근	머리널판근, 목널판근
척주세움근	엉덩갈비근	허리엉덩갈비근, 등엉덩갈비근, 목엉덩갈비근
	가장긴근	등가장긴근, 목가장긴근, 머리가장긴근
	가시근	등가시근, 목가시근, 머리가시근
가로돌기가시근육	뭇갈래근	허리뭇갈래근, 등뭇갈래근, 목뭇갈래근
	반가시근	등반가시근, 목반가시근, 머리반가시근
	돌림근	등돌림근, 목돌림근
가시사이근육	허리가시사이근, 등가시사이근, 목가시사이근	
가로돌기사이근육	안쪽허리가로돌기사이근, 등가로돌기사이근, 안쪽뒤목가로돌기사이근	
갈비올림근	짧은갈비올림근, 긴갈비올림근	

(1) 널판근(그림 2-5)

① 위뒤톱니근과 아래뒤톱니근을 척주 가까이에서 잘라 갈비뼈쪽으로 젖힌다.

② 널판근(splenius m.)을 깨끗이 정리한다. 널판근은 위가쪽으로 달리는 납작한 근육으로, 두 부분으로 구성된다.

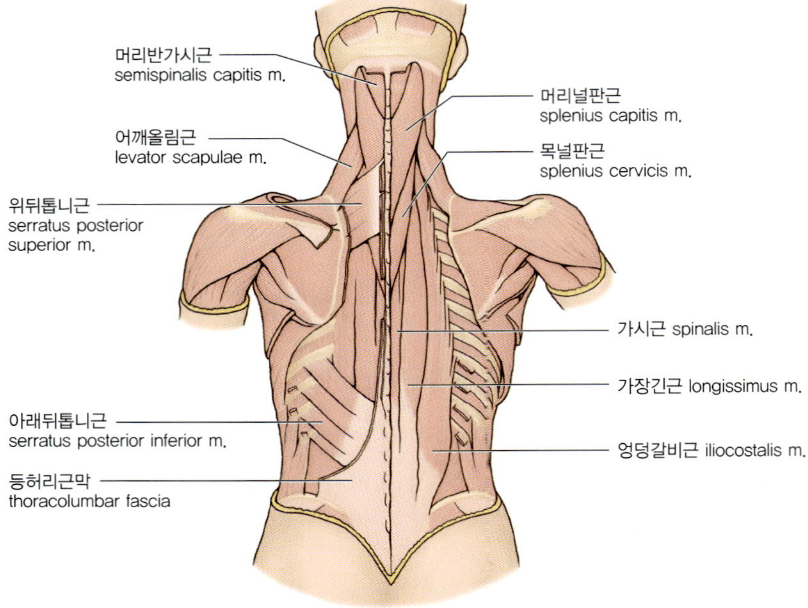

그림 2-5 등의 중간층 근육(왼쪽)과 깊은층 근육 중 가장 표면에 위치하는 근육(오른쪽)

③ 보다 큰 위쪽의 머리널판근(splenius capitis m.)은 셋째목뼈~셋째등뼈 가시돌기에서 일어나 뒤통수뼈와 꼭지돌기에 닿는데, 닿는곳은 **목빗근**(sternocleidomastoid m.)으로 덮여 있다. 이 근육의 대략적인 경계를 구별하고, 이는곳에서 자른다.

④ 보다 작은 아래쪽 부분은 목널판근(splenius cervicis m.)이라고 하며, 넷째~여섯째등뼈 가시돌기에서 일어나 첫째~셋째목뼈 가로돌기에 닿는다. 이 근육의 대략적인 경계를 구별하고, 이는곳에서 자른다.

(2) 척주세움근(erector spinae m.)

뒤톱니근들(serratus posterior mm.)보다 깊이 위치하며, 척주와 나란히 위아래로 달리는 근육기둥 3개로 구성된다. 아래쪽 이는곳에서는 이들 근육기둥이 관찰되지만, 가슴 높이에서는 가장 가쪽의 엉덩갈비근, 중간의 가장긴근, 가장 안쪽의 가시근으로 구별된다(그림 2-5).

① 해부용 칼을 사용하여 등허리근막(thoracolumbar fascia)을 엉덩뼈능선과 척추뼈를 따라 잘라 열고 그 안의 척주세움근을 노출시킨다.

② 가장 가쪽의 **엉덩갈비근**(iliocostalis mm.)을 확인한다. 엉덩갈비근과 가장긴근은 척수신경 피부가지가 뚫는 선을 따라 구분할 수 있다.

③ 엉덩갈비근 대부분은 엉덩뼈능선(iliac crest) 뒤쪽에서 강한 널힘줄로 시작하며, 위로 가면서 힘살이 되어 각 갈비뼈의 갈비뼈각(costal angle)과 셋째(또는 넷째)~일곱째목뼈 가로돌기에 닿는다.

④ 엉덩갈비근은 다시 허리, 가슴, 목엉덩갈비근(iliocostalis lumborum, thoracis, and cervicis mm.)으로 나뉘지만, 이들 세 부분은 뚜렷이 구별되는 구조가 아니며, 부위에 따라 임의적으로 붙인 이름일 뿐이다.

⑤ **가장긴근**(longissimus m.) 역시 비슷하게 세 부분으로 나누어 각각 가슴, 목, 머리가장긴근(longissimus thoracis, cervices, and capitis mm.)이라고 한다.

⑥ 척주세움근 중에서 가장 작은 근육이고 가장 안쪽에 위치하는 **가시근**(spinalis m.) 중 등가시근(spinalis thoracis m.)이 보통 뚜렷한 근육이며 목가시근(spinalis cervicis m.)은 때로 존재하지 않으며 중요한 근육이 아니다. 또한 머리가시근(spinalis capitis m.)이 있으나 머리반가시근(semispinalis capitis m.)과 합쳐져 있어 머리반가시근의 일부로 생각하기도 한다.

⑦ 머리가장긴근을 가쪽으로 젖히고 뒤통수동맥(occipital a.)을 관찰한다.

(3) 뒤통수동맥

꼭지돌기 깊은 곳에서 나와 머리가장긴근 닿는곳 바로 아래에서 근육의 깊은 곳으로 지난다. 때로 이 동맥이 머리가장긴근 표면을 가로지르는 경우도 있다. 이 동맥은 널판근과 반가시근 사이의 공간에서 안쪽 위로 지나며, 널판근 위쪽 안쪽모서리 가까이에서 등세모근을 뚫거나 등세모근 가쪽모서리를 감고 표면으로 나와 **큰뒤통수신경**(greater occipital n.)과 같이 머리덮개(scalp) 뒤쪽에 분포한다(그림 2-6).

(4) 가로돌기가시근육(transversospinalis m.)

척주세움근 깊은 곳에 위치하며, 이 근육들 중에서 가장 큰 것은 **머리반가시근**(semispinalis capitis m.)으로, 등세모근과 널판근을 젖히면 바로 드러난다(그림 2-7).

① 머리반가시근을 확인한다.

② 머리반가시근은 위쪽 등뼈 가로돌기에서 일어나 위목덜미선(superior nuchal line)과 아래목덜미선(inferior nuchal line) 사이 뒤통수뼈에 닿으며, 근육섬유 방향이 목 긴축과 나란하다.

③ 큰뒤통수신경(greater occipital n.)이 머리반가시근을 뚫는 것을 관찰한다(그림 2-7).

④ 나머지 가로돌기가시근육으로는 목반가시근(semispinalis cervicis m.), 등반가시근(semispinalis thoracis m.), 뭇갈래근(multifidis m.), 돌림근(rotatores m.), 갈비올림근(levatores costarum m.), 가시사이근육(interspinales m.), 가로돌기사이근육(intertransversarii m.) 등이 있다.

4) 뒤통수밑삼각(suboccipital triangle)

(1) 머리반가시근(semispinalis capitis m.)을 다시 한 번 확인한다.

(2) 큰뒤통수신경(greater occipital n.)을 다시 한 번 확인하고, 이 신경과 셋째목신경(third cervical n.) 뒤가지가 머리반가시근 안쪽으로, 또는 이 근육을 뚫고 지나는 것을 확인한다.

(3) 머리반가시근을 뒤통수뼈에서 떼어내 아래쪽으로 젖힌다. 이때 필요하면 이 근육이 목덜미인대(nuchal lig.)에 부착된 부위도 떼어낸다.

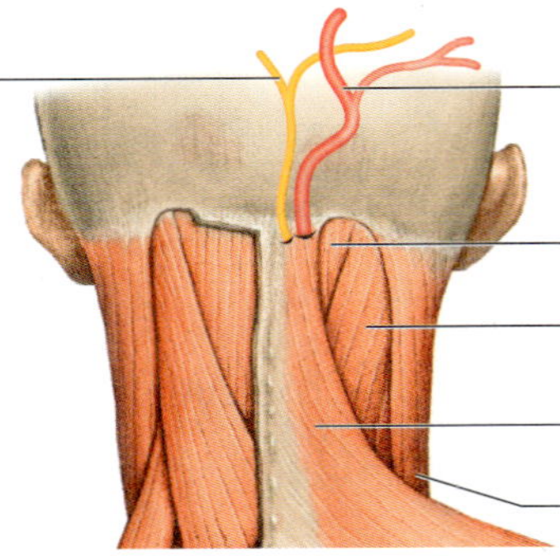

그림 2-6 큰뒤통수신경과 뒤통수동맥

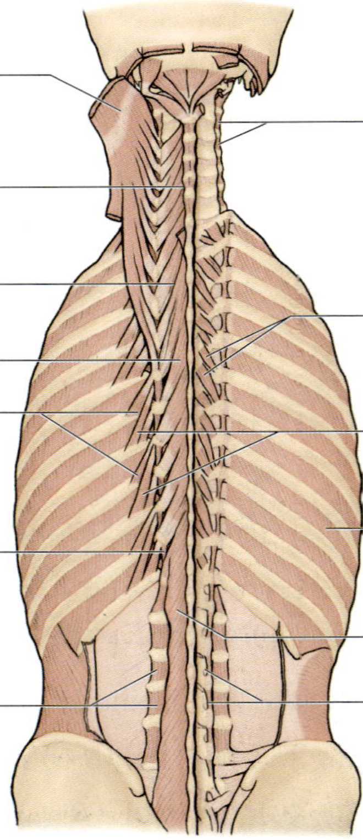

그림 2-7 등의 깊은층 근육

(4) 머리반가시근 속면에서 큰뒤통수신경을 찾고, 이를 몸쪽으로 추적한다. 이 신경은 첫째와 둘째목뼈 사이에서 나와 아래머리빗근(obliquus capitis inferior m.) 아랫면을 지나 나온다. 따라서 이 신경을 따라가면 아래머리빗근을 찾을 수 있다(그림 2-8).

(5) 뒤통수밑삼각을 구성하는 세 근육을 확인한다(그림 2-8). 이 세 근육은 다음과 같다.

① 아래머리빗근 – 둘째목뼈 가시돌기에서 나와 첫째목뼈 가로돌기에 닿음 (obliquus capitis inferior m.)

② 위머리빗근 – 첫째목뼈 가로돌기에서 뒤통수뼈(위와 아랫목덜미선 사이)까지 (obliquus capitis superior m.)

③ 큰뒤머리곧은근 – 둘째목뼈 가시돌기에서 뒤통수뼈 아래목덜미선까지 (rectus capitis posterior major m.)

(6) 뒤통수밑삼각에서 근막과 정맥(뒤통수밑정맥얼기)을 깨끗이 정리하고, 첫째목신경 뒤가지로 만들어진 뒤통수밑신경(suboccipital n.)을 찾는다. 또한 이 신경이 뒤통수밑삼각을 이루는 근육에 분포하는 것을 확인한다.

(7) 뒤통수밑삼각 윗부분에서 그 바닥에 있는 근막과 인대를 날카로운 칼이나 더듬자로 찔러 보면 잠재공간(potential space)이 느껴지는데, 이 공간은 뒤통수뼈(occipital bone)와 고리뼈 뒤고리(posterior arch of atlas) 사이의 공간이며, 뒤고리뒤통수막(posterior atlanto-occipital membrane)이 위치하는 곳이다.

(8) 근막과 인대를 깨끗이 정리하여 고리뼈 뒤고리 위로 지나는 척추동맥(vertebral a.)을 찾는다. 고리뼈와 중쇠뼈, 뒤통수뼈 사이의 인대의 관계에 대하여 공부한다.

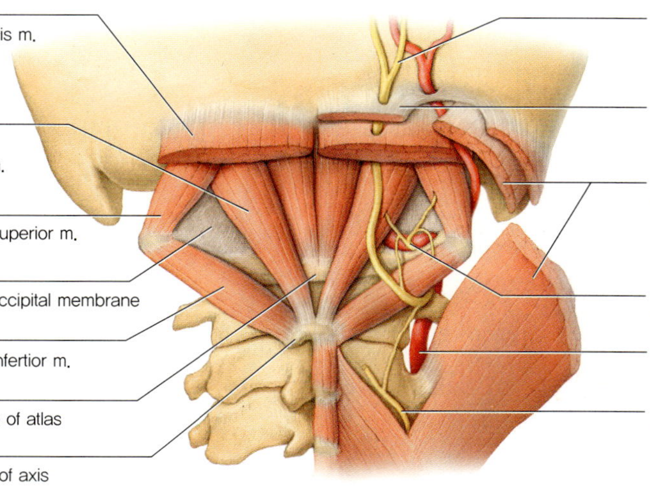

그림 2-8 뒤통수밑삼각(suboccipital triangle)의 근육들

확인할 구조물

얕은층근육

☐ 등세모근 ☐ 넓은등근 ☐ 큰마름근 작은마름근 ☐ 어깨올림근

☐ 더부신경 ☐ 셋째와 넷째목신경 ☐ 목가로동 · 정맥

척주세움근

☐ 엉덩근(목엉덩갈비근, 등엉덩갈비근, 허리엉덩갈비근)

☐ 가장긴근(머리가장긴근, 목가장긴근, 등가장긴근)

☐ 가시근(머리가시근, 목가시근, 등가시근)

가로돌기가시근육

☐ 반가시근(머리반가시근, 목반가시근, 등반가시근)

☐ 뭇갈래근(등 · 허리부위)

☐ 돌림근(등 · 허리부위)

널판근

☐ 머리널판근 ☐ 목널판근

뒤통수밑근육

☐ 큰 · 작은뒤통수곧은근 ☐ 위 · 아래머리빗근 ☐ 뒤통수밑삼각

뒤통수밑 부위의 구조물

☐ 큰뒤통수신경 ☐ 뒤통수밑신경 ☐ 셋째뒤통수신경 ☐ 척추동맥

학습 과제

○ 몸통과 어깨뼈를 잇는 근육을 정리한다(명칭, 이는곳과 닿는곳, 지배신경).

○ 등세모근과 넓은등근의 작용에 대해 조사한다.

○ 더부신경이 지배하는 근육은 어떤 것인가?

○ 큰 · 작은마름근과 어깨올림근의 지배신경과 작용에 대해 함께 이해한다.

○ 고유등근육의 지배신경은?

○ 척주세움근 세 종류를 구별할 수 있었는가?

○ 등허리근막에서 일어나는 근육은?

○ 반가시근, 뭇갈래근, 돌림근의 형태적 차이는 무엇인가?

○ 뭇갈래근이나 돌림근이 발달하고 있는 부위는 어느 곳인가? 또한 그 이유는?

○ 척추동맥의 위치를 확인하였나?

3. 척수와 척수막

학습목표

1. 척수막을 구분하고 각 층의 특징을 확인한다.
2. 척수의 팽대, 원뿔, 말총, 종말끈 등을 관찰한다.
3. 전형적인 척수신경의 날신경섬유성분, 들신경섬유성분, 척수에서 척수신경이 시작되는 양상을 그림으로 설명한다.

1) 척주관과 혈관

(1) 척주관(vertebarl canal) 열기

① 전체 척추뼈에서 등근육을 모두 제거하여 척추뼈고리판(laminae)과 가시돌기(spinous processes)를 가능한 한 깨끗이 정리한다.

② 가능한 한 고리판 가쪽에서 고리판절제술(laminectomy)을 시행한다. 좌우 모두에서 시행한다.

③ 떼어낸 고리판에서, 이웃하는 척추뼈고리판 사이를 연결하는 **황색인대**(ligg. flava), 이웃하는 가시돌기 사이를 연결하는 **가시끝인대**(supraspinous ligg.)와 **가시사이인대**(interspinous ligg.)를 관찰한다(그림 2-9).

(2) 척주관의 관찰

① 척주관을 열 때 척추뼈 뼈막(periosteum)과 척수 경막(dura mater) 사이에 지방으로 차 있는 좁은 공간을 확인한다. 이 공간이 **경막바깥공간**(epidural space)이며, 지방 속에는 속척주정맥얼기(internal vertebral venous plexus)가 들어 있다.

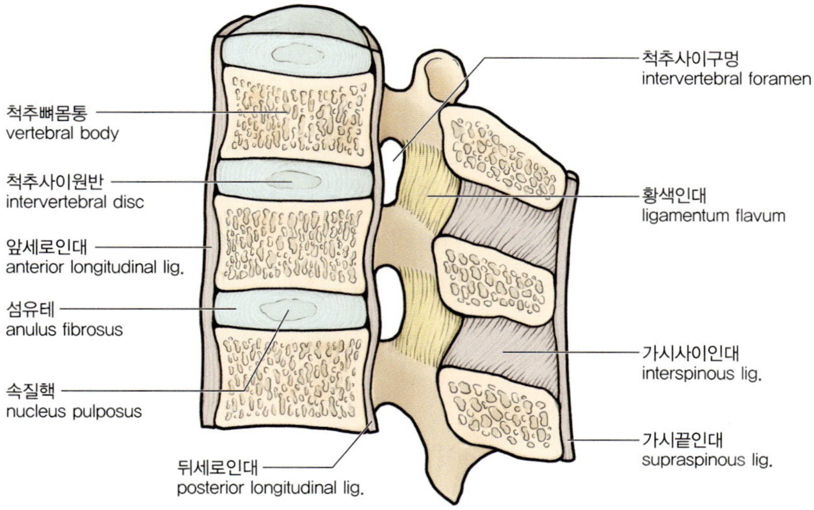

그림 2-9 척추뼈 사이의 인대

2) 척수막과 척수(spinal meninges and spinal cord)

(1) 척수막의 관찰(그림 2-10)

① 표면의 지방과 정맥얼기를 제거하고 **척수경막**(spinal dura mater)을 깨끗이 한다.

② 척수경막은 척수를 싸는 3개의 뇌척수막(meninges) 중 가장 강하며 가장 바깥에 위치하는 막이다. 척수경막이 가쪽으로 연속적으로 뻗어 척추사이구멍을 통해 나오는 것을 확인한다. 이 경막 속에는 척수신경 뿌리(roots of spinal n.)가 들어 있다.

③ 척수경막을 길이를 따라 세로로 잘라 열어 가쪽으로 젖히고 핀으로 척주관 가쪽에 고정시킨다.

④ 또 다른 척수막인 **척수거미막**(spinal arachnoid)을 관찰한다. 거미막은 매우 얇고 투명한 막이다.

⑤ 척수경막과 척수거미막 사이에는 모세혈관 두께의 작은 공간이 있는데, 이를 경막밑공간(subdural space)이라고 하며, 생체에서는 림프액과 유사한 액체가 들어 있다.

⑥ 거미막을 잘라 열고 그 속의 **척수연막**(spinal pia mater)을 확인한다. 척수연막은 척수막 세 층 중 가장 속에 위치하는 것으로, 척수 바깥과 척수신경 뿌리를 완전히 둘러싸는 미세한 막으로, 쉽게 분리되지 않아, 척수의 일부인 것처럼 보인다.

⑦ 척수거미막과 척수연막 사이의 공간을 **거미막밑공간**(subarachnoid space)이라고 하며, 경막밑공간보다 훨씬 크고, 특히 허리부분에서는 더욱 커져 있다.

(2) 척수의 관찰

① 척수 여러 부위에서 척수 높이를 가늠하고, **목팽대**(cervical enlargement), **허리팽대**(lumbar enlargement), **척수원뿔**(conus medullaris)을 찾는다(그림 2-11).

② 척수신경 뒤잔뿌리(posterior rootlet)와 앞잔뿌리(anterior rootlet) 사이에 연질막이 가쪽으로 두꺼워져 있는 **치아인대**(denticulate lig.)를 확인한다(그림 2-10).

③ 다섯째목신경뿌리 윗부분 척수에서 잔뿌리가 더부신경 척수부분[spinal part of accessory nerve (CN XI)]을 형성하는 것을 관찰한다.

④ 뼈칼을 이용하여 아래쪽 1~2개의 등뼈 척추사이구멍을 이루는 관절돌기 뒷부분을 제거하여 척수신경절[dorsal root (spinal) ganglion]과 척수신경의 신경줄기를 확인한다.

⑤ **척수신경절**(spinal ganglion)은 각각의 뒤뿌리에 하나씩 위치하며, 앞뿌리와 뒤뿌리가 만나는 점보다 약간 몸쪽에 치우쳐 있는 구조물이다.

⑥ 척수신경 시작 부위인 척수신경줄기(trunk of spinal n.)는 매우 짧으며, 곧 뒤가지(dorsal ramus)와 앞가지(ventral ramus)로 나뉜다.

⑦ 척수신경이 아래쪽에서 **말총**(cauda eqina)을 이루는 것을 확인한다(그림 2-11).

⑧ 척수원뿔(conus medullaris)에서 연막이 계속되어 꼬리뼈까지 이어진 **종말끈**(filum terminale)을 확인한다.

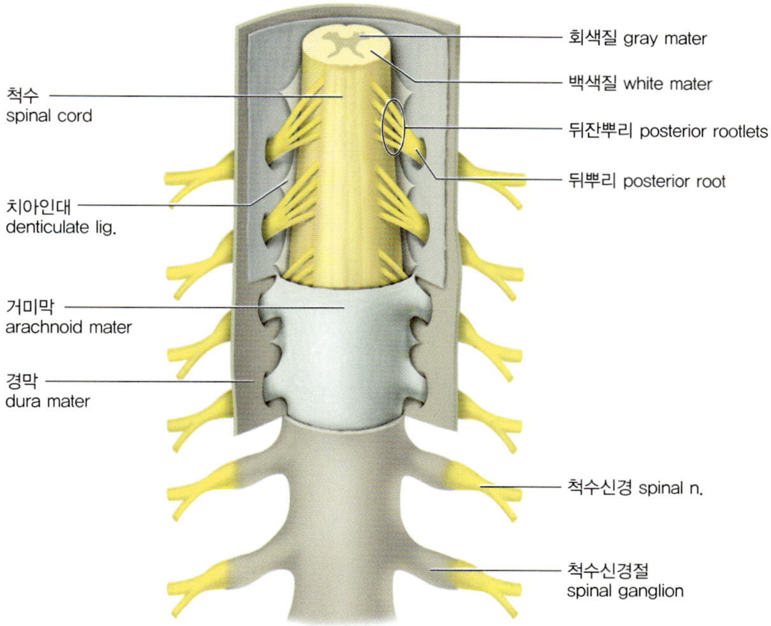

그림 2-10 세 종류 척수막을 나타낸 그림

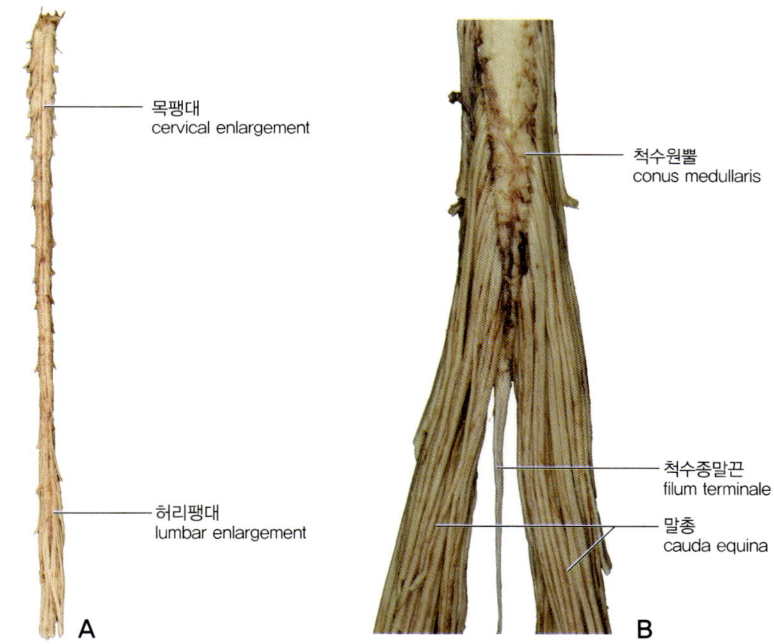

그림 2-11 척수 전체 모습 (A)과 꼬리쪽을 확대한 사진 (B)

확인할 구조물

척수혈관

□ 앞척수동맥 □ 뒤척수동맥

□ 바깥 · 속 척추정맥얼기

척수막

□ 척수경막 □ 척수거미막 □ 척수연막 □ 치아인대

척수

□ 목팽대 □ 허리엉치팽대 □ 척수원뿔 □ 종말끈 □ 말총 □ 척수신경 31쌍

□ 척수신경앞 · 뒤뿌리 □ 척수신경절

학습 과제

○ 척수뼈의 일반적 구조와 특징을 부위별로 정리한다.

○ 척주의 일차 · 이차굽이의 구성과 작용에 대해 조사한다.

○ 척주관과 척수의 길이 차이를 발생학적 측면에서 설명하고 허리천자의 임상적 의의에 대해 이해한다.

○ 척주관 속에서 척수가 흔들리지 않고 비교적 일정하게 제 위치를 유지할 수 있는 구조적 특징은?

Chapter 03

팔 Upper extremity

1. 큰가슴근부위

학습목표

1. 갈비뼈와 복장뼈의 구조적 특징과, 앞가슴벽에 있는 중요한 기준점들을 확인한다.
2. 젖의 구조, 림프가 배출되는 경로, 암 전이에 있어서 림프배출 경로의 중요성을 임상적으로 설명한다.
3. 가슴근의 기능을 설명한다.

1) 표면해부

큰가슴근부위(pectoral region)를 해부하기 전에 피부를 통하여 만질 수 있는 몇 가지 부위를 확인한다.

(1) 목아래패임(jugular notch)

(2) 빗장뼈(clavicle) 전체 길이

(3) 복장뼈각(sternal angle)

(4) 복장뼈 칼돌기(xiphoid process)

(5) 갈비활(costal arch)

(6) 갈비(ribs)

2) 표면구조 및 피부벗기기

남자와 젊은 여자, 젖이 발달하지 않은 여자에서 젖꼭지(nipple)는 복장뼈 옆 약 10 cm 가쪽의 넷째갈비사이공간에 위치한다. 젖꼭지는 젖[breast (mammary gland)] 중심 부위에 있는 두껍고 색소가 침착한 피부인 젖꽃판(areola)이 융기하여 이루어진 둥근 구조물이다.

(1) 피부벗기기

① 가능한 한 팔을 벌린 자세에서 다음과 같이 칼로 자국을 내어 피부벗기기를 한다(그림 3-1).

- 목아래패임(A)에서 칼돌기(C)까지 정중선을 따라 그은 선
- 목아래패임(A)에서 빗장뼈 전체 길이를 따라 가쪽으로 그어 봉우리(B)까지를 잇는 선
- 봉우리(B)에서 위팔 중간(E)까지 잇는 선
- 위팔 중간에서 가로로 그은 선(F)

- 칼돌기(C)에서 가슴벽을 가로지르고 겨드랑주름을 따라 위팔 중간(E)까지 이은 선
- 칼돌기(C)에서 가쪽으로 수평하게 그어 겨드랑중간선(midaxillary line)까지 그은 선(D)

  시신이 여성인 경우, 젖꼭지 주위 피부는 동그랗게 남기고 나머지 피부를 벗긴다.

② 이렇게 해서 벗겨진 큰 피부 조각은 가쪽으로 젖힌다. 겨드랑 부분은 피부가 얇고 겨드랑근막에 단단히 붙어 있어서 벗길 때 어려운 점이 있으나 주의하면서 피부를 벗긴다. 빗장뼈 아래 피부밑조직에는 그 윗부분에 목의 가장 얕은 근육인 넓은목근의 이는곳이 있는 것을 확인한다.

③ 복장뼈 바로 옆 피부밑조직에서, 큰가슴근을 뚫고 나오는 갈비사이신경 앞가슴피부가지(anterior pectoral cutaneous branches of intercostal nn.)와 속가슴동·정맥의 관통가지(perforating branches of internal thoracic a. and v.)를 확인한다(그림 3-3).

3) 젖

(1) 시신이 여성인 경우 박리된 피부에서 젖 주변 피부를 다시 박리하여 관찰한다. 대부분 고령자 시신에서 젖샘은 위축되어 있고 결합 조직화되어 있어서, 흰 덩어리로 관찰된다.

(2) 젖은 결합조직 피막으로 싸여있지 않으며, 큰가슴근과 앞톱니근 위에 있는 피부밑조직에 위치한다(그림 3-4).

(3) 젖 몸통은 젖꼭지를 중심으로 방사상으로 퍼진 15~20개 정도의 젖샘엽(lobes)으로 되어 있다. 각 엽은 지방, 샘조직, 젖샘관(lactiferous duct) 하나로 구성된다. 젖샘관은 젖꼭지로 열리며, 열리기 직전에 팽대된 부위인 젖샘관팽대(lactiferous sinus)를 확인한다(그림 3-2).

(4) 젖샘걸이인대(suspensory ligg.)가 치밀결합조직으르 띠를 이루며 피부에 닿는 것을 공부한다.

4) 큰가슴근과 작은가슴근

(1) 큰가슴근(pectoralis major m.)

① 먼저, 빗장뼈 가쪽 아래에서 세모가슴근삼각(deltopectoral triangle)과 세모가슴근고랑(deltopectoral groove)을 관찰한다. 세모가슴근고랑이 위쪽으로 가면서 점차 넓어져 세모가슴근삼각으로 이어지며, 빗장뼈가 이 삼각의 바닥을 이룬다(따라서 빗장가슴근삼각 clavipectoral triangle이라고도 한다)(그림 3-3).

② 세모가슴근고랑과 삼각에서 노쪽피부정맥(cephalic v.)을 확인하고, 이를 위팔 중간부위까지 추적한다.

③ 가슴봉우리동맥(thoracoacromial a.)의 세모근가지(deltoid branch)를 확인한다.

④ 복장뼈 정중면을 따라서 얕은근막에 절개선을 넣고, 빗장뼈(clavicle)에서 5 cm 정도 아래에서 빗장뼈에 수평하게 절개선을 넣은 후 얕은근막을 박리한다. 이때 목 쪽 **얕은근막은 박리는 하되 제거하지는 말고** 목 부위에 붙어 있게 한다(나중 실습을 위해 필요함). 또한, 세모가슴근고랑에 있는 구조물을 손상하지 않도록 주의하면서 얕은근막을 박리한다.

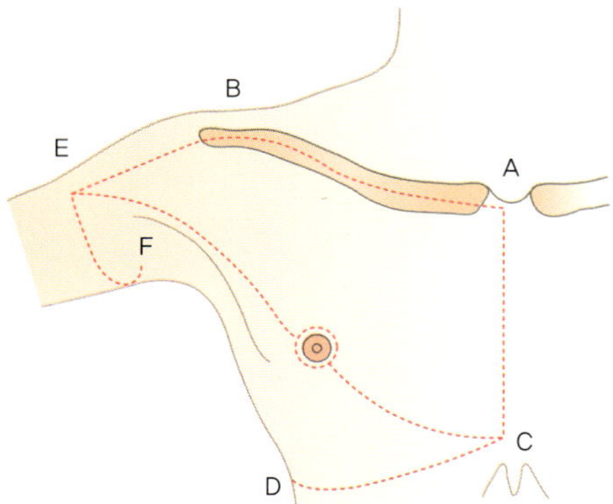

그림 3-1 큰가슴근부위(pectoral region)의 피부절개선

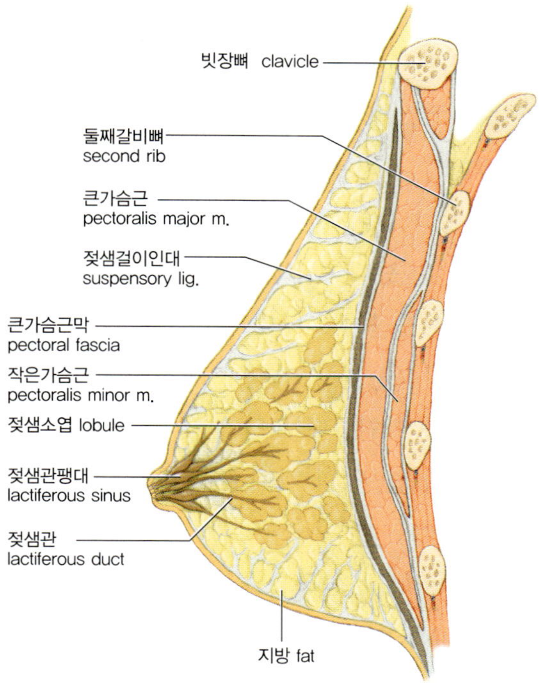

그림 3-2 젖의 시상절단면

⑤ 큰가슴근막(pectoral fascia)을 제거하면서 큰가슴근 표면을 깨끗이 한다.

⑥ 큰가슴근의 경계를 깨끗이 하고, 이는곳과 닿는곳을 확인한다.

⑦ 큰가슴근은 비교적 작은 부분인 빗장부분, 큰 부분인 복장갈비부분, 배에서 이는 배부분으로 이루어진 근육이다. 각 부분을 구분하여 본다.

⑧ 복장뼈 바로 옆에서 큰가슴근을 뚫는 작은 앞피부신경(anterior pectoral cutaneous n.)과 앞피부동 · 정맥(anterior pectoral cutaneous a. and v.)을 확인한다(그림 3-3).

⑨ 큰가슴근 아래가쪽모서리 밑으로 손을 넣어, 이 근육과 밑의 구조물 사이를 박리한다. 이 과정에서 가슴벽에서 나와 큰가슴근으로 들어가는 신경과 혈관을 손상하지 않도록 주의한다.

⑩ 겨드랑 앞벽(anterior wall)은 큰가슴근과 작은가슴근으로 이루어지는데, 지금은 큰가슴근이 겨드랑 앞벽을 이루고 있는 것을 확인한다. 또한 앞겨드랑주름(anterior axillary fold)이 큰가슴근 아래가쪽모서리로 이루어지는 것을 확인한다.

⑪ 이제 아래쪽에서부터, 큰가슴근을 이는곳에서 떼어내되 빗장뼈 부분은 아직 떼지 말며, 떼어낸 부분을 위가쪽으로 젖히고 깊은 곳을 관찰한다. 젖힐 때 그 아래 작은가슴근을 뚫고 큰가슴근까지 분포하는 안쪽가슴근신경(medial pectoral n.)의 가지를 확인하고 자른다.

(2) 작은가슴근(pectoralis minor m.)

① 큰가슴근이 젖혀진 밑으로 작은가슴근의 윤곽을 확인한다(그림 3-4).

② 작은가슴근 안쪽모서리 안쪽에서 가쪽가슴근신경(lateral pectoral n.)이 나와 큰가슴근 속면으로 들어가는 것을 확인한다. 이 신경이 작은가슴근을 뚫고 나오는 안쪽가슴근신경(medial pectoral n.)보다 안쪽에 있음을 인식한다(그림 3-5).

③ 이 신경을 잘 보존하면서, 큰가슴근을 빗장뼈 이는 곳에서 마저 떼어낸다(그림 3-4).

④ 작은가슴근이 2–5째 갈비뼈에서 일어나 부리돌기(coracoid process)에 닿는 것을 확인한다.

⑤ 작은가슴근을 둘러싸고 빗장뼈까지 뻗어 있는 깊은근막인 **빗장가슴근막**(clavipectoral fascia)의 일부를 확인한다(그림 3-6).

⑥ 빗장가슴근막의 갈비부리막(costocoracoid membrane)을 뚫고 나오거나 들어가는 다음 구조물을 확인한다.

- 가쪽가슴근신경
- **가슴봉우리동맥**(thoracoacromial a.)과 그 가지들(그림 3-5, 11) – 봉우리가지, 가슴근가지, 세모근가지, 빗장가지
- 노쪽피부정맥(cephalic v.) – 가슴세모근고랑을 지나 올라와 이 근막을 뚫고 들어감

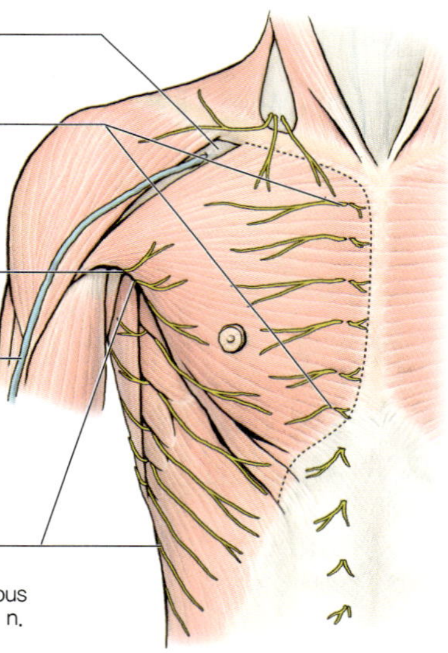

그림 3-3 큰가슴근과 주변 구조물

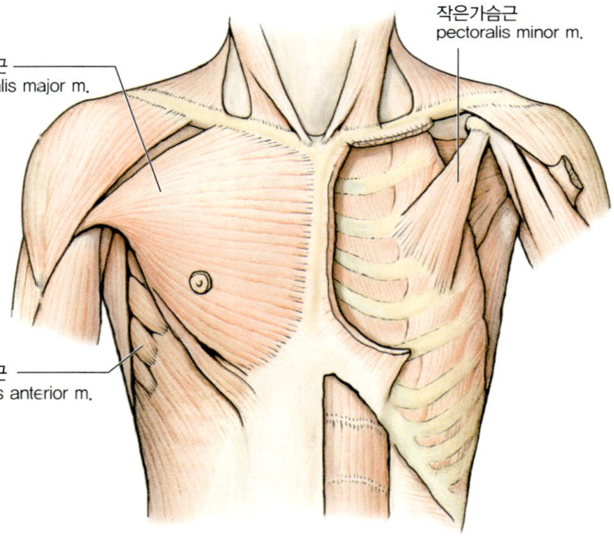

그림 3-4 작은가슴근

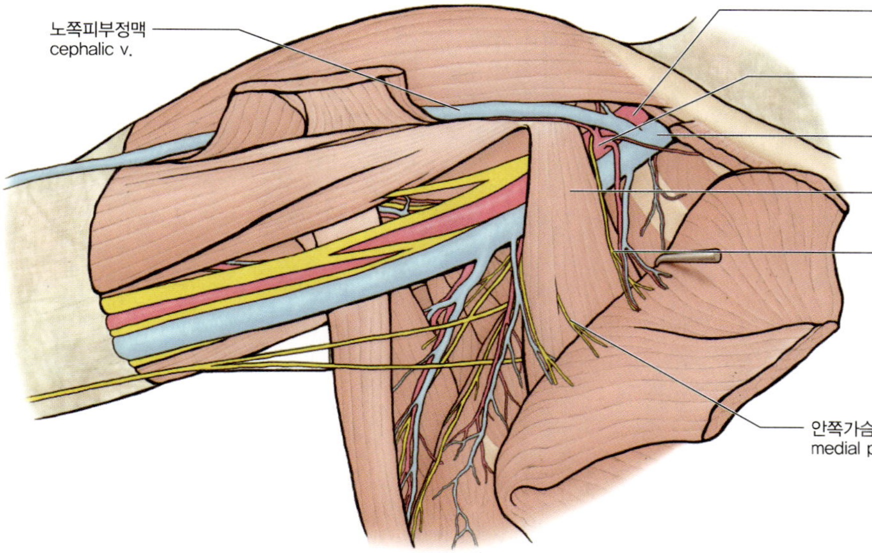

그림 3-5 작은가슴근과 주변 구조물

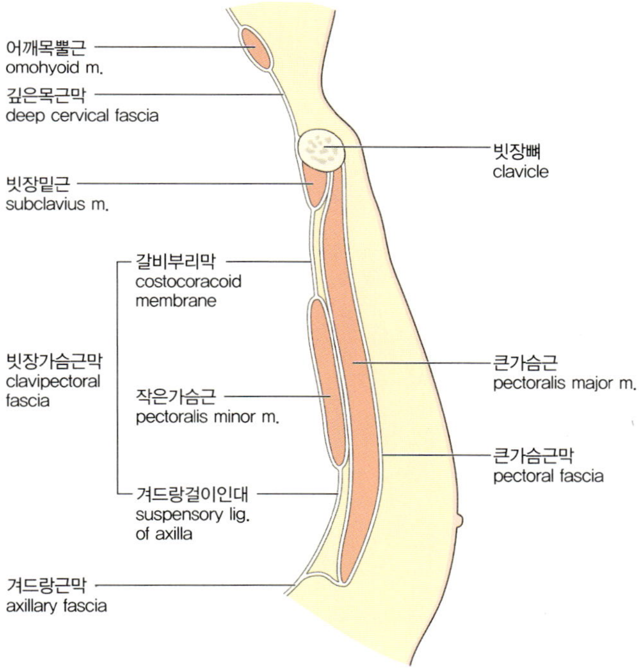

그림 3-6 가슴근 주변 근막의 모식도

확인할 구조물

□ 갈비사이신경 피부가지(앞피부가지, 가쪽피부가지)

□ 가슴봉우리동맥과 가지들 □ 안쪽 · 가쪽가슴근신경 □ 젖샘(여성)

근육

□ 큰가슴근 □ 작은가슴근 □ 앞톱니근 □ 빗장밑근

근막

□ 큰가슴근막 □ 빗장가슴근막 □ 갈비부리막

학습 과제

○ 노출된 피부신경의 지배 영역을 조사해 척수신경의 분포인 피부분절(dermatome)을 생각한다.

○ 가슴우리 정맥계통의 구성과 그 의의에 대해 생각한다.

○ 젖에서 나오는 림프액과 혈액의 흐름을 조사한다.

2. 어깨뼈부위(Scapular region)

학습목표

1. 어깨뼈의 특징과 어깨뼈에 부착되는 근육을 확인한다.
2. 어깨뼈 주위 동맥연결과 그 임상적 중요성을 설명한다.

1) 어깨세모근부위(deltoid region)

(1) 어깨세모근(deltoid m.)

① 어깨세모근 앞쪽과 가쪽 표면을 깨끗이 정리하고, 이 근육의 이는곳이 다음과 같음을 확인한다. 이때, 노쪽피부정맥(cepahlic v.)이 손상되지 않게 주의한다.

• 빗장뼈 가쪽 ⅓, 봉우리(acromion), 어깨뼈가시(scapular spine) 가쪽 부분

② 빗장뼈와 봉우리에서 이 근육을 떼어낸다.

③ 어깨세모근 몸쪽부분이 큰가슴근힘줄을 덮고 있음을 확인한다.

④ 시신을 엎드린자세(prone position)로 한다.

⑤ **어깨세모근**(deltoid m.) 뒷면을 마저 깨끗이 하고, 어깨뼈가시에서 이 근육을 떼어낸다. 이때, 위가쪽위팔피부신경(superior lateral cutaneous n. of arm)이 손상되지 않게 주의한다.

⑥ 어깨세모근을 가쪽 아래쪽으로 젖혀, 이 근육이 위팔뼈 세모근거친면(deltoid tuberosity)에 닿는 것을 확인한다. 이때, 근육 속면을 주행하는 혈관과 신경이 손상되지 않도록 주의한다

⑦ 닿는곳 근처에서 어깨세모근 속면을 뚫고 들어가는 신경과 동맥을 찾는다. 이들이 각각 **겨드랑신경**(axillary n.)과 **뒤위팔휘돌이동맥**(posterior circumflex humeral a.)이다.

⑧ 겨드랑신경과 뒤위팔휘돌이동맥을 몸쪽으로 따라가 본다. 이들은 **네모공간**(quadrangular space)을 통해 겨드랑에서 팔 뒤칸으로 나온다(그림 3-7). 이 공간의 네 경계는 나중에 확인한다.

(2) 등 얕은층 근육

이 부분 해부가 아직 시행되지 않았다면 "등의 해부" 부분을 참조하여 등세모근(trapezius m.), 넓은등근(latissimus dorsi m.), 어깨올림근(levator scapulae m.), 마름근(rhomboid mm.)을 해부하도록 한다.

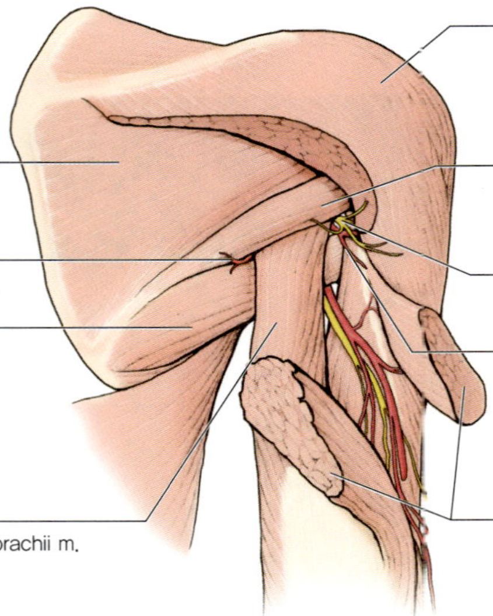

그림 3-7 네모공간과 세모공간

2) 어깨뼈부위

(1) 작은원근, 큰원근, 위팔세갈래근 긴갈래

① 어깨세모근을 가쪽으로 젖히고, 위아래 방향으로 놓여 있는 위팔세갈래근 긴갈래(long head of triceps brachii m.)를 찾아 깨끗이 한다(그림 3-7). 단, 해부를 위팔쪽으로 진행하지는 않는다.

② 위팔을 벌린 상태에서, 긴갈래 위뒤쪽과 아래앞쪽에서 긴갈래와 수직으로 교차하는 두 근육, 즉 작은원근(teres minor m.)과 큰원근(teres major m.)을 구별하고, 표면과 경계를 깨끗이 정리한다(그림 3-7).

③ 이들 근육의 이는곳과 닿는곳을 공부한다.

④ 앞서 살펴보았던 뒤위팔휘돌이동맥과 겨드랑신경이 이들 근육 사이에서 나오고 있음을 다시 한 번 확인한다. 이 공간이 네모공간으로, 그 경계는 다음과 같다(그림 3-6, 8).

- 위쪽 – 작은원근(teres minor m.) 아래모서리
- 아래쪽 – 큰원근(teres major m.) 위모서리
- 안쪽 – 위팔세갈래근 긴갈래
- 가쪽 – 위팔뼈 외과목(surgical neck of humerus)

(2) 가시위근(supraspinatus m.)

① 등세모근을 어깨뼈가시에서 떼어낸다. 이렇게 하면 등세모근은 봉우리와 빗장뼈에만 붙어 있게 된다.

② 가시위근(supraspinatus m.)을 깨끗이 정리한다(그림 3-8).

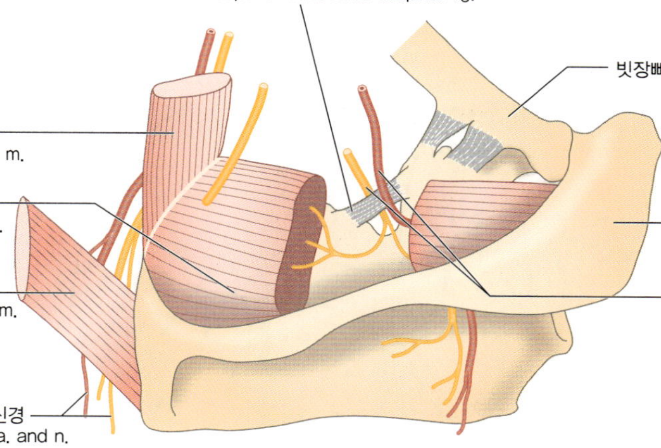

그림 3-8 가시위근의 해부

③ 가시위근 위모서리를 뒤로 당겨 어깨뼈 위모서리를 확인한다.

④ 부리돌기(coracoid process) 바닥(base) 근처 어깨뼈패임(scapular notch) 위를 덮고 있는 **위가로어깨인대**(superior transverse scapular lig.)를 찾아 깨끗이 정리한다. 이때 이 인대 바로 위로 지나는 동맥을 손상하지 않도록 주의한다. 이 인대는 어깨뼈 위모서리의 어깨뼈패임을 덮어, 패임이 구멍이 되게 한다.

⑤ 가시위근을 어깨뼈패임 약간 안쪽에서 근육섬유 방향과 직각으로 자른 후, 이 근육의 가쪽 부위를 가시위오목에서 분리하여 가쪽으로 젖힌다.

⑥ 이제, 위가로어깨인대 윗면을 지나 어깨위동맥(suprascapular a.)이, 이 인대 아래 구멍을 통해서는 어깨위신경(suprascapular n.)이 가시위오목(supraspinous fossa)으로 들어오는 것을 확인한다(그림 3-8).

⑦ 이들 구조물이 뼈에 가깝게 붙어 아래로 달리는 것을 확인한다. 이후 이들은 어깨뼈가시 가쪽을 지나 가시아래오목(infraspinous fossa)으로 들어간다(그림 3-9).

(3) 가시아래근

① 가시아래근(infraspinatus m.) 표면을 깨끗이 한다.

② 이 근육의 닿는곳을 끝까지 추적하여, 그 힘줄이 작은원근 힘줄과 함께 관절주머니에 붙으며, 위팔뼈 큰결절(greater tubercle)에 닿는 것을 확인한다.

③ 가시아래근을 어깨뼈 안쪽모서리에서 약 4~5 cm 되는 곳에서 세로로 자르고, 가쪽 부분의 근육섬유를 어깨뼈 가시아래오목에서 떼어내 가쪽으로 젖힌다.

④ 노출된 뼈 표면에서 어깨위신경과 어깨위동맥을 찾아 그 경로를 추적해 본다.

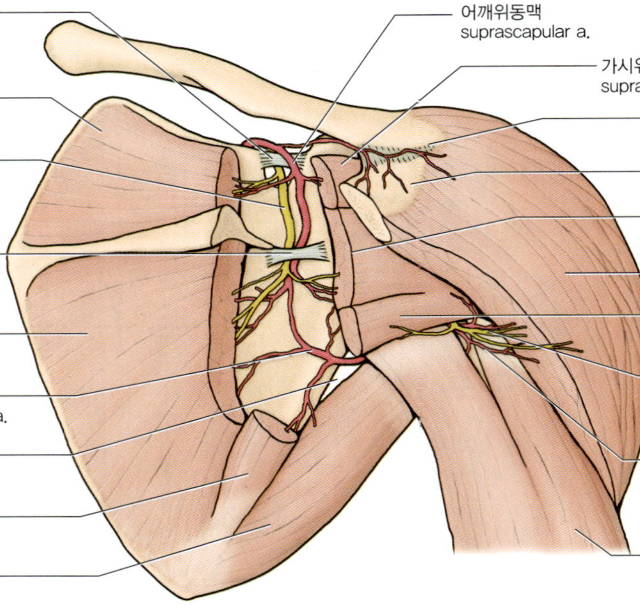

그림 3-9 가시아래근의 해부

(4) 어깨밑근

어깨뼈 앞면을 채우고 있는 **어깨밑근**(subscapularis m.)을 보기 위해서는 시신을 바로누운자세(supine position)로 돌려야 하며, 또한 겨드랑 부위 결합조직들을 모두 제거해야 한다. 따라서 이 근육은 겨드랑을 해부한 후에 다시 관찰하기로 한다.

확인할 구조물

몸통과 팔이음부위를 잇는 근육

☐ 등세모근 ☐ 큰 · 작은마름근 ☐ 어깨올림근

팔이음부위와 위팔을 잇는 근육

☐ 가시위근 ☐ 가시아래근 ☐ 어깨세모근 ☐ 큰원근 ☐ 작은원근

관련 근육의 지배신경

☐ 더부신경 ☐ 등쪽어깨신경 ☐ 어깨위신경

☐ 겨드랑신경 ☐ 위 · 아래어깨밑신경 ☐ 가슴등신경

어깨뼈 주위의 동맥그물

☐ 어깨위동맥 ☐ 어깨휘돌이동맥

☐ 등쪽어깨동맥 ☐ 뒤갈비사이동맥

어깨 주위의 피부신경

☐ 빗장위신경

☐ 위가쪽위팔피부신경(겨드랑신경의 가지)

학습 과제

○ 어깨뼈 등면에서 어깨관절 운동에 관여하는 근육과 그 지배신경을 말하시오.

○ 안쪽의 세모공간과 가쪽의 네모공간에서 지나는 혈관과 신경을 확인할 수 있는가?

○ 어깨뼈 주위의 동맥그물에 대해 설명하시오.

○ 어깨세모근의 근육주사 부위로 피해야 하는 부위는?

3. 겨드랑(Axilla)

학습목표

1. 겨드랑의 경계를 확인한다.
2. 겨드랑집에 들어 있는 구조물을 열거한다.
3. 겨드랑동맥의 가지들이 분포하는 곳을 설명한다.
4. 겨드랑신경, 어깨위신경이 분포하는 근육을 열거하고, 이 신경들이 손상되었을 때 나타날 수 있는 기능장애를 설명한다.
5. 팔신경얼기의 종말가지를 열거하고, 팔신경얼기의 성분이 되는 척수분절을 확인한다.
6. 팔신경얼기와 겨드랑동맥의 변이를 확인한다.

겨드랑(axilla)은 팔 윗부분과 가쪽 가슴벽 위쪽에 위치하는 사각뿔 모양의 잠재 공간으로(그림 3-10), 몸통과 팔이 연결되는 부위이다. 팔이나 가슴벽에 분포하는 신경과 혈관은 이곳에서 복잡하게 나뉜다. 따라서 신경과 혈관을 찾을 때는 충분한 지식과 숙련된 해부 기술이 요구되며, 세심한 주의를 기울여 해부하여야 한다.

1) 표면해부

(1) 겨드랑의 경계를 공부하고, 시신에서 해당 구조물들을 최대한 확인한다(그림 3-10).

① 앞벽 : 큰가슴근(pectoralis major m.)과 작은가슴근(pectoralis minor m.)

② 안쪽벽 : 첫째~넷째 갈비뼈, 갈비사이근, 앞톱니근(serratus anterior m.)

③ 가쪽벽 : 부리위팔근(coracobrachialis m.)으로 덮여 있는 위팔뼈 윗부분 안쪽면

④ 뒷벽 : 어깨밑근(subscapularis m.), 큰원근(teres major m.), 넓은등근(latissimus dorsi m.)

⑤ 겨드랑꼭대기 : 첫째갈비뼈, 어깨뼈 위모서리, 빗장뼈 뒤모서리. 이들 구조물로 경계지어지는 구멍을 목겨드랑관(cervicoaxillary canal)이라고 한다. 겨드랑꼭대기를 통하여 목에서 겨드랑을 거쳐 팔로 가는 큰 신경과 혈관이 통과한다.

⑥ 겨드랑바닥 : 겨드랑근막(axillary fascia)과 피부

(2) 겨드랑주름

겨드랑의 움푹 들어간 공간을 앞쪽과 뒤쪽에서 경계지어주는 벽

① 시신이나 자신의 팔을 벌리고(abduction) 엄지와 검지로 겨드랑주름을 만져본다.

② 앞겨드랑주름(anterior axillary fold) : 큰가슴근과 작은가슴근으로 만들어짐

③ 뒤겨드랑주름(posterior axillary fold) : 앞겨드랑주름보다 더 아래쪽까지 내려와 있으며, 주로 넓은등근(latissimus dorsi m.)으로 만들어짐

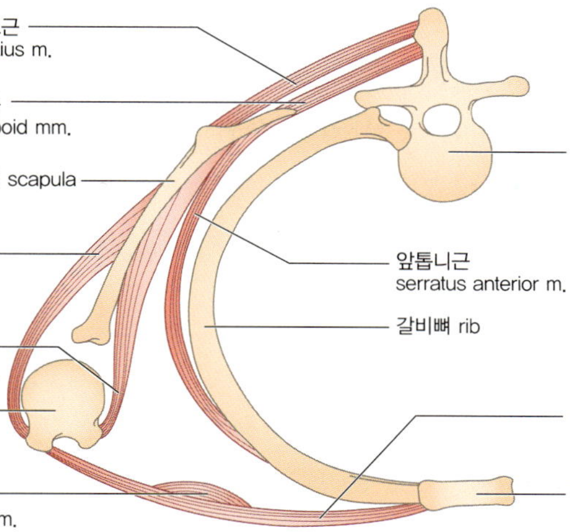

그림 3-10 겨드랑의 경계

2) 겨드랑 속구조

(1) 겨드랑 해부를 위한 준비

① 작은가슴근(pectoralis minor m.)을 이는곳에서 떼어 내어 최대한 위쪽으로 젖힌다.

② 겨드랑부위 얕은근막에 지방이 매우 많이 들어 차 있는 것을 확인한다.

③ 겨드랑 얕은근막에서, 되도록 칼을 사용하지 말고 핀셋을 이용하여 지방조직을 제거하면서 **겨드랑 림프절**(axillary lymph nodes)을 찾는다. 림프절은 짙은 갈색 또는 옅은 갈색을 띤 타원형 덩어리로, 크기는 다양하며(1~5 mm), 20~30개 정도가 있다. 이들 림프절은 팔, 젖 부위, 배꼽 위쪽 몸통에서 오는 림프를 받는다. 림프절 하나를 떼어내 그 바깥 모양과 절단면을 잘 관찰한다.

④ 계속하여 지방을 모두 제거한다. 작은 혈관이나 신경이 손상되지 않도록 세심하게 해부한다. 이를 위해, 칼을 사용하지 않도록 한다.

⑤ 겨드랑 뒷벽을 이루는 넓은등근, 큰원근, 어깨밑근을 깨끗이 정리하되, 이들 근육에 분포하는 신경과 혈관을 잘 보존한다.

⑥ 겨드랑 안쪽부분에서 갈비사이신경 가쪽피부가지(lateral cutaneous branches)를 정리하고 관찰한다(그림 3-3).

(2) 겨드랑정맥제거

① 먼저 **겨드랑집**(axillary sheath)을 확인한다. 겨드랑집은 겨드랑동맥, 겨드랑정맥, 팔신경얼기 신경다발을 감싸고 있는 결합조직 막으로, 위로는 첫째갈비뼈 가쪽모서리에서 아래로는 큰원근 아래모서리 높이까지 존재한다.

② 가위를 사용하여 겨드랑집 앞면을 연다.

③ 겨드랑집 안에 들어 있는 **겨드랑정맥**(axillary v.)을 확인한다.

④ 첫째갈비뼈 가쪽모서리 근처에서 겨드랑정맥을 박리하고, 실로 한 쪽을 단단히 묶는다.
⑤ 실로 묶은 곳 바로 먼쪽을 지혈 핀셋으로 잡는다(또는 역시 실로 묶는다).
⑥ 지혈 핀셋으로 잡은 곳과 실로 묶은 곳 사이를 가위로 절단한다.
⑦ 지혈 핀셋을 들어 올리면서 겨드랑정맥을 서서히 던쪽으로 박리해 나간다.
⑧ 박리해 나가는 과정에서 겨드랑정맥으로 들어오는 가지들도 같은 요령으로 잘라 나간다.

(3) 겨드랑동맥(그림 3-11)

① 겨드랑동맥(axillary a.) 줄기를 최대한 깨끗이 정리한다.
② 작은가슴근을 제자리로 돌려 놓고 겨드랑동맥의 세 부분을 구분한다. 작은가슴근보다 몸쪽인 첫째부분, 이 근육 뒤에 놓이는 둘째부분, 이 근육보다 먼쪽의 셋째부분, 이중 셋째부분이 겨드랑동맥 중 가장 길다.
③ 첫째부분에서 나오는 **위가슴동맥**(superior thoracic a.)을 찾는다. 이 동맥은 안쪽으로 주행하여 가슴벽 윗부분에 분포한다.
④ 둘째부분 시작 지점에서 나오는 **가슴봉우리동맥**(thoracoacromial a.)을 찾는다. 이 동맥은 앞선 해부 실습에서, 작은가슴근 안쪽모서리 근처 빗장가슴근막(clavipectoral fascia)을 뚫고 나오는 것을 확인한 바 있다.
⑤ 둘째부분의 또 다른 가지인 **가쪽가슴동맥**(lateral thoracic a.)을 찾는다. 이 동맥은 분지된 후 가쪽 가슴벽을 따라 아래쪽으로 주행한다. 그 경로 중에 긴가슴신경(long thoracic n.)을 동반한다.
⑥ 셋째부분에서는 어깨밑동맥, 뒤위팔휘돌이동맥, 앞위팔휘돌이동맥이 나온다. 이들 세 동맥은 각자 나오기도 하지만 자주 공통줄기(common trunk)로 나온 후 바로 갈라지기도 한다. 이들 가지를 관찰할 때 팔신경얼기가 방해가 될 것이다. 손상시키지는 말고, 젖히고 보도록 한다.
⑦ **어깨밑동맥**(subscapular a.)은 겨드랑동맥 가지 중에서 가장 크며, 분지된 후 잠시 아래쪽으로 향하다가 다음 두 동맥으로 나뉜다.
- **가슴등동맥**(thoracodorsal a.)은 어깨밑동맥의 연장으로, 겨드랑 뒷벽을 따라 내려와 넓은등근, 앞톱니근, 큰원근에 분포한다(그림 3-11). 가슴등동맥을 해부하면서 이 동맥과 같이 달리는 가슴등신경(thoracodorsal n.)을 주의한다.
- **어깨휘돌이동맥**(circumflex scapular a.)은 작은원근으로 덮인 채 어깨밑근(subscapularis m.), 큰원근, 위팔세갈래근 긴갈래로 이루어진 세모공간(triangular space)을 지나 뒤쪽으로 달려 겨드랑을 빠져 나간다(그림 3-9).

⑧ 앞위팔휘돌이동맥(anterior circumflex humeral a.)은 비교적 작으며, 위팔뼈 외과목 앞을 가로질러 가쪽으로 달리며 부리위팔근 뒤에서 사라진다.
⑨ 뒤위팔휘돌이동맥(posterior circumflex humeral a.)은 보다 크며, 겨드랑동맥 뒷면에서 나와 뒤아래쪽으로 달려 어깨밑근과 큰원근 사이에 있는 겨드랑 뒷벽의 고랑으로 곧 사라진다. 비교적 큰

겨드랑신경(axillary n.)이 이 동맥을 동반하며, 어깨뼈부위 뒷면에서 관찰하면 네모공간(quadrangular space)을 통해 나오는 것은 이미 확인한 바 있다(그림 3-7, 9).

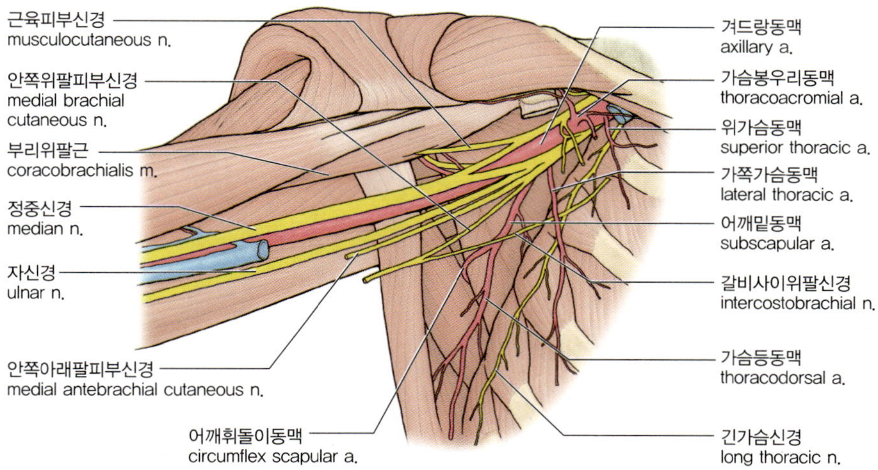

그림 3-11 겨드랑동맥의 해부

(4) 팔신경얼기(brachial plexus) 1 - 안쪽다발과 가쪽다발

팔신경얼기(brachial plexus)(그림 3-12)는 ① C5-T1 앞가지(ventral rami)로 시작하여 ② 위, 중간, 아래줄기(trunk)가 되었다가 ③ 안쪽, 가쪽, 뒤다발(cord)을 이루며 많은 가지를 낸다. 이번 시간에는 팔신경얼기 중에서 빗장아래부분(infraclavicular part)인 다발만을 해부할 것이며, 이보다 몸쪽 부분(즉 빗장위부분 supraclavicular part)의 해부는 목 해부에서 시행될 것이다.

팔신경얼기 안쪽다발(medial cord)과 가쪽다발(lateral cord)을 체계적으로 보기 위해서는 부리위팔근을 뚫고 지나가는 근육피부신경을 먼저 찾는 것이 도움이 된다(그림 3-11, 12).

① 작은가슴근이 이는 곳인 어깨뼈 부리돌기에서는 부리위팔근(coracobrachialis m.)과 위팔두갈래근 짧은갈래(short head of biceps brachii m.)도 일어난다. 이 두 근육 중에서 보다 깊이 있는 부리위팔근을 찾는다.

② 부리위팔근 힘살 중간을 관통하는 신경을 찾는다. 이 신경이 근육피부신경(musculocutaneous n.)이며, 팔신경얼기에서 나오는 여러 신경 중에서는 가장 가쪽에 있다.

③ 근육피부신경을 몸쪽으로 좇아 올라가 **가쪽다발**(lateral cord)에서 나뉘는 부분까지 추적하여 가쪽다발을 확인한다.

④ 가쪽다발에서 나오는 또 다른 큰 가지인 **정중신경 가쪽뿌리**(lateral root of median n.)를 찾는다.

⑤ 정중신경 가쪽뿌리를 먼쪽으로 따라가 안쪽다발에서 나오는 **안쪽뿌리**(medial root)와 합쳐져 정중신경(median n.)이 되는 것을 확인한다.

⑥ 정중신경 안쪽뿌리를 따라서 다시 몸쪽으로 좇아 올라가면 팔신경얼기의 **안쪽다발**(medial cord)

을 확인할 수 있다.

⑦ 안쪽다발이 먼쪽으로 계속 이어지면서 만들어진 **자신경**(ulnar n.)을 관찰한다. 특징적으로, ③-⑦ 사이의 구조물은 M자 모양으로 배열되어 있다.

⑧ 안쪽다발에서 일어나는 또 다른 신경인 다음 신경을 찾고, 어느 정도 먼쪽으로 추적하여 본다.

- 안쪽가슴근신경(medial pectoral n.)
- 안쪽위팔피부신경(medial brachial cutaneous n.)
- 안쪽아래팔피부신경(medial antebrachial cutaneous n.)

⑨ 가쪽다발에서 일어나는 가쪽가슴근신경을 다시 한 번 확인한다.

(5) 팔신경얼기(brachial plexus) 2 - 뒤다발

① **뒤다발**(posterior cord)은 겨드랑동맥 둘째부분 뒤에 위치한다. 따라서, 이 다발을 보기 위해서는 끈으로 겨드랑동맥, 안쪽다발, 가쪽다발을 걸어서 한쪽으로 밀어 젖혀 놓아야 한다. 뒤다발은 크게 겨드랑신경(axillary n.)과 노신경(radial n.)을 낸다.

② 뒤다발에서 나오는 **겨드랑신경**(axillary n.)을 확인한다. 또한 이 신경이 뒤위팔휘돌이동맥과 함께 네모공간을 통과하는 것을 복습한다.

③ 뒤다발의 연장인 **노신경**(radial n.)을 확인하고, 이 신경이 겨드랑을 떠나면서 위팔뼈 뒤쪽으로 진행하는 것을 확인한다.

④ 뒤다발에서 다음과 같은 3개의 작은 가지가 위에서 아래로 차례로 나오는 것을 확인한다. 이들은 어깨밑근 앞면의 성긴결합조직 안을 주행하여 각자 분포하는 근육으로 향한다.

- **위어깨밑신경**(upper subscapular n.) : 어깨밑근에 분포한다.
- **가슴등신경**(thoracodorsal n.; middle subscapular n.) : 넓은등근에 분포한다.
- **아래어깨밑신경**(lower subscapular n.) : 어깨밑근과 큰원근에 분포한다.

⑤ 앞톱니근(serratus anterior m.)에 분포하는 **긴가슴신경**(long thoracic n.)을 확인한다. 이 신경은 뿌리(root)에서 갈려나온다. 이 신경이 가쪽가슴동맥(lateral thoracic a.)을 동반하여 가슴 가쪽벽을 따라 내려가는 것은 이미 확인한 바 있다.

(6) 겨드랑의 근육

① **앞톱니근**(serratus anterior m.)과, 앞톱니근에 분포하는 신경을 깨끗이 정리한다(그림 3-4, 11). 이 근육은 위쪽 8개 갈비뼈에서 일어나 어깨뼈 안쪽모서리를 따라서 어깨뼈 속면에 닿는다.

② 앞톱니근의 이는곳과 닿는곳을 다시 복습한다.

③ 다시 한 번, 긴가슴신경과 가쪽가슴동맥이 이 근육에 분포하는 것을 확인한다.

④ 어깨뼈밑오목(subscapular fossa)에 위치하는 **어깨밑근**(subscapularis m.)을 확인하고, 이 근육이 위팔뼈 작은결절에 닿는 것을 확인한다.

⑤ 빗장뼈 밑에 위치하는 **빗장밑근**(subclavius m.)을 확인한다.

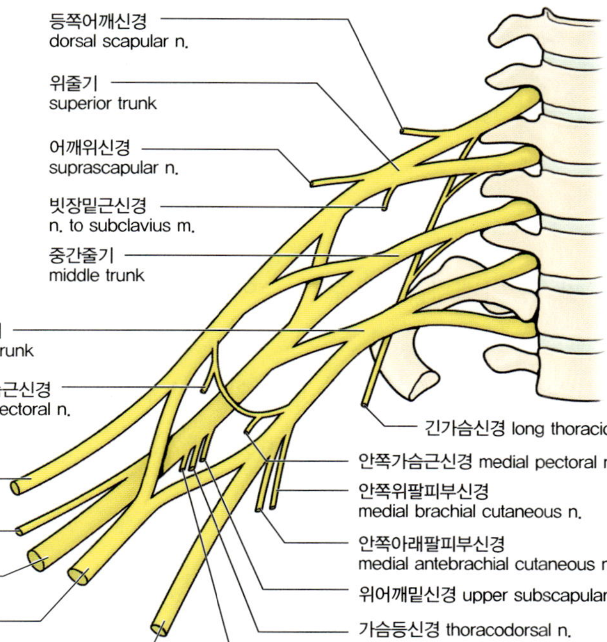

그림 3-12

확인할 구조물

☐ 빗장복장관절 ☐ 빗장밑근 ☐ 겨드랑정맥 ☐ 겨드랑동맥

팔신경얼기

☐ 안쪽신경다발, ☐ 가쪽신경다발, ☐ 뒤신경다발

☐ 안쪽 · 가쪽가슴근신경 ☐ 근육피부신경 ☐ 노신경 ☐ 정중신경 ☐ 자신경

☐ 안쪽위팔피부신경 ☐ 안쪽아래팔피부신경 ☐ 갈비사이위팔신경 ☐ 긴가슴신경

☐ 어깨휘돌이동맥 ☐ 가슴등동맥

☐ 앞위팔휘돌이동맥 ☐ 뒤위팔휘돌이동맥 ☐ 어깨밑동맥 ☐ 가쪽가슴동맥

☐ 어깨세모근 ☐ 작은원근

학습과제

○ 빗장뼈에 부착하는 근육과 그 작용을 정리한다.

○ 빗장뼈 골절은 가쪽 1/3 부근에 잘 일어난다. 그 이유를 해부학적으로 설명하라.

○ 팔신경얼기 안쪽 · 가쪽 · 뒤신경다발에서 분지한 신경의 명칭과 분포영역을 정리한다.

4. 팔의 얕은근막

학습목표
1. 팔의 얕은정맥순환에 기여하는 정맥을 나열하고 설명한다.
2. 팔의 주요 피부신경을 열거한다.

1) 표면해부

팔은 겨드랑, 위팔, 팔꿉, 아래팔, 손으로 이루어진다. 피부벗기기를 하기 전에 뼈의 돌출 구조를 확인한다.

(1) 위팔뼈 가쪽위관절융기(lateral epicondyle)와 안쪽위관절융기(medial epicondyle)
(2) 팔꿉 뒤로 돌출한 자뼈 팔꿈치머리(olecranon of ulna)
(3) 팔꿈치머리에서 아래팔 쪽으로 자뼈 뒤모서리
(4) 자뼈 붓돌기(styloid process of ulna)
(5) 노뼈(radius)는 자뼈 가쪽에 더 깊이 위치하고 먼쪽은 얇은 근육과 힘줄만으로 덮여 있어 쉽게 만질 수 있다.
(6) 손목 가쪽에 돌출한 노뼈 붓돌기(styloid process of radius)

2) 피부벗기기

어깨 약간 아래 앞면의 피부는 이미 박리되었다. 팔의 피부는 몸통 피부보다 얇기 때문에, 절개선을 얕게 넣어야 한다. 또한 피부신경, 피부정맥은 세로방향으로 지나므로, 가로 절개를 하는 경우에는 특히 칼이 깊이 들어가지 않도록 주의한다.

(1) 그림 3-13과 같이 위팔과 아래팔 앞면에서 손목까지 중앙선을 따라 세로로 절개한다.
(2) 다시 피부를 두 부분에서 가로로 자르는데, 손목 안쪽모서리에서 가쪽모서리까지 가로로 자르고, 또 하나는 팔꿉 앞부위에서 안쪽과 가쪽위관절융기를 잇는 선을 따라 다시 가로로 자른다.
(3) 손등 피부도 피부정맥을 손상시키지 않도록 조심하면서 벗겨낸다.

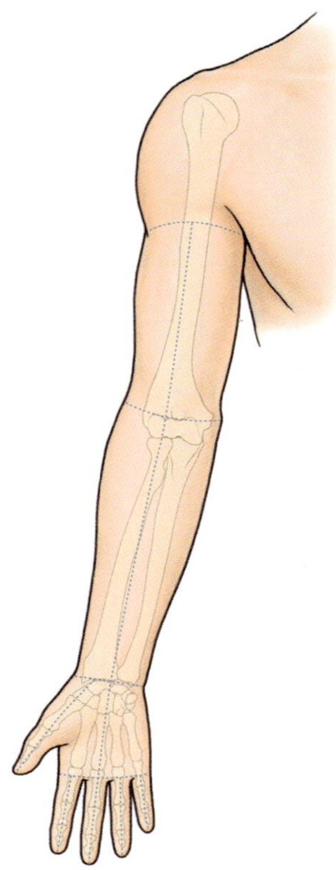

그림 3-13 팔의 피부벗기기

3) 얕은정맥과 피부신경

(1) 얕은정맥

팔에는 얕은근막에 위치하는 얕은정맥(superficial v.)이 많고 다양하다. 이 중 가장 크고 일정한 정맥이 노쪽피부정맥(cephalic v.)과 자쪽피부정맥(basilic v.)이다. 이들 두 정맥은 각각 손등정맥그물의 가쪽(노쪽)과 안쪽(자쪽)에서 시작된다(그림 3-14, 15).

① 손등에 있는 **손등정맥그물**(venous network of dorsum of hand)을 확인한다.

② 손목 가쪽면에서 손등정맥그물에서 시작되는 **노쪽피부정맥**(cephalic v.)을 찾고, 아래팔(forearm) 앞면 가쪽을 따라 올라가, 이 정맥이 깊은근막을 뚫고 사라지는 것을 확인한다(그림 3-14). 앞서 살펴본 바와 같이, 이 정맥은 세모가슴근고랑(deltopectoral groove)을 따라 가다가 깊은근막으로 들어간다.

③ 손목 안쪽면에서 손등정맥그물에서 시작되는 **자쪽피부정맥**(basilic v.)을 찾아 이를 몸쪽으로 따라가 본다. 이 정맥은 아래팔 안쪽모서리(medial border of forearm)를 따라 올라가다가 팔꿉 안쪽면 앞을 가로지른 후 위팔 안쪽면(medial aspect of arm)에 닿는다(그림 3-15).

④ 팔오금(cubitla fossa)에서 팔오금중간정맥(median cubital v.)을 관찰한다. 이 정맥은 매우 다양한 모습을 하고 있다(그림 3-14).

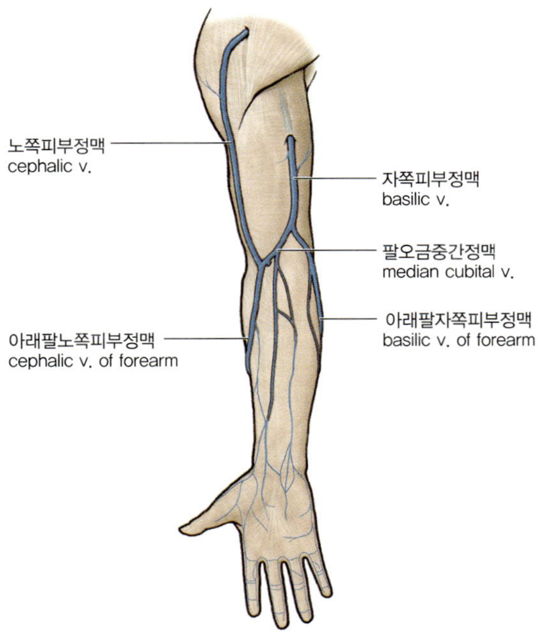

그림 3-14 팔의 얕은정맥(앞모습)

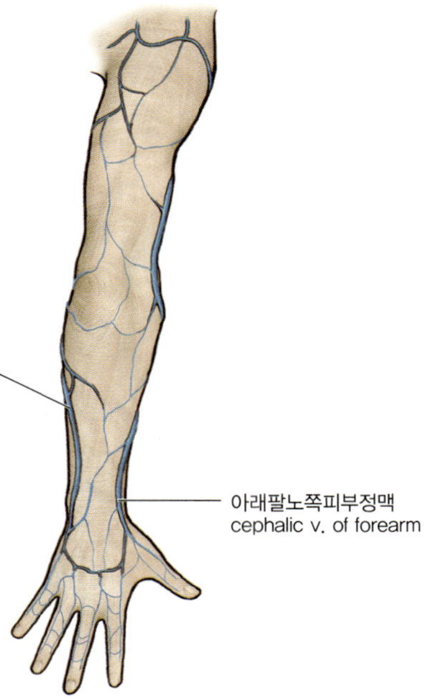

그림 3-15 팔의 얕은정맥(뒷모습)

Chapter 03

(2) 팔 피부신경(cutaneous nn.)

팔 얕은근막에는 다음과 같은 피부신경이 있다. 이들을 대략적으로만 관찰하도록 한다(그림 3-16, 17).

① **안쪽위팔피부신경**(medial brachial cutaneous n.) : 팔신경얼기 해부에서 이미 관찰한 바 있다. 이 신경은 위팔 안쪽면 중간부분에서 깊은근막을 뚫는다. 주행 중 자쪽피부정맥을 동반한다.

② **안쪽아래팔피부신경**(medial antebrachial cutaneous n.) : 안쪽위팔피부신경보다는 좀 더 먼쪽, 팔꿉관절 근처에서 깊은근막을 뚫고 나오며, 자쪽피부정맥 바로 가쪽에 위치한다.

③ **위가쪽위팔피부신경**(superior lateral brachial cutaneous n.) : 겨드랑신경(axillary n.)의 가지로, 어깨세모근 뒤모서리 중간에서 깊은근막을 뚫고 나와 위가쪽으로 달린다(그림 3-17). 이 신경은 어깨세모근 아래쪽 절반을 덮는 피부에 분포한다.

④ **가쪽아래팔피부신경**(lateral antebrachial cutaneous n.) : 근육피부신경의 연장으로, 팔꿉 약간 위쪽에서 위팔 앞가쪽의 깊은근막을 뚫는다.

⑤ **뒤위팔피부신경**(posterior brachial cutaneous n.) : 노신경의 가지로서, 어깨세모근 뒤모서리 약간 아래의 위팔 뒤안쪽에서 깊은근막을 뚫고 나와 어깨세모근 아래쪽 위팔 뒷면 피부에 분포한다.

⑥ 뒤아래팔피부신경(posterior antebrachial cutaneous n.) : 노신경의 가지이다.

(3) 손등의 피부신경(cutaneous nerves of dorsum of hand)(그림 3-18)

① 노신경 얕은가지(superficial radial n.)는 위팔노근 가쪽모서리 아래에서 나와 손목의 몸쪽, 아래팔의 먼쪽 가쪽면을 돌아 뒤쪽으로 간다. 손등 가쪽에 도달하여 여러 개의 가지로 나뉘어 분포한다.

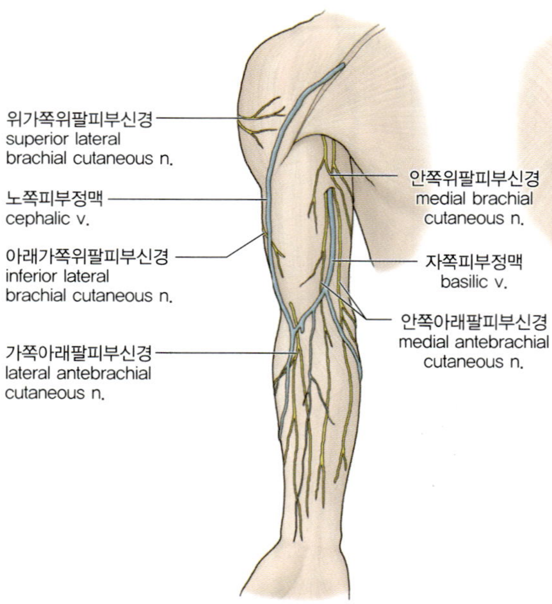

그림 3-16 팔의 피부신경(앞모습)

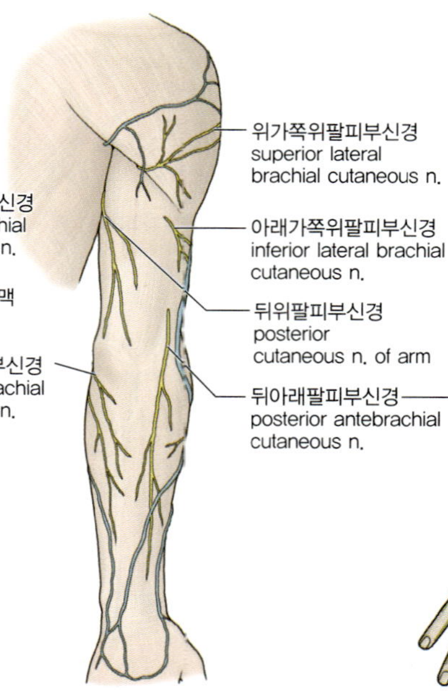

그림 3-17 팔의 피부신경(뒷모습)

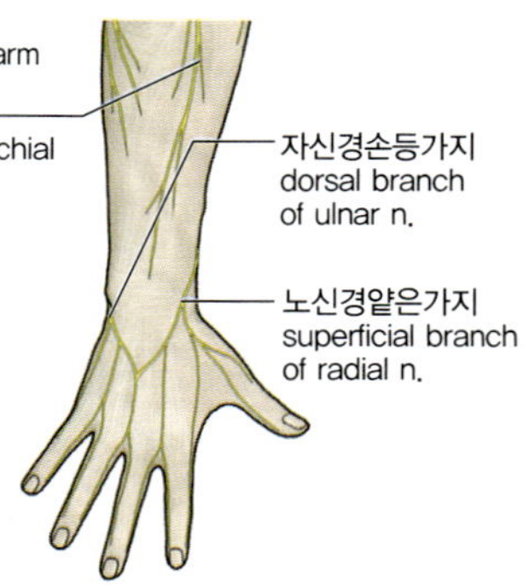

그림 3-18 손등 피부신경

② 자신경 뒤피부가지(posterior cutaneous branch of ulnar n.)는 손목 안쪽모서리 주위에서 뒤쪽으로 돌아 손등 안쪽 절반 피부(손등가지 dorsal branch)와 새끼손가락, 넷째손가락 안쪽부분(등쪽손가락신경 dorsal digital nn.)에 분포한다.

확인할 구조물

□ 안쪽위팔피부신경 □ 뒤위팔피부신경 □ 위가쪽위팔피부신경 □ 안쪽아래팔피부신경
□ 가쪽아래팔피부신경 □ 안쪽아래팔피부신경 □ 노신경 얕은가지 □ 자신경 손등가지
□ 노쪽피부정맥 □ 자쪽피부정맥 □ 팔오금중간정맥
□ 아래팔노쪽피부정맥 □ 아래팔자쪽피부정맥
□ 아래팔중간정맥 □ 손등정맥그물

학습 과제

○ 정맥판막의 위치를 확인한다. 피부정맥에 정맥판막이 발달한 이유는 무엇인가?
○ 노출된 피부신경의 지배 영역을 조사한다.
○ 노쪽피부정맥과 팔꿉 피부정맥은 임상으로 어떻게 이용될까?

5. 위팔

학습목표

1. 위팔뼈의 중요한 구조적 특징을 확인한다.
2. 어깨관절이나 팔꿉관절에서 위팔 근육의 작용을 설명한다.
3. 겨드랑 동맥의 곁순환을 설명한다.

위팔 전체는 위팔근막(brachial fascia)으로 싸여 있다. 위팔근막은 위로는 가슴근막(pectoral fascia)과 겨드랑근막(axillary fascia)으로, 아래로는 아래팔근막(antebrachial fascia)으로 이어진다. 위팔에서 위팔근막은 안쪽과 가쪽근육사이막(medial and lateral intermuscular septa)을 내서 위팔을

앞칸(anterior compartment; 굽힘근칸, flexor compartment)과

뒤칸(posterior compartment; 폄근칸, extensor compartment)으로 나눈다.

앞칸에는 굽힘근육 3개가, 뒤칸에는 폄근육 2개가 들어 있다.

1) 위팔 앞칸

(1) 근육의 노출

① 위팔 얕은근막에서 노쪽피부정맥, 자쪽피부정맥, 안쪽위팔피부신경 등을 다시 한 번 살펴본다.

② 위팔 앞면 정중선을 따라 위팔근막(brachial fascia) 전체를 세로로 절개한다.

③ 손가락을 위팔근막 속으로 집어 넣어 근막 속면과 근육 사이를 떼어 놓는다.

④ 위팔 안쪽과 가쪽에서 안쪽 및 가쪽근육사이막(medial and lateral intermuscular septa)을 느껴본다. 가쪽근육사이막이 안쪽근육사이막보다는 잘 구별될 것이다.

⑤ 위팔 앞면에서 위팔근막을 모두 박리하여 양 옆으로 젖힌다.

(2) 위팔 앞칸 근육 1 - 위팔두갈래근(그림 3-19)

① 위팔근막이 제거된 상태에서 위팔 앞면 대부분을 차지하고 있는 근육이 **위팔두갈래근**(biceps brachii m.)이다.

② 위팔두갈래근 힘살 중에서 안쪽 부분을 몸쪽으로 따라가서, 이 근육이 작은가슴근(pectoralis minor m.)이 일어나는 어깨뼈 부리돌기(coracoid process)에서 일어나는 것을 확인하라. 이 힘살 부분이 위팔두갈래근 **짧은갈래**(short head)이다.

③ 짧은갈래 가쪽에 있는 힘살이 **긴갈래**(long head)이다. 긴갈래 힘줄을 몸쪽으로 좇아 올라가, 이 힘줄이 위팔뼈 결절사이고랑(intertubercular groove)을 지나 위로 올라가는 것을 확인한다.

④ 긴갈래 힘줄이 결절사이고랑을 지나는 동안에 **가로위팔인대**(transverse humeral lig.) 밑을 지나 어깨관절(shoulder joint) 안으로 들어간다. 지금은 긴갈래가 오목위결절에 부착하는 모습을 확인

하지는 않는다.

⑤ 위팔두갈래근 먼쪽을 깨끗이 하여 힘줄을 확인한다. 위팔두갈래근은 팔오금에서 굵은 힘줄이 되어 노뼈 거친면(tuberosity)에 닿는다. 일부 힘줄 섬유는 안쪽으로 넓게 퍼져 널힘줄이 되면서 아래팔 안쪽 깊은근막에 부착하는데, 이 **위팔두갈래근널힘줄**(bicipital aponeurosis)을 관찰한다(그림 3-19). 필요하다면 팔꿉앞부위의 얕은근막과 얕은정맥을 제거해도 좋다.

(3) 위팔 앞칸 근육 2 – 부리위팔근과 위팔근(그림 3-19, 20)

① 어깨뼈 부리돌기에서 이는 또 다른 근육인 **부리위팔근**(coracobrachialis m.)은 팔신경얼기를 해부할 때 이미 일부 살펴본 바 있다.

② 위팔두갈래근의 두 갈래를 모두 가쪽으로 젖히고 그 속을 살펴본다.

③ 위팔뼈 몸통 안쪽면에 닿고 있는 부리위팔근을 확인한다.

④ 근육피부신경(musculocutaneous n.)이 이 근육을 관통하고 있음을 다시 한 번 확인한다.

⑤ 위팔 아래쪽에서 위팔두갈래근 밑으로 손가락을 넣어, 위팔두갈래근과 위팔근 사이를 벌린다.

⑥ 팔오금에서 5 cm 정도 몸쪽에서 위팔두갈래근을 잘라 젖힌다. 이때, 근육 아래쪽을 지나는 근육피부신경(musculocutaneous n.)을 주의하면서 자른다.

⑦ 이제 노출된 **위팔근**(brachialis m.)을 관찰한다(그림 3-20).

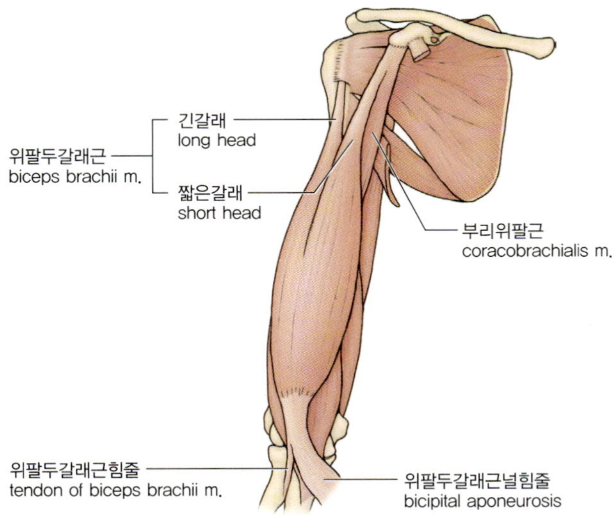

그림 3-19 위팔두갈래근

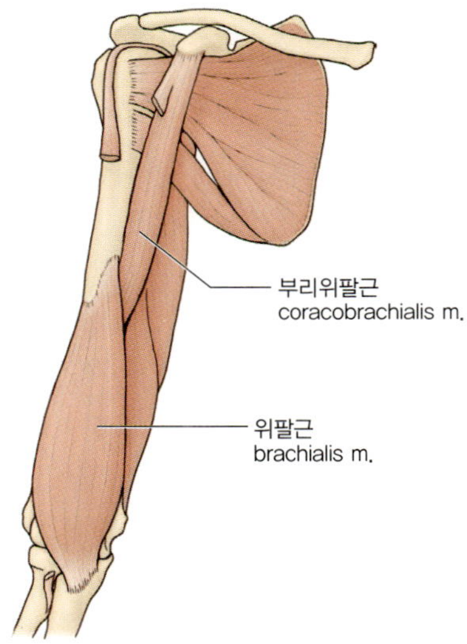

그림 3-20 부리위팔근과 위팔근

(4) 위팔 앞칸의 신경

① 위팔근 표면에서 **근육피부신경**(musculocutaneous n.)을 확인한다.

② 근육피부신경을 팔오금까지 추적하여, 위팔두갈래근 힘줄 가쪽에서 깊은근막을 뚫고 얕은근막으로 나오는 것을 확인한다. 이것이 근육피부신경의 종말가지인 **가쪽아래팔피부신경**(lateral cutaneous n. of forearm)이다.

③ 겨드랑에서 **정중신경**(median n.)을 다시 확인한 후 이 신경을 팔오금까지 추적한다. 이 신경이 위팔동맥(brachial a.)과 함께, 위팔 안쪽면을 따라 안쪽근육사이막(medial intermuscular septum) 위를 주행하는 것을 확인한다(그림 3-21).

④ **자신경**(ulnar n.)을 안쪽다발(medial cord)에서 팔꿈부위까지 추적한다. 이 신경이 팔꿈치에서 위팔뼈 안쪽위관절융기(medial epicondyle) 뒤를 지남을 확인한다.

(5) 위팔동맥(brachial a.)

① 겨드랑동맥(axillary a.)이 큰원근(teres major m.) 아래모서리를 지나면서 위팔동맥이 되며, 위팔동맥이 안쪽두갈래근고랑(medial bicipital groove)에 놓인 채, 안쪽근육사이막 앞면을 따라 주행하는 것을 확인한다. 만약 필요하다면 위팔정맥(brachial v.)을 제거하여 시야를 확보한다.

② 위팔동맥의 주행 중 주변 구조물과의 관계를 확인한다.

- 위팔두갈래근 힘살이 이 동맥을 덮어 보호하고 있다.
- 몸쪽에서 자신경이 위팔동맥 안쪽에 위치하다가 곧 동맥 뒤를 지나 동맥에서 멀어진다.
- 정중신경은 위에서는 위팔동맥 가쪽에 위치하다가 위팔 중간부위에서 위팔동맥을 가로질러 동맥 안쪽에 위치하게 된다(그림 3-21 B).

③ 위팔동맥의 다음 가지를 찾는다.

- 근육가지 : 주로 가쪽에서 나온다.
- **깊은위팔동맥**(deep brachial a.) : 위팔동맥의 가장 큰 가지로, 노신경(radial n.)을 동반하여 위팔뼈 뒤쪽으로 돌아간다. 나머지 부분은 뒤칸 해부에서 관찰할 것이다.
- **위자쪽곁동맥**(superior ulnar collateral a.) : 위팔 중간쯤에서 일어나 자신경(ulnar n.)을 동반하여 안쪽위관절융기 뒤쪽으로 주행한다.
- **아래자쪽곁동맥**(inferior ulnar collateral a.) : 안쪽위관절융기보다 3 cm 정도 위쪽에서 일어나 위팔근 뒤쪽으로 주행한다.

④ 팔오금에서 위팔동맥은 위팔두갈래근널힘줄 깊은 곳에 위치하는 것을 확인한다(그림 3-22).

⑤ 위팔동맥은 팔꿉관절 앞에서 노동맥(radial a.)과 자동맥(ulnar a.)으로 나뉘며 끝난다(그림 3-21 A). 이는 팔오금을 해부할 때 관찰한다.

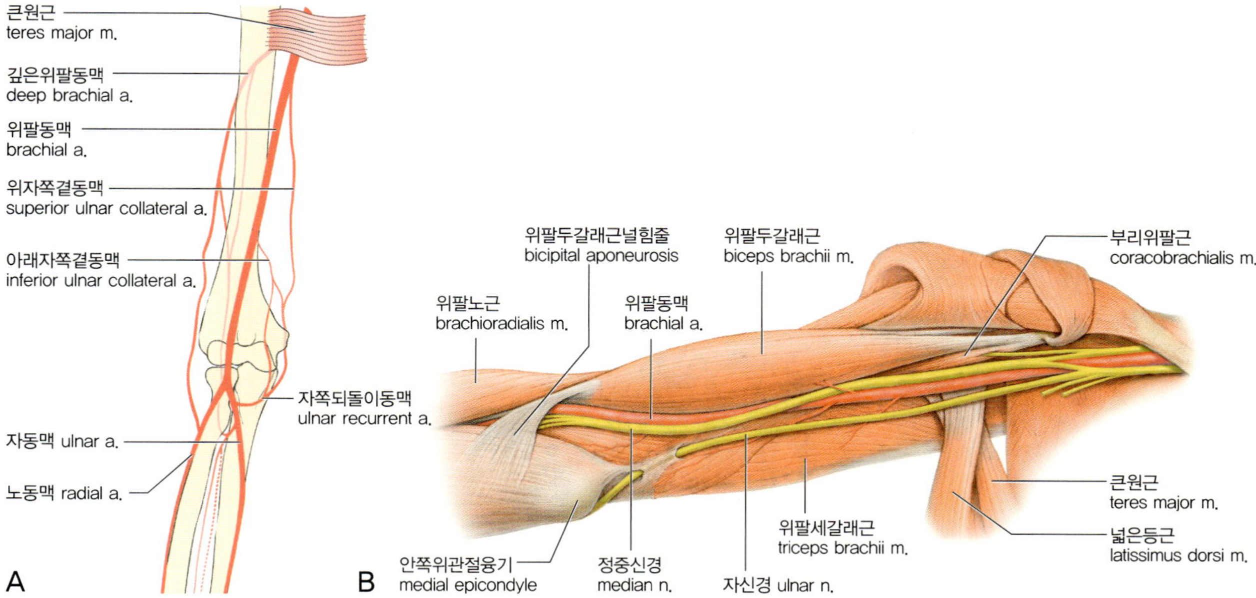

그림 3-21 위팔동맥

2) 팔오금

(1) 팔꿉앞부위(anterior region of elbow)

세모꼴 공간인 팔오금(cubital fossa)의 경계를 공부한다(그림 3-22).

① 위쪽 경계 : 위팔뼈 안쪽과 가쪽위관절융기 사이를 잇는 가상의 가로선

② 안쪽 경계 : 원엎침근(pronator teres m.) 가쪽모서리

③ 가쪽 경계 : 위팔노근(brachioradialis m.) 안쪽모서리

④ 바닥(floor) : 몸쪽은 위팔근(brachialis m.), 먼쪽은 손뒤침근(supinator m.)

⑤ 천장(roof) : 피부, 위팔두갈래근널힘줄, 깊은근막

(2) 팔오금 구조물

① 팔오금에 남아 있는 얕은근막이 있다면 마저 제거하여 깨끗이 한다.

② 위팔두갈래근널힘줄(bicipital aponeurosis)을 제외한 깊은근막 역시 깨끗이 제거한다.

③ 위팔동맥이 위팔두갈래근 밑으로 들어가는 것을 다시 한 번 확인하고, 그 경로를 따라 소식자를 밀어 넣은 후에 위팔두갈래근널힘줄을 세로로 절단하여 젖힌다.

④ 원엎침근이 이루는 경계를 깨끗이 한다. 이 근육은 위팔 얕은층 근육 중 가장 가쪽에 있다. 원엎침근이 닿는 곳은 위팔노근으로 덮여 있다.

⑤ 위팔노근이 이루는 경계를 깨끗이 한다.

⑥ 팔오금에서 위팔두갈래근 힘줄, 위팔동맥, 정중신경의 위치 관계를 확인한다(그림 3-22).

⑦ 위팔동맥이 노동맥과 자동맥으로 나뉘는 것은 아래팔을 해부한 후 다시 살펴보도록 한다.

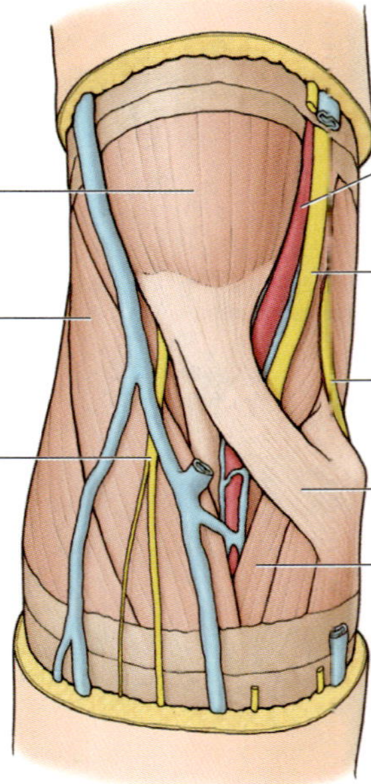

그림 3-22 팔오금과 주변 구조물

3) 위팔 뒤칸

(1) 해부 준비

① 시신을 엎드린자세(prone position)로 한다.

② 위팔 뒷면에 남아 있는 얕은근막과 깊은근막을 모두 제거하여 위팔세갈래근이 노출되도록 한다.

(2) 위팔세갈래근(triceps brachii m.)

① 이미 해부해 놓은 위팔세갈래근 **긴갈래**(long head)를 찾아 그 힘살이 위팔 뒤칸 안쪽 부분을 차지하고 있는 것을 확인한다(그림 3-23 A).

② 긴갈래 힘줄이 접시아래결절(infraglenoid tubercle)에서 이는 것을 확인한다.

③ 긴갈래 힘살 가쪽에서 **가쪽갈래**(lateral head)를 확인한다. 가쪽갈래는 위팔뼈 몸쪽에서 힘살보다는 힘줄로 존재한다.

④ 손가락을 사용하여 긴갈래를 가쪽갈래와 분리한다.

⑤ 벌어진 두 갈래 속에서, 위팔뼈 몸통에 붙어 일어나는 **안쪽갈래**(medial head)의 일부를 확인한다. 안쪽갈래 전체 모습은 나중에 다시 보도록 한다.

⑥ 위팔세갈래근이 자뼈 팔꿈치머리(olecranon)에 닿는 것을 확인한다.

(3) 노신경(radial n.)(그림 3-23 B)

① 긴갈래와 안쪽갈래 벌린 틈새 위쪽에서 큰원근을 확인한다.

② 위팔세갈래근 안쪽갈래가 위팔뼈에서 이는곳 바로 위쪽에서 노신경을 찾아본다. 노신경은 깊은위팔동맥과 함께 위팔뼈 노신경고랑(radial groove)을 지난다. 이 노신경고랑을 중심으로 위팔뼈 위쪽몸통에서는 위팔세갈래근 가쪽갈래가, 아래쪽에서는 안쪽갈래가 이는 것을 참고하라.

③ 큰원근, 세갈래근 가쪽갈래, 긴갈래 사이 공간으로 **노신경**(radial n.)과 **깊은위팔동맥**(deep brachial a.)이 함께 지나가는 것을 확인한다(그림 3-7, 23 B).

④ 노신경의 경로를 따라서 탐식자(probe)를 가쪽으로 밀어 넣는다. 그러면 탐식자는 위팔세갈래근 가쪽갈래와 안쪽갈래 사이에 위치하게 된다. 이 탐식자를 기준으로 해서 가쪽갈래를 절단한다.

⑤ 이제 노신경과 깊은위팔동맥이 위팔뼈 뒷면의 **노신경고랑**(radial groove)을 따라 진행하는 것이 노출되었다. 이를 확인하라.

⑥ 아래팔(forearm) 가쪽에서 위팔노근(brachioradialis m.)을 찾고, 손가락을 사용하여 이 근육과 위팔근 사이의 틈을 벌려 그 틈새에서 **노신경**(radial n.)을 찾는다.

⑦ 찾은 노신경을 몸쪽으로 따라 올라간다. 노신경이 몸쪽에서는 뒤칸에 있지만 먼쪽으로 오면서 앞칸으로 넘어온다는 사실을 확인한다.

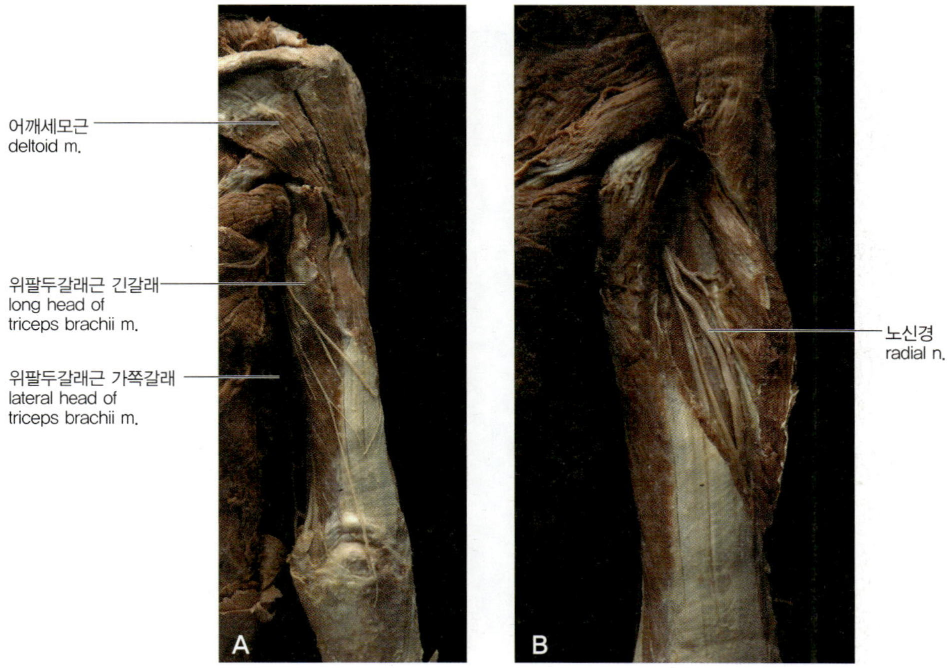

그림 3-23 위팔 뒤칸의 근육과(A), 위팔세갈래근 가쪽갈래를 절개하고 살펴본 노신경의 경로(B)

확인할 구조물

☐ 위팔두갈래근 ☐ 위팔근 ☐ 부리위팔근 ☐ 위팔두갈래근널힘줄
☐ 근육피부신경 ☐ 가쪽아래팔피부신경 ☐ 위팔동맥 ☐ 깊은위팔동맥 ☐ 위 · 아래자쪽곁동맥
☐ 위팔세갈래근(긴갈래, 가쪽갈래, 안쪽갈래)
☐ 노신경 근육가지, 피부가지(☐ 뒤위팔피부신경 ☐ 뒤아래팔피부신경) ☐ 정중신경 ☐ 자신경
☐ 노신경고랑 ☐ 팔꿈치머리 ☐ 가쪽위관절융기 ☐ 안쪽위관절융기

학습 과제

○ 위팔 앞칸근육과 뒤칸근육의 작용을 조사한다.
○ 아래팔의 엎침근과 뒤침근으로 작용하는 근육은 어떤 것인가?

6. 아래팔

학습목표

1. 노뼈와 자뼈의 중요한 특징들을 확인한다.
2. 아래팔 앞칸 근육의 작용을 이해하고 신경지배를 설명한다.
3. 아래팔 뒤칸 근육의 작용을 이해하고 신경지배를 설명한다.
4. 손목굴을 통과하는 근육의 힘줄과 정중신경을 확인한다.

1) 아래팔 앞칸

아래팔(forearm) 앞안쪽에는 손목과 손가락을 굽히고 손을 엎치는(pronation) 근육이 위치하고 있으며, 이들 근육들은 얕은층과 깊은층으로, 보다 자세히는 4층으로 배열되어 있다.

(1) 얕은층 근육 1 (첫째층)

① 아래팔근막(antebrachial fascia) 제거

가. 시신을 바로누운자세(supine position)로 한다.

나. 아래팔 먼쪽 반에서 깊은근막인 아래팔근막의 표면을 깨끗이 한다.

다. 손목 바로 몸쪽의 깊은근막이 주변보다 다소 두꺼워져 있고, 가로로 달리는 섬유가 잘 보이는 띠를 형성하고 있는 것을 확인한다. 이 띠를 **바닥쪽손목인대**(palmar carpal ligament)라고 한다.

라. 아래팔근막 앞면을 팔오금에서 손목에 이르기까지 길이로 절개한다.

마. 손가락이나 핀셋을 절개면 안으로 집어 넣어 깊은근막과 그 속의 근육 사이를 분리한다.

바. 깊은근막이 노뼈와 자뼈에 붙은 부분을 떼어 내어 제거하여 얕은층 굽힘근을 노출시킨다. 이때 동맥이나 신경을 손상하지 않도록 조심해서 해부한다.

② **아래팔 앞칸 얕은층 근육**

원엎침근, 노쪽손목굽힘근, 긴손바닥근, 자쪽손목굽힘근

이들은 위팔뼈 안쪽위관절융기(medial epicondyle of humerus)에서 **온힘줄**(common tendon)과, 아래팔 몸쪽을 싸는 아래팔근막(antebrachial fascia)에서 일어난다. 이들 근육은 아래팔 앞면에서 아래가쪽으로 퍼지는데, 안쪽위관절융기에서 먼쪽으로 약 8 cm 정도 떨어진 곳에서 각각의 근육을 구분할 수 있다(그림 3-24).

가. 아래팔 앞칸 얕은층에 있는 근육 4개를 서로 구분하고 깨끗이 한다.

나. 이들이 모두 위팔뼈 안쪽위관절융기에서 일어나 서로 다른 각도로 아래가쪽으로 퍼지는 모습을 확인한다.

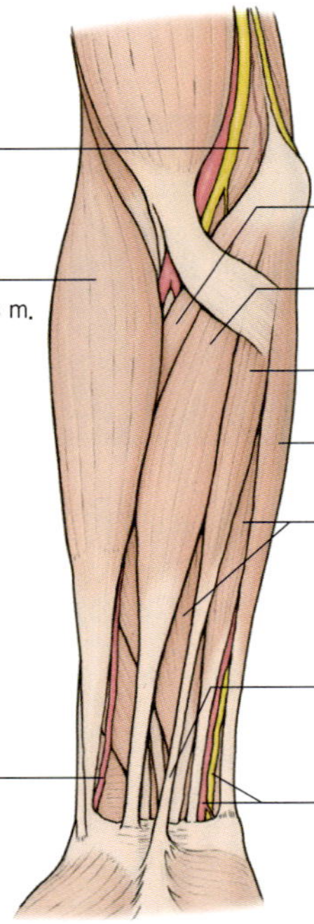

그림 3-24 아래팔 앞칸 얕은층 근육

다. **원엎침근**(pronator teres m.) : 가장 가쪽에 있는 근육이다. 위팔노근 안쪽모서리를 가쪽으로 젖혀서 원엎침근이 노뼈 몸통 중간에 붙는 것을 확인한다.

라. **노쪽손목굽힘근**(flexor carpi radialis m.) : 손목에 가까이 가면서 좁아져 둥근 힘줄이 되고, 노동맥 안쪽을 따라 내려가 손바닥 얕은층으로 들어가 둘째와 셋째손허리뼈바닥(base of metacarpals)에 닿는데, 이 부분은 나중에 다시 관찰한다.

마. **긴손바닥근**(palmaris longus m.) : 상당히 가는 근육으로, 손목 앞쪽 중간을 지나 손바닥널힘줄(palmar aponeurosis)에 닿는다. 아래팔 먼쪽에서 긴손바닥근은 정중신경 바로 앞에 위치한다. 이 부위에서 지방조직과 결합조직 등을 제거하여 정중신경을 찾아 본다.

바. **자쪽손목굽힘근**(flexor carpi ulnaris m.) : 온힘줄 외에 자뼈 팔꿈치머리(olecranon) 안쪽모서리, 자뼈(ulna) 뒤모서리 몸쪽 2/3에 붙어 있는 널힘줄에서 일어나 콩알뼈(pisiform), 갈고리뼈(hamate), 다섯째손허리뼈바닥에 닿는다.

③ **위팔노근**(brachioradialis m.)

위팔노근은 노신경의 지배를 받는 뒤칸 근육이지만, 실습 진행상 먼저 관찰하기로 한다.

가. 아래팔 가쪽에서 위팔노근을 확인한다. 이 근육은 팔오금의 가쪽 경계를 이루며, 아래팔 가쪽의 윤곽을 형성하는 근육이다.

나. 위팔노근이 위팔뼈 가쪽관절융기위능선에서 일어나 노뼈 먼쪽끝 가쪽면에 가서 닿는 것을 확인한다.

④ **노신경**(radial n.)

가. 원엎침근과 위팔노근 사이를 해부하여 벌리고, 그 안에서 **노신경 얕은가지**(superficial branch of radial n.)를 찾는다(그림 3-25).

나. 이 노신경 얕은가지를 위쪽으로 추적하여, 이 신경이 위팔근과 위팔노근 사이를 지나 위팔 뒤칸에서 아래팔 앞칸으로 넘어오는 것을 확인한다.

다. 확인된 부분에서부터 노신경을 다시 먼쪽으로 추적하여, 노신경이 팔꿉관절 높이를 지나면서 얕은가지와 깊은가지로 나뉘는 것을 확인한다.

라. 깊은가지에 대한 해부는 나중에 다시 하기로 한다.

마. 다시 얕은가지를 좀 더 먼쪽으로 추적한다. 이 가지는 위팔노근에 덮인 채 손목까지 가서, 손목 가까운 곳에서 깊은근막과 얕은근막을 뚫고 손등 쪽으로 사라진다. 더 이상의 해부는 나중에 하기로 한다.

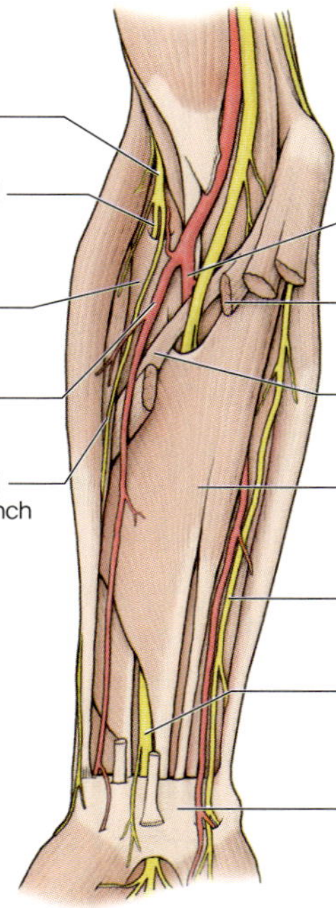

그림 3-25 얕은손가락굽힘근

⑤ **위팔동맥**(brachial a.)과 **노동맥**(radial a.)

가. 팔오금에서 위팔동맥을 찾는다. 실습을 원활하게 하기 위해서 위팔정맥은 제거해도 좋다.

나. 위팔동맥이 팔오금에서 가쪽의 노동맥(radial a.)과 안쪽의 자동맥(ulnar a.)으로 나뉘는 것을 확인한다.

다. 노동맥이 시작되는 곳 근처에서 나와 위쪽으로 주행하는 가지를 찾는다. 이 가지는 **노쪽되돌이동맥**(radial recurrent a.)이며, 팔꿉관절로 가서 팔꿉관절 주변의 동맥연결 형성에 참여한다.

라. 노동맥(radial a.)을 먼쪽으로 추적하여 가면서 근육으로 가는 작은 가지들을 확인한다. 이 동맥은 노신경을 동반한다.

마. 손목 바로 몸쪽에서 노동맥의 **얕은손바닥가지**(superficial palmar branch)가 나와 손바닥 얕은근막으로 가는 것을 확인한다.

바. 노동맥이 손목에서 가쪽 뒤로 돌아 손등쪽으로 가는 것을 확인한다(그림 3-33). 이후 경로에 대해서는 나중에 다시 해부한다.

(2) 얕은 층 근육 2 (둘째층)

① **얕은손가락굽힘근**(flexor digitorum superficialis m.)(그림 3-25)

가. 긴손바닥근 힘줄을 손목에서 약 3 cm 위에서 자르고, 노쪽손목굽힘근 힘줄은 손목에서 5 cm 높이에서 자른다.

나. 이들 근육을 박리해서 위로 젖혀 **얕은손가락굽힘근**을 완전히 노출시킨다.

다. 이 근육이 위팔뼈 안쪽위관절융기와 갈고리돌기에서 일어나는 위팔자갈래(humeroulnar head)와, 노뼈 앞면의 빗선에서 일어나는 노갈래(radial head) 등, 두 갈래로 일어나는 것을 확인한다.

② **정중신경**(median n.)

정중신경은 아래팔에서 손까지 거의 수직으로 내려간다.

가. 원엎침근 밑으로, 정중신경 주행방향을 따라 탐식자를 집어넣어 이 근육을 자른다.

나. 정중신경이 팔오금 부위를 지난 후, 원엎침근(pronator teres m.) 위팔갈래와 자갈래 사이로 들어가는 것을 확인한다(그림 3-25). 또한 곧 이어서 얕은손가락굽힘근 위팔자갈래와 노갈래 사이를 지나는 것을 확인한다.

다. 얕은손가락굽힘근을 노뼈에서 박리하여 안쪽으로 젖힌다.

라. 얕은손가락굽힘근 속면에서 정중신경이 주행하는 모습을 확인한다.

마. 이제 아래팔에서 정중신경의 전체 경로가 노출되었다. 정중신경이 아래팔을 따라 내려오면서, 주변의 원엎침근, 노쪽손목굽힘근, 긴손바닥근으로 가지를 내는 것을 확인한다.

바. 정중신경에서 나오는 **앞뼈사이신경**(anterior interosseous n.)을 확인한다(그림 3-26). 이 가지는 앞뼈사이동맥과 같이 달리며 아래팔 앞칸 깊은층 근육(그림 3-27)에 분포한다.

사. 손목 바로 위에서 정중신경이 손목 중앙에, 얕은손가락굽힘근 힘줄보다 가쪽에 위치함을 확인한다.

아. 굽힘근지지띠 바로 위에서 정중신경이 손바닥 가쪽절반(엄지두덩) 피부에 분포하는 손바닥가지(palmar branch)를 낸다. 이는 손을 해부할 때 보다 자세히 관찰하도록 한다.

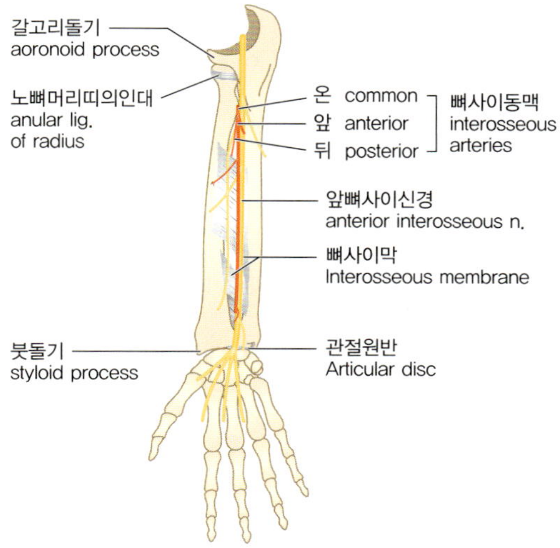

그림 3-26 앞뼈사이동맥과 신경

③ **자동맥**(ulnar a.)

가. 팔오금에서부터 자동맥을 먼쪽으로 추적하여, 이 동맥이 원엎침근 속을 지나는 것을 확인한다.

나. 이제 자동맥을 깨끗이 노출시킨다. 원엎침근 깊은 곳에서 정중신경이 자동맥을 안쪽에서 가쪽으로 가로지르는 것을 확인한다(그림 3-27).

다. 자동맥이 위팔동맥에서 나뉜 곳에서 2~3 cm 먼쪽에서 나오는 **자쪽되돌이동맥**(ulnar recurrent a.)을 찾는다(그림 3-21 A). 이 가지는 안쪽으로 가서, 다시 위쪽 팔꿉관절로 가고 있다.

라. 자쪽되돌이동맥이 갈라진 곳에서 약간 먼쪽에서 커다란 가지가 하나 나오는 것을 확인한다. 이것은 **온뼈사이동맥**(common interosseous a.)으로, 아래팔 앞칸으로 가는 앞뼈사이동맥과, 아래팔 뒤칸으로 가는 뒤뼈사이동맥으로 나뉜다(그림 3-27). 뒤뼈사이동맥은 지금 보기 어렵다.

마. 자동맥을 좀 더 먼쪽으로 따라가면서, 이 동맥이 얕은손가락굽힘근으로 덮여 있으며, 점차 안쪽으로 주행하는 것을 확인한다.

바. 아래팔 먼쪽 절반에서 자동맥은 자쪽손목굽힘근 힘줄(tendon of flexor carpi ulnaris m.)에 의해서만 덮여 있다. 자동맥 깊은 곳에는 위쪽으로는 위팔근이 위치하며 아래로는 깊은손가락굽힘근(flexor digitorum profundus m.)이 있다(그림 3-27).

사. 손목에서 자동맥은 굽힘근지지띠(flexor retinaculum) 앞을 지나 손바닥으로 들어간다.

④ **자신경**(ulnar n.)

가. 아래팔 중간에서, 자쪽손목굽힘근을 젖히고 자동맥을 동반하는 자신경을 찾는다.

나. 자신경을 몸쪽으로 추적하여, 이 신경이 자쪽손목굽힘근 위팔갈래와 자갈래 사이를 지나 위팔에서 아래팔로 나오는 것을 확인한다(그림 3-25, 28).

다. 이 신경을 당겨보면서, 위팔 해부에서 확인하였던 자신경과 연결되어 있음을 확인하고, 다시 한 번, 자신경이 위팔 뒤칸에서, 위팔뼈 안쪽위관절융기 뒷면을 지나 아래팔 앞칸으로 내려오는 것을 확인한다.

라. 자신경을 먼쪽으로 추적하면서, 이 신경이 아래팔 몸쪽에서 자쪽손목굽힘근(flexor carpi ulnaris m.)으로 가는 2~3개 가지를 내는 것을 확인한다.

마. 또한 아래로 내려가면서 이 신경이 자동맥을 만나 동반하게 되는 것을 확인한다.

바. 아래팔 먼쪽에서 자신경은 손등가지(dorsal branch)를 내어 손등 피부에 분포하고, 작은 손바닥가지(palmar cutaneous branch)를 내어 자동맥 앞을 지나 손바닥(palm) 안쪽 절반에 분포한다. 굽힘근지지띠 먼쪽 모서리 가까운 곳에서 자신경이 **깊은가지**(deep branch)와 **얕은가지**(superficial branch)로 나뉘며 끝나는 것을 확인한다(그림 3-36, 37). 손바닥가지(palmar branch)는 손바닥 해부 시 관찰한다.

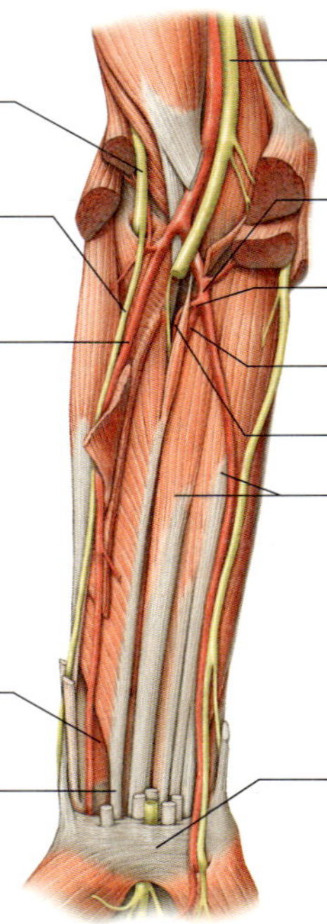

그림 3-27 아래팔 앞칸 깊은층 근육

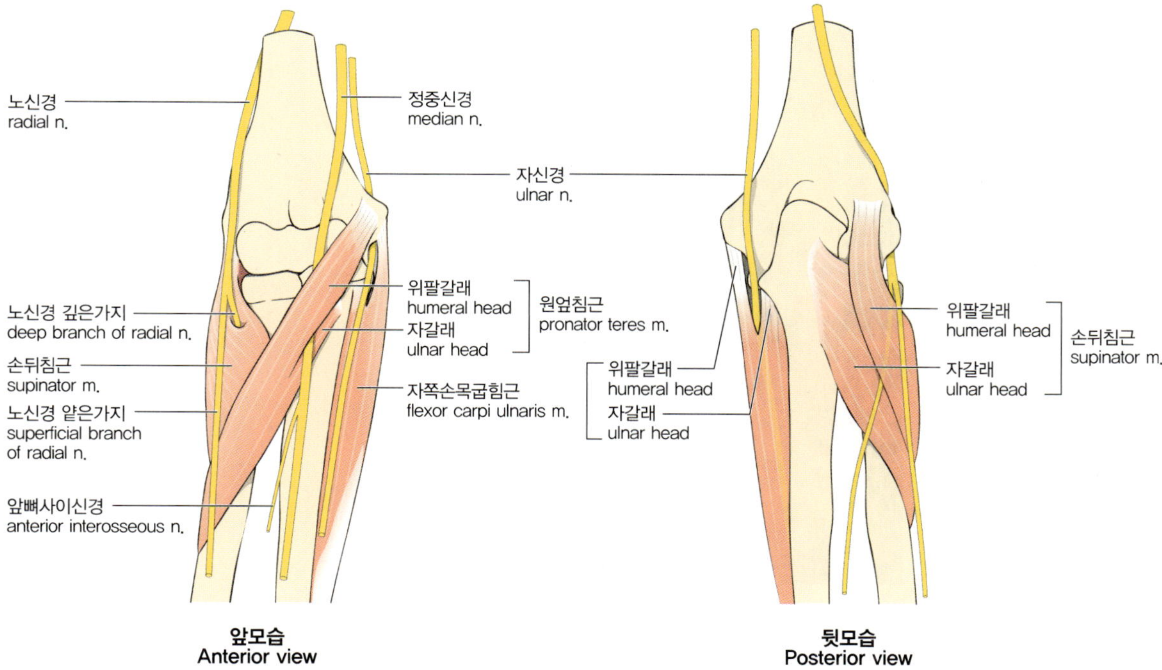

그림 3-28 아래팔의 신경

(3) 깊은층 (셋째층과 넷째층)

① 깊은층 근육

아래팔 앞칸 깊은층에는 엄지를 움직이는 긴엄지굽힘근, 둘째에서 다섯째 손가락을 움직이는 깊은손가락굽힘근, 손목관절을 엎치는 네모엎침근이 있다(그림 3-27).

가. 얕은손가락굽힘근 힘줄을 손목 위 3 cm에서 잘라 위로 젖힌다.

나. 가쪽에서, 엄지로 가는 **긴엄지굽힘근**(flexor pollicis longus m.)을 찾는다. 엄지손가락을 굽히고 펴면서 이 근육이 움직이는 것을 확인한다.

다. 보다 안쪽에서, 나머지 네 손가락으로 가는 **깊은손가락굽힘근**(flexor digitorum profundus m.)을 찾는다. 손가락을 폈다 굽혀보면서 이 근육의 움직임을 확인한다.

라. 긴엄지굽힘근과 깊은손가락굽힘근을 양쪽으로 벌리고, 가장 속에 있는 **네모엎침근**(pronator quadratus m.)을 손목 바로 위에서 찾아본다(그림 3-29).

마. 아래팔 몸쪽에서부터 내려와 네모엎침근 속면으로 들어가는 동맥과 신경을 찾는다. 이들이 앞뼈사이동맥과 앞뼈사이신경(anterior interosseous a. and n.)이다. 앞뼈사이신경은 깊은손가락굽힘근 가쪽부분, 긴엄지굽힘근, 네모엎침근에 분포한다.

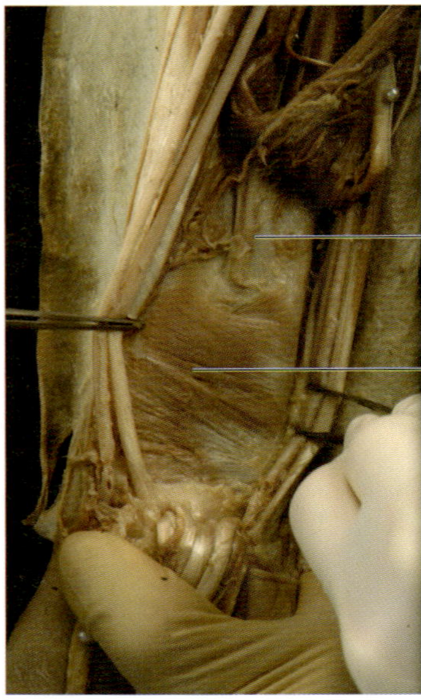

그림 3-29 네모엎침근

2) 아래팔 뒤칸

아래팔 뒤칸에는 노신경이 분포한다.

(1) 아래팔 뒤칸 얕은층

① **아래팔근막**(antebrachial fascia) 제거

가. 아래팔과 손등에 남아 있는 얕은근막을 제거하고, 아래팔근막 표면을 깨끗이 한다.

나. 손목 바로 몸쪽에서 아래팔근막이 다른 부위에서보다 강해져 만들어진 **폄근지지띠**(extensor retinaculum)를 관찰한다(그림 3-30). 특히, 섬유들이 가로로 주행하는 모습을 확인한다.

다. 폄근지지띠 부분을 제외한 아래팔근막의 나머지 부분을 모두 제거한다. 이때, 아래팔근막 속면에는 아래팔의 근육들이 많이 붙어 있기 때문에, 아래팔근막을 제거할 때 근막과 근육을 조심스럽게 박리하면서, 근육이 손상되지 않도록 조심해야 한다.

② 아래팔 뒤칸 얕은층 근육

아래팔 뒤칸 얕은층에는 가쪽부터 위팔노근, 긴노쪽손목폄근, 짧은노쪽손목폄근, 손가락폄근, 새끼폄근, 자쪽손목폄근의 6개 근육이 있으며, 이외에 팔굽치 근처에 팔꿈치근이 있다.

가. 근육 표면을 최대한 깨끗이 하고, 다음 근육들을 차례로 확인한다(그림 3-31).

나. **위팔노근**(brachioradialis m.)은 가장 가쪽에 있으며, 가쪽관절융기위능선에서 일어나 아래팔의 가쪽 경계를 이루며 주행하다가 노뼈 먼쪽 가쪽면에 닿는다. 이 근육은 뒤칸 근육으로 노신경의 지배를 받지만, 앞칸 근육처럼 팔꿉을 굽힌다.

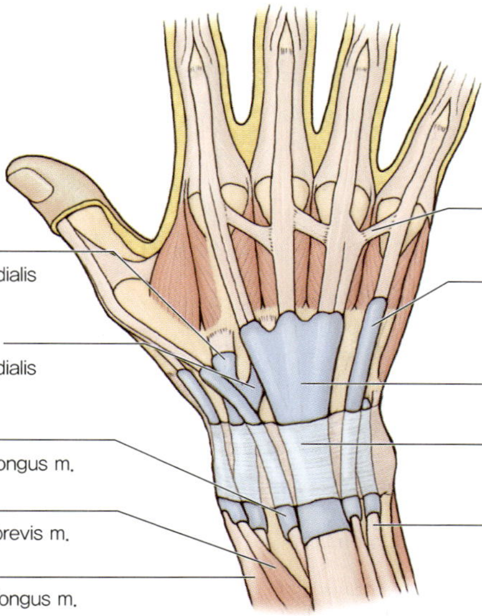

그림 3-30 폄근지지띠와 윤활집

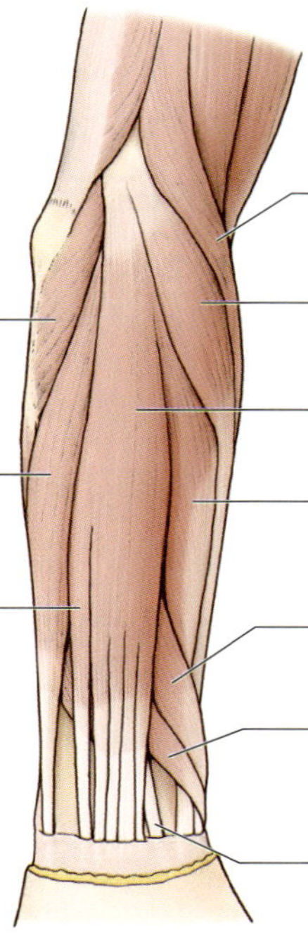

그림 3-31 아래팔 뒤칸 얕은층 근육

다. **긴노쪽손목폄근**(extensor carpi radialis longus m.)이 위팔노근 바로 안쪽에 있으며, 가쪽관절융기위능선에서 일어나 둘째 손허리뼈 바닥에 닿는다.

라. **짧은노쪽손목폄근**(extensor carpi radialis brevis m.)은 위팔뼈 가쪽위관절융기에서 온힘줄로 일어나 셋째 손허리뼈 바닥에 닿는다.

마. **손가락폄근**(extensor digitorum m.) 역시 가쪽위관절융기에서 온힘줄로 일어나 둘째에서 다섯째 손가락으로 간다. 손가락뼈에 닿는 모습은 잠시 후에 살펴 보도록 한다.

바. **새끼폄근**(extensor digiti minimi m.)도 가쪽위관절융기에서 온힘줄로 일어나 다섯째 손가락으로 간다.

사. **자쪽손목폄근**(extensor carpi ulnaris m.)도 가쪽위관절융기에서 온힘줄로 일어나 아래팔 안쪽을 따라서 주행하다가 다섯째 손허리뼈 바닥에 가서 닿는다.

아. **팔꿈치근**(anconeus m.)은 가쪽위관절융기에서 일어나 팔꿈치머리(olecranon) 가쪽면과 자뼈 뒷면에 닿는다.

③ 힘줄윤활집

폄근지지띠 밑에서 힘줄을 싸는 힘줄윤활집(synovial sheaths)의 경계를 더듬자를 넣어 확인한다. 윤활집은 폄근지지띠 몸쪽에서 시작하여 손등 중간 부분까지 뻗어 있다.

④ 손가락폄근 힘줄

가. 손등 피부를 박리한다. 이때 셋째손가락 등쪽 피부 또한 손가락 끝까지 박리한다(그림 3-30 손바닥 피부 박리와 동일하게 시행함).

나. 손등의 얕은근막을 박리하되, 정중면을 따라 절개한 후 얕은근막 안의 손등정맥그물(dorsal venous network)이 손상되지 않도록 박리하여 양 옆으로 젖힌다.

다. 손가락폄근 힘줄이 엄지를 제외한 나머지 4개 손가락으로 나뉘어 가는 것을 확인한다.

라. 이들 갈래들을 연결하는 **힘줄사이연결**(intertendinous connection)을 관찰한다(그림 3-30).

마. 손가락폄근 힘줄갈래가 첫마디뼈 바닥을 지난 후, 첫마디뼈 등쪽면을 에워싸는 **폄근널힘줄**(extensor expansion)에 합쳐지는 모습을 관찰한다(그림 3-38).

바. 가운데 한 가닥이 남아서 먼쪽으로 진행하여 중간마디뼈 바닥에 닿는 모습을 관찰한다.

사. 중간마디뼈가 시작되는 부위에서, 폄근널힘줄을 이루던 섬유들이 모여 손가락 양 옆에 힘줄을 만드는 것을 관찰한다. 또한 이 두 갈래가 더 먼쪽으로 진행해서 끝마디뼈 바닥에 부착하는 모습을 관찰한다.

(2) 아래팔 뒤칸 깊은층

① 깊은층 노출

가. 폄근지지띠를 지나는 부위에서 손가락폄근 힘줄을 박리한다. 이를 위해 손가락폄근 힘줄을 따라서 가위 끝을 폄근지지띠 밑으로 밀어 넣은 후, 폄근지지띠를 절단한다.

나. 잘린 표면에서 윤활집을 다시 한 번 확인한다. 이는 매끈한 표면으로 확인할 수 있다.

다. 손가락폄근 힘줄을 손목 근처에서 잘라 위아래로 젖힌다. 특히 몸쪽 부분은 이는곳까지 완전히 젖힌다.

라. 노출된 깊은층 근육 표면을 주행하는 신경과 동맥이 손상되지 않도록 한다.

마. 손목을 지나는 다른 근육, 즉 노쪽과 자쪽 손목폄근들은 폄근지지띠에 의해서 아직 제자리에 붙잡혀 있음을 확인한다. 다시 말해서, 아래팔 뒤칸에서 손목을 지나 손등으로 가는 근육의 힘줄은 폄근지지띠 밑에서 독립적인 섬유굴을 지나고 있음을 확인한다.

※ 폄근지지띠는 6개의 뼈섬유칸(osteofibrous compartment) 또는 관(canal)을 형성하며, 폄근힘줄(extensor tendons)이 이 뼈섬유칸을 통하여 손등으로 간다. 가쪽에서부터, 이들 칸과 이곳을 지나는 힘줄은 다음과 같다(그림 3-30).

1. 첫째칸(first compartment) : 긴엄지벌림근 힘줄과 짧은엄지폄근 힘줄
2. 둘째칸 : 긴노쪽손목폄근 힘줄과 짧은노쪽손목폄근 힘줄
3. 셋째칸 : 긴엄지폄근 힘줄
4. 넷째칸 : 손가락폄근 힘줄과 집게폄근 힘줄
5. 다섯째칸 : 새끼폄근 힘줄
6. 여섯째칸 : 자쪽손목폄근 힘줄

② 근육

아래팔 뒤칸 깊은층에서 일어나 손목을 지나는 근육으로는 가쪽에서 안쪽으로, 긴엄지벌림근, 짧은엄지폄근, 긴엄지폄근, 집게폄근 등 4개 근육이 있다(그림 3-32). 또한 아래팔 뒤칸 깊은층에는 몸쪽에 손뒤침근이 있다. 이들을 차례대로 살펴본다.

가. 이들 4개 근육은 노뼈, 뼈사이막, 자뼈에서 차례대로 일어난다.

나. **집게폄근**(extensor indicis m.) 힘줄은 폄근지지띠 밑을 지나 둘째손가락으로 가서 그곳의 폄근널힘줄에 합쳐진다.

다. **긴엄지폄근**(extensor pollicis longus m.)은 엄지손가락 끝마디뼈 바닥에 가서 닿는다.

라. 긴엄지폄근 힘줄이 일직선으로 주행하는 것이 아니라, 손목 부분에서 꺾여 주행하는 것을 확인한다. 이는 이 힘줄이 노뼈 뒤결절(dorsal tubercle) 안쪽에 있는 고랑을 지나면서 뒤결절에 걸치기 때문이다.

마. **짧은엄지폄근**(extensor pollicis brevis m.)은 엄지손가락 첫마디뼈 바닥(base)에 닿는다.

바. **긴엄지벌림근**(abductor pollicis longus m.)은 첫째손허리뼈 바닥에 닿는다.

③ **해부학코담배갑**(anatomical snuff box)(그림 3-33)

가. 팔을 약간 벌려서 손목 가쪽이 잘 보이도록 한다.

나. 긴엄지폄근 힘줄이 이 공간의 안쪽 경계를 이룬다.

다. 짧은엄지폄근 힘줄과 긴엄지벌림근 힘줄이 이 공간의 가쪽 경계를 이룬다.

라. 해부학코담배갑 바닥에는 손배뼈(scaphoid)와 큰마름뼈(trapezium)가 있다.

마. 노신경 얕은가지가 해부학코담배갑 얕은 부위를 지난다.

바. 노동맥이 깊은 곳에서 해부학코담배갑을 가로지른 후 첫째손허리뼈사이공간에서 손바닥쪽을 향해 속으로 들어간다.

④ **손뒤침근**(supinator m.)

가. 아래팔 앞칸이 보이도록 한다.

나. 위팔노근을 가쪽으로 젖혀서 다시 한 번 노신경 깊은가지를 찾는다.

다. 노신경 깊은가지를 먼쪽으로 따라가서, 이 신경이 근육 속으로 사라지는 것을 확인한다. 이 근육이 손뒤침근이다.

라. 다음 사항을 공부한다.

- **손뒤침근**은 두 갈래로 일어나는데, **얕은갈래**(superficial head; 위팔갈래 brachial head)는 위팔뼈 가쪽위관절융기와 팔꿉관절을 둘러싸는 인대에서, **깊은갈래**(deep branch; 자갈래 ulnar head)는 자뼈 뒤침근능선(supinator crest)에서 일어난다.
- 힘살이 아래안쪽으로, 노뼈 몸쪽 ⅓을 감싸며 주행한다.
- 노신경 깊은가지가 두 힘살 사이로 들어간다(그림 3-28, 32).

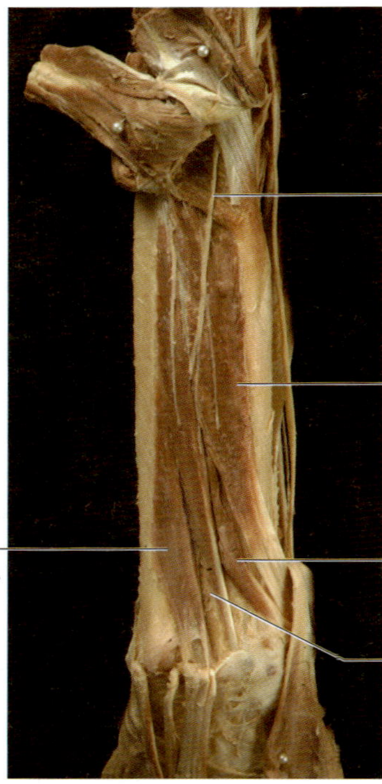

그림 3-32 아래팔 뒤칸 깊은층 근육

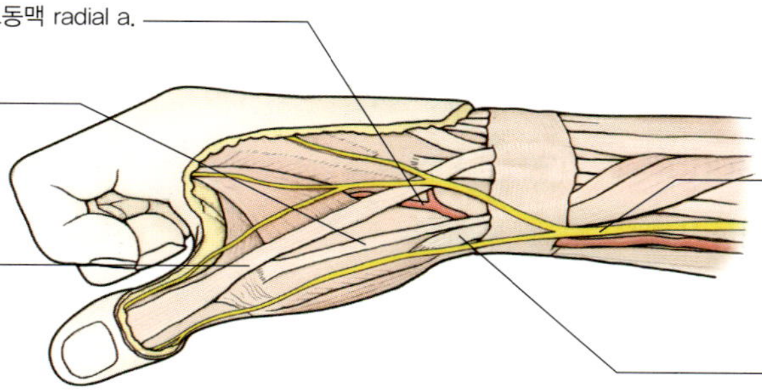

그림 3-33 해부학코담배갑

⑤ **뒤뼈사이신경과 동맥**(posterior interosseous n. and a.)

가. 노신경 깊은가지를 따라서 손뒤침근 얕은갈래와 깊은갈래 사이로 탐식자를 밀어 넣는다.

나. 이 탐식자를 따라서 손뒤침근 얕은갈래 힘살을 절개하여 노신경 깊은가지(즉, 뒤뼈사이신경)를 노출한다.

다. 뒤뼈사이신경을 좀 더 먼쪽으로 추적하면서, 이 신경이 노뼈 가쪽면을 감아 돌아 아래팔 뒤칸으로 가는 것을 확인한다.

라. 앞서 살펴본 바, 아래팔 뒤칸에서 뒤뼈사이신경이 깊은층 근육 표면을 주행하는 것을 다시 한 번 확인한다.

마. 뒤뼈사이신경이 짧은엄지폄근 먼쪽 모서리를 지난 후에 긴엄지폄근 밑으로 들어가 뼈사이막에 놓이는 것을 확인한다.

확인할 구조물

☐ 위팔노근 ☐ 노쪽손목굽힘근(힘줄) ☐ 자쪽손목굽힘근(힘줄)

☐ 긴손바닥근과 손바닥널힘줄 ☐ 얕은손가락굽힘근(힘줄) ☐ 손뒤침근

☐ 정중신경과 그 가지(노쪽손목굽힘근이나 얕은손가락굽힘근, 깊은가지)

☐ 자신경과 그 가지(자쪽손목굽힘근)

☐ 굽힘근지지띠

☐ 네모엎침근 ☐ 깊은손가락굽힘근 ☐ 긴엄지굽힘근

☐ 노신경 얕은가지와 손등 · 손가락신경(감각성)

☐ 자신경 손등가지와 손등 · 손가락신경(감각성)

☐ 손등정맥그물

학습과제

○ 손목굴을 통과하는 구조물은?

○ 손목부위에서 노동맥의 위치를 확인하고, 박동을 확인해보자.

○ 자신경 손상에 의한 운동마비 증상은?

○ 정중신경 손상에 의한 운동마비 증상은?

○ 아래팔 뒤칸 근육의 닿는곳을 확인하여 손목이나 손가락을 펴보면서 폄근육의 작용을 조사한다.

○ 노신경 장애 시 나타나는 증상을 생각한다.

7. 손

학습목표

1. 손목뼈, 손허리뼈, 손가락뼈의 특징을 확인한다.
2. 엄지두덩과 새끼두덩을 구성하는 근육을 확인한다.
3. 손의 운동신경과 감각신경을 설명하고 각 신경의 감각기능을 손에서 검사할 수 있는 위치를 기술한다.
4. 굽힘근힘줄이 부착되는 위치와 그 작용을 설명한다.
5. 손등 표면에 존재하는 피부정맥과 주요 구조물들을 확인한다.

1) 손등

① 자쪽과 노쪽피부정맥이 시작하는 손등정맥그물을 관찰한다(그림 3-15).

② 손등에 분포하는 자신경과 노신경 가지를 관찰한다(그림 3-18).

③ 손가락폄근 힘줄과, 그 갈래를 서로 연결하는 힘줄사이연결을 관찰한다(그림 3-30).

④ 손가락폄근이 닿는곳에서 넓게 퍼지는 폄근널힘줄을 관찰한다.

⑤ 노동맥 가지가 첫째손허리뼈사이공간으로 들어가는 것을 관찰한다. 이 가지는 손바닥에 이르러 자동맥 깊은가지(deep branch of ulnar a.)와 만나서 깊은손바닥동맥활(deep palmar arch)을 만든다.

2) 손바닥

(1) 피부벗기기(그림 3-34)

① 손목에서 가로로 잘려진 부분의 중앙에서 셋째손가락 끝을 잇는 선

② 손가락 몸쪽에서 손바닥을 가로로 자르는 선

③ 손목 앞 중앙에서 엄지손가락 끝을 잇는 선

④ 손가락 몸쪽 잘려진 피부에서 각각의 손가락 끝으로 가는 선

이렇게 잘려진 부분에서 피부를 벗겨 손에서 완전히 들어낸다. 고정된 시신에서는 손가락이 굽어 있어서 피부벗기기가 어려울 수 있다. 이럴 때는 깊은손가락굽힘근 힘줄을 마저 자른 후 손가락을 펴고 피부벗기기를 시행한다.

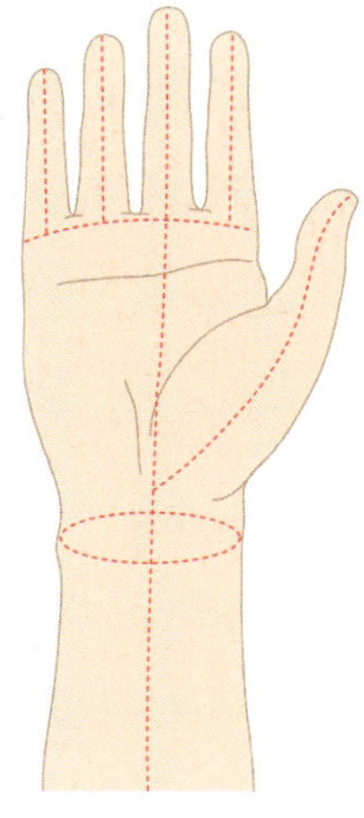

그림 3-34 손바닥 피부벗기기

(2) 손바닥널힘줄(palmar aponeurosis)(그림 3-35)

① 손바닥에서 **엄지두덩**(thenar eminence)과 **새끼두덩**(hypothenar eminence) 부위를 식별한다.

② 새끼두덩 부위 얕은근막 속에 있는 **짧은손바닥근**(palmaris brevis m.)을 찾는다. 이 근육의 근육섬유는 가로로 주행함을 생각하며 조심스럽게 찾아본다.

③ 새끼두덩 부위를 제외하고, 손바닥에서 얕은근막을 모두 제거하여 깊은근막을 노출시킨다.

④ 손바닥에서 깊은근막은 가운데 부분이 매우 두꺼워져 있음을 확인한다. 이 부위를 **손바닥널힘줄**(palmar aponeurosis)이라고 한다.

⑤ 아래팔 앞칸 근육인 긴손바닥근 힘줄이 이 손바닥널힘줄에 와 닿아 있는 것을 확인한다.

⑥ 손바닥널힘줄 섬유가 손목에서 손가락 쪽으로 배열되어 있고(세로섬유 longitudinal fiber), 손바닥에서 4개 띠(band)로 나뉘어 안쪽 4개 손가락 쪽으로 향하고 있음을 관찰한다.

⑦ 세로섬유 이외에, 손바닥널힘줄에는 가로섬유들이 있어서, 가로섬유와 세로섬유가 서로 얽혀 있는 것을 관찰한다.

⑧ 손바닥 깊은근막 중 엄지두덩 부위를 덮고 있는 엄지두덩근막(thenar fascia)은 그다지 두껍지 않다는 것을 확인한다.

⑨ 손바닥 안쪽 새끼두덩 부위에 있는 짧은손바닥근이 손바닥널힘줄에서 일어나며, 이 부위를 덮고 있는 새끼두덩근막(hypothenar fascia) 표면에 위치하며, 손바닥 안쪽모서리 진피에 가서 끝나는 모습을 다시 한 번 확인한다.

(3) 손바닥 얕은 곳의 혈관과 신경

① 긴손바닥근 힘줄을 먼쪽으로 당기면서 손바닥널힘줄을 박리하여 젖힌다. 이때 손바닥널힘줄에 바로 붙어 있는 얕은손바닥동맥활(superficial palmar arterial arch)과 정중신경(median n.)의 마지막 가지를 손상시키지 않도록 주의한다.

② 손바닥널힘줄의 4개 섬유띠를 손가락 바닥에서 자른다.

③ 아래팔에서 찾았던 자신경과 자동맥을 참고하여, 손바닥에서 이들 신경과 동맥을 찾는다.

④ 자신경과 자동맥이 바닥쪽손목인대(palmar carpal lig.)에 덮인 채로 손바닥으로 들어오는 것을 확인한다.

⑤ 이들이 손바닥으로 들어오자마자 안쪽으로 작은 가지 하나를 내고, 이 가지들이 안쪽으로 주행하여 새끼두덩에 있는 근육들 사이로 사라지는 모습을 찾는다. 이들이 각각 **자신경과 자동맥의 깊은가지**(deep branch)이다.

⑥ 손바닥에 있는 **자동맥 얕은가지**(superficial branch of unlar a.)를 먼쪽으로 추적하여 **얕은손바닥동맥활**(superficial arterial arch)을 찾고 그 가지들을 깨끗이 정리한다(그림 3-36).

⑦ 얕은손바닥동맥활이 손허리뼈 중간 부분에서 손바닥을 가로지르는 것을 관찰하고, 이 활에서 분지하는 다음 가지들을 확인한다.

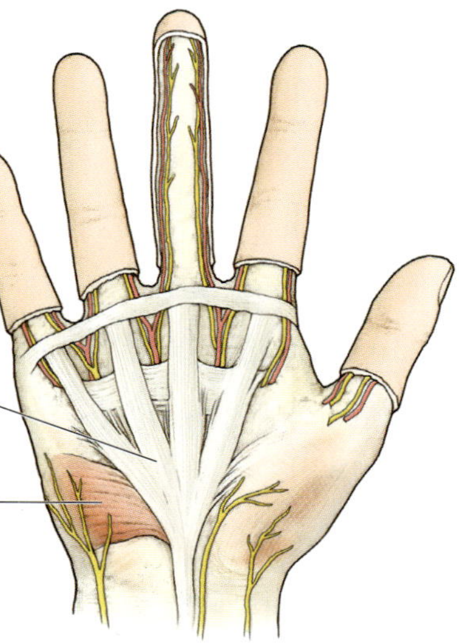

그림 3-35 손바닥널힘줄

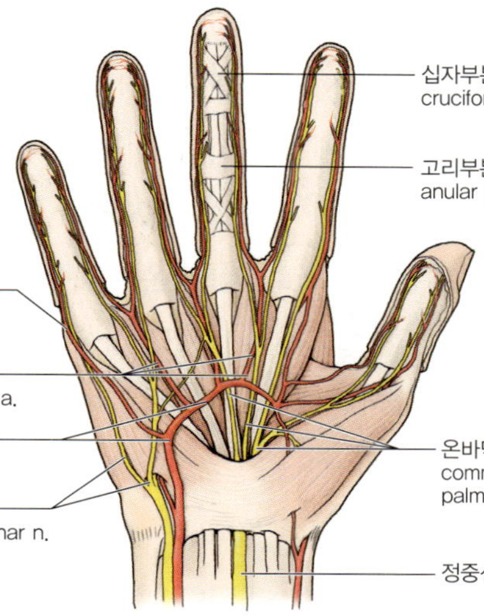

그림 3-36 얕은손바닥동맥활

- 새끼손가락 안쪽면에 분포하는 **고유바닥쪽손가락동맥**(proper palmar digital a.)
- 둘째-넷째 손허리뼈사이공간을 주행하는 **온바닥쪽손가락동맥**(common palmar digital aa.) 3개
- 온바닥쪽손가락동맥은 2개의 **고유바닥쪽손가락동맥**(proper palmar digital aa.)으로 나뉘며 끝난다.

⑧ 자신경 얕은가지가 넷째와 다섯째 손가락으로 가는 **온바닥쪽손가락신경**(common palmar digital nn.)을 내는 것을 관찰한다.

(4) 손목굴(carpal tunnel)

① 자신경과 자동맥을 덮고 있는 바닥쪽손목인대를 제거하고, 자신경과 자동맥을 박리해서 안쪽으로 젖힌다.

② 굽힘근지지띠(flexor retinaculum)를 절단해서 손목굴(carpal tunnel)을 연다(그림 3-37). 굽힘근지지띠는 가쪽에서는 손배뼈(scaphoid)와 큰마름뼈(trapezium)에, 안쪽에서는 콩알뼈(pisiform)와 갈고리뼈 갈고리(hook of hamate)에 부착되어 있다. 이 굽힘근지지띠와 손목뼈 앞면으로 만들어진 뼈섬유관을 손목굴(carpal tunnel)이라고 한다.

③ 다음 구조물이 손목굴을 지나 손으로 들어가는 것을 확인한다(그림 3-36).

- 정중신경(median n.)
- 긴엄지굽힘근 힘줄
- 얕은손가락굽힘근 힘줄
- 깊은손가락굽힘근 힘줄
- 노쪽손목굽힘근 힘줄은 굽힘근지지띠 가쪽부분을 뚫고 지나간다.

④ 자신경과 자동맥은 굽힘근지지띠 표면을 지나 손바닥으로 들어간다는 사실을 다시 한 번 확인한다(그림 3-25). 그러나 굽힘근지지띠 표면 섬유 일부가 이들 동맥과 신경 표면을 지나 콩알뼈(pisiform) 가쪽면에 부착하는데, 이렇게 만들어진 통토를 **기용굴**(Guyon's canal)이라고 한다.

⑤ 손목굴에서 손바닥으로 정중신경(median n.)을 추적하여 깨끗이 한다. 정중신경에서 분지되어 첫째-셋째손가락으로 가는 **온바닥쪽손가락신경**(common palmar digital nn.) 3개를 찾는다.

⑥ 정중신경의 또 다른 가지인 정중신경 **되돌이가지**(recurrent branch)를 찾는다. 이 가지는 두덩근육 먼쪽 모서리에서, 두덩근육 표면으로 나온 후 몸쪽으로 주행하다가, 두덩근육 사이로 사라진다.

(5) 엄지두덩근육(thenar mm.)

① 엄지두덩(thenar eminence)을 이루는 짧은 근육들을 깨끗이 정리한다(그림 3-37). 엄지두덩을 이루는 근육으로는 짧은엄지벌림근, 짧은엄지굽힘근, 엄지맞섬근이 있다.

② **짧은엄지벌림근**(abductor pollicis brevis m.)은 엄지두덩 표면 가쪽에 있는 근육이다. 이를 확인한다.

③ **짧은엄지굽힘근**(flexor pollicis brevis m.)은 엄지두덩 표면 안쪽에 있는 근육이다. 이를 확인한다.

④ 앞서 보았던 정중신경 되돌이가지가 짧음엄지굽힘근 모서리에서 나와 이 근육을 잠시 가로지른 후에, 이 근육과 짧은엄지벌림근 사이로 숨어드는 것을 다시 한 번 확인한다.

⑤ 짧은엄지벌림근과 짧은엄지굽힘근 사이를 벌려, 그 속에 들어 있는 **엄지맞섬근**(opponens pollicis m.)을 살펴 본다.

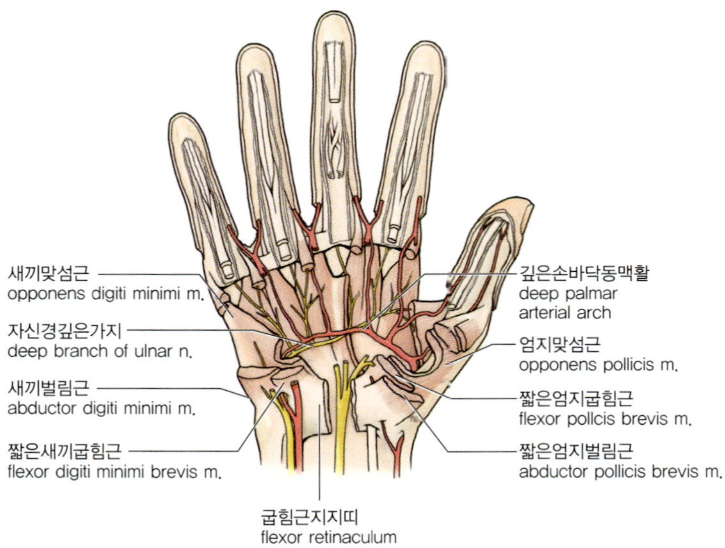

그림 3-37 손목굴과 깊은손바닥동맥활

⑥ 짧은엄지벌림근을 들어올려 중간 부위에서 자른 후 위아래로 박리하여 벌린다. 이제 엄지맞섬근이 잘 보인다.

⑦ 정중신경 되돌이가지가 엄지맞섬근 안으로 들어가는 것을 조금만 추적하여 본다.

(6) 새끼두덩근육(hypothenar mm.)

① 새끼두덩(hypothenar eminence)을 이루는 작은 근육들을 깨끗이 정리한다.

② 가장 안쪽에 **새끼벌림근**(abductor digiti minimi m.)이 있다.

③ 가쪽에는 **짧은새끼굽힘근**(flexor digiti minimi brevis m.)이 있다.

④ 새끼벌림근과 짧은새끼굽힘근을 벌리고 보면 그 속에 **새끼맞섬근**(opponens digiti minimi m.)이 있다.

(7) 손가락섬유집

① 셋째손가락에서 피부와 얕은근막을 깨끗이 제거한다.

② 손가락에서 손가락굽힘근 힘줄을 싸고 있는 **손가락섬유집**(fibrous digital sheath) 표면을 관찰한다. 손가락섬유집은 손가락뼈 모서리에 붙어 뼈섬유관(osteofibrous canal)을 이룬다.

③ 섬유집 표면에서, 섬유가 가로로 배열되어 있는 고리부분(annular part)과, 섬유가 십자로 교차되어 있는 십자부분(cruciform part)을 구별해 본다. 이들을 구성하는 섬유를 각각 가로섬유(arcuate fiber)와 십자섬유(cruciate fiber)라고 한다(그림 3-36).

(8) 손가락굽힘근 힘줄

① 손바닥에서 얕은손바닥동맥활과 그 가지를 제거한다.

② 아래팔 해부에서 잘린 얕은손가락굽힘근 힘줄을 앞쪽 아래쪽으로 잡아당기며 박리하여 손목굴에서 꺼낸 후 최대한 멀리 젖힌다.

③ 깊은손가락굽힘근 힘줄에 대해서도 똑같이 시행한다.

④ 이들 굽힘근 힘줄이 손목굴을 지날 때 온힘줄윤활집(common synovial sheath)에 싸여 있는지 확인한다. 이를 손가락굽힘근 온힘줄집(common flexor sheath)이라고 한다.

⑤ 깊은손가락굽힘근 힘줄에서 각 손가락으로 가는 힘줄갈래를 보면, 색깔이 힘줄과는 구별되는 구조물들이 힘줄에 붙어 있는 것을 볼 수 있다. 이것들은 **벌레근**(lumbrical mm.)이다(그림 3-38). 이들을 깨끗이 정리한다.

⑥ 벌레근은 깊은손가락굽힘근 힘줄 가쪽면에서 일어나 손허리손가락관절에 인접하는 손가락 가쪽면을 지나 손가락 등면에 있는 폄근널힘줄(extensor expansion)에 닿는다(그림 3-38).

⑦ 손가락을 따라 세로로 손가락섬유집을 열고 굽힘근 힘줄이 닿는 양상을 관찰한다. 손가락 첫마디뼈 몸통 앞에서 깊은손가락굽힘근 힘줄이 얕은손가락굽힘근 힘줄을 뚫고 지나가 끝마디뼈 바닥에 닿는 모습을 확인한다(그림 3-38).

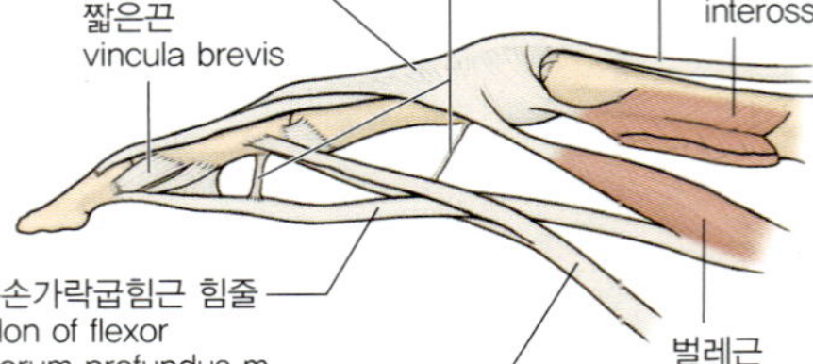

그림 3-38 손가락에 닿는 여러 근육

⑧ 얕은손가락굽힘근 힘줄은 중간마디뼈 바닥에 닿는 것을 확인한다.

⑨ 힘줄을 바닥에서 들어올려, 바닥과 힘줄을 연결하는 가는 끈을 확인한다. 이 끈은 힘줄끈(vincula)으로, 힘줄로 드나드는 신경과 혈관의 통로 역할을 하는 결합조직 띠이다.

(9) 손바닥 깊은 곳의 구조물

① 손가락굽힘근 힘줄들을 손가락이 시작되는 곳까지 당겨서 깊은 곳을 노출시킨다.

② 자동맥과 자신경의 깊은가지가 손바닥 안쪽에서 손바닥 깊은 곳으로 들어와 손바닥을 안쪽에서 가쪽으로 가로지르는 것을 확인한다(그림 3-37).

③ 손바닥을 가로 지르는 자동맥 깊은가지를 **깊은손바닥동맥활**(deep palmar arch)이라고 한다.

④ 손허리뼈 사이에서 **바닥쪽뼈사이근**(palmar interossei mm.)을 확인하고 깨끗이 한다.

⑤ 가쪽의 넓은 근육은 **엄지모음근**(adductor pollicis m.)이다. 이 근육은 두 갈래로 일어나는데, 셋째 손허리뼈 손바닥면에서 가로갈래가 일어나고, 둘째와 셋째 손허리뼈 바닥과 그 근처 손목뼈에서 빗갈래가 일어나 엄지손가락 첫마디뼈에 가 닿는다. 이 두 갈래를 구분한다. 또한 두 갈래 사이로 깊은손바닥동맥활이 지나는 것을 확인한다.

⑥ 엄지모음근 가로갈래를 이는곳에서 잘라 가쪽으로 젖히고 바닥쪽뼈사이근을 마저 확인한다.

⑦ 손등에서 **등쪽뼈사이근**(dorsal interossei mm.)이 손허리뼈 사이에 있는 것을 확인한다. 특히 첫째등쪽뼈사이근이 첫째와 둘째 손허리뼈에서 두 갈래로 나오며, 해부학코담배갑을 지나온 노동맥이 그 갈래 사이를 지나 손바닥으로 내려오는 것을 다시 한 번 확인한다.

⑧ 노동맥이 손바닥에서 깊은손바닥동맥활을 만드는데 기여하는지 확인한다.

⑨ 자신경 깊은가지(deep branch of ulnar n.)가 새끼두덩의 3개 근육, 셋째와 넷째벌레근, 엄지모음근(adductor pollicis m.), 모든 뼈사이근에 내는 가지를 최대한 찾아본다.

확인할 구조물

☐ 얕은손바닥동맥활과 고유바닥쪽손가락동맥(노동맥과 자동맥의 가지)

☐ 깊은손바닥동맥활과 바닥쪽손허리동맥

☐ 고유바닥쪽손가락신경(정중신경과 자신경의 피부가지)

☐ 얕은손가락굽힘근(힘줄)과 힘줄교차

☐ 깊은손가락굽힘근(힘줄)

☐ 긴엄지굽힘근(힘줄)

☐ 바닥쪽 · 등쪽뼈사이근 ☐ 벌레근

엄지두덩근육

☐ 짧은엄지벌림근 ☐ 짧은엄지굽힘근 ☐ 엄지맞섬근 ☐ 엄지모음근

새끼두덩근육

☐ 짧은새끼벌림근 ☐ 짧은새끼굽힘근 ☐ 새끼맞섬근

학습과제

○ 손바닥의 피부감각에 대해 정중신경과 자신경의 지배 영역을 조사한다.

○ 얕은손가락굽힘근, 깊은손가락굽힘근, 벌레근의 작용을 설명한다.

○ 손가락 운동에 관여하는 근육을 나열한다.

○ 엄지굽힘, 엄지모음, 엄지와 새끼손가락 맞섬, 둘째~다섯째손가락 굽힘, 손가락벌림 손가락모음에 관련된 근육을 정리하시오.

8. 관절

학습목표

1. 어깨관절을 안정시키는 돌림근띠(근육둘레띠 rotator cuff)의 중요성을 설명한다.
2. 팔꿉관절의 구조와 작용을 설명한다.
3. 손목관절에서 노뼈와 자뼈의 관절을 비교하여 설명한다.

관절의 해부는 한쪽에서 시행한다. 근육과 다른 여러 구조를 해부하고 떼어 내면서 팔의 해부에서 관찰할 수 없었던 관절로 가는 곁동맥(collateral aa.)과 신경의 가지를 찾는다.

1) 팔이음윤활관절(synovial joint of shoulder girdle)

(1) 봉우리빗장관절(acromioclavicular joint)

빗장뼈와 어깨뼈 사이의 관절은 빗장뼈 봉우리끝과 봉우리 사이의 윤활관절과, 빗장뼈 가쪽의 납작한 아랫면과 부리돌기 사이의 인대로 연결된 관절로 되어 있다.

① 빗장뼈 가쪽에서 어깨세모근과 등세모근을 깨끗이 제거한다.

② 시신에서 다음 표지점을 확인한다.

- 봉우리(acromion)
- 부리돌기(coracoid process)
- 빗장뼈 봉우리끝(acromial end of clavicle)

③ 빗장뼈를 따라 인대들을 깨끗이 정리한다.

④ 봉우리빗장관절을 지지하는 **봉우리빗장인대**(acromioclavicular lig.)를 확인한다(그림 3-40)

⑤ **부리빗장인대**(coracoclavicular lig.)를 확인하고, 이 인대를 이루는 두 부분, 즉 **원뿔인대**(conoid lig.)와 **마름인대**(trapezoid lig.)를 구별한다(그림 3-40).

⑥ 봉우리빗장인대를 절개하여 관절주머니를 열고 관절연골로 덮인 두 뼈의 관절면을 관찰한다.

⑦ 부리빗장인대와 부리봉우리인대를 잘라 빗장뼈를 어깨뼈에서 분리한다.

(2) 복장빗장관절(sternoclavicular joint)

이 관절은 복장뼈자루(manubrium of sternum) 빗장패임(clavicular notch)과 빗장뼈 복장끝(sternal end) 사이의 윤활관절이다(그림 3-39).

① 이 관절 앞에 위치한 목빗근 힘줄(tendon of sternocleidomastoid m.)을 제거하면 복장목뿔근(sternohyoid m.)과 복장방패근(sternothyroid m.)이 관찰된다. 아직 목의 해부를 시행하지 않은 상태라면 이들 근육은 나중에 관찰한다.

② 관절주머니 앞쪽에서 **앞복장빗장인대**(anterior sternoclavicular lig.)를, 안쪽에서는 **빗장사이인대**(interclavicular lig.)를 확인한다(그림 3-39).

③ **갈비빗장인대**(costoclavicular lig.)가 첫째갈비연골과 빗장뼈 복장끝 아랫면을 비스듬히 잇는 것을 확인한다(그림 3-39).

④ 앞복장빗장인대를 자르고 칼날로 복장뼈자루 표면에서 제거한다.

⑤ 관절안에서 관절원반(articular disc)을 확인한다.

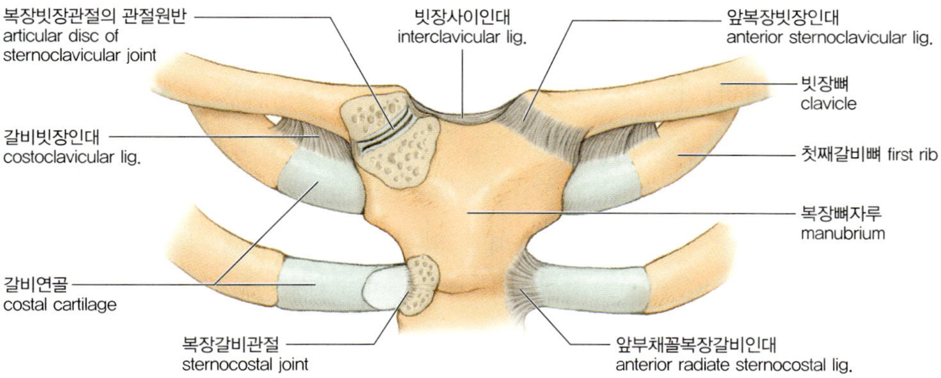

그림 3-39 복장빗장관절

2) 어깨관절(shoulder joint)

(1) 어깨관절의 노출

① 봉우리와 부리봉우리인대 제거 : 부리봉우리인대(coracoacromial lig.)를 부리돌기에 닿는 선을 따라 자른 후 톱으로 봉우리가 어깨뼈가시에 연결되는 부분을 자른다.

② 관절주머니를 깨끗이 한다. 관절주머니 섬유막(fibrous capsule)은 안쪽으로 접시오목(glenoid fossa) 모서리에 붙고, 가쪽으로는 위팔뼈 해부목(anatomical neck)에 붙는다.

③ 이미 잘려진 가시위근(supraspinatus m.), 가시아래근(infraspinatus m.), 작은원근(teres minor m.)을 닿는곳인 가쪽 뒤로 젖힌다. 이들 근육의 힘줄이 관절주머니에 단단히 붙어 있는 것을 확인한다.

④ 앞쪽으로 관절주머니는 어깨밑근(subscapularis m.)으로 덮여 있다. 어깨밑근을 작은결절에서 약 5 cm 정도 안쪽으로 자르고, 근육 가쪽 부분을 가쪽으로 젖혀 관절안(articular cavity)이 어깨밑근힘줄밑주머니(subtendinous bursa of subscapularis m.)로 연결되는 관절주머니 섬유막 구멍을 확인한다.

⑤ 돌림근띠(rotator cuff)를 구성하는 4개 근육, 즉 가시위근, 가시아래근, 작은원근, 어깨밑근 힘줄이 어깨관절 주위에서 배열하는 모습을 다시 한 번 확인한다. 이들 힘줄이 어깨관절의 안정성을 확보하는데 도움을 준다는 사실을 인식한다.

⑥ 부리돌기 가쪽모서리에서 위팔뼈 큰결절(greater tubercle) 윗부분에 닿는 **부리위팔인대**(coracohumeral lig.)를 깨끗이 정리한다. 부리위팔인대는 안쪽 끝 부분에서만 관절주머니 섬유막과 분리할 수 있다.

⑦ 위팔뼈 큰결절과 작은결절 사이를 연결하는 가로위팔인대(transverse humeral lig.)를 찾는다.

⑧ 위팔뼈 결절사이고랑(intertubercular sulcus of humerus)을 지나는 위팔두갈래근 긴갈래(long head of biceps brachii m.)를 관찰한다(그림 3-40).

(2) 어깨관절의 관찰

① 위팔두갈래근 긴갈래와 관절주머니 앞면을 잘라 위팔뼈와 어깨뼈를 분리한다. 필요하면 절개를 관절주머니 뒷면으로 연장한다.

② 접시오목의 깊이를 깊게 하는 접시테두리(glenoid labrum)를 확인한다(그림 3-41).

③ 관절주머니 앞부분이 두꺼워져 만들어진 띠 모양의 **접시위팔인대**(glenohumeral ligg.)를 확인한다. 이 인대는 겉에서보다는 관절주머니 속에서 더 잘 관찰된다(그림 3-40).

④ 접시오목 모서리에서 아래가쪽으로 뻗어 작은결절 꼭대기에 닿는 **위접시위팔인대**(superior glenohumeral lig.)를 확인한다.

⑤ 뚜렷하지는 않지만, 위접시위팔인대 아래쪽에서 **중간접시위팔인대**(middle glenohumeral lig.)와 **아래접시위팔인대**(inferior glenohumeral lig.)를 구별한다.

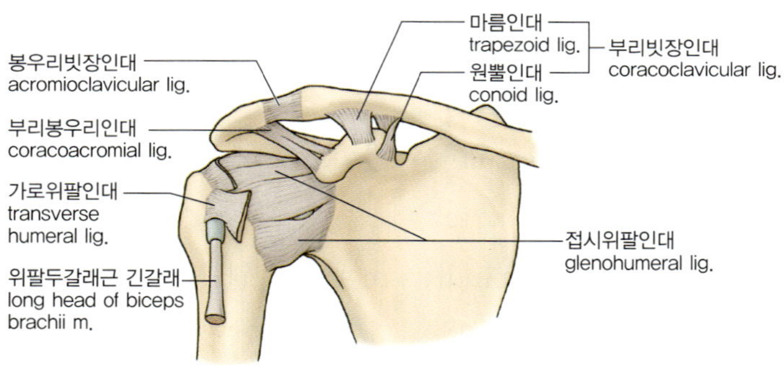

그림 3-40 어깨관절과 주변 인대

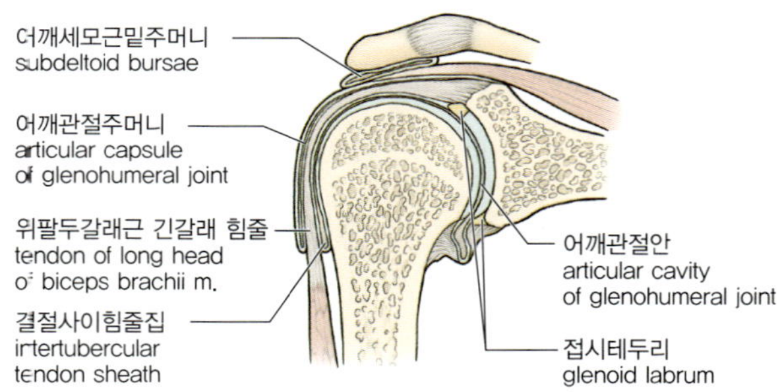

그림 3-41 어깨관절의 관상 단면

3) 팔꿉관절(elbow joint)

팔꿉관절(elbow joint)은 위팔뼈 먼쪽끝이 노뼈(radius)와 자뼈(ulna)의 몸쪽 관절면과 만나는 관절로, 윤활관절 중 경첩관절에 해당하며, 몸쪽노자관절(radioulnar joint 중쇠관절)과 함께 존재한다(그림 3-42 A).

① 팔꿉관절 주변 근육을 모두 제거하여 관절주머니(capsule of elbow joint)를 깨끗이 한다.

② 관절 안쪽면에서 **안쪽곁인대**(ulnar collateral lig.)를 확인한다. 이 인대는 안쪽위관절융기에서 갈고리돌기 안쪽모서리 능선과 팔꿈치머리 사이에 있으며, 앞섬유띠, 뒤섬유띠, 빗섬유띠로 구성된다(그림 3-42 B).

③ 관절 가쪽면에서 **가쪽곁인대**(radial collateral lig.)를 확인한다. 이 인대는 세모꼴로, 가쪽위관절융기에서 일어나 노뼈머리띠인대 가쪽에 붙으며, 일부 섬유는 노뼈목에 닿는다(그림 3-42 C).

④ 노뼈머리를 둘러싸고 있는 **노뼈머리띠인대**(anular lig. of radius)를 확인한다. 이 인대는 양쪽 끝이 자뼈 노패임(radial notch of ulna) 앞모서리와 뒷모서리에 붙는다.

⑤ 관절주머니를 앞면에서 가로로 잘라 열어 본다(그림 3-42 A).

⑥ 팔꿉관절을 굽혔다 폈다 하면서, 관절주머니 앞부분이 양 옆과는 달리 상당히 느슨함을 확인한다.

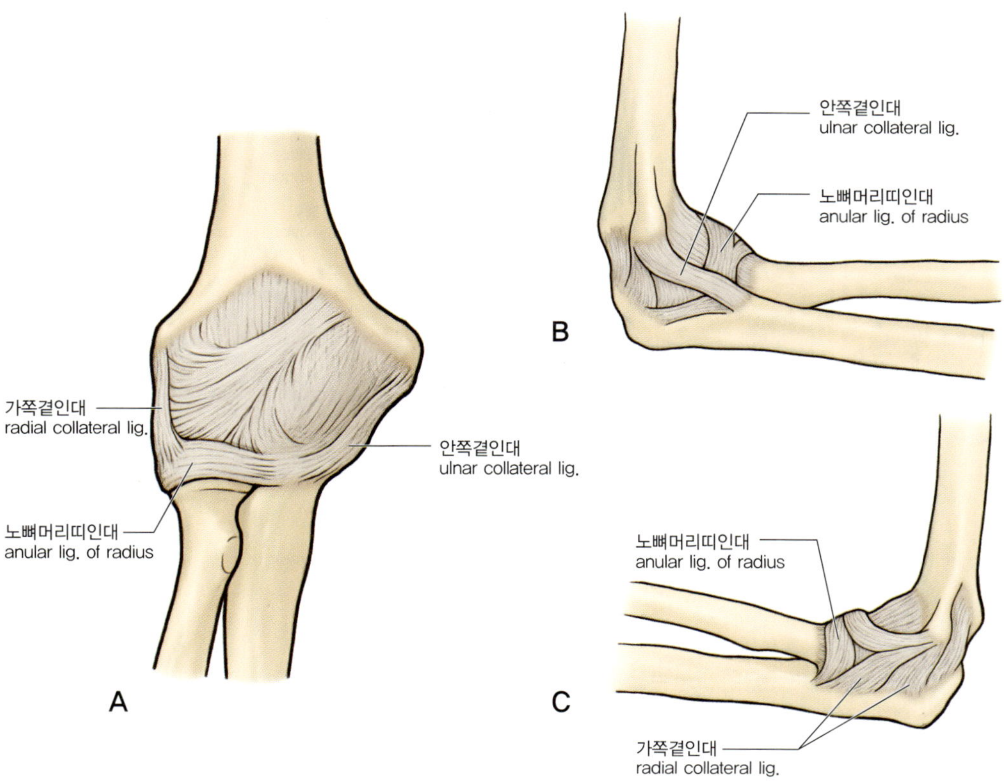

그림 3-42 팔꿉관절

4) 손목관절(wrist joint)

① 먼쪽노자관절과 손목관절 관절주머니 섬유막을 깨끗이 한다.

② 손목을 굽혔다 폈다 하면서 손목관절면의 정확한 위치를 파악한다.

③ 손목을 최대한 편 상태에서 손목관절면을 따라 절개선을 넣는다.

④ 손목을 최대한 펴서(뒤로 젖혀서) 관절을 분리하고, 다음 사항을 관찰한다(그림 3-43).

- 손쪽에서 손배뼈(scaphoid), 반달뼈(lunate), 세모뼈(triquetrum)가 손목관절의 볼록한 관절면을 이룬다.
- 몸쪽에서는 노뼈 관절면과 관절원반(articular disc)이 오목한 관절면을 이룬다.

⑤ 관절원반이 가쪽으로는 노뼈 관절면 안쪽모서리에 붙고, 안쪽으로는 자뼈 붓돌기(styloid process of ulna)까지 닿는 것을 확인한다. 또한 관절원반이 먼쪽으로는 세모뼈(triquetrum)에 붙는 것을 관찰한다. 관절원반은 섬유연골로 만들어진다. 칼을 사용하여 관절원반을 잘라 본다.

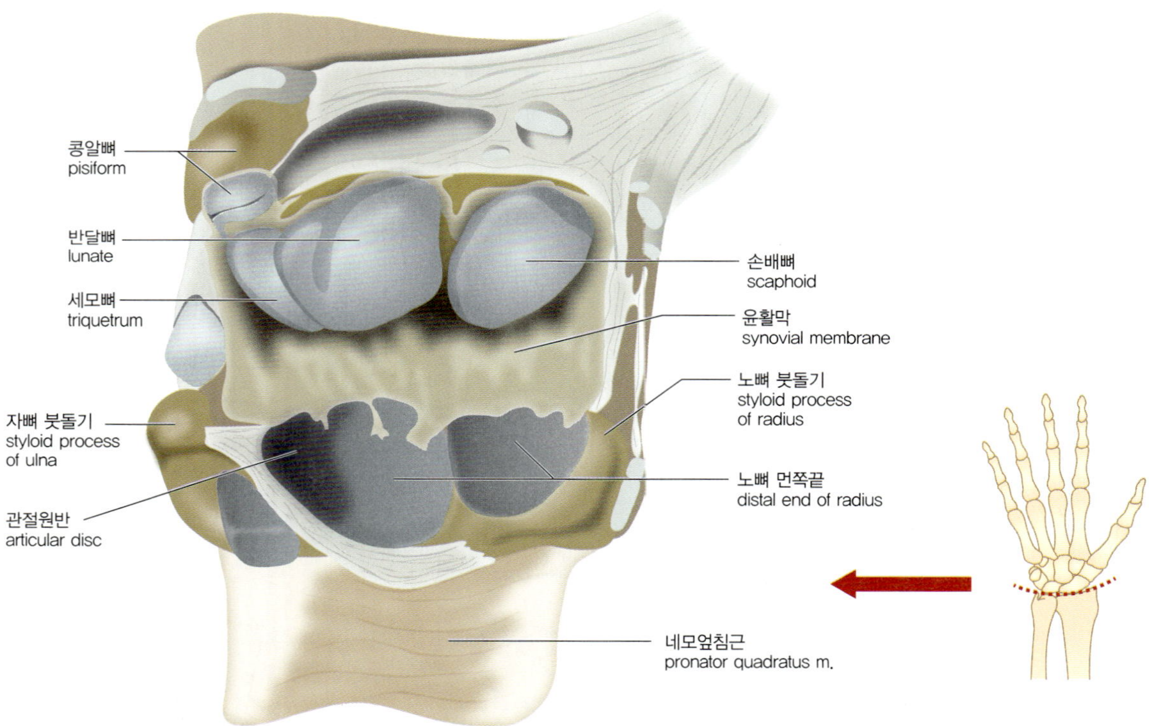

그림 3-43 손목관절을 열어 놓은 모습

5) 손목뼈사이관절(carpal joint; intercarpal joint)

손목뼈는 등쪽손목뼈사이인대(dorsal intercarpal lig.), 바닥쪽손목뼈사이인대(palmar intercarpal lig.), 뼈사이손목뼈사이인대(interosseous intercarpal lig.)로 연결된다. 손목관절의 관절안과 더불어 4개의 분리된 관절안이 손목뼈사이관절에 있다. 손목뼈 등면을 연결하는 인대를 자르고 뼈를 서로 분리하여 관절면을 노출시키면 이 관절안을 볼 수 있다. 그러나 해부를 시행하지는 않는다.

6) 손허리손가락관절(metacarpophalangeal joint)과 손가락뼈사이관절(interphalangeal joint)

① 손허리뼈머리를 잇는 깊은가로손허리인대(deep transverse metacarpal lig.)를 찾는다.

② 이 인대 앞으로 벌레근(lumbrical m.), 손가락신경, 손가락혈관이 지나고, 뒤로는 뼈사이근이 지나는 것을 확인한다.

③ 손허리손가락관절(metacarpophalangeal joints) : 이 관절은 첫째~다섯째 손가락 모두에 있으며, 타원관절이다.

④ 손가락뼈사이관절(interphalangeal joints) : 이 관절의 곁인대를 확인하고 관절안을 노출시켜 매끈한 연골로 덮인 관절면을 관찰한다. 이 관절은 경첩관절이다.

확인할 구조물

☐ 봉우리빗장인대 ☐ 부리위팔인대 ☐ 부리봉우리인대 ☐ 접시위팔인대
☐ 부리빗장인대(마름인대, 원뿔인대) ☐ 가로위팔인대
☐ 위팔두갈래근 긴갈래 ☐ 돌림근띠 ☐ 위팔뼈머리 ☐ 접시오목 ☐ 관절테두리
☐ 안쪽곁인대 ☐ 가쪽곁인대 ☐ 노뼈머리띠인대
☐ 위팔뼈도르래 ☐ 위팔뼈작은머리 ☐ 노뼈머리 ☐ 자뼈 도르래패임
☐ 위팔자관절 ☐ 위팔노관절 ☐ 몸쪽노자관절
☐ 손목관절 ☐ 손목뼈중간관절 ☐ 몸쪽노자관절
☐ 손목손허리관절(CM 관절) ☐ 손허리손가락관절(MP 관절) ☐ 손가락뼈사이관절(IP 관절)

학습 과제

○ 어깨관절의 안정화 구조물은 몇 개인가?
○ 팔을 올릴 때, 봉우리빗장관절이나 복장빗장관절의 역할은 무엇인가?
○ 돌림근띠를 구성하는 근육은?
○ 어깨관절에 대한 위팔두갈래근의 역할은 무엇인가?
○ 팔꿉관절의 안쪽곁인대와 가쪽곁인대의 부착부위를 확인할 수 있었는가?
○ 노뼈머리띠인대를 노출시킬 수 있었는가? 가쪽곁인대와의 관계는?

○ 자뼈를 고정시키고 노뼈를 돌려 엎침 · 뒤침운동을 관찰하자.

○ 바닥쪽과 등쪽에서 손목인대를 확인할 수 있었는가?

○ 손목굴의 구성과 지나는 구조물을 확인했는가?

○ 다른 손가락에 비해 엄지손가락의 운동이 자유로운 이유는?

○ 손허리손가락관절에서 곁인대의 기능은?

chapter

04

가슴안 Thoracic cavity

1. 가슴벽

학습목표

1. 갈비뼈와 복장뼈의 특징적 구조와 앞가슴벽에 있는 중요한 기준점들을 확인한다.
2. 복장뼈각이 몸 표면의 중요한 기준점이 되는 이유를 설명한다.
3. 호흡 시 갈비사이근육의 역할을 설명한다.
4. 갈비사이신경과 갈비사이동 · 정맥이 같이 달리며 가슴벽에 분포하는 양상을 확인한다.

(1) 가슴우리 뼈대

① 시신을 바로누운자세(supine position)로 한다.

② 가슴벽 표면에서 큰가슴근(pectoralis major m.)과 작은가슴근(pectoralis minor m.)이 이미 제거되어 있다.

③ 가슴우리 뼈대는 등뼈(thoracic vertebrae) 12개, 복장뼈(sternum), 갈비뼈(ribs)와 갈비연골(costal cartilage) 12쌍으로 이루어진다. 이 중 복장뼈, 갈비뼈, 갈비연골을 확인한다.

④ **복장뼈각**(sternal angle)을 기준으로 하여 12쌍 갈비뼈와 갈비연골을 모두 촉지해 본다.

⑤ 넷째 갈비사이공간(intercostal space)을 찾는다.

(2) 갈비사이근육(intercostal mm.)

① 넷째 갈비사이공간 표면에서 **바깥갈비사이근**(external intercostal m.)을 확인한다. 바깥갈비사이근을 일부 덮고 있는 앞톱니근은 갈비뼈에서 떼어낸다. 바깥갈비사이근은 뒤로는 갈비뼈결절(costal tubercle)에서, 앞쪽으로는 갈비연골관절(costochondral joint)까지 존재한다.

② 갈비연골관절과 복장뼈 사이에서, 이 근육과 연속된 **바깥갈비사이막**(external intercostal membrane)을 확인한다. 대개는 이 막을 통해 속에 있는 근육의 근육섬유를 볼 수 있다.

③ 다시 한 번, 바깥갈비사이근을 덮고 있는 근막을 벗겨 내고, 근육섬유의 주행 방향을 확인한다. 근육섬유들이 위가쪽에서 아래안쪽으로 주행한다.

④ 바깥갈비사이근과 바깥갈비사이막을 바로 위 갈비연골과 갈비뼈 아래모서리에서 떼어내 아래로 젖힌다.

⑤ 이 과정을 중간겨드랑선(midaxillary line)까지 진행한다.

⑥ 이제 **속갈비사이근**(internal intercostal m.)이 보인다. 속갈비사이근은 앞쪽으로는 복장뼈 가쪽모서리에서, 뒤로는 갈비뼈각(costal angle)까지 존재한다.

⑦ 속갈비사이근 근육섬유가 바깥갈비사이근 근육섬유와는 서로 수직으로 엇갈리며 주행하는 것을 확인한다(그림 4-1 A).

(3) 갈비사이신경과 혈관(intercostal n., a., and v.)

① 속갈비사이근을 위로 들어 올려 갈비사이신경과 혈관을 찾는다. 관찰이 어려울 경우, 나중에 가슴우리를 떼어 내고 속벽에서 관찰한다. 이들이 갈비뼈고랑(costal groove)에서, 위에서부터 정맥, 동맥, 신경의 순서로 위치하는 것을 확인한다(그림 4-1 B).

② 갈비사이신경을 갈비뼈고랑에서 찾아 앞 · 뒤로 따라가면서 다음 가지들을 찾아본다.

- **곁가지**(collateral branch) : 갈비뼈각 근처에서 일어나 해당 갈비사이공간 위쪽 갈비뼈 아래모서리를 따라 앞쪽으로 주행하며, 갈비사이근에 분포한다.
- **가쪽피부가지**(lateral cutaneous branch) : 중간겨드랑선 근처에서 갈려나와 속갈비사이근과 바깥갈비사이근을 뚫고 표면으로 나온다. 이후 앞가지와 뒤가지로 나뉘어 가슴벽과 배벽 피부에 분포한다.

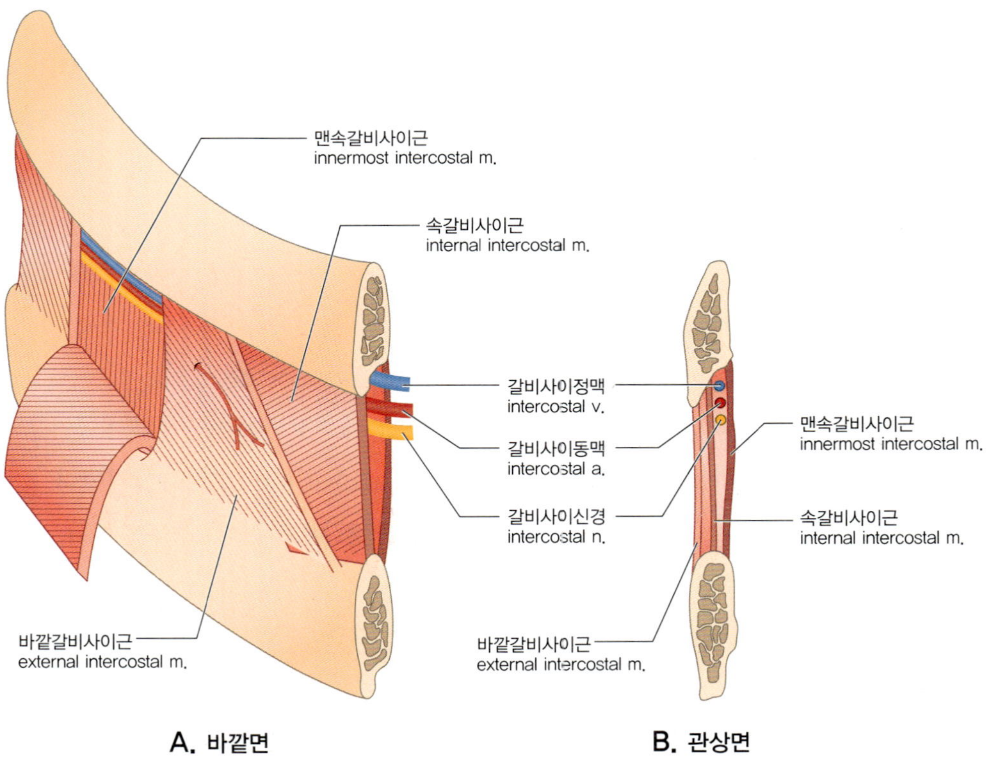

그림 4-1 갈비사이공간의 구조물

- **앞피부가지**(anterior cutaneous branch) : 복장옆선(parasternal line)에서 갈비연골 사이 근육과 막을 뚫고 표면으로 나온 것을 말한다. 앞피부가지는 안쪽가지와 가쪽가지로 나뉘어 가슴과 배 앞쪽 피부에 분포한다.

확인할 구조물

가슴우리

□ 바깥갈비사이근 □ 속갈비사이근 □ 갈비사이동 · 정맥 □ 갈비사이신경 □ 속가슴동 · 정맥

학습 과제

○ 첫째와 둘째갈비사이동맥이 유래하는 동맥은?
○ 갈비사이정맥이 유입되는 경로는?
○ 호흡 시 바깥갈비사이근과 속갈비사이근의 기능은 무엇인가?
○ 속가슴동맥이 만드는 가슴우리 곁동맥길의 의의는 무엇인가?
○ 위가슴문 부근의 큰 혈관을 노출시키고, 이들의 위치 관계를 이해한다.

2. 가슴안과 가슴막

학습목표

1. 가슴막주머니와 잠재공간의 개념을 설명한다.
2. 몸 표면에서 허파의 위치와 벽(쪽)가슴막 접힘을 설명한다.

1) 가슴안

가슴안(thoracic cavity)은 양쪽에 있는 가슴막주머니(pleural sac) 2개와, 중앙에 위치하는 가슴세로칸(mediastinum)으로 구성된다. 가슴세로칸은 가슴안 중앙 부위를 말하며, 심장막으로 싸인 심장, 대동맥, 기관, 식도 등 중요한 장기들이 있다. 가슴안 가쪽 부분을 가슴막주머니라고 하며, 이 속에는 허파가 들어 있다.

(1) 가슴우리 열기

① 첫째에서 다섯째갈비사이공간에 이르기까지 벽가슴막이 손상되지 않도록 주의하면서 갈비사이근육 군데군데에 칼집을 낸다. 그 다음 이곳에 손가락을 넣어 가볍게 눌러 **가슴속근막**(endothoracic fascia)을 갈비뼈 안쪽면에서 떨어뜨린다(그림 4-2).

② 둘째에서 여섯째 갈비뼈를 중간겨드랑선을 따라 자른다. 역시 가슴속근막이 손상되지 않도록 주의한다.

③ 이어서 여섯째갈비사이근육을 중간겨드랑선에서 복장뼈 가쪽 약 5 cm 되는 지점까지 자른다. 복장뼈 가쪽까지 다 자르면, 속가슴동맥이 잘릴 위험이 있다.

④ 이미 어깨뼈와 분리되어 있는 빗장뼈에서 부리빗장인대, 빗장밑근, 목빗근(sternocleidomastoid m.)을 빗장뼈에 바짝 붙여 떼어내고, 빗장뼈를 복장뼈자루에서 분리한다.

⑤ 첫째갈비사이근육을 중간겨드랑선에서 복장뼈까지 자른다.

⑥ 복장뼈자루 중간 높이에서 톱을 사용하여 복장뼈를 가로로 자른다. 이때, 복장뼈모서리 가쪽에서 수직으로 주행하는 속가슴동 · 정맥을 확인하고, 이들이 손상되지 않도록 자른다.

⑦ 복장뼈 뒷면에서 벽가슴막을 분리해 가면서 아래쪽으로 젖힌다. 이렇게 하면, 가로막과 앞가쪽배벽의 근육 등을 보존할 수 있다.

(2) 가슴우리 앞벽 속면

① 앞가슴벽 속면에서 **가슴가로근**(transversus thoracis m.)을 관찰한다(그림 4-3). 이 근육은 복장뼈 속면에서 일어나 둘째~여섯째갈비연골에 닿는다. 또한 아래쪽 근육은 비교적 수평하게, 위쪽 근육일수록 수직 방향으로 놓여 있다.

② 복장뼈 가쪽에서 수직으로 주행하는 **속가슴동맥**(internal thoracic a.)을 확인한다(그림 4-3). 이 동

맥은 목에서 빗장밑동맥(subclavian a.) 첫째부분 가지로 일어나 복장빗장관절 뒤아래로 달려 가슴으로 들어가서 갈비연골과 가슴가로근 사이 면에 위치한다.

③ 속가슴동맥이 여섯째갈비연골 뒤에서 **위배벽동맥**(superior epigastric a.)과 **근육가로막동맥**(musculophrenic a.)으로 나뉘며 끝나는 것을 확인한다. 가슴가로근에 가려 있어 보이지 않는다면 이 근육을 갈비연골에서 떼어내 복장뼈 쪽으로 젖히고, 속가슴동맥을 먼쪽으로 추적하며 찾아본다.

④ **맨속갈비사이근**(innermost intercostal mm.)을 관찰한다.

⑤ 이 근육과 속갈비사이근 사이에서, 갈비사이신경과 혈관을 확인한다.

⑥ 이들이 갈비뼈고랑에서, 위에서부터 정맥, 동맥, 신경의 순서로 위치하는 것을 확인한다.

⑦ **앞갈비사이가지**(anterior intercostal branch)가, 위쪽 6개 갈비사이공간에서는 속가슴동맥에서 갈려 나오고, 그보다 아래쪽 3개 갈비사이공간에서는 근육가로막동맥(musculophrenic a.)의 가지로 나온다.

⑧ 맨 아래쪽 2개 갈비사이공간에는 앞갈비사이가지가 없다.

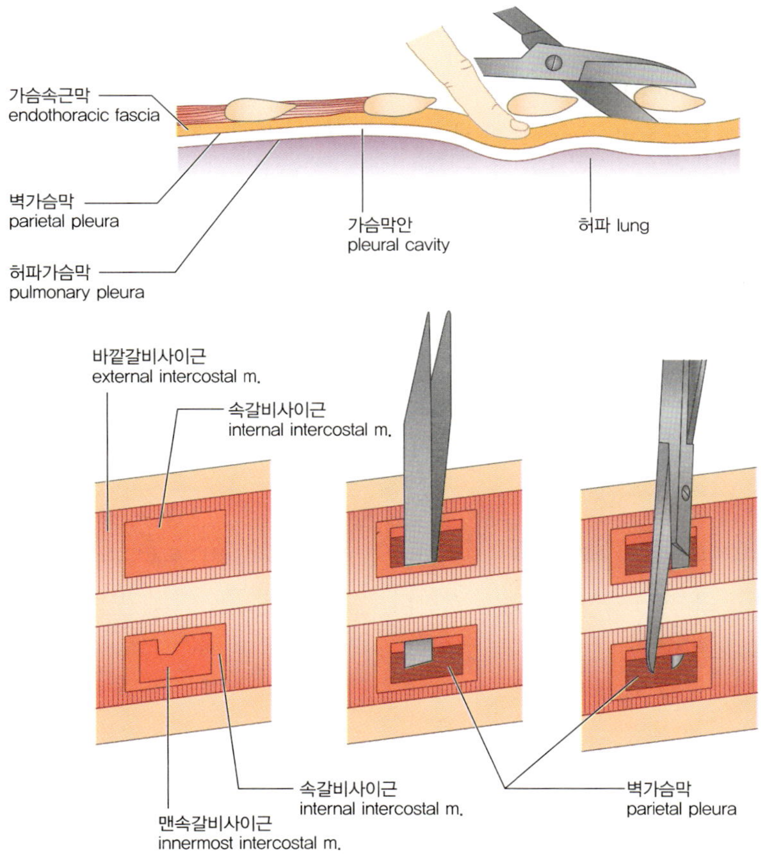

그림 4-2 가슴우리 열기

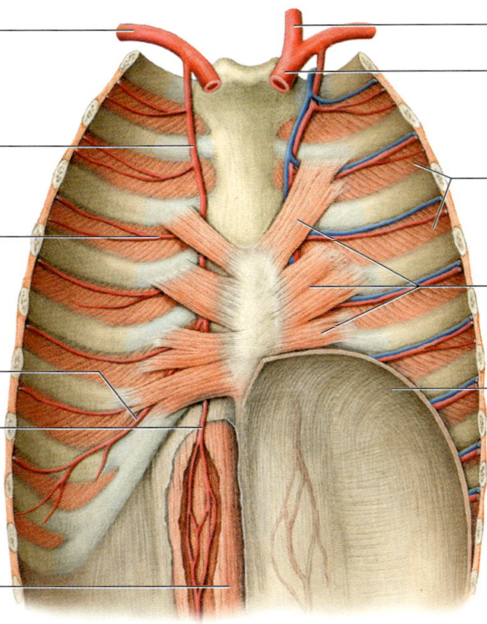

그림 4-3 앞가슴벽 속면

(3) 갈비사이신경과 혈관(intercostal n., a., and v.)

① 이들이 갈비뼈고랑(costal groove)에서, 위에서부터 정맥, 동맥, 신경의 순서로 위치하는 것을 확인한다(그림 4-1 B).

② 갈비사이신경을 갈비뼈고랑에서 찾아 앞 · 뒤로 따라가면서 다음 가지들을 찾아본다.

- **곁가지**(collateral branch) : 갈비뼈각 근처에서 일어나 해당 갈비사이공간 위쪽 갈비뼈 아래모서리를 따라 앞쪽으로 주행하며, 갈비사이근에 분포한다.
- **가쪽피부가지**(lateral cutaneous branch) : 중간겨드랑선 근처에서 갈려나와 속갈비사이근과 바깥갈비사이근을 뚫고 표면으로 나온다. 이후 앞가지와 뒤가지로 나뉘어 가슴벽과 배벽 피부에 분포한다.
- **앞피부가지**(anterior cutaneous branch) : 복장옆선(parasternal line)에서 갈비연골 사이 근육과 막을 뚫고 표면으로 나온 것을 말한다. 앞피부가지는 안쪽가지와 가쪽가지로 나뉘어 가슴과 배 앞쪽 피부에 분포한다.

2) 가슴막

(1) 허파를 싸는 가슴막주머니(pleural sac)

① **허파가슴막**(pulmonary pleura) : **내장가슴막**(visceral pleura)이라고도 하며, 허파 표면에 붙어 있어 허파의 일부분으로 보이며, 허파뿌리(root of lung)에서 벽가슴막으로 이행된다.

② **벽가슴막**(parietal pleura) : 벽가슴막은 다음과 같이 나뉜다.

- 가슴벽에 접하는 갈비가슴막(costal pleura)
- 가슴세로칸에 접하는 세로칸가슴막(mediastinal pleura)
- 가로막에 접하는 가로막가슴막(diaphragmatic pleura)
- 첫째갈비뼈보다 위쪽으로 연장된 **가슴막꼭대기**(cervical pleura; cupula)

(2) 가슴막안(pleural cavity)(그림 4-4)

① 갈비가슴막을 첫째에서 일곱째갈비뼈까지 양쪽에서 세로로 자른다.

② 세로로 잘린 각각의 끝에서 가슴막을 안쪽과 가쪽으로 가로로 잘라 젖히고 가슴막안을 관찰한다.

③ 벽가슴막 속면과 허파가슴막 사이에는 약간의 공간인 가슴막안(pleural cavity)이 있음을 확인한다(그림 4-5). 시신에서는 허파가 위축되어 있어 가슴막안이 살아 있을 때 보다 상대적으로 커져 있다.

④ 가로막가슴막 가쪽과 갈비가슴막이 접하는 곳의 잠재공간 안으로 손가락을 깊이 넣어 **갈비가로막오목**(costodiaphragmatic recess)을 확인한다.

⑤ 양쪽 가슴막안이 앞 안쪽으로 연속된 잠재공간인 **갈비세로칸오목**(costomediastinal recess)을 확인하고, 여기서 갈비가슴막이 세로칸가슴막으로 이행하는 것을 인지한다.

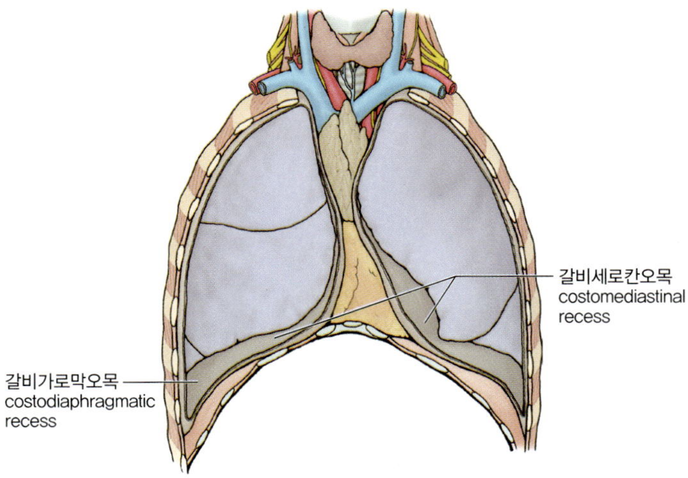

그림 4-4 가슴막안의 노출

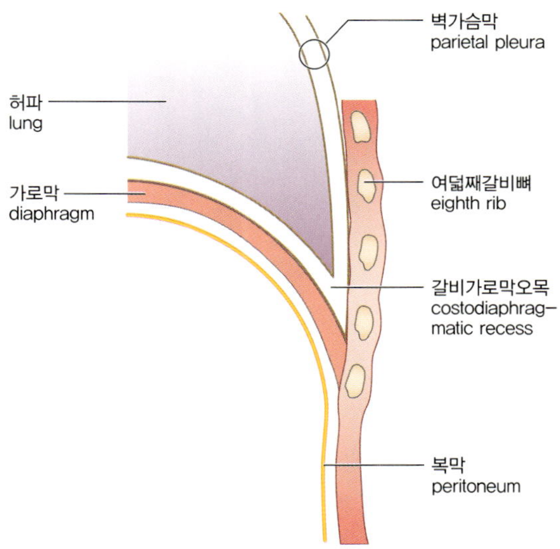

그림 4-5 가슴막의 단면 모식도

확인할 구조물

벽가슴막(□ 가슴막꼭대기 □ 갈비가슴막 □ 가로막가슴막 □ 세로칸가슴막)

가슴막오목(□ 갈비가로막오목 □ 갈비세로칸오목)

□ 허파인대 □ 가슴속근막

가슴세로칸(□ 위세로칸 □ 앞세로칸 □ 중간세로칸 □ 뒤세로칸)

학습 과제

○ 가슴천자의 해부학적 위치와 구조에 대해 설명하라.

○ 가슴막주머니와 가슴세로칸의 공간 개념을 이해한다.

○ 가슴세로칸이 위 · 아래세로칸으로 나뉘는 기준을 지적하고, 이 기준선상의 혈관이나 호흡계통에 관련되는 장기들에 대해 이해한다.

3. 위세로칸

학습목표

1. 가슴샘의 위치를 확인한다.
2. 위세로칸의 큰 혈관들을 확인한다.
3. 복장뼈각과 관련된 중요한 구조물들을 열거한다.

1) 세로칸(mediastinum)

(1) 가슴세로칸의 경계

① 가슴세로칸이란 양쪽 세로칸가슴막(mediastinal pleura) 사이 공간을 말한다.

② 복장뼈각과, 넷째와 다섯째등뼈 사이의 척추사이원반을 잇는 수평면을 기준으로 위가슴문까지는 위세로칸(superior mediastinum), 아래가슴문까지는 아래세로칸(inferior mediastinum)이라고 한다.

③ **아래세로칸**은 다시 심장막안이 있는 공간을 중간세로칸이라고 하며, 심장막안과 복장뼈 사이의 공간은 앞세로칸, 심장막안과 등뼈 사이의 공간은 뒤세로칸이라고 한다.

(2) 가슴샘

① **가슴샘**(thymus)은 위세로칸(superior mediastinum)에서 가장 앞쪽에 있는 기관이다. 이를 찾는다.

② 가슴샘을 관찰한다. 가슴샘은 길고, 두 엽으로 되어 있으며, 복장뼈자루(manubrium of sternum) 중간 뒷부분에 존재한다(그림 4-6). 가슴샘의 크기는 사람에 따라 다르며, 보통 어른에서는 지방조직 덩어리로 나타난다.

③ 위세로칸에서 가슴샘의 위치와 크기를 다시 한 번 확인한 후에 제거한다.

(3) 섬유심장막

① **섬유심장막**(fibrous pericardium) 앞면의 위쪽경계를 확인한다. 이 경계는 장막심장막 벽층이 허파동맥, 대동맥, 위대정맥 등의 큰 혈관에서 접혀 내려가면서 장막심장막 내장층으로 바뀌는 선에 해당한다.

② 섬유심장막 앞면 중간부분에서 가로로 조금 자른다. 이 구멍을 통해 칼자루를 넣어 위쪽으로 찌르면 장막심장막(serous pericardioum) 내장층으로 덮인 심장 앞면과 벽층의 속면 사이에서 더 이상 들어가지 않는 접힌선이 느껴진다.

(4) 위대정맥(superior vena cava)과 허파동맥(pulmonary trunk)

① 위세로칸의 큰 혈관을 깨끗이 하고 공부한다(그림 4-7). 첫째갈비뼈와 복장뼈자루의 윗부분이 남아 있다면 이들 구조가 위세로칸에서 큰 혈관을 가릴 수 있는데, 이럴 때는 첫째갈비뼈 갈비연골

관절부분을 아래로 누르고 복장뼈자루 아래부분을 위로 올려 첫째갈비뼈를 부러뜨린다. 또는 톱으로 조심스럽게 첫째갈비뼈를 양쪽에서 잘라도 좋다. 이렇게 하여 복장뼈자루를 들어 내고 위세로칸의 구조를 공부한다.

② 위세로칸 왼쪽 아래에서 오른쪽 위를 향하여 가로지르는 정맥이 보일 것이다. 이 정맥이 **왼팔머리정맥**(left brachiocephalic v.)이다.

③ 이 정맥을 아래로 추적하여 첫째갈비연골 바로 뒤 복장뼈 오른모서리에서 오른팔머리정맥과 만나는 것을 확인한다. 양쪽 팔머리정맥은 합쳐져 **위대정맥**(superior vena cava)이 된다.

④ 위대정맥은 수직으로 내려가 오른심방(right atrium)으로 들어간다. 위대정맥 윗부분은 위세로칸에 위치하며, 그 끝부분은 섬유심장막에 싸여 중간세로칸에 위치한다. 열려 있는 섬유심장막 안에서 위대정맥 끝부분을 관찰해본다.

⑤ 위대정맥은 팔머리정맥과 더불어 홀정맥(azygos v.)을 받는다. 이 정맥은 오른허파뿌리 바로 위쪽 심장막 바깥부위에서 위대정맥 뒤쪽으로 들어온다.

⑥ 대동맥활의 약간 왼쪽 아래에 섬유심장막에서 나오는 큰 **허파동맥**(pulmonary trunk)을 확인한다.

⑦ 심장막 바깥에서는 허파동맥이 매우 짧고, 대동맥활 왼쪽 옆 아래에서 **오른허파동맥**(right pulmonary a.)과 **왼허파동맥**(left pulmonary a.)으로 나뉘면서 끝난다.

⑧ 띠 모양 구조물인 **동맥관인대**(ligamentum arteriosum)가 대동맥활 아랫면과 왼허파동맥 위 앞면을 연결하고 있다. 동맥관인대는 태아 때 동맥관(ductus arteriosus)이 어른에서 흔적으로 남은 구조물이다.

(5) 대동맥(aorta)

① 왼팔머리정맥을 시작부분 가까이에서 잘라 젖히고, 왼위갈비사이정맥 역시 팔머리정맥으로 들어가는 부분에서 잘라 **대동맥활**(arch of aorta)과 그 가지를 노출시킨다(그림 4-8).

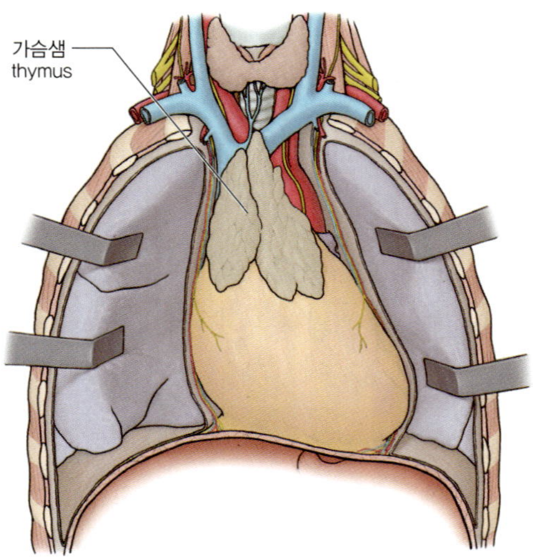

그림 4-6 가슴샘의 위치

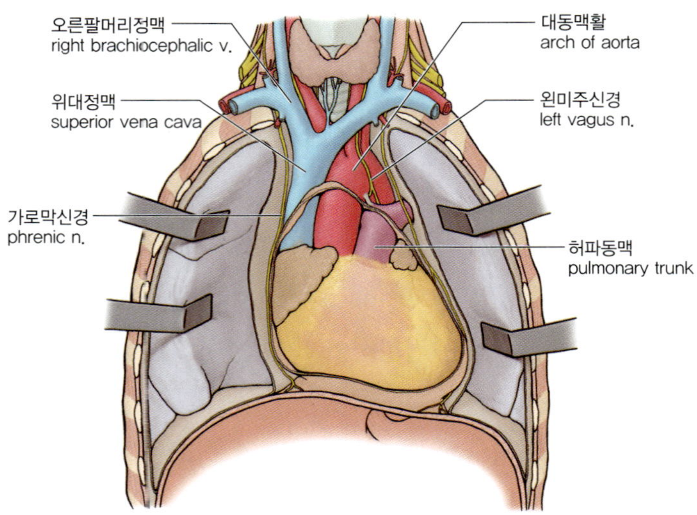

그림 4-7 위세로칸의 구조물

② 위대정맥 왼쪽에서 대동맥을 찾는다. **가슴대동맥**(thoracic aorta)은 세 부분으로 나뉘는데, 각각은 서로 다른 세로칸에 위치한다.

- 첫째부분은 **오름대동맥**(ascending aorta)으로, 심장막에 싸여 중간세로칸에 위치한다.
- 둘째부분은 **대동맥활**(arch of aorta)로, 위세로칸에 존재한다.
- 셋째부분은 **내림대동맥**(descending aorta)으로, 뒤세로칸에 위치한다.

③ **왼가로막신경**(left phrenic n.)과, 뒤쪽으로 **왼미주신경**(left vagus n.)이 대동맥활 왼쪽 부분을 위에서 아래로 가로지르며 가슴막과 대동맥활을 분리하고 있다(그림 4-8).

④ 왼미주신경의 가지인 **되돌이후두신경**(recurrent laryngeal branch of left vagus n.)이 동맥관인대 뒤가쪽에서 대동맥활 아래면을 가로지르는 것을 확인한다(그림 4-8).

⑤ 가로막신경과 미주신경 사이에서 작은 신경이 위에서 아래로 대동맥활을 가로지르면서 내려가는 것을 확인할 수 있다. 이 신경은 왼교감신경줄기의 **위목심장가지**(superior cervical cardiac branch of left sympathetic trunk)와 왼미주신경의 **아래목심장가지**(inferior cervical cardiac branch of left vagus)인데, 이들 신경은 합쳐져 심장신경얼기(cardiac plexus)를 이룬다.

⑥ 허파동맥 뒤로 **왼기관지**(left main bronchus)가 왼쪽 아래로 달려 **왼허파뿌리**(root of left lung)를 형성한다. 허파뿌리는 기관지, 허파혈관, 림프관, 신경 등으로 구성되어 있다.

2) 대동맥활

(1) 대동맥활(aortic arch)의 가지(그림 4-8)

① 첫째 가지는 **팔머리동맥**(brachiocephalic a.)이다. 팔머리동맥은 복장뼈자루 중간 뒤에서 일어나 위, 뒤, 오른쪽으로 달리고, 오른복장빗장관절 높이에서 **오른빗장밑동맥**(right subclavian a.)과 **오른온목동맥**(right common carotid a.)으로 나뉜다.

② 오른미주신경(right vagus n.)이 오른팔머리동맥과 오른팔머리정맥 사이에서 아래뒤쪽으로 달리는 것을 확인한다.

③ 오른미주신경의 가지인 오른되돌이후두신경이 빗장밑동맥 아랫면을 감아 도는 것을 확인한다.

④ 둘째 가지는 **왼온목동맥**(left common carotid a.)이다. 왼온목동맥은 팔머리동맥 바로 왼쪽에서 일어나고, 위, 뒤, 왼쪽으로 달려 왼복장빗장관절 뒤에서 목으로 들어간다.

⑤ 셋째 가지는 **왼빗장밑동맥**(left subclavian a.)으로, 이 동맥은 대동맥활 뒷부분에서 일어나 왼복장빗장관절 높이까지 위로 달리다가 왼쪽으로 휘어 왼쪽 가슴막꼭대기 앞을 가로지른다. 왼미주신경(left vagus n.)이 왼빗장밑동맥과 왼온목동맥 사이로 내려가 대동맥활 왼쪽에 닿는다.

⑤ 이 외에 작은 가지로 **맨아래갑상동맥**(thyroid ima a.)이 있다. 이 동맥은 대동맥활 뿐만이 아니라 때로는 팔머리동맥, 왼온목동맥에서 나오며, 기관(trachea) 앞에 위치하여 위로 목까지 달린다.

Chapter 04

3) 가로막신경

(1) 가로막신경

양쪽 **가로막신경**(phrenic n.)이 허파뿌리(root of lung) 앞쪽을 지나 가로막(diaphragm)까지 가는 것을 확인한다(그림 4-8).

① 오른가로막신경은 계속해서 아래쪽으로 달리며 오른허파의 허파뿌리 앞을 가로 질러 심장막 오른쪽 가쪽면을 따라 가로막에 닿는다.

② 왼가로막신경은 왼빗장밑동맥과 왼온목동맥 사이로 내려가 왼미주신경 앞을 가로지르고, 왼허파 허파뿌리 앞에서 대동맥활 왼쪽을 가로질러 심장막 왼쪽 가쪽면을 따라 가로막에 닿는다(그림 4-8).

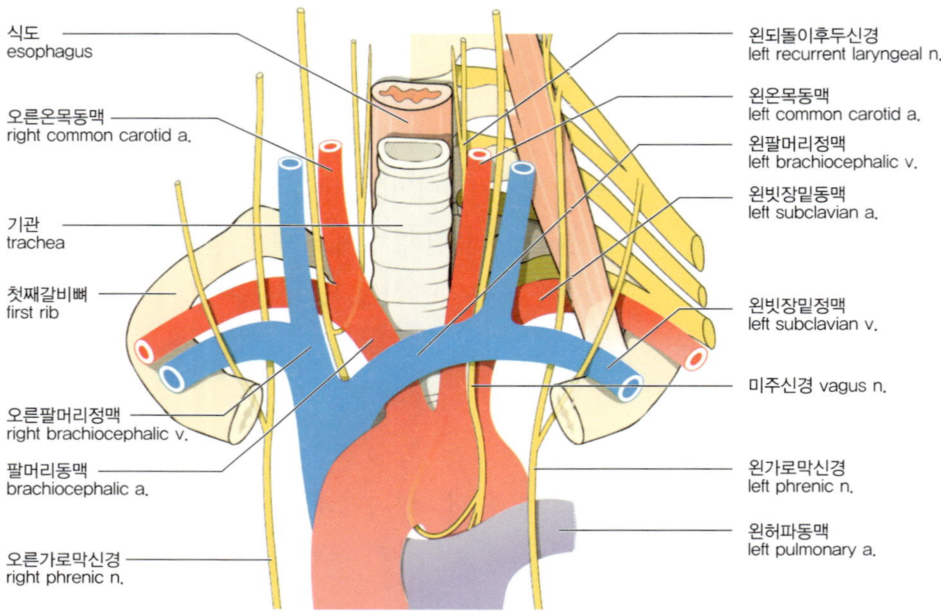

그림 4-8 세로칸의 큰 혈관과 주요 신경

확인할 구조물

☐ 가슴샘 ☐ 속가슴동 · 정맥의 가지 ☐ 벽심장막

☐ 위세로칸 ☐ 앞 · 중간 · 뒤세로칸 ☐ 팔머리정맥 ☐ 위대정맥

☐ 오름대동맥 ☐ 대동맥활 ☐ 허파동맥 ☐ 동맥관인대 ☐ 허파정맥

☐ 위대정맥 ☐ 아래대정맥 ☐ 기관과 기관지 ☐ 식도

☐ 미주신경 ☐ 왼 · 오른 되돌이후두신경 ☐ 위목심장가지와 심장신경얼기 ☐ 가로막신경

학습 과제

○ 세로칸의 구분을 설명한다.

○ 위세로칸을 구분하고 그 안에 포함되는 기관을 정리한다.

4. 심장막과 심장

학습목표

1. 심장막주머니와 잠재공간의 개념을 설명한다.
2. 심장 안팎에서 볼 수 있는 특징을 확인한다.
3. 심장동맥의 분포를 그림 그려 설명한다.
4. 심장전도계통을 그림 그려 설명한다.

1) 심장막

(1) 심장막

① 섬유심장막이 앞면 중간부분에서 이미 가로로 잘려 있다.

② 잘린 구멍을 통해 심장막안(pericardial cavity)으로 칼자루를 넣어 섬유심장막(fibrous pericardium) 앞면 위쪽경계를 확인한다. 이 경계는 장막심장막 벽층이 허파동맥, 대동맥, 위대정맥 등의 큰 혈관에서 접혀 내려가면서 장막심장막(serous pericardioum) 내장층으로 바뀌는 선에 해당한다. 칼자루가 이 선에서 막힐 것이다.

③ 잘려진 섬유심장막 양쪽 끝에서 섬유심장막을 위와 아래로 세로로 자르는데, 위로는 섬유심장막 위 모서리에서, 아래로는 가로막까지 자른다(그림 4-9).

④ 잘린 두 조각을 위와 아래로 젖히고 심장막안과 심장 앞면을 관찰한다.

⑤ **심장막안**이 심장 바깥면인 **장막심장막**(serous pericardium) **내장층**(visceral layer, pericardium)과 장막심장막 **벽층**(parietal layer) 사이의 좁은 공간임을 확인한다. 장막 표면이 매끈하게 느껴질 것이다.

(2) 심장의 관찰

① **심장바닥**(base of heart)을 지목하고, 그에 붙어 있는 다음 혈관을 확인한다(그림 4-10).

② **허파동맥**(pulmonary a.)이 가장 앞쪽에 있다. 허파동맥은 심장 앞면 위쪽 왼쪽에 붙어 있다.

③ **오름대동맥**(ascending aorta)이 허파동맥 오른쪽에, 허파동맥과 약간 겹쳐 나타난다.

④ **위대정맥**(superior vena cava)이 심장막 속에서 오름대동맥 오른쪽, 약간 뒤에 위치하고 있다.

⑤ **아래대정맥**(inferior vena cava)이 가로막을 뚫고 오른쪽 부분에서 심장 아래뒤쪽으로 들어온다. 심장을 살짝 들어 관찰한다.

⑥ **허파정맥**(pulmonary vv.)이 양쪽에 2개씩 있다. 심장을 살짝 들어 관찰한다.

(3) 심장막굴(pericardial sinus)

① 허파동맥 뒤로 왼쪽에서 오른쪽으로 손가락이나 무딘 기구를 넣어보면, 오름대동맥의 오른쪽 뒤쪽

과 위대정맥 앞쪽 사이로 나오는 것을 확인할 수 있다. 이때 손가락이 통과한 공간을 **가로심장막굴**(transverse pericardial sinus)이라고 한다(그림 4-11).

② 심장 아래쪽에서 손가락을 심장 뒤쪽으로 넣어 위쪽으로 밀어 올리다 보면, 손가락이 더 이상 못 올라가고 걸리는 부분이 있다. 손가락을 가로막는 구조물은 장막심장막이 접혀 생긴 구조물인데, 이때 손가락이 위치한 공간을 **빗심장막굴**(oblique pericardial sinus)이라고 한다(그림 4-11). 빗심장막굴은 오른심방 뒤쪽과 식도 앞쪽에 위치한다.

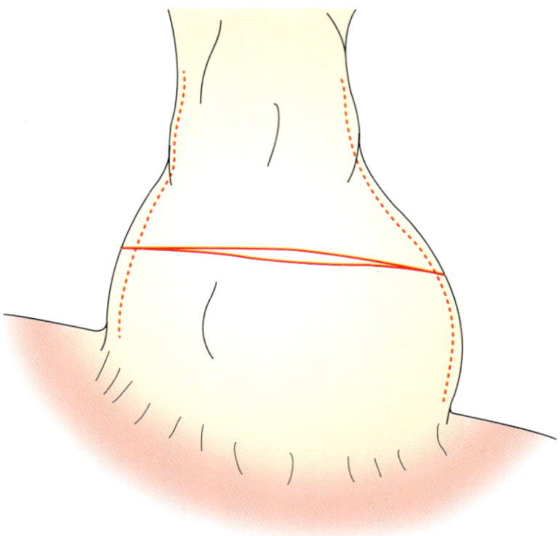

그림 4-9 심장막을 여는 모식도

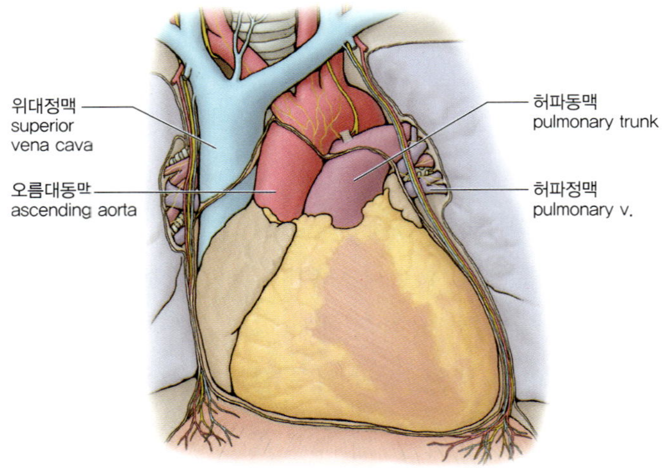

그림 4-10 심장바닥으로 드나드는 혈관들

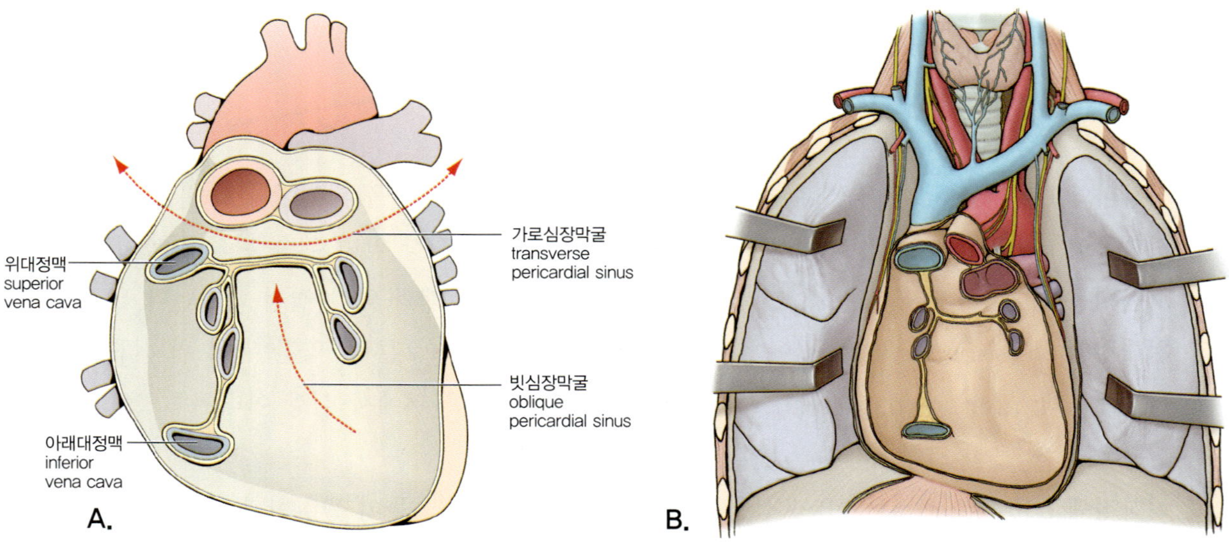

그림 4-11 적출된 심장 뒷모습(A)과 심장을 떼어낸 자리(B)

2) 심장의 겉모습

(1) 심장의 적출

① 오름대동맥과 허파동맥을 심장 가까운 곳에서 자른다. 오름대동맥은 셋째갈비사이공간 높이에서 복장뼈 왼쪽면 뒤 왼심실에서 일어난다. 오름대동맥이 일어나는 곳에서 오름대동맥 앞왼쪽에는 허파동맥이 겹쳐져 있으며, 오름대동맥 시작 부위인 대동맥굴(aortic sinus)만이 허파동맥과 분리되어 보이게 된다(허파동맥과 오름대동맥 시작 부위는 결합조직으로 서로 단단히 연결되어 있지만, 대동맥굴이 있는 부위는 결합조직이 질기지 않아 분리되어 있는 것처럼 보인다). 대동맥굴은 오름대동맥(ascending aorta) 바닥에 위치하는 대동맥이 커진 부분이다.

② 위대정맥을 심장막으로 들어가는 곳 바로 밑에서 가로로 자른다.

③ 아래대정맥을 가로막 바로 윗부분에서 자른다.

④ 허파정맥을 심장으로 들어가는 부분 가까이에서 자른다.

(2) 심장 표면 구조물

① 적출한 심장 표면이 매우 매끄러운 것을 확인한다. 이 매끄러운 면이 **심장바깥막**(epicardium)을 구성하는 중피(mesothelium)이며, 장막심장막(serous pericardium) 내장층에 해당한다.

② 심장바깥막 밑으로는 많은 지방과 혈관이 보인다(그림 4-10, 12).

③ **오른심실**(right ventricle) : 심장 가장 앞쪽에 위치하며, 허파동맥줄기가 이 방에서 나온다.

④ **왼심실**(left ventricle) : 오른심실 왼쪽에서 심장 왼모서리와 그 뒤쪽에 걸쳐 있으며, 심장꼭대기(apex)를 구성한다.

⑤ **앞심실사이고랑**(anterior interventricular sulcus) : 오른심실과 왼심실 사이에 세로로 놓인 고랑으로, 심장의 동맥과 정맥이 놓여 있다.

⑥ **뒤심실사이고랑**(posterior interventricular sulcus) : 심장 뒷면에서 오른심실과 왼심실 사이에 세로로 놓인 고랑으로, 심장의 동맥과 정맥이 놓여 있다.

⑦ **오른심방**(right atrium) : 오른심실 뒤쪽에 놓여 있으며, 위대정맥과 아래대정맥이 이곳으로 들어간다. 오른심방의 일부인 **심방귀**(auricle)가 오름심방에서 앞쪽으로 뻗어 나와 있다.

⑧ **왼심방**(left ventricle) : 심장 뒤쪽에 위치하며 뒷벽 대부분을 구성하고, 허파정맥 4개가 이곳으로 들어온다.

⑨ **방실사이고랑**(coronary sulcus; atrioventricular sulcus) : 양쪽 심방과 양쪽 심실 사이의 경계를 이루는 고랑으로, 심장을 빙 둘러 존재한다. 큰 혈관들이 이곳에 놓여 있다.

(3) 심장의 혈관 1 – 오른심장동맥(right coronary a.)과 그 가지들

① 심장 앞면에서 오른심방과 오른심실 사이 방실사이고랑의 심장바깥지방(epicardial fat)을 제거한 후, 그 안에 놓여 있는 동맥을 확인한다(그림 4-12 A). 이 동맥이 오른심장동맥이다.

② 오른심장동맥을 대동맥 쪽으로 좇아 올라가, 이 동맥이 오른대동맥굴(right aortic sinus)에서 오른심장동맥구멍(opening of right coronary a.)을 통해 갈려 나오는 모습을 확인한다.

③ **오른심장동맥**이 방실사이고랑(coronary sulcus)을 따라 오른쪽 아래쪽으로 달리고, 심장 아래모서리에서 역시 고랑을 따라 심장 뒤쪽에서 위쪽 오른쪽으로 주행한다. 이 고랑에서 왼심장동맥 가지인 휘돌이가지(circumflex branch of left coronary a.)와 만나면서 끝난다(그림 4-12 B).

④ **굴심방결절가지**(sinuatrial nodal branch) : 오른심장동맥 시작 부분 근처에서 심방 쪽으로 주행하는 이 가지를 찾는다. 이 가지는 오른심장동맥이 오른심방귀와 대동맥 사이를 지날 때 일어나며, 뒤쪽으로 달려 위대정맥 부위에서 분지한다.

⑤ **심방가지**(atrial branches) : 오른심장동맥이 주행하면서 오른심방 쪽으로 작은 심방가지를 낸다.

⑥ **오른모서리가지**(right marginal branch) : 오른심장동맥이 심장 아래모서리를 돌아가기 직전에 왼쪽으로 큰 가지를 낸다. 이 가지는 오른심장동맥에서 거의 수직으로 갈려 나와 아래모서리를 따라 왼쪽으로 주행한다.

⑦ **뒤심실사이가지**(posterior interventricular branch) : 심장 뒷면에서, 방실사이고랑과 뒤심실사이고랑이 만나는 곳에서 오른심장동맥은 뒤심실사이가지를 낸다. 이 가지는 뒤심실사이고랑을 따라 달리며, 주로 오른심방 및 오른심실과 심실사이막 뒤쪽 절반에 혈액을 공급한다.

(4) 심장의 혈관 2 – 왼심장동맥과 그 가지들

① 오름대동맥 왼대동맥굴에서 왼심장동맥이 갈려나가는 구멍인 왼심장동맥구멍(opening of left coronary a.)을 찾는다.

② 허파동맥의 왼쪽 뒤쪽, 왼심방귀 앞쪽에서 방실사이고랑을 달리는 **왼심장동맥**(left coronary a.)을 찾아 깨끗이 한다. 이곳에서 이 동맥은 앞심실사이가지와 휘돌이가지로 나뉜다.

③ **앞심실사이가지**(anterior interventricular branch)는 앞심실사이고랑에 놓여 아래앞쪽으로 달리며 심장의 복장갈비면에 분포하는 많은 작은 가지를 낸다. 이 가지는 대개 심장꼭대기를 돌아 뒤심실사이고랑을 타고 올라가서 오른심장동맥의 뒤심실사이가지와 만나며 끝난다.

- **왼앞심실가지**(left anterior ventricular rami) : 앞심실사이가지에서 나와 왼심실 앞면을 비스듬히 가로 지른다. 2~9개가 있다.
- **왼대각동맥**(left diagonal a.) : 왼앞심실가지 중에서 특히 크고 뚜렷한 것을 말한다.
- **심실사이막가지**(interventricular septal branch) : 앞심실사이가지에서 뒤쪽으로 수직으로 갈려나와 바로 심실사이막으로 파고 드는 가지들이다. 앞심실사이가지를 제자리에서 들어 올려 이 가지들을 관찰한다.

④ **휘돌이가지**(circumflex branch)는 왼쪽 방실사이고랑에 놓여 왼쪽 뒤쪽으로 달리며 오른심장동맥 마지막 부분과 만나면서 끝난다. 휘돌이가지에서는 왼심방과 왼심실에 분포하는 많은 작은 가지가 나온다.

• **왼모서리가지**(left marginal branch) : 심장의 둥근 왼모서리를 따라 주행한다.

(5) 심장의 혈관 3 – 심장정맥(veins of heart)

심장동맥을 통해 심장 벽에 분포하는 혈액은 심장정맥(cardiac vv.)을 통하여 오른심방으로 들어온다(그림 4-12 A). 심장정맥은 심장동맥과 함께 주행하지만, 동반하는 동맥과 정맥이 우리 몸 다른 부위에서처럼 이름이 같지는 않다.

① 심장정맥 중에서 가장 큰 것은 **심장정맥굴**(coronary sinus)이다(그림 4-12 B). 심장 뒷면에서 방실사이고랑에 놓여 있으며, 길이가 2~3 cm 정도로 굵고 짧다.

② **큰심장정맥**(great cardiac v.)은 앞심실사이고랑에서 위로 올라가 방실사이고랑에서 심장 왼쪽 모서리를 돌아 심장정맥굴로 들어가며 끝난다.

③ **중간심장정맥**(middle cardiac v.)은 뒤심실사이고랑에서 위로 올라가, 심장정맥굴이 오른심방으로 들어가는 부분에서 심장정맥굴로 연결된다.

④ **작은심장정맥**(small cardiac v.)은 오른심실벽에서 혈액을 받으며, 심장 오른모서리를 돌아 방실사이고랑에서 심장정맥굴이 끝나는 부분으로 들어간다.

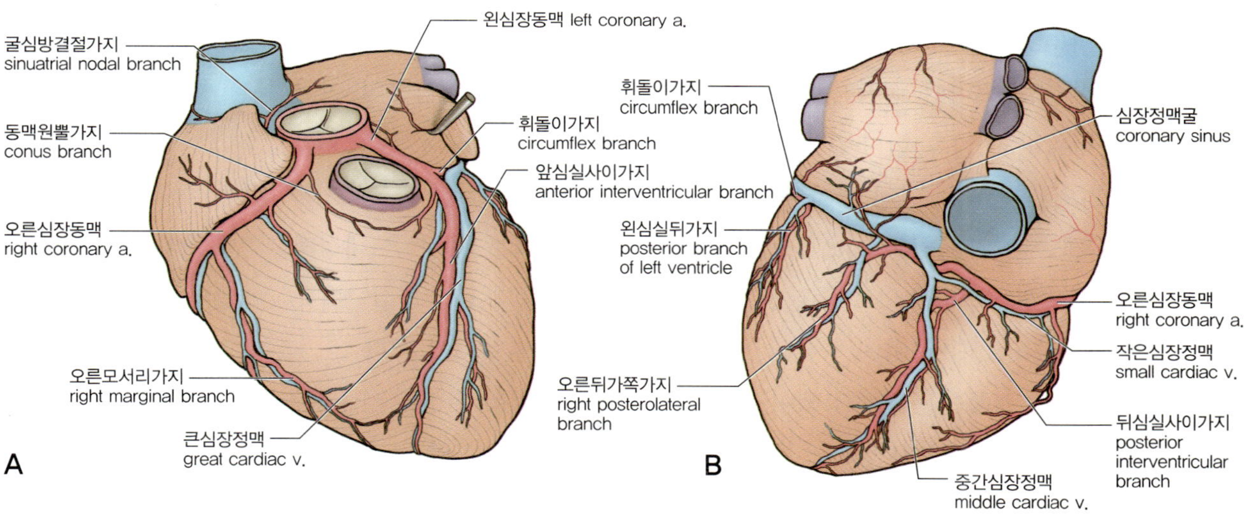

그림 4-12 심장 앞모습(A)과 뒷모습(B)

3) 심장 속 구조

(1) 심장해부

다음과 같이 혈액이 흐르는 방향으로 자르되, 심실사이막과 평행하게 자른다. 아래대정맥구멍(opening of inferior vena cava)에서 오른심방귀(right auricle) 앞꼭대기까지 가위로 자르고 이어서 오른심실과 동맥원뿔(conus arteriosus)을 거쳐서 허파동맥을 자른다(그림 4-13). 다음으로 왼심방, 왼심실, 대동맥의 순서로 자른다. 모두 자른 후 응고된 혈액 덩어리를 제거하고 수돗물로 간단히 씻는다.

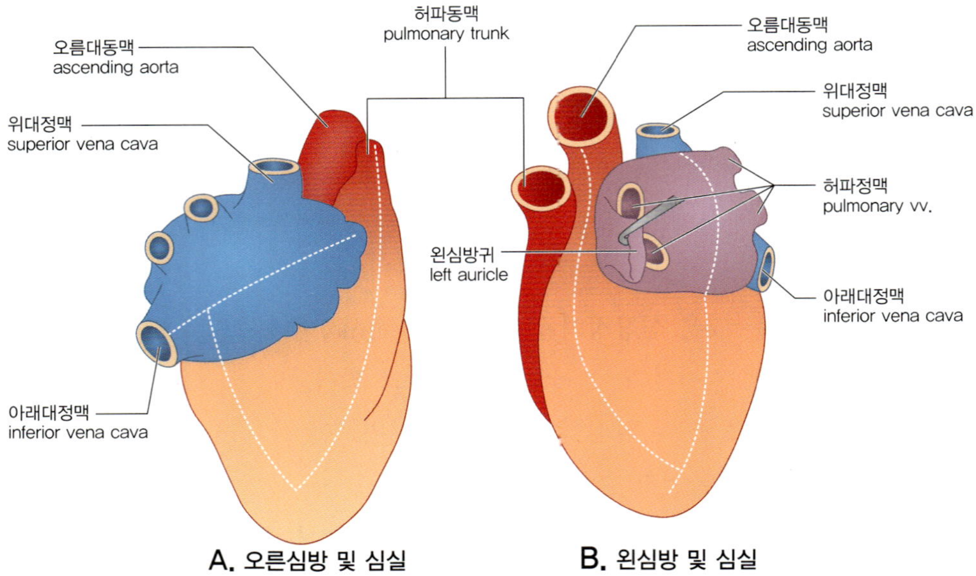

그림 4-13 심장 앞(A)과 뒤(B)에서 심장 절개선

(2) 오른심방(right atrium)

① 심장속막(endocardium)을 통하여 심방벽 대부분을 이루는 심장근육층(myocardium)을 볼 수 있다. 오른심방 뒷벽의 심장근육층은 매끈한 것을 확인한다. 심방의 이 부분을 **대정맥굴**(sinus of venae cavae)이라고 한다.

② 심방의 오른쪽 벽 속면에서 아래대정맥과 위대정맥 사이에 긴 근육융기가 있는 것을 확인한다(그림 4-14). 이것을 **분계능선**(crista terminalis)이라고 하며, 분계능선은 대정맥굴 앞쪽 경계가 된다.

③ 분계능선에서 그 앞쪽으로 주행하는 작은 가로근육융기들을 **빗살근육**(pectinate mm., musculi pectinati)이라 하며, 이 근육은 심방귀에서 특히 잘 발달되어 있다.

④ 정맥굴 가장 위쪽에는 위대정맥이 열리는 **위대정맥구멍**(opening of superior vena cava)이 있다. 이 구멍에는 판막이 없다.

⑤ 정맥굴 아래쪽 뒤쪽에는 아래대정맥이 열리는 **아래대정맥구멍**(opening of inferior vena cava)이 있다. 이 구멍 앞으로 왼쪽으로 달리는 심장속막 주름이 있는데, 이를 **아래대정맥판막**(valve of inferior vena cava)이라고 한다. 때때로 아래대정맥판막은 거의 흔적으로 남아 있다.

⑥ 아래대정맥구멍 왼쪽으로 심방 아래쪽 뒷벽에 또 다른 구멍이 있는데, 이 구멍은 **심장정맥굴구멍**(opening of coronary sinus)이다. 이곳에는 작은 **심장정맥굴판막**(valve of coronary sinus)이 있다.

⑦ 오른심방은 **오른방실구멍**(right atrioventricular orifice)을 통해 오른심실과 연결된다.

⑧ 이 구멍에는 오른방실판막(right atrioventricular valve) 또는 삼첨판막(tricuspid valve)이 있다.

⑨ 오른심방 뒤안쪽벽은 왼심방과 오른심방을 나누는 **심방사이막**(interatrial septum)이다.

⑩ 심방사이막에 타원형의 약간 오목한 부위가 있는데 이를 **타원오목**(fossa ovalis)이라 하고, 태아기에 오른심방에서 왼심방으로 직접 혈액이 지나던 타원구멍(foramen ovale)의 위치를 나타내 준다(그림 4-14).

⑪ 타원오목 주변, 특히 위쪽과 양쪽 옆에 두드러지게 경계를 이루며 솟은 부분을 **타원오목둘레**(limbus fossae ovalis)라고 한다.

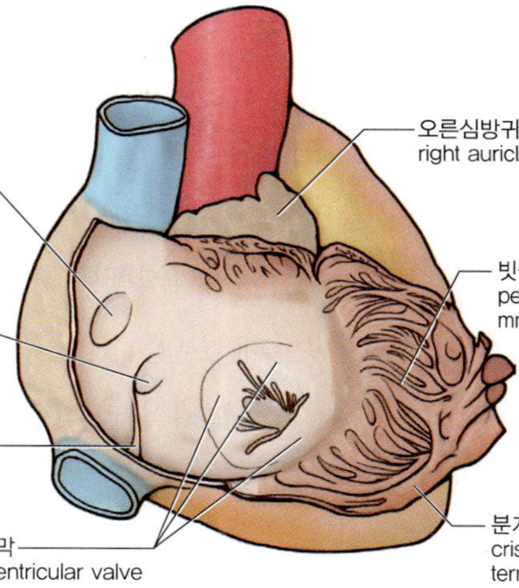

그림 4-14 오른심방 속 모습

(3) 오른심실(right ventricle)의 관찰

① 오른심실의 벽은 앞벽, 아래벽, 안쪽벽으로 되어 있다.
- 오른심실 앞벽은 심장의 복장갈비면(sternocostal surface)에 해당한다.
- 오른심실 아래벽은 심장의 가로막면(diaphragmatic surface)에 해당한다.
- 안쪽벽은 실제적으로 뒤안쪽에 있으며, 심실사이막(interventricular septum)을 이루어 왼심실과 오른심실을 나눈다.

② 심실 속면 대부분은 불규칙한 근육의 융기와 띠로 되어 있는데, 이를 **근육기둥**(trabeculae carneae)이라고 한다.

③ 오른심실 공간은 위로 가면서 좁아져 허파동맥(pulmonary trunk)으로 이어진다.

④ 허파동맥 바로 아래에 있는 오른심실의 좁은 부분을 **동맥원뿔**(conus arteriosus, infundibulum)이라고 한다. 동맥원뿔에는 근육기둥이 없으며, 심실위능선(supraventricular crest)이라고 하는, 심실 사이막벽에 있는 가로 근육융기에 의해 심실 공간과 구별된다(그림 4-15).

⑤ 오른심방과 연결되는 통로의 오른방실판막(right atrioventricular valve)은 그 끝이 **앞, 뒤, 사이막첨판**(anterior, posterior, and septal cusps)으로 되어 있다.

⑥ 3개 첨판의 가장자리와 심실면의 꼭지근 사이에는 둘을 연결하는 가는 끈인 **힘줄끈**(tendinous cords)이 존재한다.

⑦ 꼭지근은 심실벽에 존재하는 근육으로 앞, 뒤, 사이막꼭지근(anterior and posterior, septal papillary mm.)이 있다. 앞꼭지근이 가장 크고 뚜렷하며 앞첨판과 뒤첨판에 부착한다.

⑧ 허파동맥구멍(opening of pulmonary trunk)은 왼쪽 셋째갈비연골 윗모서리 높이에서 복장뼈 왼쪽모서리 뒤에 위치한다.

⑨ 허파동맥은 **허파동맥판막**(pulmonary valve)으로 닫혀 있다.

⑩ 허파동맥판막은 앞반달첨판(anterior semilunar cusp), 오른반달첨판(right semilunar cusp), 왼반달첨판(left semilunar cusp)의 3개 반달첨판으로 되어 있고, 이들 첨판이 허파동맥구멍을 완전

히 둘러싸고 있다(그림 4-15).

(4) 왼심방(left atrium)

① 왼심방 속면은 **왼심방귀**(left auricle)를 제외하고는 전체적으로 매끈하다.

② 왼심방귀는 위왼허파정맥이 열리는 구멍 바로 앞인 심방 공간 왼쪽 위로 통한다. 왼심방귀에는 빗살근육이 발달해 있다.

③ 허파정맥 4개가 심방으로 열린다(그림 4-13 B).

④ 왼심방은 아래왼쪽으로 왼심실과 통하는데, 왼심실과의 사이에는 왼방실구멍(left atrioventricular orifice)이 있다.

⑤ 왼심방 앞오른쪽에 심방사이막(atrial septum)이 있다.

⑥ 심방사이막 앞부분에는 오른심방의 타원오목(fossa ovalis) 위치에 해당하는, 얕은 능선이 경계를 이루는 반달형 오목이 보인다. 무딘 더듬자를 이용하여 오른심방 타원오목에서 앞 왼쪽으로 찔러보면 왼심방으로 나오는 것을 확인할 수 있다.

(5) 왼심실(left ventricle)

① 왼심실의 벽은 **심장꼭대기**(apex of heart)를 제외하고는 오른심실 벽보다 두껍다(그림 4-16).

② 왼심실 공간은 원뿔 모양을 이룬다. 원뿔의 끝은 심장꼭대기에 해당하며, 원뿔 바닥은 방실구멍과 대동맥구멍에 해당한다.

③ 대동맥구멍은 방실구멍 앞쪽 약간 오른쪽에 위치한다.

④ 왼심실 벽은 대동맥구멍이 열리는 위앞쪽부분을 제의하고는 **근육기둥**(trabeculae carneae)으로 덮여 있다. 근육기둥이 없는 부분을 대동맥안뜰(aortic vestibule)이라고 한다.

⑤ 왼심실의 오른쪽 앞벽을 **심실사이막**(interventricular septum)이라 하고, 이 사이막 때문에 왼심실은 오른심실의 왼쪽 뒤에 위치하게 된다.

⑥ **왼방실구멍**(left atrioventricular orifice)은 넷째갈비연골 높이에서 복장뼈 왼쪽면 뒤에 위치한다(그림 4-17).

⑦ 왼방실구멍에는 왼방실판막(left artrioven tricular varve) 또는 승모판막(mitral valve)이 있는데, 왼방실판막은 앞첨판(anterior cusp)과 뒤첨판(posterior cusp)으로 되어 있다.

⑧ 오른방실판막과 마찬가지로 왼방실판막도 힘줄끈(chordae tendineae)에 의해 심방 쪽으로 젖혀지는 것이 방지되는데, 힘줄끈은 꼭지근과 첨판(자유모서리, 심실쪽 면)을 이어준다.

⑨ 대부분의 경우에 왼심실에는 앞꼭지근과 뒤꼭지근이 존재한다.

⑩ 대동맥구멍(aortic orifice)은 셋째갈비사이공간 높이에서 복장뼈 왼쪽 뒤에 위치한다(그림 4-17). 대동맥구멍은 왼심실 위 앞쪽에서 오름대동맥으로 들어가는 구멍이며, 오른심실의 동맥원뿔(conus arteriosus) 뒤에 위치한다.

⑪ 이곳에는 3개의 반달첨판(three semilunar cusps)으로 된 **대동맥판막**(aortic valve)이 있다. 이들 첨판은 대동맥굴과 함께 위치에 따라 이름이 정해졌다.

- 오른반달첨판(right semilunar cusp) 위 대동맥 안쪽 벽에는 오른심장동맥구멍이 열린다.
- 왼반달첨판(left semilunar cusp) 위에서는 왼심장동맥구멍이 열린다.
- 뒤반달첨판(posterior semilunar cusp)은 왼방실판막 앞첨판과 가깝게 위치한다(그림 4-18).

⑫ 심실사이막은 대부분 두꺼운 근육부분(muscular part)으로 되어 있으나 일부는 얇은 막부분(membranous part)으로 되어 있다. 막부분은 사이막 위뒤부분으로, 왼심실에서 오른대동맥판막과 뒤대동맥판막 사이 바로 아래에 위치한다.

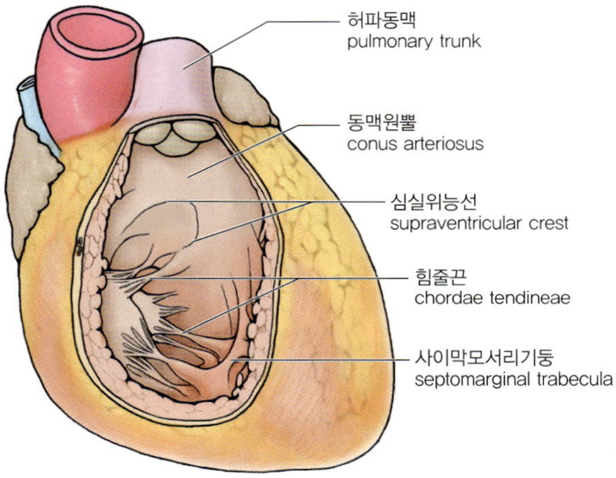

그림 4-15 오른심실 속 모습

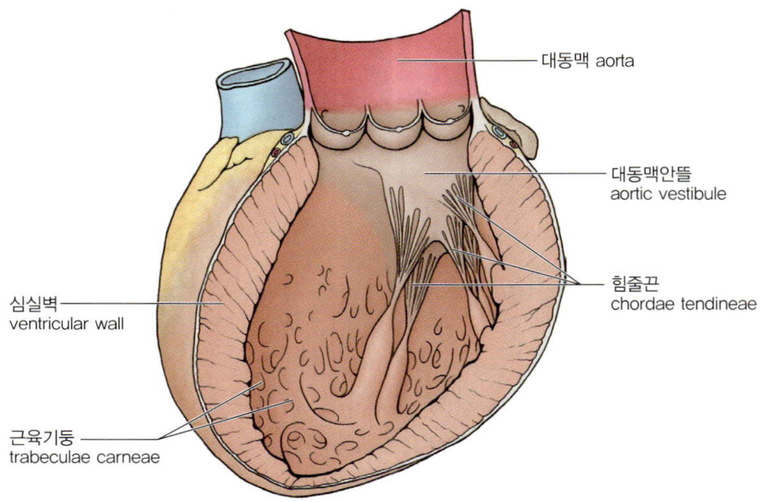

그림 4-16 왼심실 속 모습

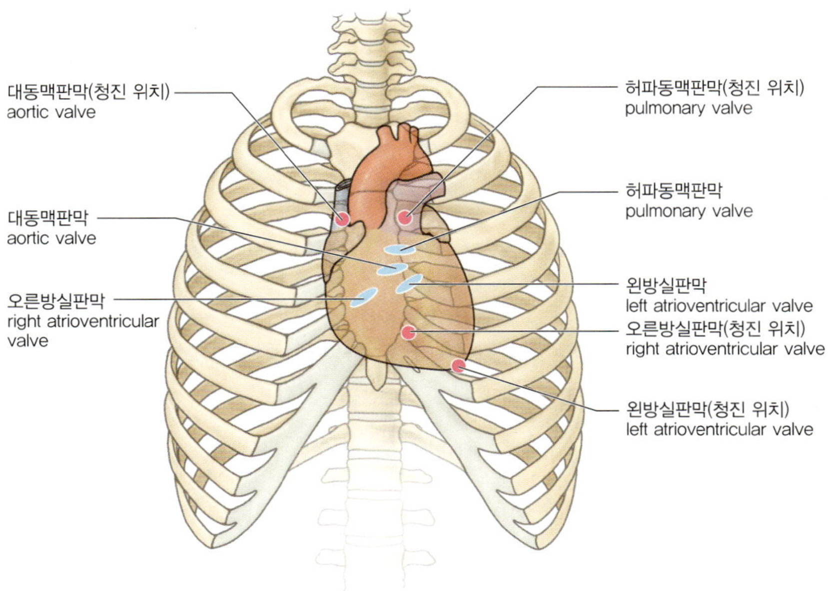

그림 4-17 심장판막의 위치

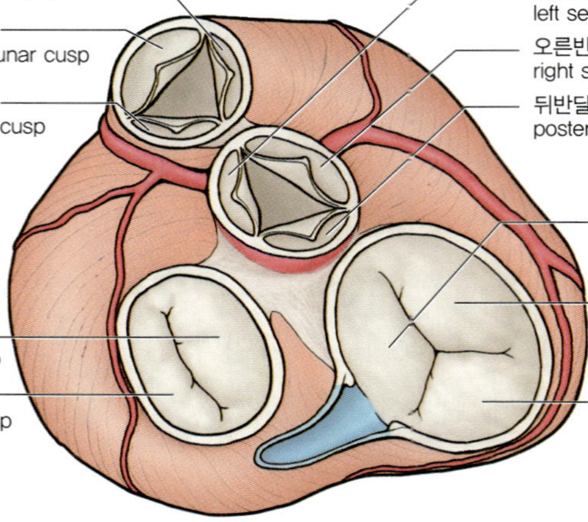

그림 4-18 심방을 심실에서 떼어낸 후 심장판막의 모습

확인할 구조물

심장막

☐ 장막심장막 벽쪽층 ☐ 장막심장막 내장쪽층 ☐ 가로심장막굴 ☐ 빗심장막굴

심장의 겉모습

☐ 방실고랑 ☐ 앞심실사이고랑 ☐ 뒤심실사이고랑 ☐ 동맥원뿔 ☐ 심장꼭대기 ☐ 심장바닥
☐ 심장동맥 ☐ 앞심실사이가지 ☐ 뒤심실사이가지 ☐ 큰심장정맥 ☐ 중간심장정맥
☐ 심장정맥굴

오른심방과 오른심실

☐ 빗살근육 ☐ 타원오목 ☐ 분계능선
☐ 오른방실(삼첨)판막
☐ 허파동맥판막

왼심방과 왼심실

☐ 왼방실(승모)판막 ☐ 대동맥판막

학습 과제

○ 심장의 위치를 가슴표면에 투영해서 경계와 판막의 위치를 이해한다.
○ 가로심장막굴과 빗심장막굴이란 무엇인가?
○ 반달첨판과 방실판막의 형태를 관찰하고, 판막의 기능을 이해했는가?
○ 타원오목과 동맥관인대가 태아기에 수행하는 기능은 무엇인가? 출생 후에 이 구조물이 잔존하는 경우에는 어떤 문제가 일어날까?
○ 심장신경얼기를 확인한다. 그것을 구성하는 신경은 무엇인가?

5. 기관, 기관지, 허파

학습목표

1. 양쪽 기관지가 갈라지는 양상의 차이를 설명한다.
2. 양쪽 허파의 특징을 확인한다.
3. 허파구역의 정의를 설명하고 그 중요성을 설명한다.

1) 기관과 기관지

(1) 기관(trachea)

① 대동맥, 허파동맥, 위대정맥에 남아있는 심장막을 벗겨낸다.

② 팔머리동맥을 시작하는 곳 바로 위에서 자른 후 위대정맥을 오른쪽으로 젖히고 대동맥활은 왼쪽으로 젖힌다.

③ 왼온목동맥과 왼빗장밑동맥을 대동맥활과 함께 왼쪽으로 돌리고 기관의 아래부분과 오른허파동맥을 노출시킨다(그림 4-19).

(2) 기관(trachea)과 기관지(bronchus)

① 기관이 **기관용골**(carina)에서 왼기관지(left main bronchus)와 오른기관지(right main bronchus)로 나뉘는 것을 확인한다. 기관용골은 기관갈림 속에 있는 융기이며, 양쪽 기관지 위 끝에 있고, 높이는 다섯째등뼈 높이이다.

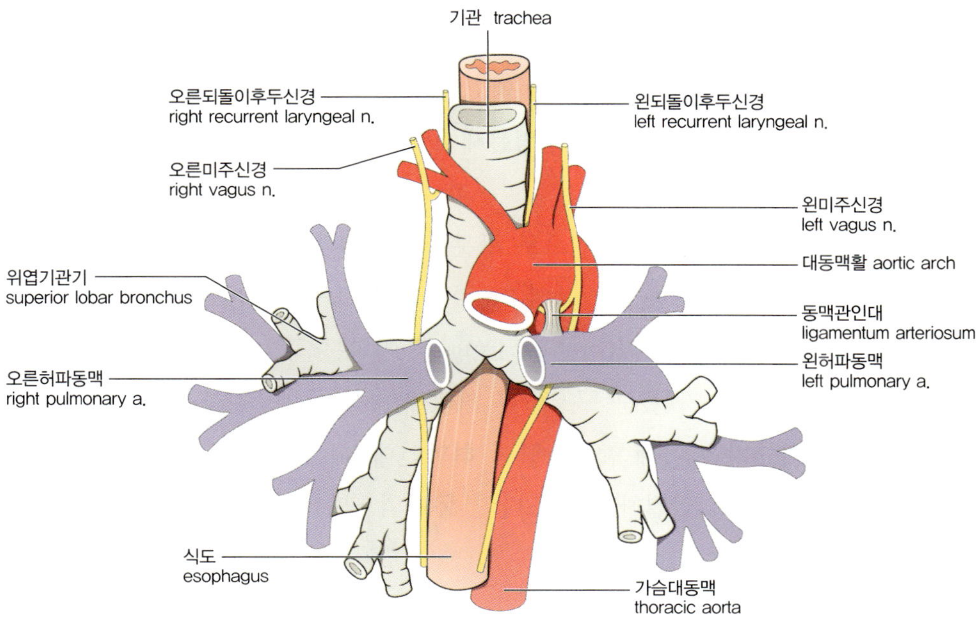

그림 4-19 기관의 노출

② 각각의 기관지는 아래가쪽으로 달려 각각의 **허파뿌리**(root of lung)를 형성하며 **허파문**(hilum of lung)으로 들어간다.

③ 왼기관지 앞에서 허파동맥이 왼허파동맥과 오른허파동맥으로 나뉜다.

④ 기관의 정중세로축에 대해 왼기관지가 오른기관지보다 더 각이 큰 것을 확인한다.

⑤ 가슴대동맥에서 나오는 기관지혈관(bronchial vessels)을 확인한다.

⑥ 왼미주신경(left vagus n.)의 **되돌이후두신경**(recurrent laryngeal n.)이 대동맥활에서 동맥관인대 뒤가쪽을 감고 위로 올라가 기관과 식도고랑으로 가는 것을 확인한다(그림 4-19). 이 되돌이후두신경을 손상시키지 않도록 조심한다.

2) 허파

(1) 허파(lung)의 적출

허파와 가슴세로칸 사이에서 허파뿌리 중간부분을 칼로 절단한다. 이때 왼기관지(left main bronchus) 뒤에서 식도에 붙어 내려가는 왼미주신경(left vagus n.)을 자르지 않도록 주의하고, 오른기관지(right main bronchus) 뒤의 오른미주신경(right vagus n.)과 홀정맥(azygos v.) 역시 자르지 않도록 주의한다.

(2) 허파 관찰

① 각 허파에는 갈비면(costal surface), 세로칸면, 가로막면(diaphragmatic surface)이 있다.

② 허파 세로칸면(mediastinal surface)에는 다음과 같이 가슴세로칸 구조물에 의한 융기와 고랑이 생겨 있다(그림 4-20).

- 왼허파 : 심장자국, 대동맥활, 내림대동맥고랑, 식도고랑, 빗장밑동맥고랑
- 오른허파 : 심장자국, 위대정맥고랑, 홀정맥고랑, 식도고랑, 빗장밑동맥고랑

③ 오른허파는 **빗틈새**(oblique fissure)와 **수평틈새**(horizontal fissure)에 의해 위엽, 중간엽, 아래엽으로 구분된다.

④ 왼허파는 빗틈새에 의해 위엽과 아래엽으로 구분된다(그림 4-20 A).

⑤ 왼허파위엽의 앞아래부분은 보통 왼허파혀(lingula of left lung)라고 한다(그림 4-20 B).

⑥ **허파문**(hilum of lung)은 **허파뿌리**(root of lung)를 이루는 구조물이 드나드는 세로칸면에 위치한다. 각각의 허파문으로 들어가는 큰 구조물은 기관지, 허파동맥, 허파정맥이 있다(그림 4-20).

⑦ 허파문을 둘러싸는 가슴막은 아래쪽으로 뻗어 **허파인대**(pulmonary ligament)를 이룬다.

⑧ 기관지 주위에서 바로 밖에 인접하여 가드다란 동맥의 단면이 2~4개 보인다. 이것은 기관지동맥(bronchial aa.)이다.

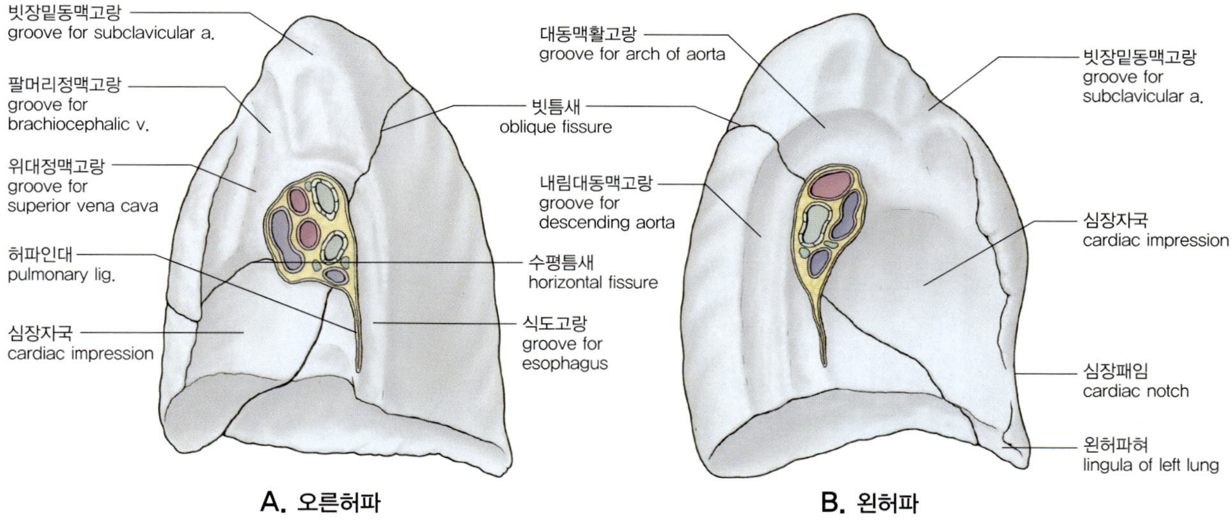

그림 4-20 오른허파(A)와 왼허파(B)의 세로칸면

(3) 허파의 해부

기관지나무(bronchial tree)를 따라가면서 허파 실질을 제거하여 양쪽 기관지나무를 노출시킨다.

① 각 기관지(일차기관지)는 허파의 바닥쪽 또는 아래가쪽으로 계속된다.

② 일차기관지에서 **엽기관지**(lobar bronchi; 이차기관지)가 나와 각 엽으로 분포한다(그림 4-21). 각 허파에서 아래와 같이 엽기관지를 노출시킨다.

- 오른허파 : 위엽기관지, 중간엽기관지, 아래엽기관지
- 왼허파 : 위엽기관지, 아래엽기관지

③ 허파문 가까이에서 허파동맥은 기관지 앞을 가로질러 기관지 뒤가쪽으로 간다(그림 4-19).

④ **오른허파 위엽기관지**(superior lobar bronchus)가 오른허파동맥 위쪽을 지나는 것을 관찰한다. 이러한 주행 경로 때문에 오른허파 위엽기관지를 **동맥위기관지**(eparterial bronchus)라고도 한다(그림 4-19). 이에 반해 다른 엽기관지는 동맥아래기관지(hyparterial bronchus)라고 할 수 있다.

⑤ 엽기관지는 허파구역으로 가는 몇 개 **구역기관지**(segmental bronchus)로 나뉜다(그림 4-21). 오른허파에서는 위엽(superior lobe)으로 가는 엽기관지를, 왼허파에서는 아래엽(inferior lobe)으로 가는 엽기관지를 각각 좀 더 추적하여 구역기

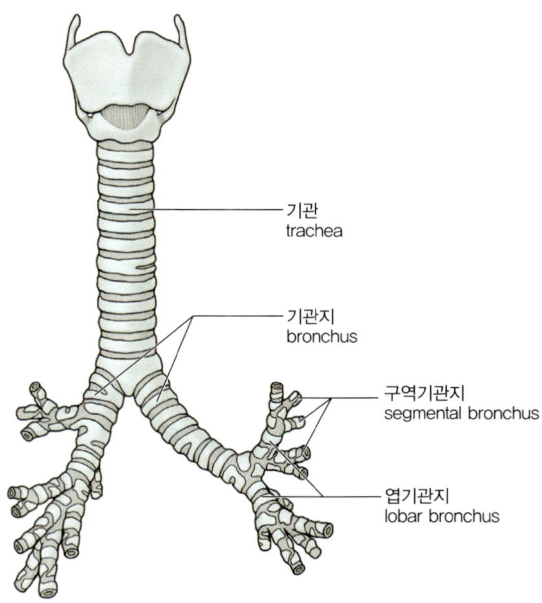

그림 4-21 기관, 기관지, 엽기관지, 구역기관지

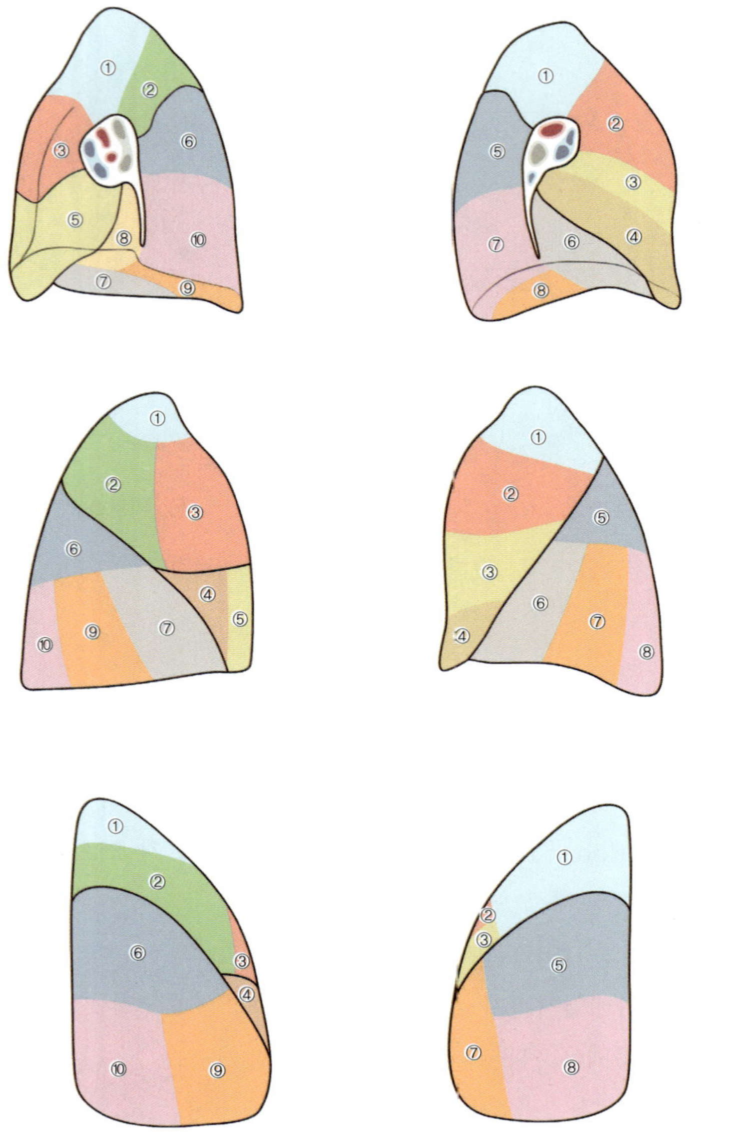

오른허파 (right lung)

위엽 superior lobe
1 꼭대기구역 apical
2 뒤구역 posterior
3 앞구역 anterior

중간엽 middle lobe
4 가쪽구역 lateral
5 안쪽구역 medial

아래엽 inferior lobe
6 위구역 superior
7 앞바닥구역 anterior basal
8 안쪽바닥구역 medial basal
9 가쪽바닥구역 lateral basal
10 뒤바닥구역 posterior basal

왼허파 (left lung)

위엽 superior lobe
1 꼭대기뒤구역 apicoposterior
2 앞구역 anterior
3 위혀구역 superior lingular
4 아래혀구역 inferior lingular

아래엽 inferior lobe
5 위구역 superior
6 앞안쪽바닥구역 anteromedial basal
7 가쪽바닥구역 lateral basal
8 뒤바닥구역 posterior basal

그림 4-22 허파구역

관지를 찾아본다.

- 오른허파, 위엽 : 꼭대기구역(apical), 뒤구역(posterior), 앞구역(anterior)
- 왼허파, 아래엽 : 위구역(superior), 안쪽바닥구역(medial basal),
  가쪽바닥구역(lateral basal), 뒤바닥구역(posterior basal)

⑥ **허파구역**(bronchopulmonary segment)은 각 엽에서 독립된 단위로, 각각의 허파구역에는 각자의 구역기관지와 허파동맥이 있다. 그림 4-22와 앞서 해부한 구역기관지를 참고하여 허파 표면에서 각 구역기관지의 영역을 표시해 본다.

확인할 구조물

허파 겉모습

☐ 허파꼭대기 ☐ 허파바닥 ☐ 허파문 ☐ 갈비면 ☐ 세로칸면 ☐ 가로막면

☐ 빗틈새 ☐ 수평틈새 ☐ 심장자국

☐ 오른허파(위엽 · 중간엽 · 아래엽) ☐ 왼허파(위엽 · 아래엽)

☐ 벽가슴막 ☐ 허파가슴막 ☐ 가슴막안 ☐ 허파인대

허파문

☐ 기관지 ☐ 허파동 · 정맥 ☐ 기관지동맥 ☐ 허파문림프절

허파실질

☐ 엽기관지 ☐ 구역기관지 ☐ 허파구역

☐ 가슴림프관 ☐ 갈비사이신경 ☐ 식도 ☐ 미주신경 ☐ 가로막신경

학습 과제

○ 허파와 맞닿은 혈관은 무엇인가, 그 자국을 관찰할 수 있었는가?

○ 허파꼭대기와 첫째갈비뼈, 빗장밑동맥, 팔신경얼기와의 위치 관계를 설명한다.

○ 기관연골을 세로 방향과 가로 방향으로 눌러 본다. 쉽게 변형되는 것은 어느 쪽인가?

○ 기관(trachea) 앞쪽에 위치한 장기와 뒤쪽에 위치하는 장기를 정리한다.

○ 양쪽 기관지의 분지 각도를 관찰한다. 이물질은 어느 쪽으로 들어가기 쉬운가?

○ 구역기관지를 노출할 수 있었는가? 허파구역의 해부학적 의의를 이해했는가?

○ 허파문이나 기관 · 기관지 주위의 림프절이 탄소가 침착되어 검어졌다. 그 이유는?

6. 뒤세로칸

학습목표

1. 심장으로 유입되는 대정맥과 홀정맥을 설명한다.
2. 가슴안장기의 자율신경 지배를 설명한다.
3. 가슴의 림프를 유입하는 림프절을 설명한다.

(1) 식도(esophagus)

① 가로막가슴막을 제외하고 가슴벽에 붙어 있는 나머지 벽가슴막을 제거한다.

② 섬유심장막(fibrous pericardium) 뒷벽에서 빗심장막굴(oblique pericardial sinus) 부분의 섬유심장막을 제거하여 식도를 찾는다.

③ 식도를 깨끗이 하되, 미주신경에서 유래한 **식도신경얼기**(esophageal plexus)를 손상시키지 않도록 한다.

④ 식도는 앞뒤로 납작하게 되어 있다. 식도는 위가슴문을 통해 가슴안으로 들어가며, 위세로칸에서 기관 뒤, 척추뼈몸통 앞에 위치한다.

⑤ 뒤세로칸 윗부분에서 식도는 가슴대동맥 약간 오른쪽 앞에 위치한다(그림 4-23).

⑥ 식도는 아래쪽으로 내려가면서 약간 앞쪽 왼쪽으로 달려 대동맥 앞에 위치하게 되며, 열째등뼈 높이에서 가로막 근육부분에 있는 식도구멍을 통해 가슴안을 빠져 나간다. 이와 같은 경로를 추적하여 본다.

⑦ 뒤세로칸에서 양쪽 미주신경(vagus n.)의 경로를 찾는다(그림 4-24). **왼미주신경**은 왼기관지 뒤로 내려와 가슴대동맥 앞을 가로질러 식도 앞면에 닿으며, 식도에서는 여러 가지로 나뉘면서 식도신경얼기(esophageal plexus) 앞부분을 이룬다. **오른미주신경**은 홀정맥활(arch of azygos v.) 뒷면

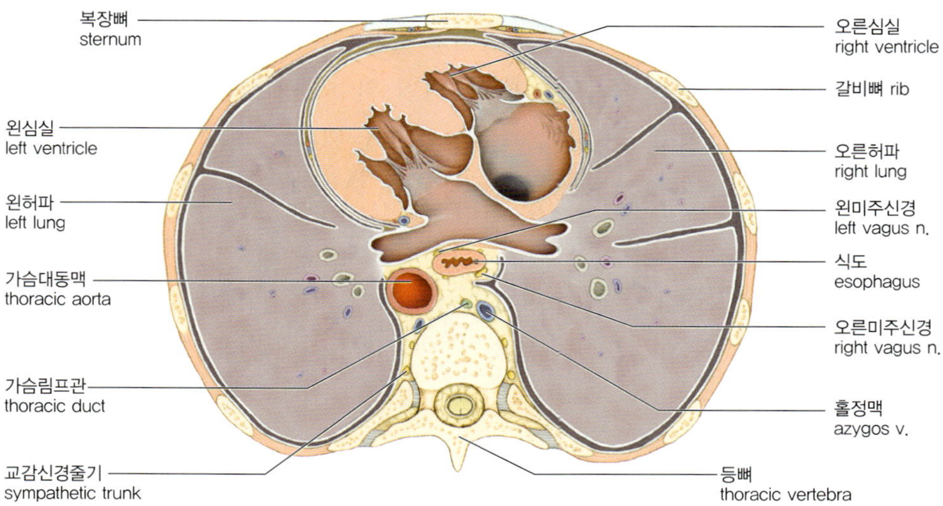

그림 4-23 심장을 지나는 몸통 수평절단면

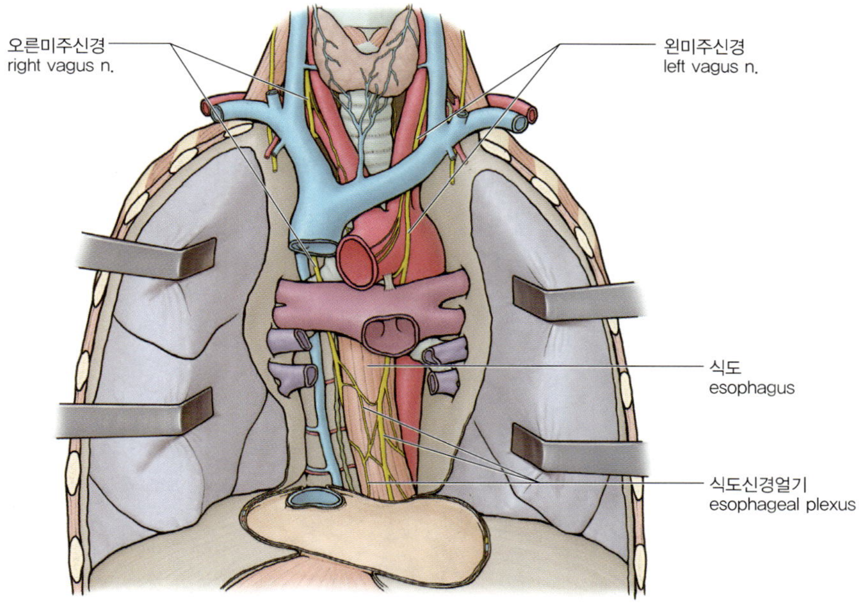

그림 4-24 뒤세로칸에서 미주신경의 경로

을 가로질러 내려오고 식도 뒷면에 닿는데, 식도 뒷면에서 식도식경얼기 뒷부분을 이룬다.

⑧ 가로막 약간 위에서 식도신경얼기는 다시 2개 줄기로 합쳐져 **앞미주신경줄기**(anterior vagal trunk)와 **뒤미주신경줄기**(posterior vagal trunk)가 된다.

⑨ 식도 앞벽을 세로로 잘라 속을 관찰하고, 가로로 잘라 앞뒤로 납작한 틈 모양의 내강을 확인한다.

(2) 내림대동맥(descending arota)의 가슴부분

① **가슴대동맥**(thoracic aorta)은 넷째와 다섯째등뼈 사이 척추사이원반 높이에서 대동맥활의 연속으로 시작되며, 전체 길이가 뒤세로칸을 따라 내려가다가 가로막 **대동맥구멍**(aortic hiatus)을 통해 가슴안을 빠져 나간다.

② 가슴대동맥 앞면에서 나오는 가지인 기관지동맥(bronchial aa.), 작은 식도가지(esophageal branches), 작은 세로칸가지(mediastinal branches) 등을 찾아본다.

③ 가슴대동맥을 앞쪽으로 당겨서 쌍으로 된 **뒤갈비사이동맥**(posterior intercostal aa.)을 관찰한다.

(3) 교감신경줄기(sympathetic trunk)

① 교감신경줄기를 깨끗이 정리한다(그림 4-25).

② 각각의 교감신경줄기는 목에서 시작하여 가슴과 배를 지나 골반까지 이른다. 교감신경줄기를 따라 신경절(ganglion)에 의해 부풀어진 부분이 있다. 교감신경절은 일반적으로 갈비뼈머리 앞에 위치하는데, 첫째가슴교감신경절은 때로 가장 아래쪽 목교감신경절과 합쳐져 큰 **별신경절**(stellate ganglion)을 이룬다.

③ **큰내장신경**(greater splanchnic n.) : 큰내장신경은 다섯째가슴신경절에서 아홉째가슴교감신경절까지의 신경절에서 뿌리가 나와 만들어지며, 척추뼈 옆을 따라 앞 아래쪽으로 내려간다. 이들 뿌리는 하나로 합쳐져 큰내장신경을 이루고 가로막의 다리를 뚫고 아래로 내려간다(그림 4-26).

④ **작은내장신경**(lesser splanchnic n.) : 열째와 열한째가슴교감신경절에서 뿌리가 나와 만들어지는데, 교감신경줄기에서 앞쪽 아래쪽으로 내려가며 큰내장신경보다 아래쪽에 위치한다. 작은내장신경 역시 큰내장신경 약간 뒤쪽으로 가로막을 통과해 내려간다.

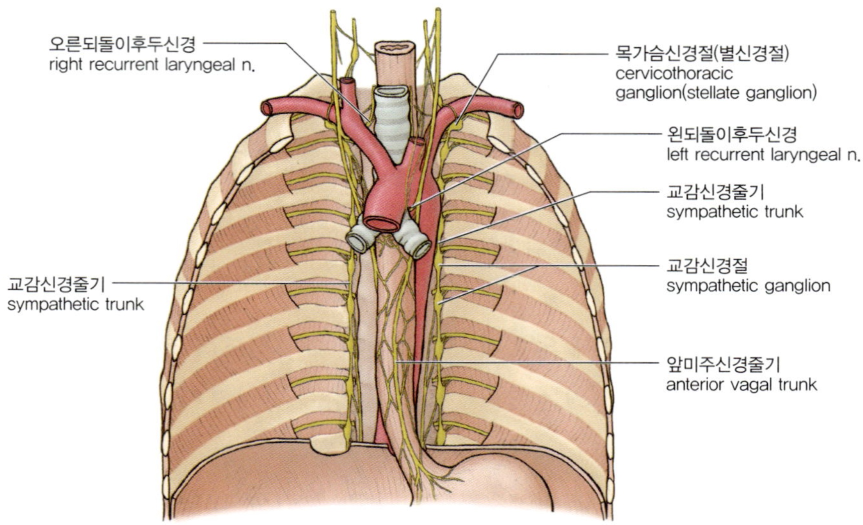

그림 4-25 가슴 뒷벽을 앞에서 본 모습

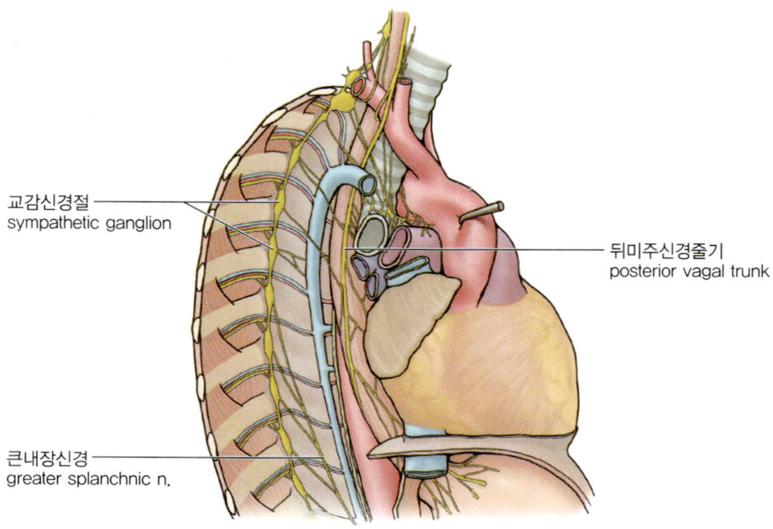

그림 4-26 가슴안을 오른쪽에서 본 모습

⑤ 각각의 가슴교감신경절(thoracic ganglia)은 이웃하는 갈비사이신경(intercostal n.)과 뒤쪽으로 2개의 연결을 가지는데 이들 작은 가지를 회색교통가지(gray rami communicantes)와 백색교통가지(white rami communicantes)라고 한다.

(4) 갈비사이신경(intercostal nn.)

① 각각의 갈비사이공간에서 갈비사이신경을 찾고 가쪽으로 추적한다.

② 갈비사이신경(intercostal n.)은 위쪽 열한 쌍의 가슴신경 앞가지이다. 각각의 갈비사이공간에 하나의 갈비사이신경이 분포한다.

③ 위쪽 2개 갈비사이공간의 뒤갈비사이동맥은 보통 맨위갈비사이동맥(supreme intercostal a.)에서 오는데, 맨위갈비사이동맥은 빗장밑동맥의 목갈비동맥(costocervical a.) 가지로 나온다. 나머지 아래쪽 뒤갈비사이동맥은 가슴대동맥의 가지로 나온다.

(5) 홀정맥계통(azygos system)

홀정맥계통은 홀정맥, 반홀정맥(hemiazygos v.), 덧반홀정맥으로 이루어지며, 대부분의 갈비사이정맥이 유입되는 긴 정맥이다(그림 4-27). 홀정맥은 배 오른쪽 오름허리정맥(ascending lumbar v.), 반홀정맥은 왼쪽 오름허리정맥이 연속된 것이다.

① 뒤세로칸 오른쪽에서, 오른쪽 허파뿌리 위를 활처럼 건너 위대정맥으로 들어가는 **홀정맥**(azygos v.)을 찾는다.

② 홀정맥을 아래쪽으로 따라 가면서, 가로막에 이를 때까지 박리한다. 이 정맥이 뒤세로칸에서는 척추뼈몸통 앞면 오른쪽을 따라 위로 올라가는 것을 관찰한다.

③ 몸통 오른쪽에서, 첫째갈비사이정맥을 제외한 오른갈비사이정맥이 홀정맥으로 합쳐지는 것을 확인한다. 첫째갈비사이공간의 갈비사이정맥은 보통 같은 쪽 팔머리정맥이나 팔머리정맥의 가지로 들어간다.

④ 뒤세로칸 왼쪽에서 **반홀정맥**(hemiazygos v.)과 **덧반홀정맥**(accessory hemiazygos v.)을 찾는다. 이들은 홀정맥과 대칭되는 곳에 위치한다.

⑤ 왼쪽 뒤갈비사이정맥(posterior intercostal vv.)이 유입되는 양상을 살펴본다. 이 정맥의 유입 양상은 사람에 따라 다양한 변이가 있음을 유념한다.

- 맨 위쪽 3~4개 정맥 : 왼위갈비사이정맥(left superior intercostal v.)으로
- 중간 4~5개 정맥 : 덧반홀정맥으로 유입
- 맨 아래쪽 4~5개 정맥 : 반홀정맥으로 유입

⑥ 왼위갈비사이정맥(left superior intercostal v.)은 대동맥활 왼쪽면을 가로질러 왼팔머리정맥으로 들어가는 것을 확인한다.

⑦ 덧반홀정맥은 흔히 위쪽으로 왼위갈비사이정맥과 연결된다.

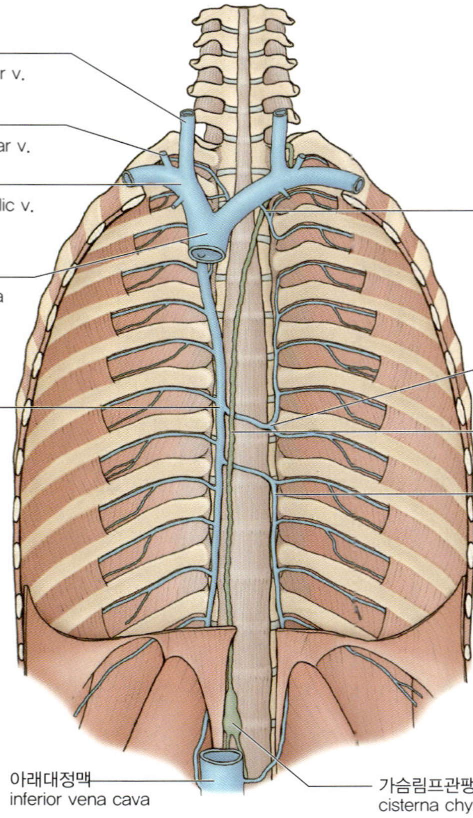

그림 4-27 홀정맥계통의 모식도

⑧ 반홀정맥(hemiazygos v.)은 왼오름허리정맥의 연속이며, 가로막 근육부분을 지나 뒤세로칸으로 들어와 위쪽으로 진행하다가 여덟째등뼈 높이에서 대동맥과 가슴림프관 뒤로 돌아 홀정맥으로 들어간다.

(6) 가슴림프관(thoracic duct)

① 식도를 왼쪽으로 젖히고, 홀정맥과 가슴대동맥 사이에서 가슴림프관을 찾는다.

② 가슴림프관(thoracic duct)은 다리와 골반, 배, 가슴, 왼팔과 머리의 왼쪽부분에서 오는 림프를 받는 작고 매우 얇은 벽을 가진 관으로 보통 흰색 또는 회색을 띤다.

③ 배에서 가로막의 대동맥구멍(aortic hiatus of diaphragm)을 통해 가슴안으로 들어오며 가슴대동맥의 오른쪽 뒤에 위치한다.

④ 가슴림프관은 위로 올라와 왼빗장밑정맥이나 왼속목정맥이 만나 형성하는 정맥각(venous angle)으로 들어간다(그림 4-28).

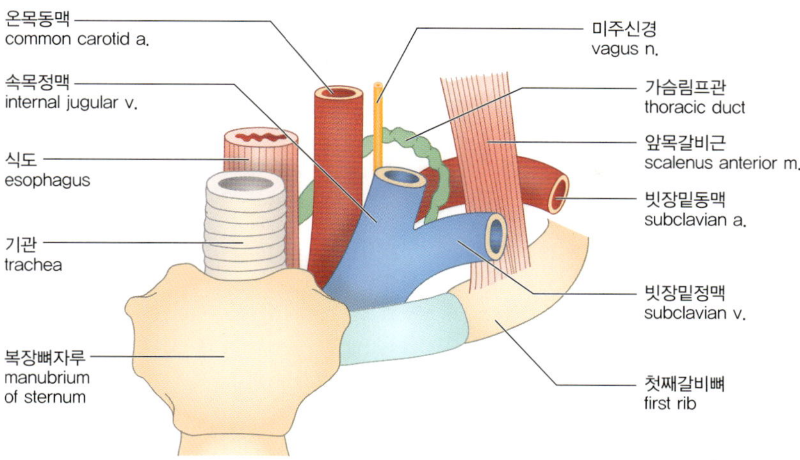

그림 4-28 가슴림프관이 끝나는 모습

확인할 구조물

뒤가슴벽의 동맥가지

☐ 목갈비동맥 ☐ 뒤갈비사이동맥

홀정맥계통

☐ 홀정맥 ☐ 반홀정맥 ☐ 덧반홀정맥 ☐ 위갈비사이정맥

교감신경줄기

☐ 가슴신경절 ☐ 별신경절 ☐ 회색교통가지

☐ 백색교통가지 ☐ 큰내장신경 ☐ 작은내장신경

학습 과제

○ 가슴림프관을 시작점(가슴림프관팽대)부터 끝날 때(왼정맥각)까지 추적할 수 있었는가?

○ 허파심장신경얼기의 형성과 기능에 대해 이해한다.

○ 홀정맥계통에서 오른쪽과 왼쪽의 차이점을 확인하고 형성과정을 이해한다.

Chapter

05

목 Neck

1. 목의 삼각(Triangles of neck)

학습목표

1. 바깥목정맥으로 유입되는 정맥의 경로를 기술한다.
2. 목삼각의 명칭을 열거하고 경계가 되는 구조들을 확인한다.
3. 목혈관신경집에 들어 있는 구조물을 열거한다.
4. 바깥목동맥의 가지를 열거하고 분포양상을 설명한다.
5. 목뿔위근육과 목뿔아래근육을 열거하고 작용을 설명한다.
6. 목신경얼기에서 시작되는 주된 신경과 그 지배 구조물을 열거한다.

1) 표면해부

(1) 목 앞가쪽면의 구분

목 앞가쪽면은 목빗근(sternocleidomastoid m.)에 의해 앞목삼각, 목빗근부위, 뒤목삼각으로 나뉜다(그림 5-1).

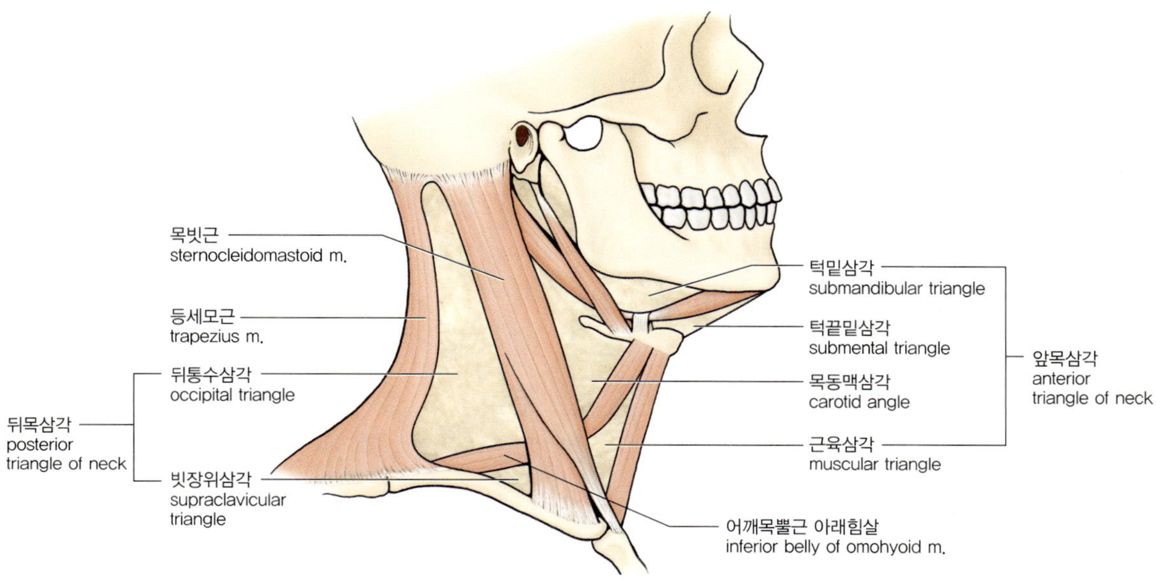

그림 5-1 목의 삼각

① **앞목삼각**(anterior triangle of neck)은 목빗근 앞에 위치하며, 이 삼각의 뒤가쪽경계는 목빗근 앞모서리이며, 삼각의 꼭지점은 아래를 향한다.

② **뒤목삼각**(posterior triangle of neck)은 목빗근 뒤에 위치하며, 앞쪽 경계는 목빗근 뒷모서리, 뒤쪽 경계는 등세모근(trapezius m.) 앞모서리, 꼭지점은 위를 향한다.

③ **목빗근부위**(sternocleidomastoid region)는 목빗근이 위치하며 차지하는 공간, 즉 앞목삼각과 뒤목삼각 사이 부위를 말한다.

(2) 목의 표면해부

시신을 바로누운자세(supine position)로 두고, 등에 목침 등을 받쳐 머리가 자연스럽게 뒤로 넘어가 목이 젖혀지도록 한다. 피부를 벗기기 전에 목에서 확인할 수 있는 돌출된 구조물을 확인한다.

① 아래턱뼈(mandible)
② 목뿔뼈(hyoid bone)
③ 방패연골(thyroid cartilage)
④ 후두융기(laryngeal prominence, Adam's apple)
⑤ 복장뼈자루(manubrium of sternum)
⑥ 꼭지돌기(mastoid process)
⑦ 빗장뼈 봉우리끝(acromial end of clavicle)
⑧ 어깨뼈 봉우리(acromion of scapula)

2) 목의 해부

(1) 피부벗기기

다음과 같이 칼자국을 낸다(그림 5-2).

① 턱끝융기(mental protuberance)에서 목아래패임(jugular notch)까지 아래로 긋는 선(A–B)

② 턱끝융기에서 뒤가쪽으로 아래턱뼈 아래모서리를 따라 턱뼈각(angle of mandible)에 이르고(A–C), 다시 뒤위쪽으로 꼭지돌기 끝을 지나 귓바퀴 뒷면을 따라 위목덜미선(superior nuchal line)에 이르는 선

③ 목아래패임에서 빗장뼈를 따라 가쪽으로 봉우리까지를 잇는 선(B–D)

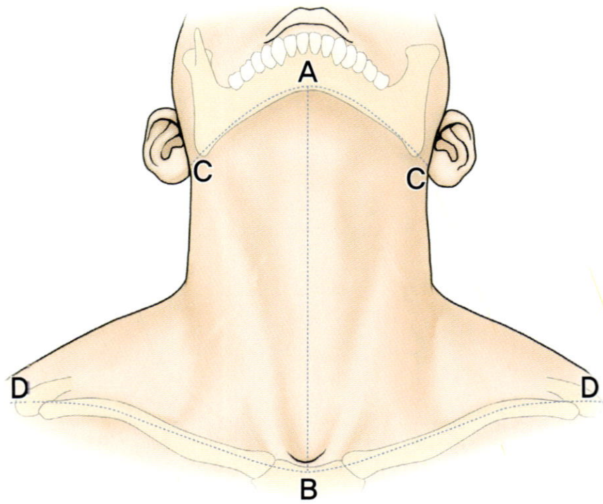

그림 5-2 목의 피부벗기기

피부벗기기에서 주의해야 할 사항으로 목의 얕은근막은 다른 부위의 근막과 큰 차이는 없지만, 목 앞쪽으로 얕은근막 속에는 넓은목근(platysma)이 있기 때문에 피부벗기기를 특히 얇게 할 필요가 있다. 또한 뒤목삼각에서는 등세모근(trapezius m.) 앞모서리를 다치지 않도록 주의한다.

(2) 넓은목근(platysma)

① 얕은근막을 조심스럽게 제거하면서 넓은목근(platysma)을 깨끗이 한다(그림 5-3).

② 넓은목근이 위로는 아래턱뼈 아래모서리를 지나 얼굴까지 분포함을 확인한다.

③ 넓은목근이 아래로는 빗장뼈 표면을 지나 아래쪽으로 분포함을 확인한다.

④ 넓은목근 뒷모서리를 확인하고, 이 모서리를 속 구조물이 다치지 않도록 박리한다.

⑤ 넓은목근을 빗장부위에서 잘라 위안쪽으로 젖혀 얼굴근육(facial mm.)에 붙여 놓도록 한다. 이 과정에서 넓은목근과 붙어 달리는 신경과 혈관이 다치지 않도록 주의한다.

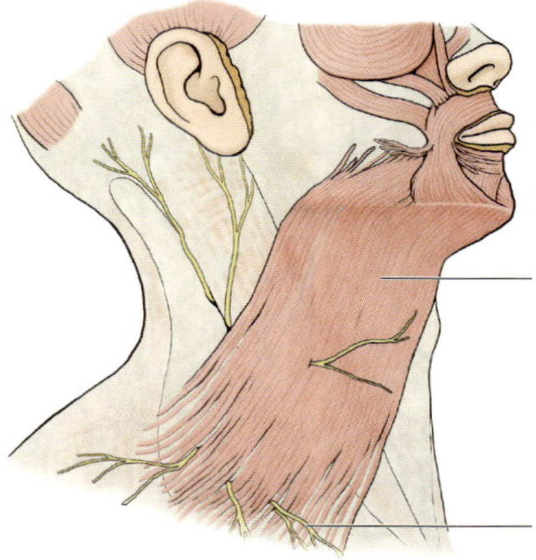

그림 5-3 넓은목근

⑥ 목에서 빗장뼈를 넘어 가슴쪽으로 내려가는 빗장위신경(supraclavicular nn.)을 확인한다(그림 5-3, 4).

⑦ 턱뼈각이 있는 부위에서 얼굴신경 목가지(cervical branch of facial n.)를 확인한다. 이 신경은 귀밑샘 아래뒤쪽에서 나와 넓은목근 깊은 곳에서 이 근육에 분포한다(그림 5-4).

(3) 목빗근

① 목빗근(sternocleidomastoid m.)을 깨끗이 한다(그림 5-5). 이 근육을 정리할 때 근육 표면을 가로지르는 구조물이 손상되지 않도록 주의한다.

② 목빗근 표면을 가로지르는 **바깥목정맥**(external jugular v.)을 확인한다. 바깥목정맥은 크기가 다양하며 때로 없는 경우도 있다. 변이가 많기는 하지만 바깥목정맥은 일반적으로 목빗근 뒤쪽, 턱뼈각 아래에서 **뒤귓바퀴정맥**(posterior auricular v.)과 **아래턱뒤정맥**(retromandibular v.) 뒤가지가 합쳐져 만들어진다(그림 5-4, 5). 시야에 방해되는 정맥은 젖혀 놓는다.

③ 목빗근을 가로지르는 다음 4개 피부신경을 확인한다. 이들 신경은 목빗근 뒷모서리에서 뒤목삼각을 덮는 깊은근막을 뚫고 나와 목빗근을 감고 앞으로 나온다(그림 5-4, 5).

- **작은뒤통수신경**(lesser occipital n.)은 목빗근 위뒤쪽을 가로질러 바깥귀 뒤쪽 머리덮개에 분포한다.

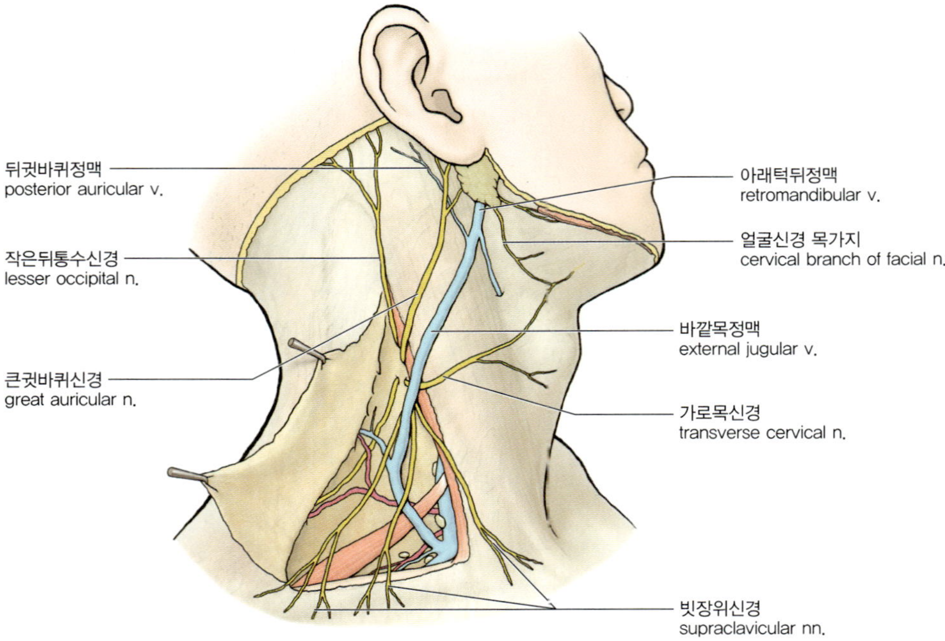

그림 5-4 뒤목삼각의 구조물

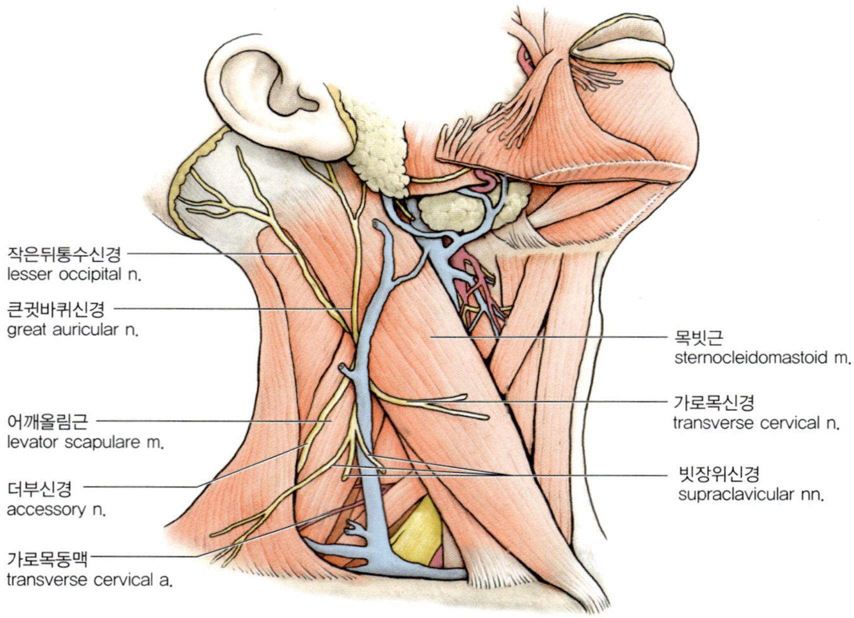

그림 5-5 목빗근과 뒤목삼각

- **큰귓바퀴신경**(great auricular n.)은 목빗근 뒷모서리 중간 위쪽에서 나타나 약간 위앞쪽으로 달리는 신경으로, 앞가지는 이 부위 목의 피부와 턱뼈각부위 얼굴 피부의 일부, 뒷가지는 귓바퀴 뒷부위에 분포한다.
- **가로목신경**(transverse cervical n.)은 목빗근 뒷모서리 중간 부위에서 이 근육을 가로질러 위·

아래가지로 나뉘며, 앞목삼각 피부에 분포한다.

- **빗장위신경**(supraclavicular nn.)은 목빗근 아래가쪽부위에서 나와 가지 3개(안쪽 · 중간 · 가쪽 빗장위신경)로 나뉘는데, 안쪽빗장위신경이 목빗근을 가로질러 복장빗장관절 부위 피부에 분포한다.

④ 어깨올림근(levator scapulae m.) 표면을 비스듬히 가로질러 등세모근 앞모서리를 지나 등세모근 속면으로 들어가는 **더부신경**(accessory n.)을 관찰한다(그림 5-5).

3) 뒤목삼각

(1) 뒤목삼각(posterior triangle of neck)의 경계(그림 5-1)

① 밑변 : 빗장뼈 중간 1/3 윗모서리

② 앞쪽 경계 : 목빗근(sternocleidomastoid m.) 뒷모서리

③ 뒤쪽 경계 : 등세모근(trapezius m.) 앞모서리

(2) 뒤목삼각 내용물의 해부

① 어깨목뿔근이 뒤목삼각을 다시 위쪽의 **뒤통수삼각**(occipital triangle)과 아래쪽의 **빗장위삼각**(supraclavicular triangle)으로 나누는 것을 확인한다(그림 5-1).

② 빗장밑동맥(subclavian a.)의 가지인 갑상목동맥(thyrocervical trunk)에서 나온 **가로목동맥**(transverse cervical a.)을 찾는다. 이 동맥은 목빗근 뒷모서리에서 나와 빗장뼈 위쪽 약 1.5 cm 되는 곳에서 빗장뼈와 평행하게 뒤목삼각을 가로지른다(그림 5-5).

4) 앞목삼각

(1) 앞목삼각(anterior triangle of neck)의 경계(그림 5-1)

① 앞쪽 경계 : 정중선

② 뒤쪽 경계 : 목빗근 앞모서리

③ 위쪽 경계 : 아래턱뼈 아래모서리

(2) 앞목정맥(anterior jugular v.)(그림 5-6)

① 이 정맥은 턱끝융기(mental protuberance) 주위의 작은 정맥들이 합쳐져 만들어진 후 아래로 내려와 복장위공간(suprastenal space)으로 들어간다.

② 복장뼈자루 바로 위에서 양쪽 앞목정맥(anterior jugular v.)은 안쪽에서는 서로 만나며 가쪽으로는 목빗근 뒤로 돌아 바깥목정맥이나 빗장밑정맥으로 들어가는 것을 확인한다.

③ 앞목정맥이 다른 정맥들과 다양한 연결을 하고 있는 것을 관찰한다.

④ 바깥목정맥이 작은 경우에는 앞목정맥이 커지는 경향이 있다.

(3) 턱두힘살근(digastric m.)과 어깨목뿔근(omohyoid m.)

이 두 근육은 앞목삼각을 4개의 작은 삼각인 턱밑삼각, 목동맥삼각, 근육삼각, 턱끝밑삼각으로 다시 나누는 것을 공부한다(그림 5-1).

(4) 턱끝밑삼각(submental triangle, 목뿔위삼각; suprahyoid triangle)

① 목뿔뼈몸통과 양쪽 턱두힘살근 앞힘살(anterior belly of digastric m.)이 **턱끝밑삼각**, 또는 **목뿔위삼각**이라고 하는 부위의 경계를 이루고 있음을 관찰한다(그림 5-7).

② 이 삼각의 바닥에는 턱목뿔근(mylohyoid m.)이 있다.

③ **턱두힘살근**(digastric m.)을 찾아 이를 깨끗이 한다. 이 근육의 두 힘살은 넓은 V자 모양을 하고 있는데, 가운데에서 **중간힘줄**(intermediate tendon)로 좁아져 목뿔뼈몸통(body of hyoid) 위가쪽 부분에 닿는다(그림 5-7).

④ 중간힘줄은 섬유고리(fibrous sling)에 의해서 목뿔뼈 몸통과 큰뿔에 고정되어 있다.

⑤ 턱두힘살근 뒤힘살 가까이 붓목뿔근(stylohyoid m.)이 지나감을 관찰한다. 붓목뿔근이 목뿔뼈에 닿는곳 가까이에서 턱두힘살근 힘줄이 이 근육을 관통한다.

⑥ 얼굴정맥(facial v.)이 턱두힘살근 뒤힘살과 붓목뿔근 표면을 가로지르는데, 이를 잘 보존한다.

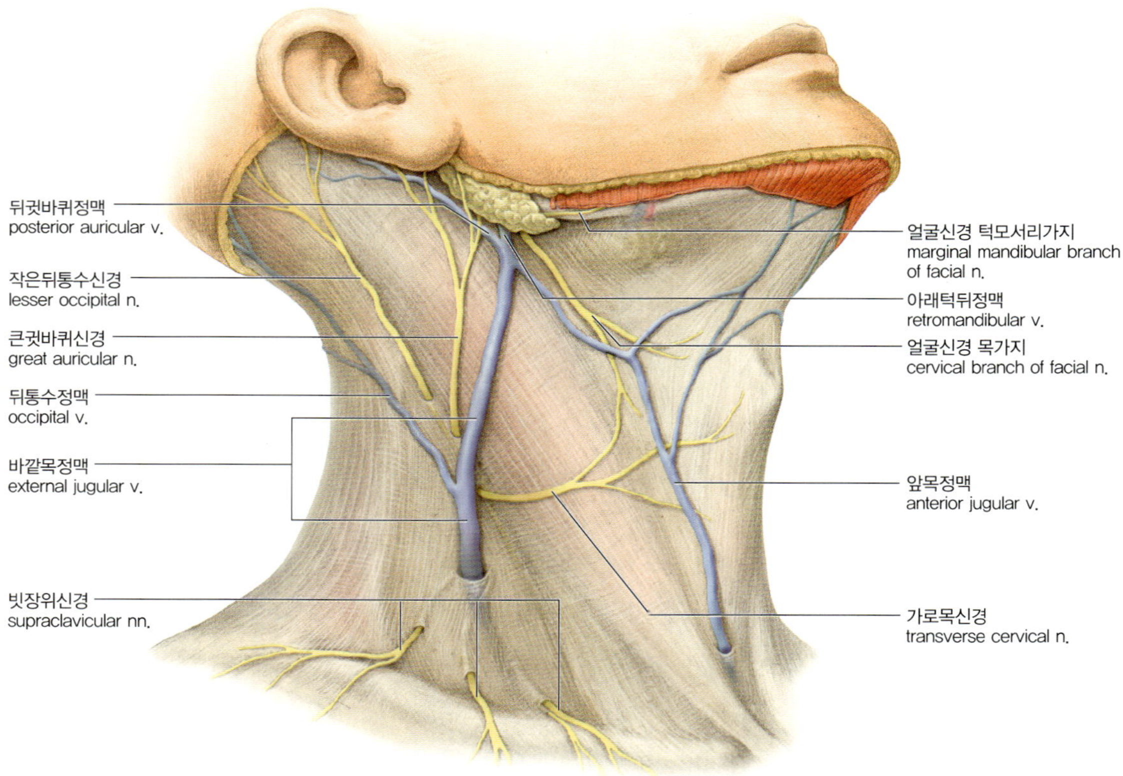

그림 5-6 목 얕은근막의 혈관과 신경

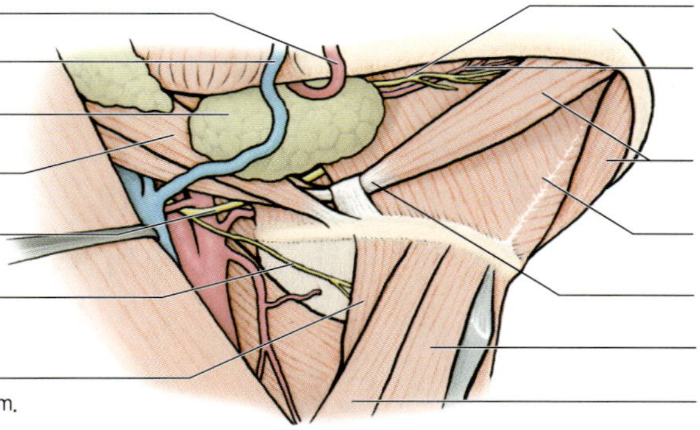

그림 5-7 앞목삼각

(5) 턱밑삼각(submandibular triangle)

① 턱밑삼각의 경계를 공부한다.

- 위쪽 경계 : 아래턱뼈 아래모서리
- 앞아래쪽 경계 : 턱두힘살근 앞힘살
- 뒤아래쪽 경계 : 턱두힘살근 뒤힘살

② **턱밑샘**(submandibular gland) 얕은부분이 크고, 턱밑삼각의 대부분을 차지하고 있음을 확인한다(그림 5-7).

③ 턱밑샘을 아래 안쪽으로 당기고, 벽이 얇은 **턱밑샘관**(submandibular duct)이 턱밑샘 안쪽면에서 나와 턱목뿔근 뒤모서리에서 이 근육의 깊은 곳을 따라 앞쪽으로 달리는 것을 확인한다(그림 5-8).

④ 턱밑샘관과 함께 샘조직 일부가 좁은 돌기 모양으로 같이 나오는데, 이를 턱밑샘 깊은부분이라고 한다. 이 부분은 턱목뿔근 깊은 곳으로 뻗어 있다.

⑤ 턱밑삼각에서 턱밑샘으로 가려져 있는 **얼굴동맥**(facial a.)을 깨끗이 박리한다.

⑥ 얼굴동맥과 얼굴정맥이 아래턱뼈 아래모서리를 가로지르는 점을 확인한다(그림 5-7). 이 점은 보통 턱뼈각에서 약 2 cm 정도 앞쪽에 위치하며, 동맥이 정맥보다 앞쪽에 있다.

⑦ **얼굴정맥**(facial v.)이 턱밑샘 표면을 지나며 턱밑삼각을 가로질러, 귀밑샘에서 나오는 아래턱뒤정맥(retromandibular v.) 앞가지와 만나 합쳐지는 것을 관찰한다.

⑧ 턱목뿔근(mylohyoid m.)을 깨끗이 한다. 턱목뿔근은 얇은 근육으로, 턱밑삼각과 턱끝밑삼각의 바닥을 이룬다(그림 5-7).

⑨ **혀신경**(lingual n.)을 확인한다(그림 5-8).

⑩ **턱밑신경절**(submandibular ganglion)을 확인한다. 턱밑신경절은 턱밑샘이 위치하는 부분에서 보통 2개의 작은 연결가지로 혀신경(lingual n.)과 연결된다.

⑪ 혀밑신경 바로 아래 턱두힘살근 힘살 사이에서 목뿔혀근의 근육섬유를 젖히면 혀동맥을 관찰할 수 있다.

⑫ **혀밑신경**(hypoglossal n.)은 목뿔혀근 가쪽에서 앞쪽으로 달리는데, 목뿔혀근과 붓혀근에 가지를 낸다(그림 5-8). 혀밑신경은 보통 목뿔혀근 앞모서리 가까운 부분에서 연결고리에 의해 혀신경과 연결된다.

⑬ 혀 아래가쪽면의 막을 자르고 혀를 안쪽으로 당겨 혀와 인접한 구조물을 턱목뿔근에서 분리한다. 이렇게 하면 혀밑샘, 턱밑샘 깊은부분, 턱밑샘관, 혀신경과 혀밑신경의 마지막부분, 턱밑신경절, 혀바깥근육을 관찰할 수 있다.

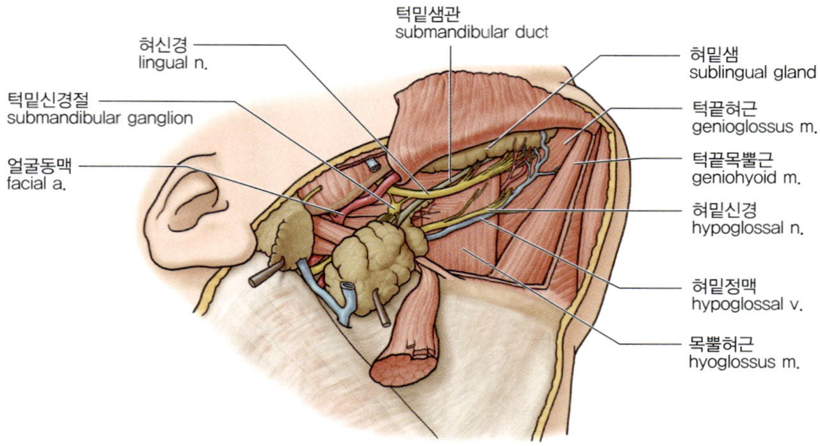

그림 5-8 턱밑삼각

(6) 근육삼각(muscular triangle)

① 근육삼각의 경계를 이루는 구조물을 공부한다.

- 위가쪽 경계 : 어깨목뿔근(omohyoid m.) 위힘살
- 아래가쪽 경계 : 목빗근 앞모서리
- 안쪽 경계 : 목의 정중선

② 정중선 근처의 목근막 얕은층을 조심스럽게 제거하고 **복장목뿔근**(sternohyoid m.)을 찾아 깨끗이 한다(그림 5-9).

③ 복장목뿔근 바로 가쪽에서 어깨목뿔근 위힘살(superior belly)을 찾아 깨끗이 한다. 위힘살을 아래쪽으로 좇아 내려가, 이 근육이 근막끈(fascial sling)에 의해 고정되어 있는 것을 확인한다.

④ 복장목뿔근을 박리하여 속 구조물들과 분리한 후, 이 근육이 목뿔뼈에 부착하는 지점에서 떼어내 아래쪽으로 젖힌다.

⑤ **복장방패근**(sternothyroid m.)을 확인하고 깨끗이 한다(그림 5-9).

⑥ **방패목뿔근**(thyrohyoid m.)을 확인하고 깨끗이 한다.

⑦ 후두융기(laryngeal protuberance)를 이루는 **방패연골**(thyroid cartilage)을 확인한다. 방패연골은 목뿔뼈 바로 아래에 위치한다.

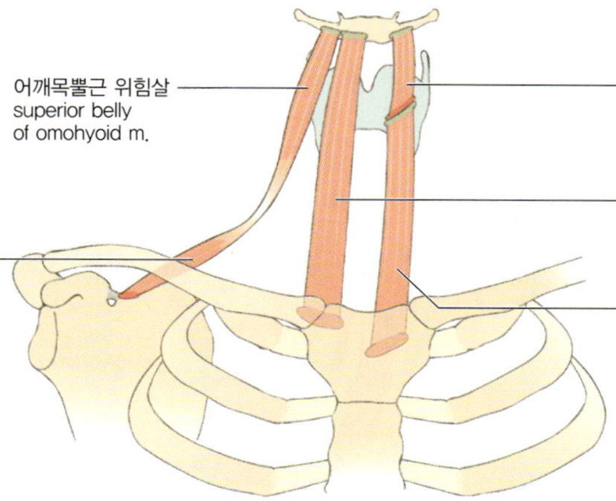

그림 5-9 목 정중선의 근육

⑧ 복장방패근과 방패목뿔근이 방패연골(thyroid cartilage)에 부착하는 양상을 자세히 관찰한다.

⑨ 복장목뿔근, 복장방패근, 어깨목뿔근에 분포하는 **목신경고리**(ansa cervicalis)의 가지를 확인한다. 이 신경들은 복장목뿔근과 복장방패근 뒤가쪽모서리로 들어간다(그림 5-10).

⑩ 양쪽 방패목뿔근을 닿는 곳에서 잘라 아래로 젖힌 후 정중면 부위를 노출시킨 후에 위로 목뿔뼈와, 아래로 방패연골 사이를 연결하는 **방패목뿔막**(thyrohyoid membrane)을 확인한다.

⑪ 방패목뿔막을 뚫고 지나가는 **위후두신경 속가지**(internal branch of superior laryngeal n.)를 찾는다(그림 5-11).

⑫ 속가지를 몸쪽으로 좇아 올라가 위후두신경이 속가지와 바깥가지로 나뉘는 곳을 찾는다.

⑬ **위후두신경 바깥가지**(external branch of superior laryngeal n.)를 다시 먼쪽으로 추적하여, 이 신경이 후두근육인 반지방패근(cricothyroid m.)에 분포함을 확인한다.

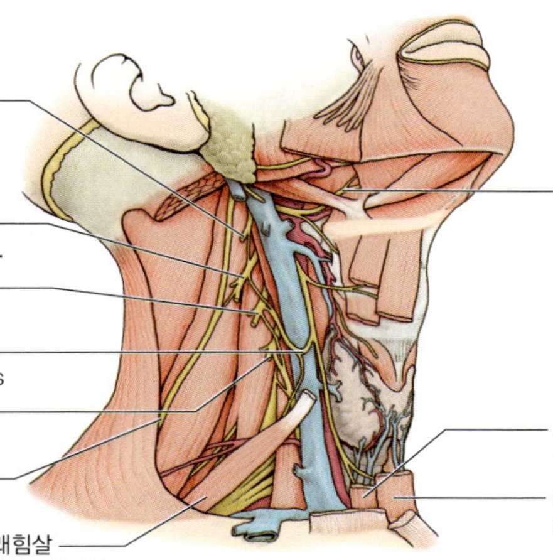

그림 5-10 목빗근을 제거하고 본 목 가쪽의 신경들

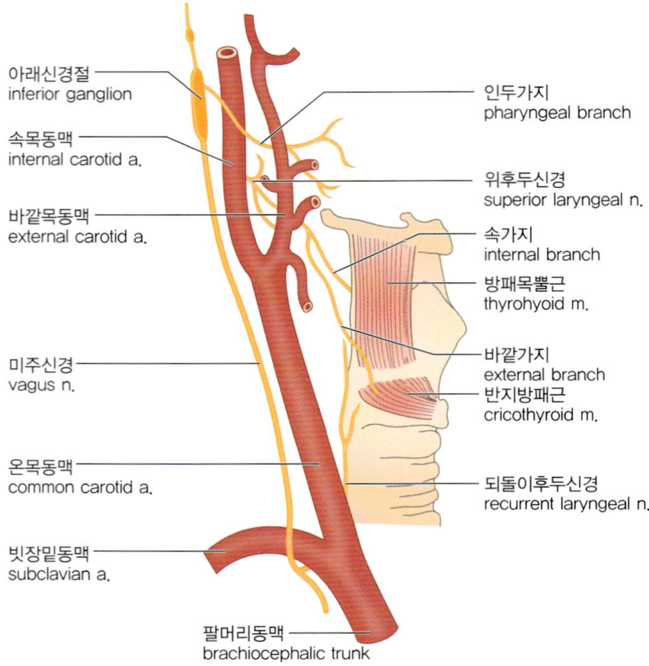

그림 5-11 목동맥 주변의 신경들

(7) 목동맥삼각(carotid triangle) 1

① 목동맥삼각의 경계를 공부한다.

- 위쪽 경계 : 턱두힘살근 뒤힘살
- 아래안쪽 경계 : 어깨목뿔근 위갈래
- 아래가쪽 경계 : 목빗근 앞모서리

② 목빗근을 복장뼈와 빗장뼈 닿는곳에서 5 cm 정도 위에서 자르고, 목빗근 표면을 지나는 피부신경들이 손상되지 않도록 조심하면서 위쪽으로 들어 올린다.

③ 목빗근 속면을 가로 지나는 **더부신경**(accessory n.)을 확인하고, 이를 머리쪽으로 추적하여 본다. 이 신경은 큰구멍(foramen magnum)을 지나 나온다는 점을 상기한다.

④ 목뿔뼈 큰뿔을 만져보고, 그 위 약 1 cm 되는 곳의 근막을 해부하여 목뿔혀근(hyoglossus m.)보다 얕은 곳에 있는 **혀밑신경**(hypoglossal n.)을 확인한다(그림 5-8, 10).

⑤ 턱두힘살근 뒤힘살 바로 밑에서 혀밑신경 표면을 뒤통수동맥이 가로지른다.

⑥ 목뿔혀근 뒷모서리 가까이에서 혀밑신경이 작은 가지인 **방패목뿔근신경**(thyrohyoid branch)을 내고, 이 가지는 앞아래쪽으로 달려 방패목뿔근에 분포하는 것을 확인한다. 이 신경의 성분은 첫째목신경에서 나온 신경인데 혀밑신경과 함께 주행하다 갈려나온다.

⑦ 목동맥삼각을 더 해부하기 위해서는 **목혈관신경집**(carotid sheath)을 제거하여야 한다. 이때 목신경고리(ansa cirvicalis)를 찾으면서 목혈관신경집을 제거한다. 목혈관신경집은 온목동맥(common carotid a.), 속목동맥(internal carotid a.), 속목정맥(internal jugular v.), 미주신경(vagus n.), 목신경고리 일부를 싸는 근막성 구조인데 뚜렷한 막구조로 이루어진 것이 아니며 단지 근막이 치밀해진 구조이다.

⑧ **목신경고리**(ansa cervicalis)를 확인한다. 목신경고리는 목신경얼기(cervical plexus)의 일부분으로 목뿔아래근육에 분포하며, C1이 이루는 위뿌리(superior root)와 C2-C3가 이루는 아래뿌리(inferior root)가 만나 고리를 형성하는 것이다(그림 5-10, 12). **위뿌리**(superior root)가 턱두힘살근 뒤힘살 아래에서 혀밑신경을 떠나 목혈관신경집에 붙어 내려오는 것을 관찰한다(그림 5-10).

⑨ 속목정맥의 가쪽 또는 안쪽에서 앞아래쪽으로 달리는 **아래뿌리**(inferior root)를 찾는다.

⑩ 위뿌리와 아래뿌리가 서로 만나 목신경고리(ansa cervicalis)를 이루는 것을 확인한다. 두 뿌리가 만나는 위치는 개인에 따라서 다양하다.

⑪ 목신경고리 아래쪽 끝에서 몇 개 가지가 나와 복장목뿔근(sternohyoid m.), 복장방패근(sternothyroid m.), 어깨목뿔근(omohyoid m.)에 분포하는 것을 확인한다(그림 5-10).

(8) 목동맥삼각(carotid triangle) 2

① 속목정맥(internal jugular v.)을 깨끗이 한다. 속목정맥은 목동맥삼각 윗부분에서만 일부 볼 수 있고 아랫부분은 목빗근으로 덮여 있다(그림 5-12).

② 위로 젖힌 목빗근을 제위치 시키고, **온목동맥**(common carotid a.) 아랫부분 역시 목빗근으로 덮여 있음을 확인한다.

③ 속목정맥 안쪽에 있는 온목동맥이 방패연골 위모서리 높이(CV4 높이)에서 **속목동맥**(internal carotid a.)과 **바깥목동맥**(external carotid a.)으로 나뉘는 것을 확인한다(그림 5-11, 13). 또한 온목동맥이 목에서 가지를 내지 않음을 확인한다.

④ 온목동맥이 끝나는 부위나, 속목동맥이 시작되는 부위의 동맥이 커진 부분인 **목동맥팽대**(carotid sinus)를 찾는다. 목동맥팽대는 혈압 조절에 중요한 역할을 하는 곳이다.

⑤ 바깥목동맥은 속목동맥보다 앞에 위치한다. 바깥목동맥을 깨끗이 하고, 이 동맥이 목동맥삼각에서 내는 가지 6개를 찾아본다.

⑥ 보통 바깥목동맥의 첫째 가지는 위갑상동맥 또는 오름인두동맥인데, **오름인두동맥**(ascending pharyngeal a.)은 바깥목동맥 안쪽면에서 일어나 인두벽 깊은 곳으로 올라가는 작은 동맥이다(그림 5-13).

⑦ **위갑상동맥**(superior thyroid a.)은 바깥목동맥이 시작하는 부위 약간 위에서 나와 앞안쪽으로 달리고, 다시 어깨목뿔근 깊은 곳에서 아래쪽으로 달려 갑상샘에 닿는다(그림 5-13). 위갑상동맥이 시작된 곳 가까이에서 이 동맥은 아래쪽으로 달리는 작은 목뿔아래가지(infrahyoid branch)와, 앞쪽으로 달려 방패목뿔막을 뚫고 후두로 들어가는 큰 가지인 위후두동맥(superior laryngeal a.)을 낸다.

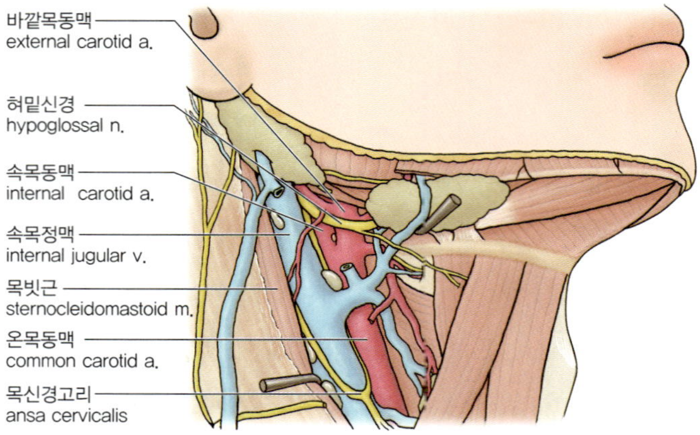

그림 5-12 목빗근과 속목정맥

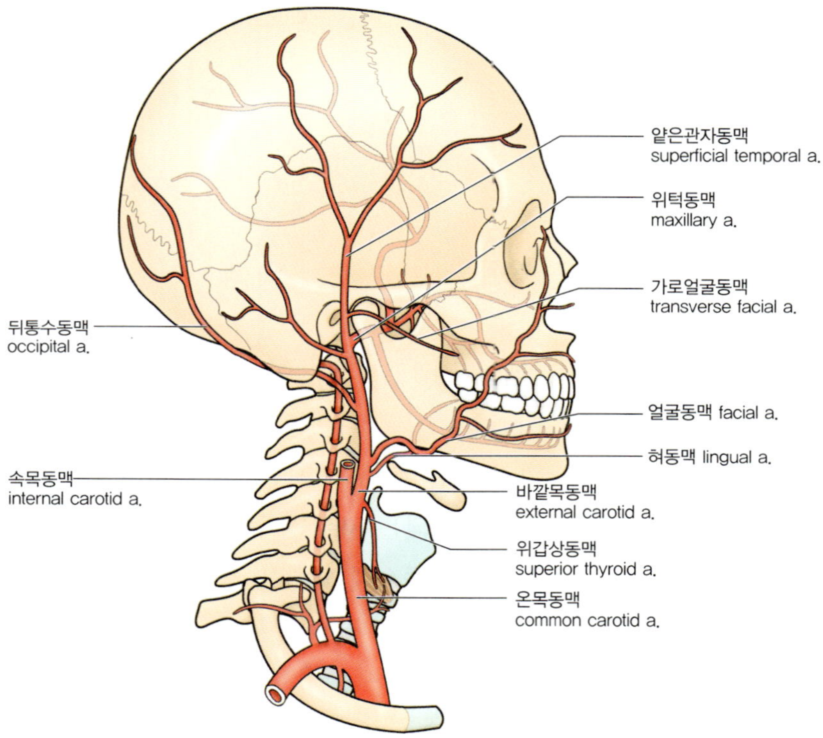

그림 5-13 머리와 목의 주요 동맥 모식도

⑧ **혀동맥**(lingual a.)은 목뿔뼈 큰뿔 높이에서 일어나 앞쪽으로 달리며, 보통 약간 위쪽으로 휘어 목뿔혀근 깊은 곳으로 사라진다.

⑨ **얼굴동맥**(facial a.)은 혀동맥 바로 위에서 일어나거나, 혀동맥과 같은 줄기로 바깥목동맥에서 일어난다(그림 5-13). 앞쪽으로 달려 턱두힘살근 뒤힘살 깊은 곳을 지나고 턱밑삼각에 닿는다.

⑩ **뒤통수동맥**(occipital a.)이 바깥목동맥 뒷면에서 일어나는데, 일어나는 부위는 얼굴동맥이 일어나

는 곳 맞은편이다. 뒤통수동맥은 턱두힘살근 뒤힘살 안쪽면을 따라 뒤위쪽으로 달려 속목정맥을 가로지른다.

⑪ **뒤귓바퀴동맥**(posterior auricular a.)은 바깥목동맥 뒷면에서 일어나 귀 뒤쪽으로 가서 머리덮개에 분포한다.

⑫ 다시 한 번 **위후두신경**(superior laryngeal n.) 속가지와 바깥가지를 확인한다(그림 5-11).

⑬ **미주신경**(vagus n.)은 목혈관신경집 뒷부분에 위치하며, 속목정맥과 속목동맥이나 온목동맥 사이에 놓여 있다. 미주신경은 복장빗장관절 뒤에서 아래로 내려가 가슴안으로 들어가는데, 왼쪽에서는 신경이 왼온목동맥과 왼팔머리정맥 사이에 위치하며, 오른쪽에서는 오른팔머리동맥과 오른팔머리정맥 사이에 위치한다(그림 4-8).

⑭ 목빗근을 들어올리면서 턱뼈각 뒤아래쪽 깊은 곳에 위치하는 비교적 큰 림프절 모임인 **깊은목림프절**(deep cervical nodes)을 확인한다.

(9) 목신경얼기

① 첫째에서 넷째목신경 앞가지로 이루어진 **목신경얼기**(cervical plexus)를 관찰한다(그림 5-14). 목신경얼기는 목빗근의 윗부분 깊은 곳에 위치한다.

② 목신경얼기는 첫째목신경과 둘째목신경 앞가지(ventral ramus) 사이에, 둘째목신경과 셋째목신경 사이에, 셋째목신경과 넷째목신경 사이에 각각 3개의 고리를 형성한다(그림 5-14).

③ 뒤목삼각에서 이미 관찰했던 목신경얼기의 다음 피부가지(cutaneous branches of plexus)를 그 이는곳까지 따라간다.

④ 작은뒤통수신경(lesser occipital n.), 큰귓바퀴신경(greater auricular n.), 가로목신경(transverse cervical cutaneous n.)은 모두 둘째고리에서 나오는 것을 확인한다.

⑤ 안쪽빗장위신경(medial supraclavicular n.), 중간빗장위신경(intermediate supraclavicular n.), 가쪽빗장위신경(lateral supraclavicular n.)은 셋째고리에서 하나의 가지로 나오는 것을 확인한다.

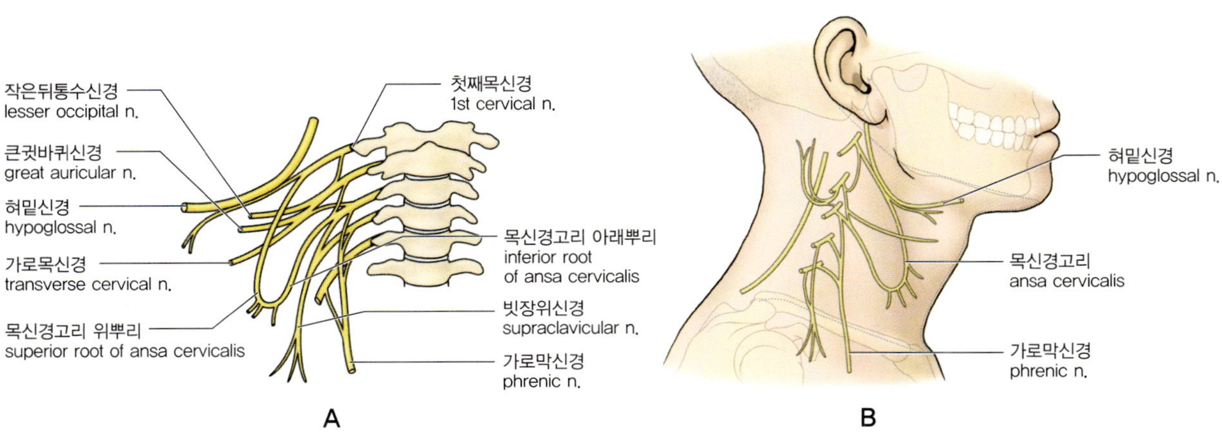

그림 5-14 목신경얼기 모식도

확인할 구조물

근육

□ 목빗근 □ 넓은목근 □ 턱두힘살근 □ 턱목뿔근 □ 붓목뿔근

□ 어깨목뿔근 □ 복장목뿔근 □ 복장방패근 □ 방패목뿔근

□ 어깨올림근 □ 앞목갈비근 □ 중간목갈비근 □ 머리널판근 □ 등세모근

동맥

□ 빗장밑동맥 □ 갑상목동맥 □ 가로목동맥 □ 어깨위동맥 □ 등쪽어깨동맥

□ 위갑상동맥 □ 혀동맥 □ 얼굴동맥

신경

□ 위후두신경 □ 혀밑신경 □ 미주신경 □ 교감신경줄기

□ 더부신경 □ 가로목신경 □ 큰귀바퀴신경 □ 작은뒤통수신경 □ 빗장위신경

학습 과제

○ 목신경신경얼기를 노출할 수 있는가?

○ 앞목삼각과 뒤목삼각의 경계와 내용물을 확인하시오.

2. 목의 내장

학습목표
1. 갑상샘의 모양과 위치를 확인하고 이 분비샘의 혈액공급에 대해 설명한다.
2. 부갑상샘의 위치를 구별하여 본다.

1) 갑상샘(thyroid gland)과 부갑상샘(parathyroid gland)

(1) 갑상샘

① 다시 한 번 목빗근과 복장목뿔근을 젖힌다.

② 복장방패근(sternothyroid m.)을 박리하고, 복장뼈 부착 부위에서 절단하여 위로 젖힌다.

③ 갑상샘(thyroid gland)은 기관 윗부분 앞가쪽에 위치하는 샘조직이다. 갑상샘은 가쪽에 **가쪽엽**(lateral lobe) 2개와 양쪽 엽을 서로 연결해 주는, 가운데 좁아진 부분인 갑상샘잘록(isthmus of thyroid gland)으로 구성됨을 관찰한다.

④ 갑상샘잘록이 둘째~셋째 기관연골을 가로질러 양쪽 엽을 연결하고 있음을 관찰한다(그림 5-15 A).

⑤ 때때로 갑상샘잘록에서 위로 뻗은 피라미드엽(pyramidal lobe)이 발견되는 경우도 있다. 이 엽은 발생과정의 흔적이다.

(2) 갑상샘의 혈관

① 갑상샘 위쪽에서 갑상샘으로 오는 **위갑상동맥**(superior thyroid a.)을 찾는다(그림 5-15 B). 위갑상동맥은 바깥목동맥의 가지임은 앞서 확인한 바 있다.

② 갑상샘 아래쪽에서 오는 **아래갑상동맥**(inferior thyroid a.)을 찾아본다. 아래갑상동맥은 빗장밑동맥 가지인 갑상목동맥(thyrocervical trunk)의 가지로, 위안쪽으로 주행하여 갑상샘 뒷면으로 들어간다.

③ 갑상샘에서 나오는 위갑상정맥(superior thyroid v.)을 찾는다. 위갑상정맥은 위갑상동맥과 같이 달리며 속목정맥으로 들어간다.

④ 아래갑상정맥(inferior thyroid v.)을 찾는다. 아래갑상정맥은 아래갑상동맥과 같이 달리지 않으며, 기관(trachea) 앞에서 아래로 내려와 팔머리정맥으로 들어간다. 아래갑상정맥은 쌍으로 있을 수 있고 때로 하나만 있을 수 있다.

⑤ 중간갑상정맥(middle thyroid v.)이 존재하는 경우가 있는데, 갑상샘에서 가쪽으로 달려 속목정맥으로 들어간다.

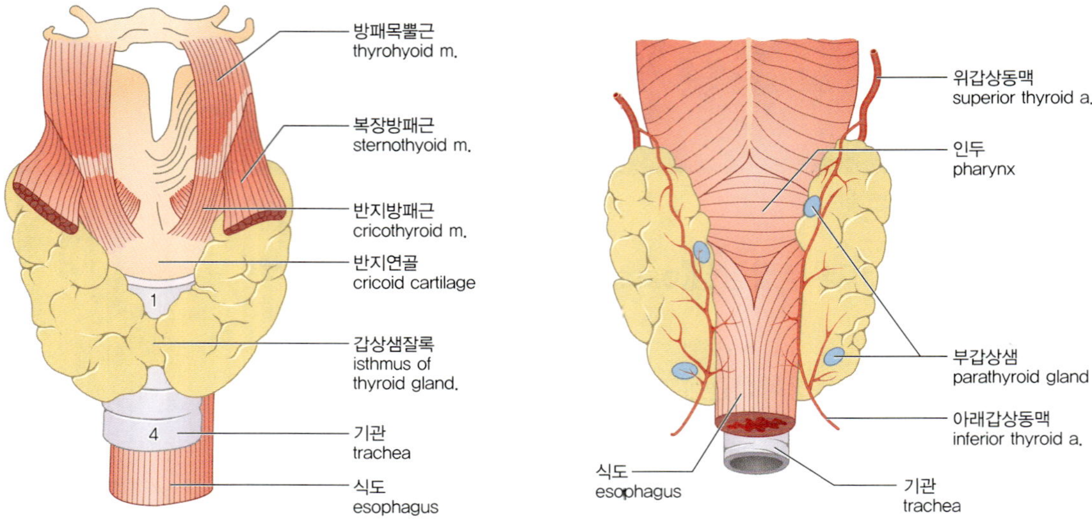

그림 5-15 갑상샘을 앞쪽(A)과 뒤쪽(B)에서 본 모습

(3) 부갑상샘(parathyroid gland)

① 갑상샘잘록에서 갑상샘을 잘라 양쪽 엽을 가쪽으로 젖힌다.

② 갑상샘 뒷면에서 부갑상샘(parathyroid glands)을 확인한다. 부갑상샘은 보통 두 쌍으로 되어 있는데, 각각 위부갑상샘과 아래부갑상샘(superior and inferior parathyroid glands)이라고 한다(그림 5-15 B).

③ 부갑상샘은 작고 납작한 타원형 구조물로, 때로는 갑상샘 조직 안에 묻혀 있을 수도 있으며, 갑상샘보다 밝은색을 띠어 갑상샘 실질과 구별할 수 있다.

2) 기관(trachea)과 식도(esopahgus)

(1) 기관(trachea)

① 기관이 목의 정중면에 위치하며, 반지연골(cricoid cartilage) 아래모서리(여섯째목뼈 높이)에서 시작하는 것을 관찰한다(그림 4-21).

② 기관을 구성하는 U자 모양 기관연골(tracheal cartilage)의 수를 세어본다.

③ 그림 5-16을 참조하여 기관절개술을 시행해 본다.

(2) 식도(esophagus)

① 식도가 기관 바로 뒤, 척추뼈몸통과 척주앞근육 앞에 위치하는 것을 확인한다. 식도 위치가 이렇기 때문에 식도 전체를 자세히 볼 수는 없다.

② 식도(esophagus)가 반지연골 아래모서리에서 인두(pharynx)의 연속으로 시작되는 것을 확인한다.

③ 식도와 기관 사이의 고랑을 해부하고, 이 고랑을 따라 올라와 후두에 분포하는 **되돌이후두신경**(recurrent laryngeal n.)을 찾는다.

④ 왼되돌이후두신경(left recurrent laryngeal n.)은 왼미주신경 가지로, 가슴안에서 일어나 올라오기 때문에 이 신경이 시작되는 부위를 지금은 확인할 수 없음을 인지한다.

⑤ 오른되돌이후두신경(right recurrent laryngeal n.)은 오른미주신경에서 일어나 위안쪽으로 빗장밑동맥을 돌아 오른빗장밑동맥과 온목동맥이 시작하는 부위 뒤를 지나 식도와 기관 사이에 이르는 것을 확인한다(그림 4-8).

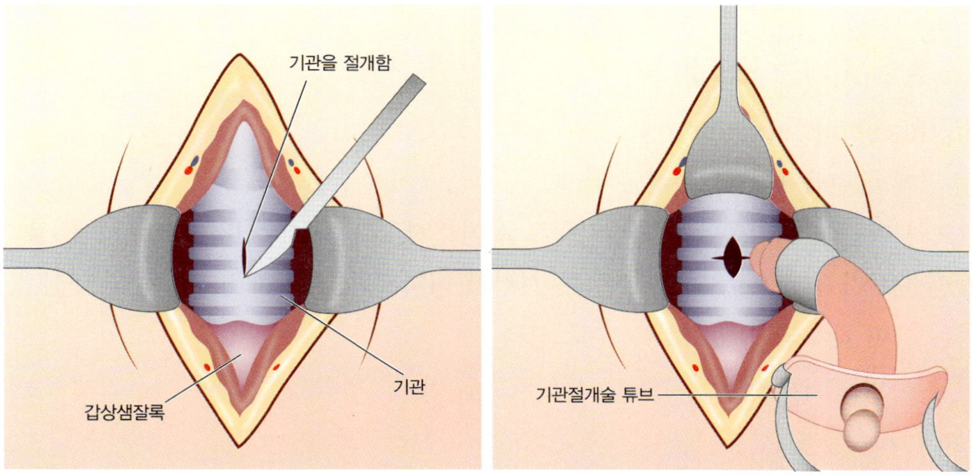

그림 5-16 기관절개술

확인할 구조물

☐ 갑상샘 ☐ 부갑상샘

☐ 위갑상동맥 ☐ 아래갑상동맥(갑상목동맥의 가지) ☐ 위후두동맥

☐ 위후두신경 속가지 ☐ 위후두신경 바깥가지

학습 과제

○ 위 · 아래갑상동맥에 함께 지나는 신경은 무엇인가?

○ 기관을 절개할 때 특별히 주의해야 하는 기관은 무엇인가?

○ 부갑상샘의 기능에 대해 설명해 보자.

3. 목의 뿌리(root of neck)

학습목표

1. 빗장밑동맥의 가지를 열거한다.
2. 앞목갈비근 표면을 지나는 혈관과 신경의 주행을 확인한다.

목의 '뿌리'는 복장뼈자루(manubrium), 양쪽 첫째갈비뼈, 첫째등뼈로 둘러싸인 공간을 말하며, 몸통과 머리 사이, 몸통과 팔 사이를 오가는 구조물들은 반드시 이 공간을 지난다.

1) 앞목갈비근 앞을 지나는 구조물

(1) 앞목갈비근(scalenus anterior m.)

이 근육 주변에서 다음 구조물을 찾는다.

① 앞목갈비근 앞면을 위가쪽에서 아래안쪽으로 가로지르는 **가로막신경**(phrenic n.)을 찾는다.

② 가로막신경을 가슴 속으로 추적하여, 이 신경이 허파뿌리(root of lung) 앞을 지남을 확인한다. 허파뿌리는 이미 해부되어 없어졌을 수도 있다.

③ 가로막신경 바로 안쪽에서, 앞목갈비근 앞면을 따라 위쪽으로 주행하는 **오름목동맥**(ascending cervical a.)을 찾는다(그림 5-17).

④ 오름목동맥을 아래쪽으로 추적하여, 이 동맥이 갑상목동맥(thyrocervical trunk)에서 갈려 나오는 것을 확인한다. 또는 아래갑상동맥(inferior thyroid a.)에서 갈려나오는 경우도 있다.

⑤ 앞목갈비근 아래쪽에서 이 근육 앞면을 가로질러 안쪽에서 가쪽으로 주행하는 또 다른 동맥인 **얕은목동맥**(superficial cervical a.)과 **어깨위동맥**(suprascapular a.)을 확인한다.

⑥ 앞목갈비근 이는곳 가까이에서 **빗장밑정맥**(subclavian v.)이 근육 앞을 가로지르는 것을 확인한다. 빗장밑정맥은 빗장위삼각에서 빗장뼈 바로 뒤에 위치하며, 목빗근과 앞목갈비근 사이에서 안쪽으로 달린다.

⑦ 빗장밑정맥은 속목정맥(internal jugular v.)과 만나 팔머리정맥(brachiocelphalic v.)이 된다.

⑧ 앞목갈비근과 중간목갈비근 사이에서 **팔신경얼기**(brachial plexus)를 구성하는 신경섬유들을 확인한다.

⑨ 팔신경얼기 **위줄기**(upper trunk)를 깨끗이 한다. 위줄기는 다섯째와 여섯째목신경 앞가지가 이루며, 뒤목삼각에서 가지를 2개 내는데, 어깨위신경(suprascapular n.)과 빗장밑근신경(subclavian n.)이 그것이다.

⑩ 팔신경얼기를 구성하는 척수신경 뿌리(root), 위 · 중간 · 아래줄기(trunks), 각 줄기의 앞갈래(anterior division)와 뒤갈래를 깨끗이 하고 구분해 본다.

⑪ 앞목갈비근 가쪽모서리를 지나 나오는 **빗장밑동맥**(subclavian a.)을 깨끗이 한다.

2) 빗장밑동맥과 그 가지들의 해부

(1) 빗장밑동맥(subclavian a.)

① 빗장밑동맥은 앞목갈비근을 기준으로, 보다 안쪽의 첫째부분, 앞목갈비근에 가려진 둘째부분, 앞목갈비근보다 가쪽의 셋째부분으로 나눈다.

② **빗장밑동맥 첫째부분**(first part of subclavian a.)을 확인한다. 이 부분은 앞쪽으로 빗장뼈와 목빗근에 의해 덮여 있으며, 가로막신경(phrenic n.), 미주신경(vagus n.), 척추정맥(vertebral v.), 교감신경줄기 부분인 빗장밑신경고리(ansa subclavia)가 가로지르는 것을 확인한다(그림 5-17).

③ 왼쪽에서는 가슴림프관(thoracic duct)의 마지막 부분이 역시 빗장밑동맥 첫째부분을 가로지른다.

④ 앞목갈비근 뒤에 핀셋 등을 넣고 이 근육의 아래쪽 깊은면을 들어 올려 **빗장밑동맥 둘째부분**(second part of subclavian a.)을 확인한다. 빗장밑동맥 첫째부분과 둘째부분은 목가슴막(cervical pleura) 뒤아래쪽에 위치함을 주의한다. 허파꼭대기(apex of lung)와 목가슴막은 첫째갈비뼈(first rib)보다 위로 상당히 올라와 있어, 목의 뿌리 부분에서도 볼 수 있다.

⑤ **빗장밑동맥 셋째부분**(third part of subclavian a.)이 첫째갈비뼈 윗면에 위치하며, 뒤로 중간목갈비근과 팔신경얼기 아래신경줄기와 인접해 있는 것을 관찰한다.

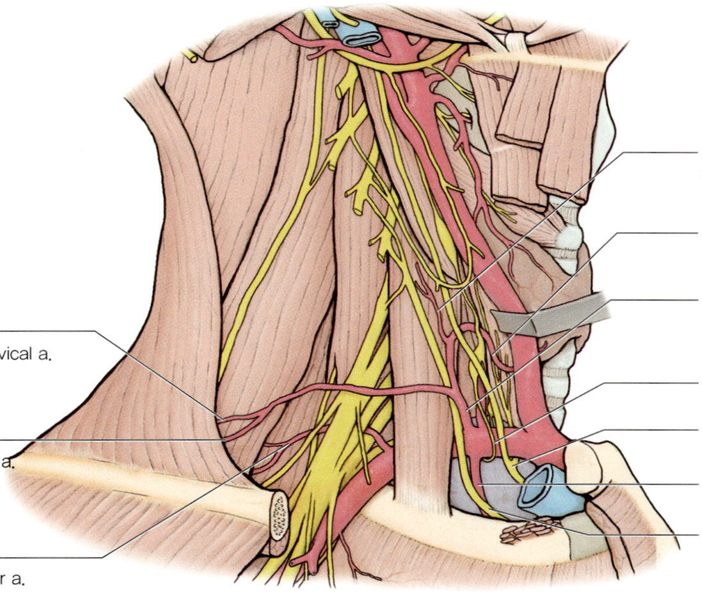

그림 5-17 오른쪽 목 가쪽 깊은 곳 구조물

(2) 빗장밑동맥의 가지

① 빗장밑동맥의 첫째가지인 **척추동맥**(vertebral a.)을 찾는다.

② 척추정맥(vertebral v.)은 척추동맥과 빗장밑동맥 앞쪽으로 내려와 팔머리정맥으로 유입된다. 때로 이 정맥이 매우 커져 있어 척추동맥을 가리는 경우가 있는데, 이때는 정맥을 제거하도록 한다.

③ 척추동맥이 일어나는 곳 근처, 빗장밑동맥 아랫면에서 일어나는 **속가슴동맥**(internal thoracic a.)을 찾는다. 이 동맥은 빗장밑동맥에서 아래앞쪽으로 달려 첫째갈비연골 뒤 앞가슴벽에 닿는다(그림 5-17).

④ 빗장밑동맥 첫째부분에서 척추동맥이 일어나는 곳보다 약간 가쪽에서 **갑상목동맥**(thyrocervical trunk)을 찾는다(그림 5-17).

⑤ 갑상목동맥이 약간 위로 올라간 후 **어깨위동맥**(suprascapular a.), **가로목동맥**(transverse cervical a.), **아래갑상동맥**(inferior thyroid a.)의 가지로 나뉘는 것을 확인한다.

⑥ 아래갑상동맥을 다시 한 번 추적하여, 이 동맥이 위로 올라가다 아래안쪽으로 구부러져 척추동맥 앞과 온목동맥, 미주신경 뒤를 지나 갑상샘에 분포하는 것을 확인한다.

⑦ 아래갑상동맥에서 갈려나와 앞목갈비근 앞면을 가로질러 올라가는 작은 가지인 오름목동맥(ascending cervical a.)을 다시 한 번 확인한다.

⑧ 빗장밑동맥 둘째부분에서 나오는 **목갈비동맥**(costocervical trunk)을 찾는다(그림 5-18). 목갈비동맥은 가슴막을 가로질러 위뒤쪽으로 달리며 깊은목동맥(deep cervical a.)과 맨위갈비사이동맥(supreme intercostal a.)으로 나뉘면서 끝난다.

⑨ 빗장밑동맥 셋째부분에서는 보통 가지가 나오지 않지만, 때로 등쪽어깨동맥(dorsal scapular a.) 또는 어깨위동맥(suprascapular a.)이 이 부분에서 나오는 경우가 있다.

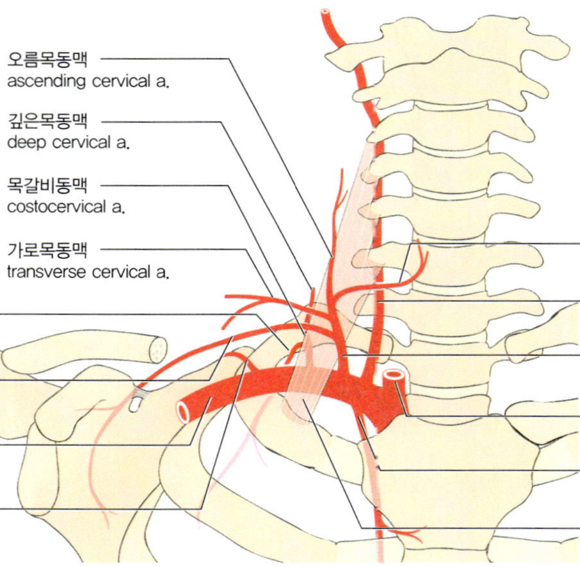

그림 5-18 목갈비동맥

3) 척주앞부위(prevertebral region)와 가쪽척주부위(lateral vertebral region)

① 가쪽척주근육(lateral vertebral mm.)인 목갈비근(scalenus mm.), 척주앞근육(prevertebral mm.)인 머리긴근(longus capitis m.), 목긴근(longus colli m.), 앞과 가쪽머리곧은근(rectus capitis anterior and lateralis mm.) 등을 덮고 있는 **척주앞근막**(prevertebral fascia)을 관찰한다(그림 5-19).

② 혀인두신경(glossopharyngeal n.; CN IX), 미주신경(vagus n.; CN X), 더부신경(accessory n. CN XI), 혀밑신경(hypoglossal n.; CN XII)의 주행 경로와 이들 신경과 인두와 목의 큰 혈관과의 관계를 공부한다.

③ 목의 교감신경줄기에서 **위 · 중간 · 아래목신경절**(superior, middle and inferior cervical sympathetic ganglia)과 목신경 **앞가지**(ventral ramus)를 관찰한다(그림 5-19).

④ 아래목신경절이 첫째갈비뼈머리 바로 앞에 위치하는 것을 확인한다.

⑤ 첫째가슴교감신경절(first thoracic sympathetic ganglion)이 아래목신경절과 합쳐져 **별신경절**(stellate ganglion)을 형성한 것을 확인한다.

⑥ 빗장밑동맥을 감고 중간목교감신경절과 아래목교감신경절을 연결하는 **빗장밑신경고리**(ansa subclavia)를 확인한다.

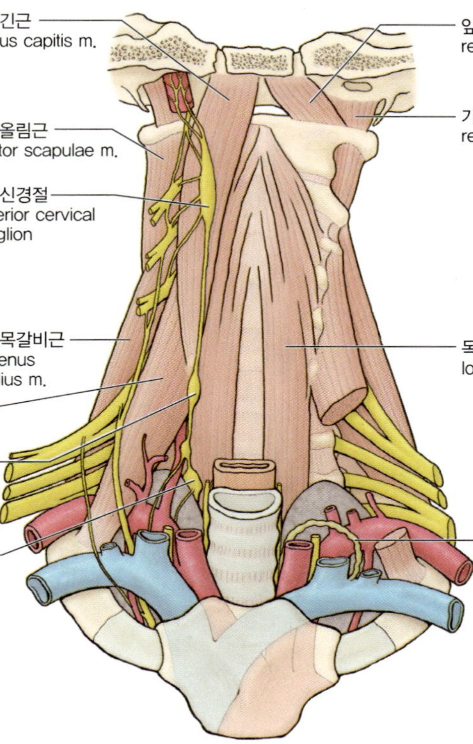

그림 5-19 가쪽척주근육과 척주앞근육

⑦ 목긴근, 머리긴근, 앞목갈비근을 셋째~여섯째목뼈가로돌기 앞결절(anterior tubercle)에서 분리하여 목신경가지들을 노출시킨다.

⑧ 다섯째~여덟째목신경과 첫째가슴신경의 앞가지들이 팔신경얼기(brachial plexus)를 이루는 것을 확인한다.

⑨ 척추동맥(vertebral a.)이 여섯째목뼈 가로구멍으로 들어가 고리뼈(atlas) 가로구멍을 통해 큰구멍(foramen magnum)으로 들어가는 것을 관찰한다.

확인할 구조물

신경

□ 교감신경줄기 □ 위 · 중간 · 아래목신경절 □ 미주신경 □ 가로막신경
□ 혀인두신경 □ 팔신경얼기의 위 · 중간 · 아래신경줄기

혈관

□ 가로목동맥 □ 속가슴동맥 □ 척추동 · 정맥 □ 어깨의동맥 □ 등쪽어깨동맥
□ 갈비목동맥 □ 빗장밑동 · 정맥 □ 가슴림프관

근육

□ 앞목갈비근 □ 중간목갈비근 □ 목긴근

학습 과제

○ 목과 팔로 출입하는 구조물이 위가슴문으로 드나드는 구조물과의 관계를 설명한다.
○ 목의 운동에 관련된 근육을 정리하고 신경지배를 이해한다.

4. 인두(Pharynx)

학습목표

1. 인두를 세 부분으로 나누고, 그 경계와 각 부위에서 관찰되는 구조물을 설명한다.
2. 귀관의 구조와 연결에 대하여 설명한다.
3. 인두의 근육을 층에 따라 분류하고 부착 위치와 신경분포에 대하여 설명한다.
4. 목구멍 주위에 배열되어 있는 편도를 나열하고, 그 위치와 임상적 의의를 설명한다.

인두는 머리뼈바닥에서 반지연골(cricoid cartilage) 아랫모서리 사이에 걸쳐 있으며(그림 5-20), 그 벽은 밖에서 안으로 볼인두근막(buccopharyngeal fascia), 근육층(muscular layer), 점막(mucosa)의 3층으로 구성된다.

1) 인두의 겉모습과 관련 신경들

(1) 인두근육(pharyngeal mm.)

① 시신을 바로누운자세(supine position)로 한다.

② 인두 뒷면에서부터, 인두를 덮고 있는 볼인두근막(buccopharyngeal fascia)을 제거하여 **아래인두수축근**(inferior pharyngeal constrictor m.)을 노출시킨다(그림 5-21).

③ 아래인두수축근을 깨끗이 하여, 이 근육이 앞에서는 방패연골 빗선(oblique line)과 반지연골(cricoid cartilage) 가쪽면에 부착하는 것을 확인한다(그림 5-22).

④ 아래인두수축근 윗모서리를 깨끗이 하여, 그 가쪽 속면에서 **중간인두수축근**(middle pharyngeal constrictor m.)을 분리한다.

⑤ 중간인두수축근 전체를 깨끗이 한 후에, 이 근육이 앞으로 목뿔뼈 큰뿔에 닿는 것을 확인한다(그림 5-22).

⑥ 중간인두수축근 윗모서리를 깨끗이 하여, 그 가쪽 속면에서 **위인두수축근**(superior pharyngeal constrictor m.)을 분리한다.

⑦ 위인두수축근 전체를 깨끗이 한 후에, 이 근육이 앞으로 **날개아래턱솔기**(pterygomandibular raphe)에 닿는 것을 확인한다.

⑧ 머리를 앞아래쪽으로 젖혀서 인두 뒷면이 보이도록 한다.

⑨ 위인두수축근 부위에서 인두 뒷면을 덮고 있는 볼인두근막을 제거하고 인두 뒷면 정중면에 있는 **인두솔기**(pharyngeal raphe)를 노출하여 관찰한다.

⑩ 양쪽 위인두수축근이 인두솔기에서 만나며, 이들은 또한 뒤통수뼈 인두결절(pharyngeal tubercle)에 닿는 것을 확인한다.

⑪ 위인두근 윗모서리와 머리뼈 바닥 사이를 잇는 **인두결절근막**(pharyngobasilar fascia)을 찾아 본다.

⑫ **붓인두근**(stylopharyngeus m.)을 확인한다. 이 근육은 붓돌기에서 아래안쪽으로 내려와 위인두수축근과 중간인두수축근 사이로 들어간다. 들어가는 위치는 목뿔뼈 큰 뿔에서 약 1 cm 위 지점이다.

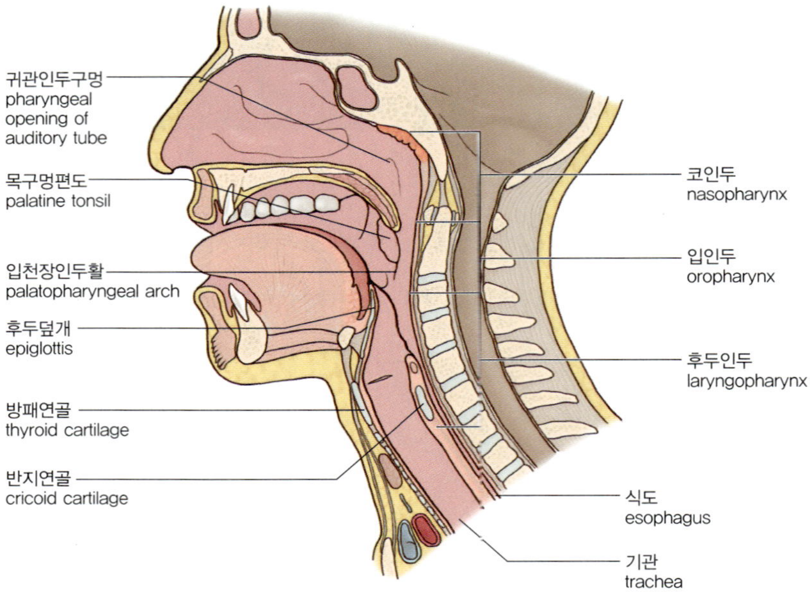

그림 5-20 인두의 구분

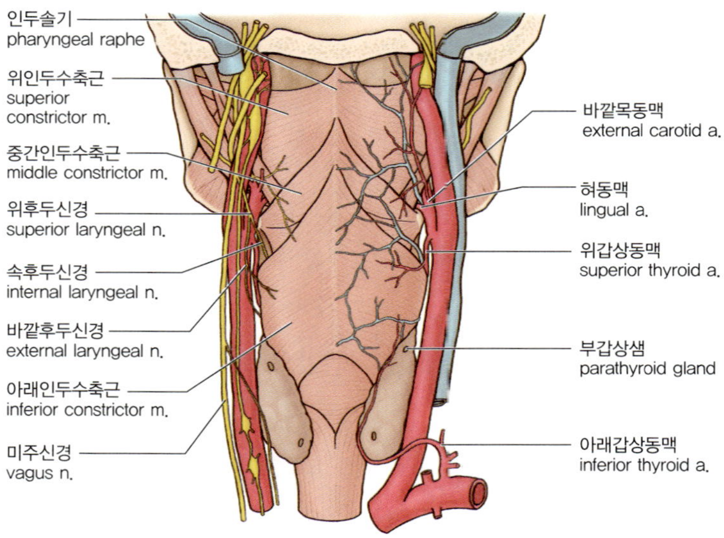

그림 5-21 인두를 뒤에서 본 모습

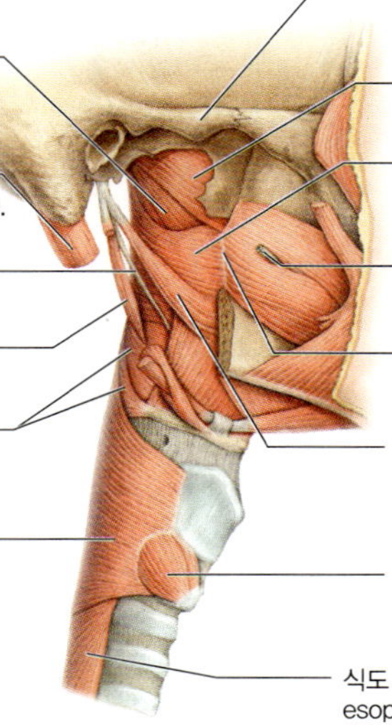

그림 5-22 인두를 가쪽에서 본 모습

(2) 인두 주변 신경

① **혀인두신경**(glossopharyngeal n.; CN IX)을 찾는다. 이 신경은 목정맥구멍(jugular foramen)에서 나와, 속목동맥과 바깥목동맥 사이를 지나면서 붓인두근에 접근한 후, 이 근육 가쪽면을 따라 주행하면서 가지를 내어 인두로 들어간다.

② 아래인두수축근 아래모서리를 깨끗이 하고, 아래쪽에서 올라와 이 모서리를 지나 인두 속으로 들어가는 **되돌이후두신경**(recurrent laryngeal n.)을 찾는다.

③ 인두근육 뒤가쪽면에서 **인두신경얼기**(pharyngeal plexus)를 찾아본다. 이 신경얼기는 혀인두신경, 미주신경, 위목신경절 등에서 가지를 받는다.

④ **미주신경**(vagus n.; CN X)을 찾는다. 이 신경은 목정맥구멍에서 나와, 속목동맥과 속목정맥 뒤에서 이들 혈관과 함께 목혈관신경집(carotid sheath)에 싸여 내려온다.

⑤ 목정맥구멍에서 약 2.5 cm 되는 곳에서, 미주신경에서 갈려나오는 **위후두신경**(superior laryngeal n.)을 찾고, 이 신경이 같은 이름의 동맥과 함께 방패목뿔막(thyrohyoid membrane) 가쪽을 뚫고 후두 안으로 들어가는 곳까지 추적하여 본다.

⑥ **더부신경**(accessory n. CN XI)을 찾는다. 이 신경 역시 목정맥구멍에서 나와 속목동맥과 속목정맥 사이를 지나 목빗근 속면으로 간다.

⑦ **혀밑신경**(hypoglossal n.; CN XII)을 찾는다. 턱밑삼각(submandibular triangle)에서 혀로 들어가는 혀밑신경을 다시 한 번 확인한 후, 이 신경을 위로 추적하여 본다. 이 신경은 뒤통수뼈 혀밑신경관(hypoglossal canal)을 지나 머리안을 빠져나온 후 속목동맥과 바깥목동맥 가쪽을 지나 혀쪽으로 간다.

2) 인두의 속구조

(1) 인두의 절개

인두가 아직 반으로 나뉘지 않았다면, 다음과 같이 시행한다.

① 뒤통수뼈 바닥부분 바로 밑에서 인두 뒤쪽을 가로로 자른다(그림 5-23).

② 정중면에 있는 인두솔기(pharyngeal raphe)를 따라 인두 전체를 세로로 자른다(그림 5-23).

③ 잘린 인두를 양 가쪽으로 젖히고, 코인두, 입인두, 후두인두를 구별하여 본다.

(2) 코인두(nasopharynx)(그림 5-20, 23)

① **코인두**의 경계를 확인한다. 코인두는 코안(nasal cavity) 바로 뒤, 물렁입천장(soft palate) 위쪽 공간이다.

② 코인두 가쪽벽 위앞쪽 부분에서 **귀관인두구멍**(pharyngeal opening of auditory tube)을 확인한다(그림 5-20, 6-44). 휘기 쉬운 더듬자를 이 구멍으로 넣어 뒤가쪽으로 찌르면 고실(cavity of middle ear)로 들어간다.

③ 귀관인두구멍을 위뒤쪽에서 감싸고 있는 돌출된 부분을 **귀관융기**(torus tubarius)라고 한다. 이 구조물은 귀관을 이루는 연골이 점막에 덮여서 만들어진 것이다.

④ 귀관융기에서 인두 가쪽벽으로 내려가는 점막주름인 **귀관인두주름**(salpingopharyngeal fold)을 확인한다. 귀관인두주름은 아래로 갈수록 점차 사라진다.

⑤ 귀관인두주름 점막을 벗겨서 그 안에 있는 **귀관인두근**(salpingopharyngeus m.)을 노출시켜 본다(그림 5-24).

⑥ 귀관융기와 귀관인두주름 바로 뒤 인두 가쪽벽에 주머니 모양으로 움푹 들어간 곳이 있는데, 이를 **인두오목**(pharyngeal recess)이라고 한다.

⑦ 양쪽 인두오목 사이인 코인두 뒷벽에 림프조직이 모여 있는 것을 볼 수 있는데, 이를 인두편도(pharyngeal tonsil; adenoid)라고 한다.

(3) 입인두(oropharynx)(그림 5-20, 23)

① 입인두의 경계를 확인한다. 입인두는 입안(oral cavity) 뒤쪽 공간으로, 위로는 물렁입천장, 아래로는 후두덮개(epiglottis)가 경계를 이룬다.

② **입천장혀활**(palatoglossal arch)과 **입천장인두활**(palatopharyngeal arch)을 찾는다. 이들은 입천장에서 아래 방향으로 잡힌 점막 주름으로, 입천장혀활이 입천장인두활보다 앞쪽에 위치한다. 주름 안에는 각각 **입천장혀근**(palatoglossus m.)과 **입천장인두근**(palatopharyngeus m.)이 들어 있다(그림 5-24).

③ 입천장혀활과 입천장인두활 사이에 움푹 들어간 부위에서 **입천장편도**(palatine tonsil)를 찾아본다.

④ 양쪽 입천장혀활 사이를 목구멍(fauces)이라고 하며, 입안과 입인두 사이의 통로이다.

(4) 후두인두(laryngopharynx)(그림 5-20, 23)

① 후두인두의 경계를 확인한다. 후두인두는 후두 뒤에 위치하는 인두 부분으로, 위로는 후두덮개에서 아래로는 반지연골 아랫모서리에 이른다.

② 후두덮개 아랫부분으로 **모뿔덮개주름**(aryepiglottic fold)으로 둘러싸여 있는 부분을 **후두어귀**(laryngeal inlet)라고 한다(그림 5-23).

③ 모뿔덮개주름의 아랫부분 후두벽 가쪽에는 양쪽으로 인두 벽과 사이에 깊은 주머니가 형성되며, 이를 **조롱박오목**(piriform recess)이라고 한다.

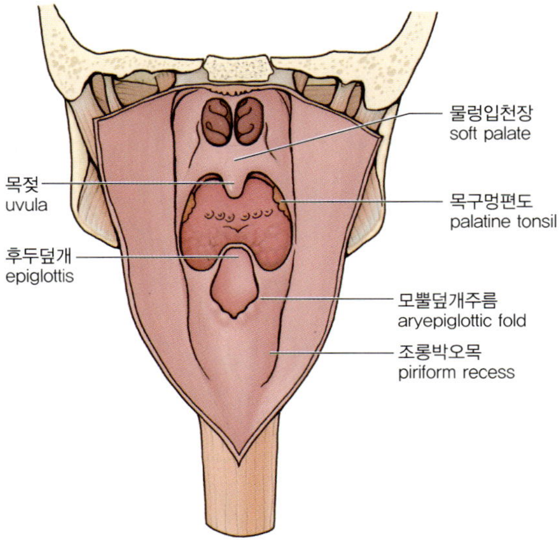

그림 5-23 인두 뒤쪽을 세로로 열고 본 모습

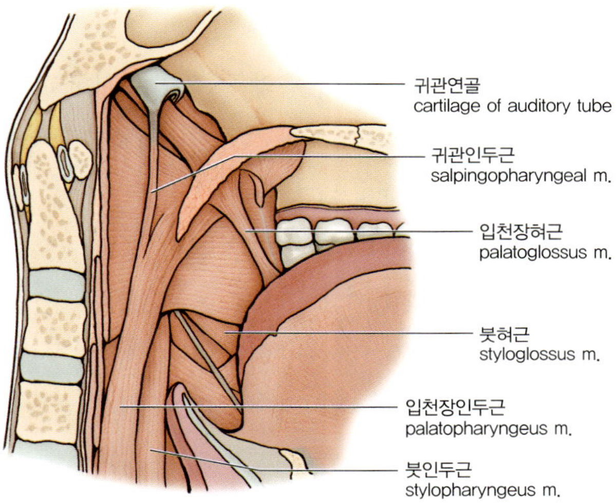

그림 5-24 인두의 근육

확인할 구조물

□ 물렁입천장 뒤모서리 □ 후두어귀 □ 아래인두수축근 □ 중간인두수축근
□ 목구멍편도 □ 혀편도 □ 귀관융기 □ 귀관인두주름 □ 입천장혀활
□ 입천장인두활 □ 인두오목 □ 조롱박오목

학습 과제

○ 편도고리의 위치와 임상적 의의는?
○ 삼키기운동의 기전과 인두수축의 작용은?

5. 후두(Larynx)

학습목표

1. 후두를 이루는 연골을 구별한다.
2. 후두의 관절을 설명하고, 이들 관절을 움직이는 근육을 열거한다.
3. 후두안의 구조물을 확인하고 각 부분의 기능에 대해 설명한다.
4. 위후두신경과 되돌이후두신경에 의한 후두의 신경 지배를 설명한다.
5. 후두, 목뿔뼈, 기관 사이의 막 구조물을 확인한다.

1) 표면해부

후두를 해부하기 전에 후두의 구조를 유지하고 있는 연골의 형태와 관절, 운동 등을 이해하고 후두의 막 구조물을 공부한다(그림 5-25, 26). 이때 모형을 이용하면 도움이 될 것이다.

① 방패연골(thyroid cartilage)

② 반지연골(cricoid cartilage)

③ 후두덮개(epiglottis)

④ 모뿔연골(arytenoid cartilage) : 해부하기는 어려우며, 모뿔덮개주름에서 만질 수 있다.

⑤ 쐐기연골(cuneiform cartilage) : 이 연골은 모뿔덮개주름 속에서 만질 수 있다.

⑥ 잔뿔연골(corniculate cartilage)

⑦ 후두의 연골들은 인대와 근육으로 서로 연결된다.

⑧ 가장 중요한 인대는 탄력원뿔(conus elasticus)이다.

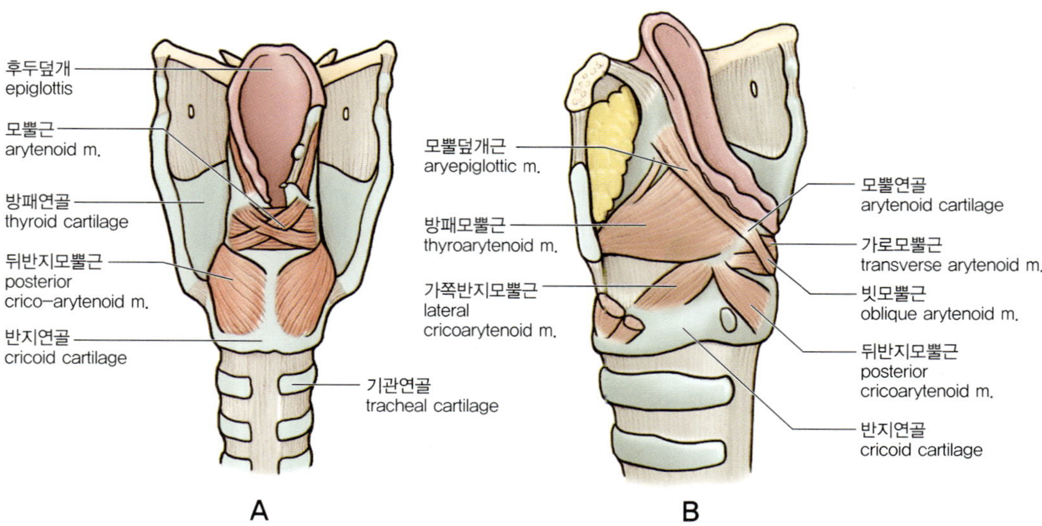

그림 5-25 후두를 뒤에서 본 모습(A)과, 왼쪽 목뿔뼈와 방패연골을 제거하고 가쪽에서 본 모습(B)

⑨ 탄력원뿔이 위쪽으로 닿는 앞과 뒤, 두 부분 사이의 탄력원뿔 위쪽 자유모서리를 **성대인대**(vocal lig.)라고 한다.

⑩ 성대인대 안쪽으로는 후두점막이 덮고 있고, 가쪽으로는 근육과 점막이 덮어 참성대(true vocal fold or cord)를 이룬다.

2) 후두의 근육

(1) 후두의 바깥기원근육

후두 전체를 움직이는 후두 바깥기원근육(목뿔위근육, 목뿔아래근육, 붓인두근 등)은 이미 살펴본 바 있다.

(2) 후두의 자체기원근육

후두 바깥면에서 자체기원근육(intrinsic mm.)을 관찰한다.

① **반지방패근**(cricothyroid m.)을 깨끗이 한다. 이 근육은 반지연골 가쪽 바깥면에서 방패연골 아랫모서리 사이에 비스듬히 놓여 있다.

② 후두어귀(laryngeal inlet) 아랫부분에서 후두 뒷면(즉, 후두인두 앞벽)을 덮고 있는 점막을 제거한다. 점막 제거는 인두에 이르기 직전까지 한다.

③ 후두 가쪽 조롱박오목(piriform recess) 부위 점막도 제거한다.

④ 점막을 제거하면서 **아래후두신경**(inferior laryngeal n.; 반지연골 아래모서리 높이에서 되돌이(후두신경의 마지막 가지)를 확인하고 그 위치를 보존한다. 아래후두신경은 후두 뒷면을 따라 오르며 인두점막 바깥면과 가깝게 붙어 있다.

⑤ **뒤반지모뿔근**(posterior crico-arytenoid m.)을 깨끗이 한다(그림 5-25). 이 근육은 반지연골판(lamina of cricoid cartilage) 뒷면에서 모뿔연골 근육돌기(muscular process) 사이에 걸쳐 있다.

⑥ **모뿔근**(arytenoid m.)들을 깨끗이 한다(모뿔근은 쌍으로 있지 않고, 한쪽 모뿔연골 뒷면에서 일어나 다른 쪽 모뿔연골 뒷면에 닿는다). 가로모뿔근(transverse arytenoid m.)과 빗모뿔근(oblique arytenoid m.)으로 나눈다(그림 5-25 B).

⑦ 모뿔근 일부가 모뿔덮개주름 속에서 앞가쪽 후두덮개까지 계속되며, 이를 **모뿔덮개근**(aryepiglotticus m.)이라고 한다(그림 5-25 B).

(3) 후두속 자체기원근육(intrinsic mm.)

① 후두 가쪽에서 방패연골 아래뿔과 반지연골 사이의 **반지방패관절**(cricothyroid joint)을 확인한다.

② 방패연골 왼쪽 판(lamina)을 다음과 같이 제거한다. 왼쪽에서 방패목뿔막(thyrohyoid membrane)이 방패연골에 붙는 부분을 자르고 반지방패관절을 제거한다(그림 5-26). 방패연골을 정중선에서 약 1 cm 왼쪽에서 세로로 잘라 방패연골 왼쪽 판을 떼어낸다. 떼어낸 방패연골 판은 반지방패근에 의

해 반지연골에 붙어 있게 둔다.

③ **가쪽반지모뿔근**(lateral crico-arytenoid m.)과 **방패모뿔근**(thyro-arytenoid m.)을 깨끗이 한다(그림 5-25 B).

④ 해부하는 과정에서 보기는 힘들지만, 성대근(vocalis m.)도 방패모뿔근 안쪽 부분으로 분류되기도 하며, 성대근은 성대인대(vocal lig.)에 닿는다. 성대근은 성대인대 바로 가쪽 성대주름 속에 위치한다(그림 5-26, 27).

⑤ 가쪽반지모뿔근과 방패모뿔근을 조심스럽게 제거하고 탄력원뿔(conus elasticus)을 확인한다(그림 5-25, 27). 탄력원뿔은 반지연골활 위모서리에서 위의 두 근육 깊은 곳에서 위안쪽으로 달린다.

⑥ 성대주름(vocal fold) 속에서 탄력원뿔 위 자유모서리인 **성대인대**(vocal lig.)를 확인한다. 성대인대 안쪽에는 점막이 있으며, 가쪽에는 성대근이 있다.

⑦ 모뿔덮개주름(aryepiglottic fold)을 공부한다(그림 5-23). 모뿔덮개주름은 뒤쪽에서 모뿔연골의 앞가쪽면에서 일어나 앞쪽의 후두덮개의 위가쪽모서리에 붙으며 이 주름의 아래모서리는 네모막(quadrangular membrane)이 주로 구성한다(그림 5-27).

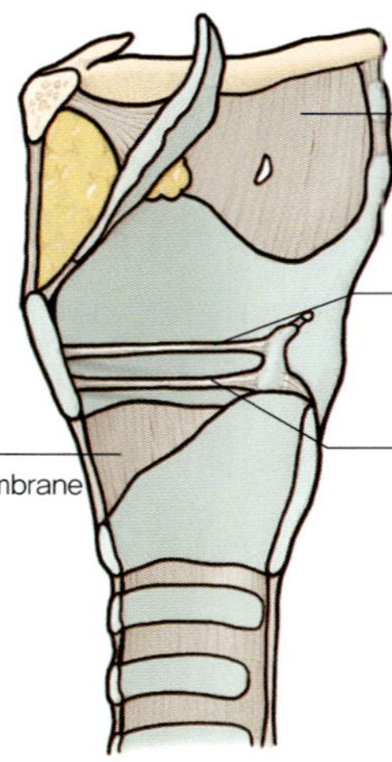

그림 5-26 후두 인대와 막 구조물

3) 후두안(laryngeal cavity)

(1) 후두의 관찰

절반으로 잘린 후두에서 다음과 같이 해부하고 관찰한다(그림 5-28).

① **방패목뿔막**(thyrohyoid membrane)을 깨끗이 한다. 이 막을 뚫고 **속후두신경**(internal laryngeal n.)과 **위후두동맥**(superior laryngeal a.)이 지난다(그림 5-29).

② 밀알연골(triticeal cartilage)이 때로 가쪽방패목뿔인대(lateral thyrohyoid lig.) 속에서 관찰된다.

③ 후두어귀(laryngeal inlet)를 통하여 후두안의 여러 구조물을 공부한다(그림 5-27, 28).

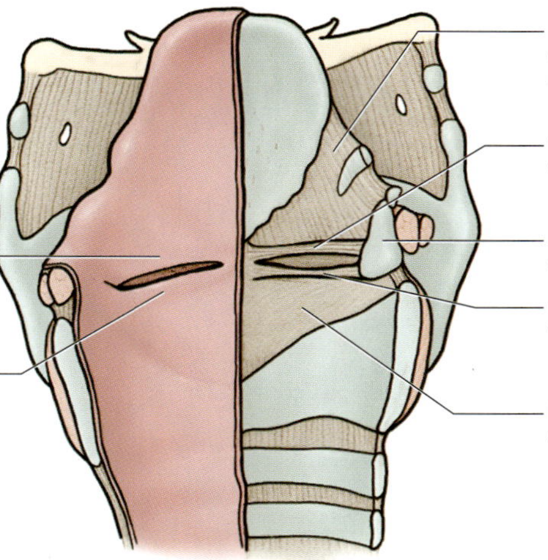

그림 5-27 후두를 뒤에서 세로로 잘라 벌려 본 모습

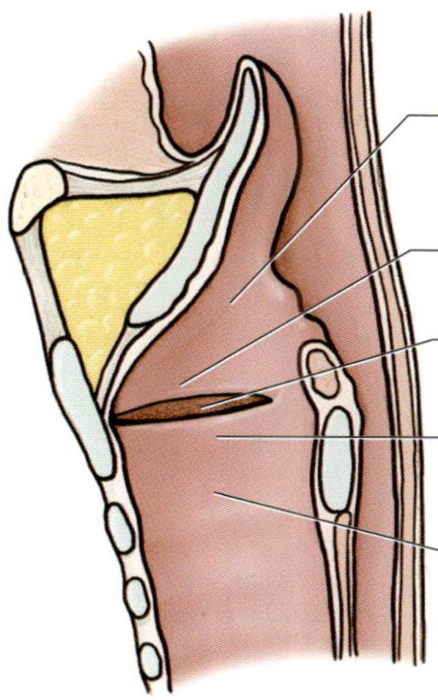

그림 5-28 후두안의 모습

- 안뜰주름(vestibular fold) 또는 거짓성대(false vocal cord)
- 성대주름(vocal fold) 또는 성대(true vocal cord) : 성대는 거짓성대보다 더 아래안쪽으로 뻗어 있어, 위에서 들여다 보면 쉽게 관찰된다.
- 후두안뜰(vestibule of larynx) : 후두덮개 뒤, 모뿔덮개주름 아래, 안뜰주름 위에 있는 공간
- 후두실(ventricle of larynx) : 안뜰주름과 성대주름 사이 가쪽 공간
- 성대문아래공간(infraglottic covity) : 성대주름 아래공간이며, 반지연골 아래모서리가 아래 경계이다.
- 성대틈새(rima glottidis) : 후두실과 성대문아래공간 사이의 경계

4) 후두의 신경

(1) 아래후두신경(inferior laryngeal n.)

① 반지방패근을 제외한 모든 후두 내인근육에는 되돌이후두신경의 운동섬유로 주로 구성된 아래후두신경이 분포한다(그림 5-29).

② 아래후두신경은 반지연골 아래모서리에서 앞가지와 뒤가지로 나뉜다.

③ 뒤가지(posterior branch)는 뒤반지모뿔근 표면에서 위치하면서 위쪽으로 올라가 뒤반지모뿔근과 빗모뿔근, 가로모뿔근에 분포한다.

④ 앞가지(anterior branch)는 앞위쪽으로 달려 가쪽반지모뿔근, 방패모뿔근, 성대근에 분포한다.

⑤ 아래후두신경은 성대주름 아래의 점막에서 감각을 느끼는 감각신경의 일부를 동반한다.

(2) 속후두신경(internal laryngeal n.)

① 위후두신경 속가지인 속후두신경은 성대주름 위쪽의 감각신경으로 작용하지만 아래후두신경과 감각을 느끼는 부분이 겹친다(그림 5-29).

② 속후두신경은 방패목뿔막을 뚫고 후두점막 깊은 곳에서 여러 가지로 나뉜다.

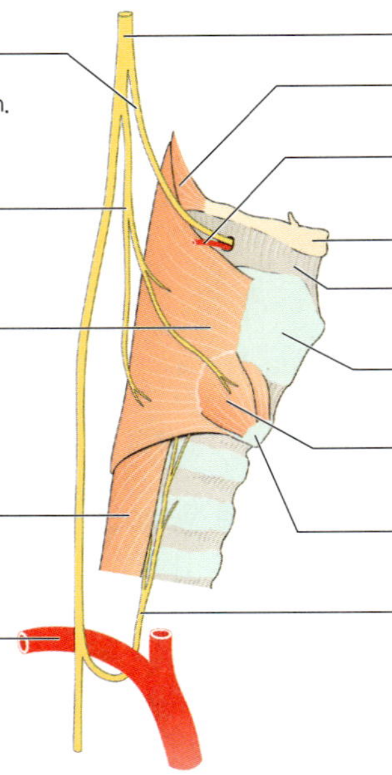

그림 5-29 후두의 신경

확인할 구조물

☐ 방패연골 ☐ 반지연골 ☐ 방패목뿔막 ☐ 후두덮개 ☐ 반지기관인대 ☐ 모뿔연골
☐ 후두덮개 ☐ 모뿔덮개주름 ☐ 반지방패근 ☐ 뒤반지모뿔근 ☐ 가쪽반지모뿔근
☐ 가로모뿔근 ☐ 빗모뿔근 ☐ 방패모뿔근 ☐ 성대근
☐ 아래후두신경(되돌이후두신경의 가지) ☐ 위후두신경(속가지, 바깥가지)
☐ 인두(코부분 · 입부분 · 후두부분) ☐ 뒤콧구멍 ☐ 목구멍 ☐ 후두어귀
☐ 안뜰주름 ☐ 성대주름 ☐ 성대문틈새 ☐ 후두안뜰 ☐ 후두실 ☐ 성대문아래공간

학습 과제

○ 성대문을 열고 닫는 근육으로는 어떤 것이 있는가?
○ 후두근육의 지배신경은?
○ 후두의 소리 생성과 재채기, 휘파람 등의 작용을 설명한다.
○ 후두의 위 · 아래 움직임에 대해 설명한다.

○ 후두안을 분류하고 각각의 부분이 담당하는 작용과 기능을 설명한다.

○ 후두안뜰과 성대문아래공간에서 신경지배는 어떻게 다른가?

○ 되돌이후두신경 마비 시 쉰 목소리가 나는 이유는?

chapter

06

머리 Head

1. 얼굴(face)

학습목표

1. 얼굴 표정을 담당하는 주요 근육들을 확인한다.
2. 얼굴신경의 종말가지를 열거하고, 분포하는 근육을 설명한다.
3. 얼굴 감각을 담당하는 삼차신경 가지들을 열거한다.
4. 얼굴동맥의 가지를 열거하고 분포양상을 설명한다.
5. 얼굴 얕은층에 있는 씹기근육의 작용과 신경지배를 설명한다.

1) 표면해부

얼굴 해부에 앞서 얼굴 각 부위들을 확인하고, 피부벗기기를 하기 전에, 뼈표지가 되는 다음 구조물을 손으로 직접 만져본다(그림 6-1 A, B).

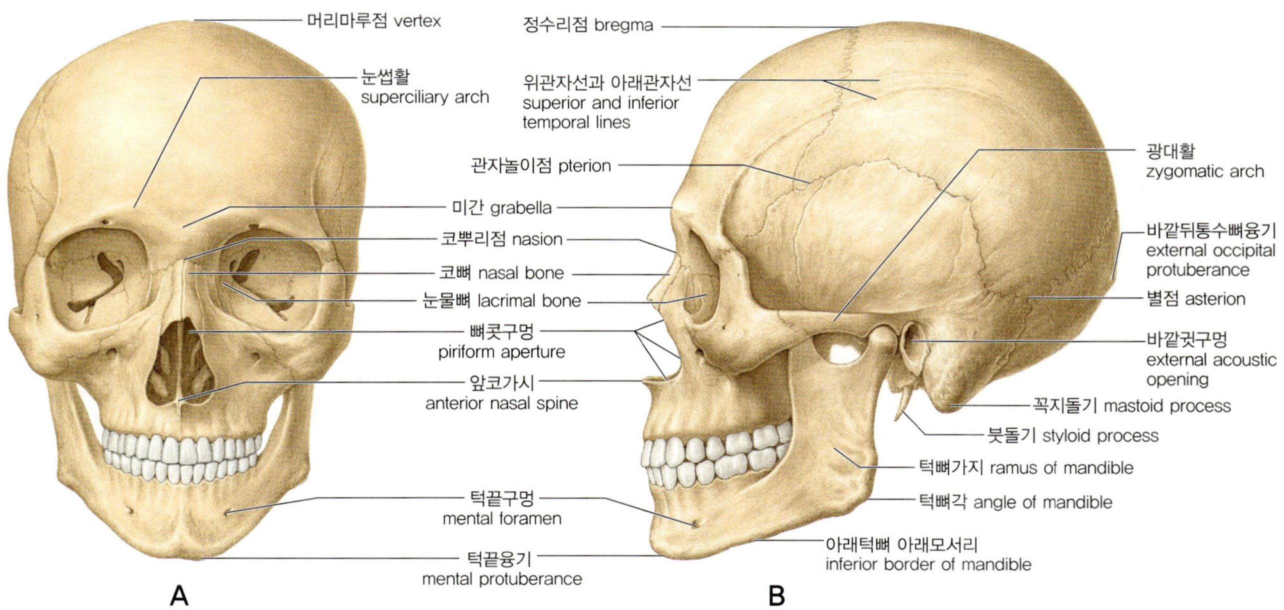

그림 6-1 머리뼈 앞모습(A)과 가쪽 모습(B)

① 관자뼈 광대돌기(zygomatic process)와 광대뼈 관자돌기(temporal process)가 만나서 이루는 **광대활**(zygomatic arch)

② 아래턱뼈 바깥면에서 관찰할 수 있는 **아래모서리**(inferior border), **턱뼈각**(mandibular angle), **턱뼈가지**(ramus of mandible), **턱끝융기**(mental protuberance)

③ 눈확부위 위쪽에 불거진 부분인 **눈썹활**(superciliary arch)과, 양쪽 눈썹활 사이의 편평한 부분인 **미간**(glabella)

④ 머리의 가장 높은 지점으로, 정수리점(bregma)보다 몇 cm 뒤쪽에 위치하는 **머리마루점**(vertex)

⑤ 양쪽 코뼈와 이마뼈가 만나는 정중면의 **코뿌리점**(nasion)

2) 피부벗기기

얼굴의 피부는 얇고, 피부밑조직에는 표정근육들이 들어 있어서, 만약 피부를 두껍게 벗길 경우에는 얼굴표정근을 모두 손상하게 된다. 또한 얼굴에 분포하는 신경과 동·정맥들도 피부 가까이 위치하기 때문에 피부를 벗기면서 이들이 손상되지 않도록 최대한 주의해야 한다.

(1) 피부절개선

얼굴을 해부하기 위해서는 그림 6-2와 같이 피부에 절개선을 낸다.

① 정수리점(bregma)에서 이마를 가로질러 코의 정중선을 따라 턱끝융기를 잇는 정중선(A–B–C)

② 코뿌리에서 가쪽 뒤로 가로질러 바깥귀길 바로 앞까지를 잇는 선(D–B–D)(이때 눈꺼풀이 있는 곳에서 눈꺼풀 피부는 남겨둔다)

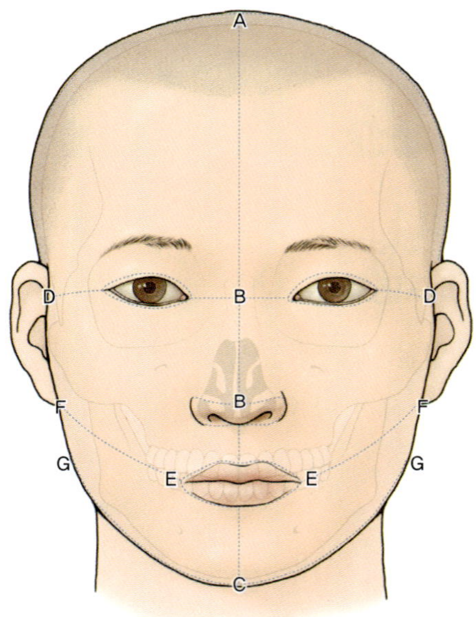

그림 6-2 머리의 피부벗기기

③ 입꼬리에서 가쪽으로 턱뼈가지 뒷모서리를 잇는 선(E–F)(입꼬리에서 안쪽으로는 위·아래입술의 빨간 부분인 입술중간부분을 남긴다.)

④ 턱끝융기(mental protuberance)에서 가쪽으로 아래턱뼈 아래모서리를 따라 턱뼈각 약간 뒤를 잇는 선(G–C–G)

위와 같이 시행하면 얼굴 피부는 3개 조각으로 되는데, 이를 정중선에서부터 박리하여 가쪽으로 젖힌다. 얼굴근육의 근육섬유를 피부에서 조심스럽게 분리하고 피부만을 깨끗이 젖힌다. 관자부위에서는 얕은관자혈관(superficial temporal vessels)이 피부에 가깝게 위치하므로, 이 혈관들을 피부와 함께 젖히지 않도록 주의한다.

3) 얼굴의 표정근육(facial expression mm.)

얼굴의 모든 표정근육에는 **얼굴신경**(facial n.)이 분포한다. 얼굴 표정근육을 해부할 때 신경, 동맥의 가지가 손상되지 않도록 최대한 주의해야 한다. 또한 얼굴 중앙을 가로지르는 귀밑샘관(parotid duct)을 자르지 않도록 주의한다.

(1) 얕은 층 근육(그림 6-3 A)

① 눈꺼풀(eye lid)과 눈확(orbit)의 테두리를 덮고 있는 **눈둘레근**(orbicularis oculi m.)을 확인한다.

② 머리덮개널힘줄(epicranial aponeurosis)에서 일어나 이마를 덮고, 눈썹 피부와 코뿌리 근처에 닿는 뒤통수이마근(occipitofrontalis m.) **이마힘살**(frontal belly)을 확인한다.

③ 입 주위에서 **입둘레근**(orbicularis oris m.)을 확인한다. 입둘레근 근육섬유는 둥글게 배열하며, 입의 중요한 조임근으로, 입 주위 다른 근육섬유와 섞인다.

④ 눈둘레근과 입둘레근 사이에서 다음 근육들을 차례로 확인한다.

- 코근(nasalis m.) : 콧등(dorsum of the nose)을 덮고 있음
- 큰광대근(zygomaticus major m.) : 광대뼈 가쪽면에서 일어나 입꼬리에 닿음
- 입꼬리당김근(risorius m.) : 귀밑샘근막(parotid fascia)에서 일어나 입꼬리에 닿음

⑤ 입둘레근 아래쪽에서 다음 근육을 확인한다.

- 입꼬리내림근(depressor anguli oris m.) : 아래턱뼈 앞가쪽면에서 일어나 입꼬리에 닿음
- 아래입술내림근(depressor labii inferioris m.) : 아래턱뼈 앞가쪽면에서 일어나 아랫입술에 닿음. 입꼬리내림근보다는 안쪽에서 일어나 위안쪽 방향으로 배열되어 있고, 일부가 입꼬리내림근에 덮여 있음
- 입둘레근 바로 가쪽에서, 큰광대근, 입꼬리당김근, 입꼬리내림근 등 여러 근육의 근육섬유가 함께 만나는 모습을 확인한다. 이 부위를 **볼굴대**(modiolus)라고 하는데, 볼굴대란 여러 종류의 표정근육이 서로 교차하면서 만들어진 근육섬유덩어리를 말하며, 입꼬리 가쪽에서 작은 덩어리로 만져짐
- 넓은목근(platysma): 빗장뼈 위아래 부위 피부밑조직에서 일어나, 아래턱뼈 아래모서리, 입둘레근 가까이와 뺨의 피부까지 뻗어 있음

(2) 깊은 층 근육(그림 6-3 B)

① 눈썹활(superciliary arch) 안쪽에서부터 뒤통수이마근(occipitofrontalis m.) 이마힘살(frontal belly)을 박리하고 들어 올려 그 속에 놓여 있는 **눈썹주름근**(corrugator supercilli m.)을 찾는다. 이 근육은 눈썹활에서 일어나 위가쪽으로 뻗어 눈썹 중간 부위 피부에 닿는다. 이 근육이 수축하면 미간에 수직주름이 지어진다.

② 콧등에 가로주름을 형성하는 **눈살근**(procerus m.)을 관찰한다. 이 근육은 코뼈(nasal bone)와 코연골에서 일어나 미간 피부에 닿는다.

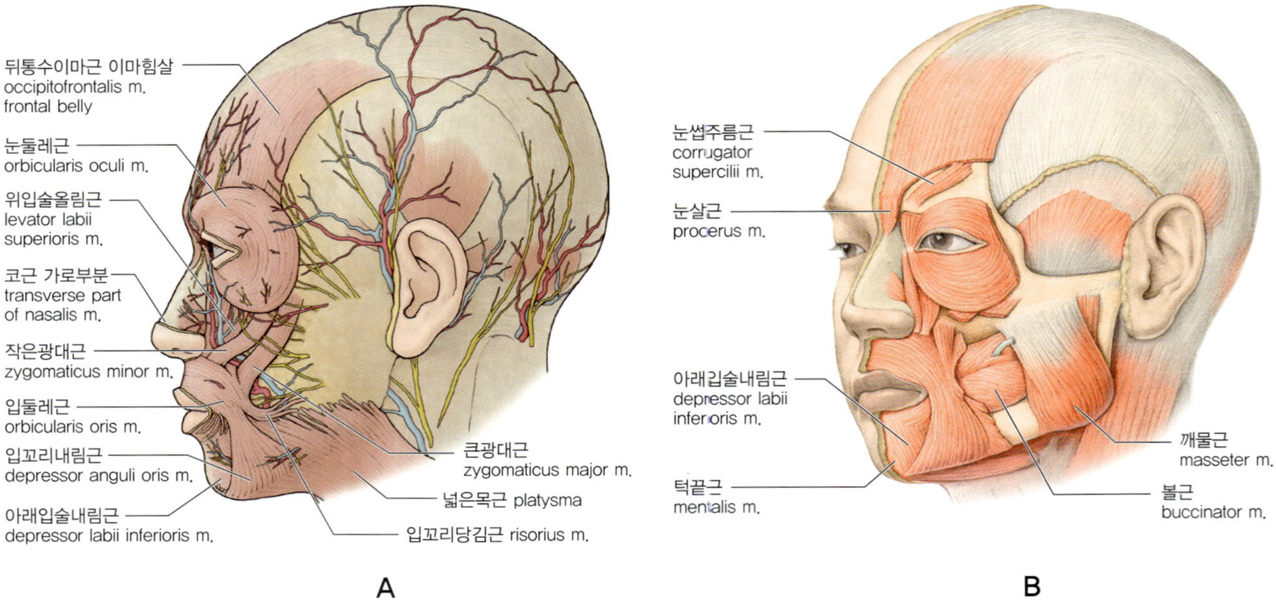

그림 6-3 얼굴 얕은 층(A)과 깊은 층(B)의 근육

③ 위입술콧방울올림근(levator labii superioris alaeque nasi m.) : 위턱뼈 이마돌기(frontal process)에서 일어나 큰콧방울연골(major alar cartilage)에 닿는다. 코 바로 가쪽 결합조직을 들어내고 이 근육을 찾는다.

④ 눈둘레근 아래모서리를 박리하고 들어 올려, 그 속에서부터 아래안쪽으로 주행하는 두 근육, 가쪽의 **작은광대근**(zygomaticus minor m.)과 안쪽의 **위입술올림근**(levator labii superioris m.)을 찾는다. 작은광대근은 광대뼈 앞면에서 일어나 입꼬리에 닿으며, 위입술올림근은 눈확 아래모서리 아래쪽에서 일어나 윗입술 피부에 닿는다.

⑤ 큰광대근을 입술 가까이에서 자르고, 얇게 박리하여 최대한 위가쪽으로 젖힌다.

⑥ 작은광대근과 위입술올림근도 최대한 정중선 가까이에서 박리하여 위가쪽으로 젖힌다. 이때, 이들 근육 속면으로 많은 신경가지들이 들어가는 것을 확인한다. 이들 신경가지는 얼굴신경(facial n.)의 가지들이다.

⑦ 노출된 공간에 지방이 많이 들어 있음을 확인한다. 이것은 볼지방덩이(buccal fat pad)로서, 굶거나 하면 이 지방이 없어져 볼이 움푹 들어가 보이게 된다.

⑧ 공간 중 안쪽에서 **입꼬리올림근**(levator anguli oris m.)을 찾는다. 이 근육은 위턱뼈 앞니오목(canine fossa)에서 일어나 볼굴대에 닿으며, 근육섬유의 방향이 위입술올림근과는 달리 아래가쪽으로 놓여 있다.

⑨ 이 공간 바닥에 **볼근**(buccinators m.)이 있지만, 나중에 보도록 한다.

⑩ 입꼬리내림근 안쪽 모서리를 따라 아래입술내림근을 절개하고 박리하여 위로 들어올린다. 그 속에서 **턱끝근**(mentalis m.)을 찾는다. 이 근육은 턱끝에서 위가쪽으로 주행한다.

4) 귀밑샘부위, 얼굴의 신경과 혈관

귀밑샘부위(parotid region)는 임상적으로 중요한 부분으로, 이 부위에는 얼굴신경과 얼굴동 · 정맥의 가지가 지나간다(그림 6-4). 귀밑샘의 윤곽은 세모꼴이며, 상당히 깊이 놓여 있다. 귀밑샘부위를 해부하고 주변 구조물을 관찰한다.

(1) 귀밑샘의 확인

① 광대활 아래모서리 2~4 cm 아래에서 **귀밑샘관**(parotid duct)을 찾는다(그림 6-4 A). 이 관은 얕은 근막 밑에서, 광대활을 지나는 선과 입꼬리를 지나는 수평선 중간보다 약간 아래에서 가로로 주행한다. 이 관을 찾을 때 주변의 혈관과 신경이 손상되지 않도록 각별히 주의한다.

② 귀밑샘관이 하얀 관으로, 주변 신경보다는 훨씬 지름이 크다는 것을 확인한다.

③ 귀밑샘관이 깨물근(masseter m.) 표면에 놓여 있음을 확인하고 앞쪽으로 추적하여, 깨물근 앞모서리에서 직각으로 꺾여 **볼근**(buccinator m.)을 뚫고 입안으로 들어가는 것을 확인한다. 이때 그 앞에 있는 볼지방덩이(buccal fat pad)를 필요한 만큼 조심스럽게 제거한다.

④ 자신의 혀나 손가락으로 귀밑샘관이 열리는 **귀밑샘관유두**(papilla of parotid duct)를 위턱 둘째큰어금니 맞은 편 볼점막에서 확인한다.

⑤ 귀밑샘관 위쪽에서 이 관과 나란히 주행하는 동맥을 찾는다. 이 동맥은 가로얼굴동맥(transverse facial a.)으로, 바깥목동맥의 가지이다. 또한 얼굴신경 볼가지(buccal branch)도 이 관과 나란히 달린다. 이들 동맥과 신경이 손상되지 않도록 주의한다.

⑥ 귀밑샘관을 뒤로 추적하여 귀밑샘 앞모서리를 확인한다.

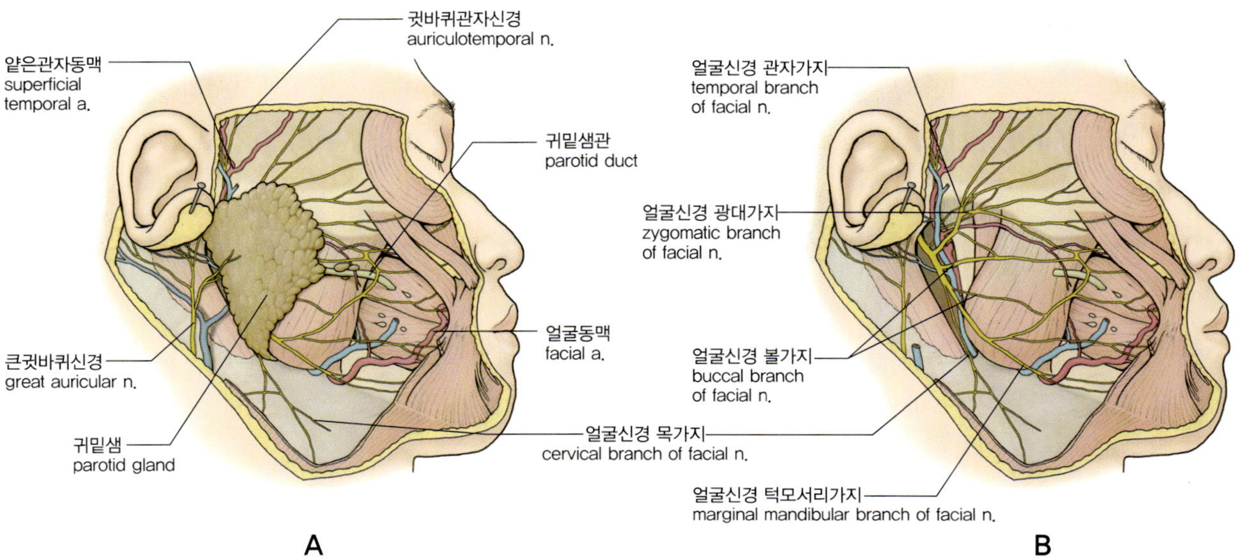

그림 6-4 귀밑샘부위의 혈관과 신경 B 그림은 귀밑샘을 제거한 상태의 모습임

⑦ 귀밑샘 표면을 깨끗이 하여 귀밑샘의 윤곽을 확인한다. 이 샘을 덮고 있는 막을 귀밑샘근막(parotid fascia)이라고 한다. 이 막을 관찰한다.

⑧ 귀밑샘 아래 경계를 확인하고 턱뼈각(mandibular angle)을 만져보아, 두 구조물 사이의 위치 관계를 확인한다.

(2) 얼굴신경

① 눈둘레근 아래가쪽에서 얕은근막을 조심스럽게 제거하면서 신경가지를 찾는다. 이 신경가지가 **얼굴신경**(facial n.)의 **관자가지**(temporal branch)이다.

② 관자가지를 뒤로 추적하여, 이 신경이 광대활(zygomatic arch)을 건너고, 귀밑샘 실질로 들어가는 것을 확인한다.

③ 귀밑샘 실질 안으로 관자가지를 최대한 추적하여 들어간다. 이때 귀밑샘 실질은 필요한 만큼 제거하되, 최대한 남기도록 한다.

④ 관자가지와 함께 나오는 **얼굴신경**의 여러 가지들을 순서대로 확인한다(그림 6-4 B).

- **광대가지**(zygomatic branch) : 광대뼈(zygomatic bone)를 가로지른다.
- **볼가지**(buccal branch) : 깨물근 표면을 가로지른다.
- **턱모서리가지**(marginal mandibular branch) : 아래턱뼈 아래모서리와 평행하게 달린다.

⑤ 얼굴신경의 가장 아래 가지인 **목가지**(cervical branch)가 턱뼈각을 지나 목의 얕은층으로 들어가는 것을 확인한다. 이곳에서 목가지는 넓은목근(platysma m.)에 분포한다(그림 6-4 A).

(3) 얼굴동맥(facial a.)과 얼굴정맥(facial v.)

① 아래턱뼈 아래모서리를 따라 넓은목근 뒷모서리에 소식자를 밀어 넣어 넓은목근만을 분리한다.

② 분리된 부분을 절개한 후, 넓은목근을 박리하고 위 · 아래로 젖혀 아래턱뼈 아래모서리를 노출시킨다.

③ 턱뼈각(mandibular angle)보다 2~3 cm 앞쪽에서 아래턱뼈 아래모서리를 감고 올라오는 **얼굴동맥**(facial a.)을 찾는다(그림 6-5).

④ 얼굴동맥을 위쪽으로 추적하여, 이 동맥이 깨물근 앞쪽으로 올라가 비스듬히 주행하는 것을 관찰한다(그림 6-4 A).

⑤ 얼굴동맥을 보다 먼쪽으로 추적하여 박리한다. 이 동맥은 얼굴을 가로질러 올라가는 동안에 얼굴 표정근육 속을 지나기 때문에 이 동맥을 관찰하기 위해서는 표정근육을 들거나 잘라야 한다.

⑥ 얼굴동맥의 가지를 확인한다.

- 아래입술동맥(inferior labial branch)
- 위입술동맥(superior labial branch)
- 가쪽코가지(lateral nasal branch)
- 눈구석동맥(angular a.)

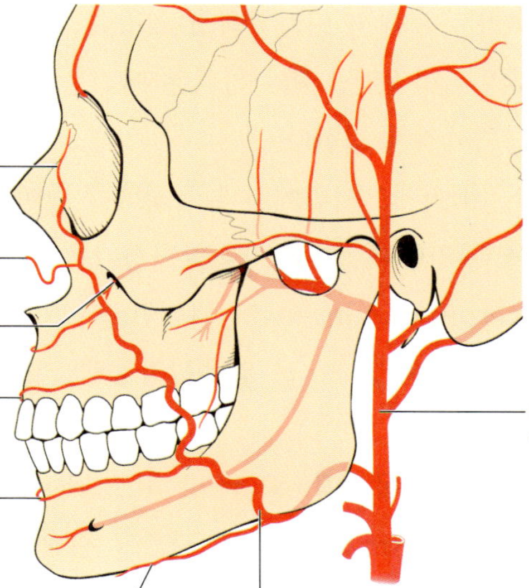

그림 6-5 얼굴동맥의 가지들

⑦ 눈구석동맥이 콧등동맥(dorsal nasal a.)과 연결되는 것을 확인한다. 콧등동맥은 눈동맥(ophthalmic a.)의 가지로, 눈확을 지나 밖으로 나온다.
[눈동맥은 눈확 안에서 앞벌집동맥(anterior ethmoidal a.), 뒤벌집동맥(posterior ethmoidal a.), 콧등동맥을 낸다]

⑧ 얼굴정맥은 얼굴동맥 뒤에 위치하여 동맥과 같이 주행하며, 안쪽눈구석 가까이에는 눈구석정맥(angular v.)을 형성한다.

(4) 얼굴의 기타 혈관

① 관자부위(temporal region)에서 얕은근막을 제거하면서 **얕은관자동맥**(superficial temporal a.)을 찾는다. 바깥목동맥(external carotid a.)의 연속인 이 동맥은 귓바퀴 바로 앞을 지나 올라온 후 이마가지(frontal branch)와 마루가지(parietal branch)로 나뉘어 이마뼈와 마루뼈의 머리덮개에 분포한다.

② 얕은관자동맥, 얕은관자정맥과 함께 **귓바퀴관자신경**(auriculotemporal n.)도 확인한다(그림 6-4 A, 6-6). 귓바퀴관자신경은 삼차신경 중 아래턱신경(mandibular division of trigeminal n., CN V)에서 나오는 피부신경으로, 아래턱뼈 관절돌기 뒤에서 나와 얕은관자동맥 가까이에서 위로 돌아 귓바퀴 윗부분과 관자부위 대부분에 분포한다.

③ **얕은관자정맥**(superficial temporal v.)을 아래쪽으로 추적하여 따라가 본다. 이 정맥이 귀밑샘을 통해 내려오는 부위에서는 귀밑샘 실질을 제거하면서 추적한다.

④ 얕은관자정맥은 광대활 뿌리 근처에서 위턱정맥(maxillary v.)과 합쳐져 **아래턱뒤정맥**(retromandibular v.)이 된다. 지금은 위턱정맥을 확인하기는 어려울 수 있다.

⑤ 아래턱뒤정맥을 턱뼈각 근처까지 추적한다.

⑥ 턱뼈몸통(body of mandible) 아래모서리에서 얼굴정맥을 찾아 뒤쪽으로 추적하여, 이 정맥이 아래턱뒤정맥과 연결되는 것을 확인한다. 이후 아래턱뒤정맥은 뒤귓바퀴정맥(posterior auricular v.)과 합쳐져 바깥목정맥(external jugular v.)이 되지만, 더 이상 추적하지는 않는다.

⑦ 얕은관자정맥을 추적한 것과 같은 방법으로 **얕은관자동맥**을 추적한다. 그 경로 중에 이 동맥은 얕은관자정맥 깊이 위치한다.

⑧ 얕은관자정맥과 마찬가지로, **바깥목동맥**(external carotid a.)이 턱뼈가지 뒤모서리 뒤를 따라 올라가다가 턱뼈목 뒤에서 위턱동맥(maxillary a.)과 얕은관자동맥으로 나뉘며 끝난다. 지금은 위턱동맥을 보기 어려울 것이다.

⑨ 얕은관자동맥이 시작되는 곳 가까이에서 분지되는 **가로얼굴동맥**(transverse facial a.)을 확인한다. 가로얼굴동맥은 귀밑샘관 바로 위에서 얼굴을 가로지르며 앞쪽으로 달린다.

⑩ 계속하여 바깥목동맥을 아래쪽으로 추적하며, 이 동맥이 귀밑샘의 가장 깊은 곳에 묻혀 있으며, 이 동맥 표면으로 얼굴신경이 가로지르는 것을 관찰한다.

⑪ 이미 찾아 놓은 얼굴동맥을 뒤쪽으로 추적하여, 이 동맥이 바깥목동맥에서 갈려 나오는 것을 확인한다. 바깥목동맥을 더 이상 추적하지는 않는다.

(5) 삼차신경(trigeminal n.)

① 코뿌리점(nasion)에서 위쪽으로 약 5 cm 정도 정중선을 따라 이마힘살을 절개하고, 눈확(orbit) 가쪽에서 이 선과 평행하게 절개한 후 세 절개선의 위끝을 잇는 수평선을 따라 뼈에 이르기까지 깊게 자르고 2개의 네모난 조각을 아래쪽으로 젖힌다.

② 젖혀진 조직 조각 속면에서 **눈확위신경**(supraorbital n.)과 **도르래위신경**(supratrochlear n.)을 관찰한다(그림 6-6). 이들은 모두 삼차신경의 가지이다[삼차신경 ⇒ 눈신경(ophthalmic n., V1) ⇒ 이마신경(frontal n.) ⇒ 눈확위신경과 도르래위신경]

- 눈확위신경 : 도르래위신경보다 굵고, 눈확위패임(supraorbital notch)를 지나 눈확을 빠져나옴. 이때 눈확위동맥(supraorbital a., 눈동맥의 가지)을 동반한다.
- 도르래신경 : 보다 가늘며, 도르래(trochlea)를 지난 후 눈확위신경보다 안쪽에서, 눈확 위안쪽 구석을 지나 눈확을 빠져 나옴. 이때 도르래위동맥(supratrochlear a., 눈동맥의 가지)을 동반한다.

③ 젖혔던 조직을 다시 원위치시킨다.

④ 눈확 아래모서리 바로 아래를 가로로 절개하고 아래로 젖혀 **눈확아래신경**(infraorbital n.)을 찾는다. 이 신경은 삼차신경의 가지인 위턱신경(maxillary n., V2)의 가지이다(그림 6-6).

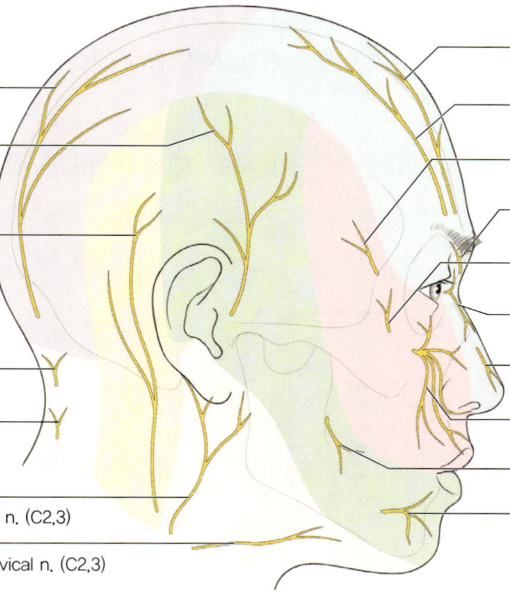

그림 6-6 머리와 얼굴의 피부신경

⑤ 눈확아래신경은 눈확아래구멍(infraorbital foramen)에서 나와 아래눈꺼풀, 코 가쪽, 위입술 등에 작은 가지를 낸다.

⑥ 아래턱뼈 둘째작은어금니를 중심으로 폭 2 cm 정도의 수평 절개선을 뼈에 이르기까지 깊게 넣고, 이 절개선 양 끝에서 수직 절개선을 넣어 조직을 아래로 젖히고 턱끝구멍(mental foramen)과, 이곳에서 나오는 **턱끝신경**(mental n.)을 찾아 관찰한다(그림 6-6). 턱끝신경은 아래이틀신경(inferior alveolar n.)의 가지로, 아래턱뼈 속 턱뼈관(mandibular canal)을 지나 턱끝구멍을 통해 아래턱에 분포한다.

⑦ 눈확위신경, 눈확아래신경, 턱끝신경이 같은 시상면에 놓여 있는 것을 확인한다(그림 6-1, 6).

5) 씹기근육, 입술, 바깥코, 바깥귀

(1) 씹기근육(masticatory mm.)

씹기근육에는 관자근, 깨물근, 안쪽날개근, 가쪽날개근이 있다. 이 중 안쪽과 가쪽날개근은 나중에 해부하도록 한다.

① 관자근막(temporal fascia)을 깨끗이 하고 그 범위를 확인한다.

② 관자근막이 머리뼈 옆면에서 관자우묵(temporal fossa)의 경계인 위관자선(superior temporal line)에 부착하는 것을 확인한다.

③ 관자근막을 H자 모양으로 절개하여 열고, 관자근막을 아래쪽에서는 광대활에서 떼어 내고, 위쪽에서는 위관자선에 이르기까지 모두 제거하여 근육 전체를 노출시킨다.

④ 관자근이 귓바퀴 뒷모서리를 지나는 수직선 정도까지 펼쳐 있음을 확인한다.

⑤ **관자근**(temporalis m.) 앞부분은 수직으로, 뒷부분은 앞아래쪽으로 비스듬히 주행하는 것을 관찰한다(그림 6-7).

⑥ 깨물근막과 광대활(zygomatic arch)을 깨끗이 하고 **깨물근**(masseter m.) 얕은부분과 깊은부분을 관찰한다(그림 6-7).

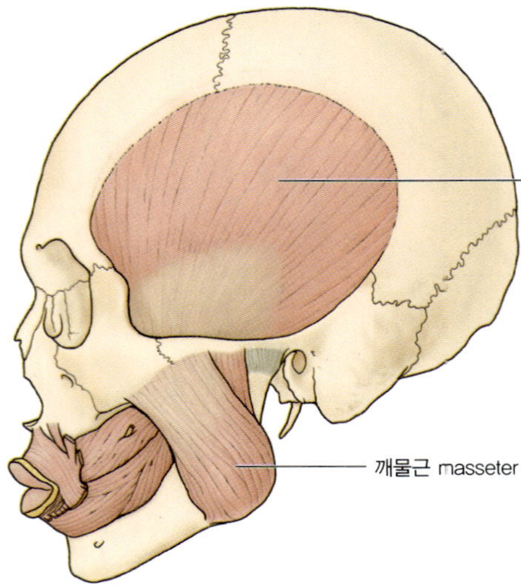

그림 6-7 관자근과 깨물근

(2) 입술(lips)

① **코입술고랑**(nasolabial groove)을 확인한다. 코입술고랑은 위입술과 뺨을 구분하는 고랑으로, 콧방울(ala of nose)에서 아래가쪽으로 입꼬리(angle of mouth)까지 연결된다. 피부벗기기를 시행하였기 때문에 동료에게서 확인한다.

② **입술턱끝고랑**(labiomental groove)을 확인한다. 입술턱끝고랑은 뚜렷한 구조는 아니지만 아래입술과 턱을 분리한다. 마찬가지로 동료에게서 확인한다.

③ 아래입술을 정중선을 따라 세로방향으로 입술 두께만큼 깊이 자르고, 이와 평행하게 오른쪽 입꼬리에서 아래로 깊이 자른다(왼쪽은 해부하지 않는다).

④ 잘린 입술 단면에서 입둘레근 근육섬유의 분포 정도를 확인한다.

⑤ 또한 입술의 붉은선 높이에서 얼굴동맥의 가지인 **아래입술동맥**(inferior labial a.)을 관찰한다(그림 6-4 B, 6-5).

⑥ 잘린 입술 조각을 아래로 젖힌 후 입안 점막이 자유잇몸(gum 또는 gingiva) 쪽으로 접히는 선을 따라 자른다.

⑦ 칼날 손잡이를 이 선을 따라 밀어 넣으면서 입술 조직을 아래턱뼈와 완전히 분리하여 턱끝구멍

(mental foramen)을 찾고, 이 구멍을 통해서 나오는 턱끝신경, 턱끝동맥, 턱끝정맥(mental n., a., v.)을 확인한다.

(3) 바깥코(external nose)

코를 이루는 코뼈와 코연골(nasal cartilage)을 관찰한다(그림 6-8).

① 코뼈(nasal bone)

② 큰콧방울연골(major alar cartilage) – 가쪽다리(lateral crus), 안쪽다리(medial crus)

③ 작은콧방울연골(minor alar cartilage)

④ 코중격연골(septal cartilage) – 가쪽돌기(lateral process)

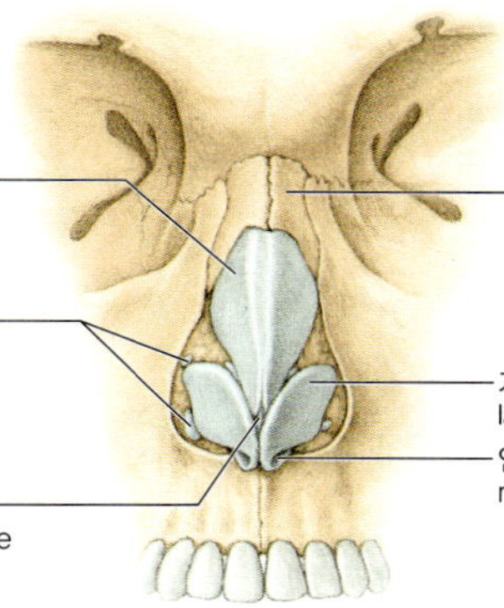

그림 6-8 코의 연골

(4) 바깥귀(external nose)

바깥귀는 바깥귀길(external acoustic meatus)과 귓바퀴(auricle)로 구성된다. 귀 모양을 만드는 귀 연골은 하나의 탄력연골로 구성되며, 귓불에는 연골이 없다. 표면해부를 통하여 다음을 확인한다(그림 6-9).

① 귀둘레(helix)와 맞둘레(antihelix)

② 배오목(scapha)

③ 귀구슬(tragus)과 맞구슬(antitragus)

④ 귀구슬사이패임(intertragic notch)

⑤ 귀조가비(auricular concha)

⑥ 귀조가비공간(cavum conchae)

⑦ 세모오목(triangular fossa)

⑧ 맞둘레다리(crura of antihelix)

⑨ 귓불(auricular lobule)

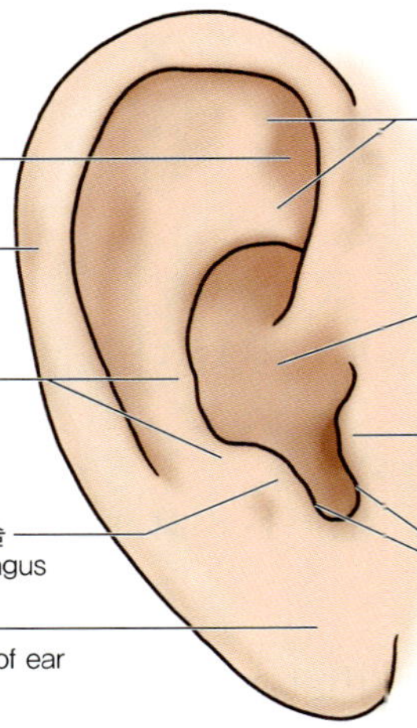

그림 6-9 귓바퀴의 여러 부위

확인할 구조물

표정근육

☐ 이마근 ☐ 눈둘레근 ☐ 입둘레근 ☐ 위입술콧방울올림근 ☐ 위입술올림근
☐ 큰광대근 ☐ 작은광대근 ☐ 입꼬리올림근 ☐ 아래입술내림근 ☐ 입꼬리내림근
☐ 볼근 ☐ 넓은목근

얼굴신경

☐ 관자가지 ☐ 광대가지 ☐ 볼가지 ☐ 턱모서리가지 ☐ 목가지
☐ 귓바퀴관자신경 ☐ 얕은관자동 · 정맥
☐ 얼굴동맥 ☐ 가로얼굴동맥 ☐ 얼굴정맥 ☐ 눈구석정맥 ☐ 귀밑샘 ☐ 귀밑샘관
눈신경의 가지 ☐ 눈확위신경 ☐ 도르래위신경
위턱신경의 가지 ☐ 눈확아래신경 ☐ 광대얼굴신경
아래턱신경의 가지 ☐ 볼신경 ☐ 귓바퀴관자신경 ☐ 턱끝신경

학습 과제

○ 놀라움, 기쁨, 슬픔, 분노 등의 표정을 거울에 비추어, 그 표정에 관련되는 근육을 확인하여 본다.
○ 표정근육을 지배하는 얼굴신경의 분포하는 어떻게 되어 있을까?
○ 얼굴 얕은층에서 얼굴동맥의 위치와 경로를 그려보시오.
○ 귀밑샘 얕은부분과 깊은부분을 분리하면서 귀밑샘신경얼기를 관찰할 수 있는가?
○ 얼굴의 피부감각을 담당하는 삼차신경의 가지와 각각의 분포 영역을 그려 설명하시오.

2. 머리덮개와 머리뼈 속구조

학습목표

1. 머리덮개의 층을 열거하고, 상처가 날 때 출혈이 심하게 일어나는 이유를 설명한다.
2. 뇌막 층을 열거하고, 각 경막정맥굴(dural venous sinus)의 혈류 방향에 대하여 설명한다.
3. 뇌를 분리할 때 절개되는 뇌신경과 혈관을 확인한다.
4. 대뇌의 기준 구조물과 주요 엽(lobe)을 확인한다.
5. 뇌 아랫면의 혈관 모식도에서 대뇌동맥고리와 주요 동맥들을 구별한다.
6. 뇌에서 12쌍의 뇌신경을 구별한다.

1) 머리덮개(Scalp)

(1) 머리덮개 해부

그림 6-10을 참조하여 머리덮개를 다음과 같이 자른다.

① 코뿌리점(A)에서 머리마루점(B)을 지나 바깥뒤통수뼈융기(C)까지 자른다(A–B–C).

② 머리마루점에서 양쪽으로 귀 앞까지 자른다(B–D)

③ 바깥뒤통수뼈융기에서 양쪽으로 수평하게 자른다(C–E).

④ 머리덮개 각각의 조각을 아래쪽과 가쪽으로 젖혀 머리뼈 바깥면이 노출되도록 한다.

(2) 머리덮개의 층

머리덮개를 구성하는 5개 층을 확인한다(그림 6-11). 머리덮개가 쉽게 벗겨지는 것은 성긴결합조직층과 뼈막 사이가 벗겨지는 것이며, 바깥쪽 3개 층은 해부로는 잘 분리되지 않는다.

① 피부

② 치밀결합조직

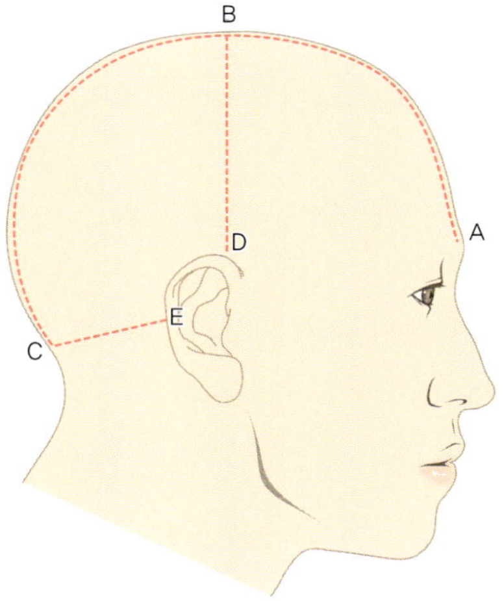

그림 6-10 머리덮개 벗기기

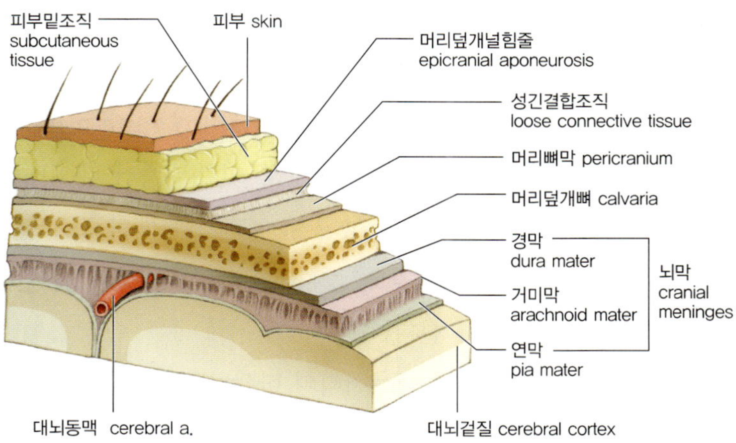

그림 6-11 머리덮개 5개 층의 모식도

③ 머리덮개널힘줄(널힘줄층 epicranial aponeurosis)

④ 성긴결합조직(loose connective tissue)

⑤ 머리뼈(바깥)막(pericranium)

(3) 봉합선과 뼈표지점

노출된 머리뼈에서 다음과 같은 봉합선(suture line)과 뼈표지점을 관찰한다(그림 6-12).

① 관상봉합(coronal suture) : 이마뼈와 양쪽 마루뼈 사이의 봉합선

② 시옷봉합(lambdoid suture) : 뒤통수뼈와 양쪽 마루뼈 사이의 봉합선

③ 시상봉합(sagittal suture) : 양쪽 마루뼈 사이의 봉합선

④ 시옷점(lambda) : 시상봉합과 시옷봉합이 만나는 점

⑤ 정수리점(bregma) : 시상봉합과 관상봉합이 만나는 점

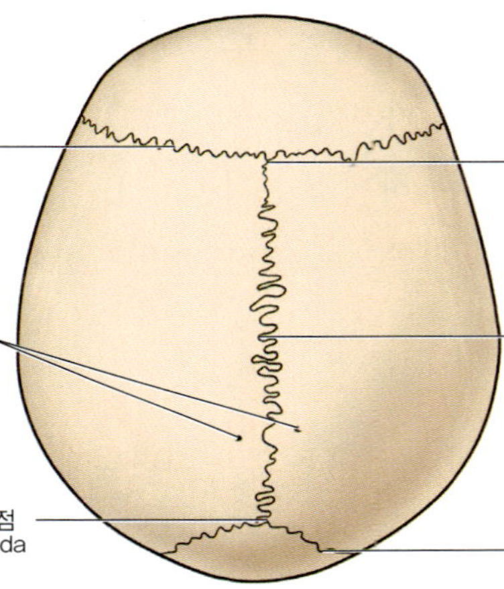

그림 6-12 머리뼈 윗모습

2) 뇌막(meninges)의 관찰과 뇌의 적출

(1) 머리덮개뼈의 분리

머리덮개뼈(calvaria)와 얼굴머리뼈(viscerocranium)를 분리한다.

① 관자근(temporal m.)을 관자우묵 윗부분에서 떼어 내어 아래로 젖힌다.

② 실로 머리뼈를 돌아가며 묶고 유성펜이나 백묵으로 실을 따라 선을 긋는다. 이때 실이 지나는 위치는 앞쪽으로는 눈확 윗모서리 위 약 1 cm 정도 높이, 뒤로는 바깥뒤통수뼈융기 위쪽 약 1 cm 정도 높이가 되어야 한다.

③ 그어진 선을 따라 톱으로 머리뼈 바깥판을 자르고, 판사이층(dipole)에 도달하면 속판은 끌로 쪼갠다.

④ 머리뼈 뒤쪽을 절단하려면 시신을 엎드린자세(prone position)로 바꾸어 시행한다. 이때, 첫째목뼈 윗면으로 칼을 넣어 뇌와 척수 사이를 절단한다. 또한 이들을 싸고 있는 뇌척수막도 같이 절단

한다. 또한 큰구멍을 지나는 양쪽 척추동맥도 절단한다.

⑤ 머리덮개뼈(calvaria)를 잡아당겨 **뇌경막**(cranial dura mater)에서 떼어낸다(그림 6-13).

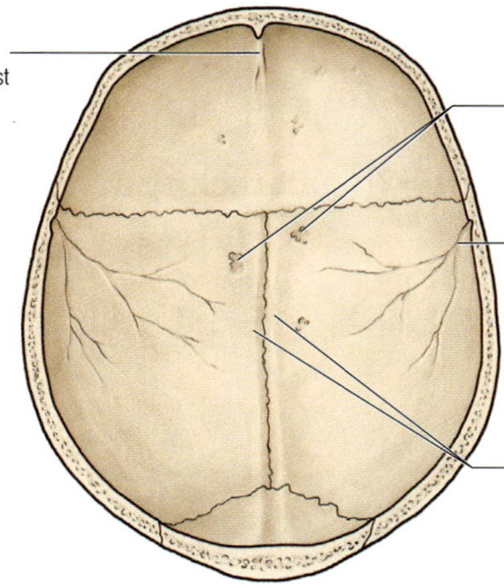

그림 6-13 머리덮개뼈 속면

(2) 뇌막(meninges)의 관찰

뇌는 세 겹의 막으로 덮여 있는데, 겉에서부터 가장 단단한 경막(dura mater), 거미줄 모양의 돌기를 속으로 내고 있는 거미막(arachnoid mater), 가장 안쪽의 연하고 섬세한 연막(pia mater)이 그것이다(그림 6-11). 뇌경막은 머리뼈 속면을 덮는 실제적인 뼈막인 뼈막층(periosteal layer)과, 그 보다 속층인 수막층(meningeal layer)의 두 층으로 만들어진다. 대부분 부위에서 이 두 층은 서로 분리가 안 될 정도로 단단히 붙어 있지만 일부에서 두 층은 서로 떨어져 혈액이 흐를 수 있는 공간을 만드는데, 이를 경막정맥굴(dural venous sinuses)이라고 한다(그림 6-14).

① 경막(dura mater) 정중면에서 앞뒤로 놓여 있는 **위시상정맥굴**(superior sagittal sinus)을 확인한다.

② 위시상정맥굴 일부를 길이로 열고 내강에 응고된 혈액이 들어 있음을 확인한다.

③ 위시상정맥굴을 따라 일부에서 내강이 가쪽으로 돌출되어 만들어진 **가쪽정맥주머니**(lateral lacuna)를 찾는다.

④ 가쪽정맥주머니에 작은 알갱이들이 많이 들어 있는 것을 관찰한다. 이 알갱이들은 **거미막과립**(arachnoid granulation)으로, 뇌척수액(cerebrospinal fluid; CSF)을 위시상정맥굴로 배출시키는 통로 역할을 하는 구조물이다.

⑤ 경막 표면에 나뭇가지처럼 퍼져 있는 혈관을 확인한다. 이 혈관은 중간뇌막동맥(middle meningeal a.)의 가지들이다.

⑥ 중간뇌막동맥이 시작되는 부분을 확인한다. 이 부위는 머리뼈 관자놀이점(pterion)에 해당하는 부위가 될 것이다.

⑦ 정중선에서 약 1.5 cm 가쪽으로 양쪽 경막을 위시상정맥굴과 나란히 자른다.

⑧ 경막을 다시 정수리 근처에서 가쪽으로 자른 후, 경막 조각들을 아래로 젖힌다.

⑨ 이제 **거미막**(arachnoid)이 보일 것이다. 뇌거미막이 경막과는 달리 매우 미세한 막임을 확인한다.

⑩ 거미막 밑으로 많은 대뇌정맥(cerebral vv.)이 대뇌반구 위가쪽면을 지나 위시상정맥굴 쪽으로 가고 있는 것을 관찰한다. 이 정맥들은 뇌에서 피를 거두어 위시상정맥굴로 배출시킨다. 또한 위시상정맥굴 속벽에서 대뇌정맥이 열리는 작은 구멍들을 확인한다.

⑪ 대뇌정맥이 놓여 있는 공간은 **거미막밑공간**(subarachnoid space)이라고 하며, 이 공간 안에는 뇌척수액이 흐른다.

⑫ 뇌막에 대한 더 이상의 학습은 '신경해부학'에서 하기로 한다.

(3) 뇌의 적출

머리뼈안과 뇌의 관계를 이해하고 공부한 후에 뇌를 들어낸다. 뇌를 손상시키지 않고 적출하려면 뇌바닥에 있는 대뇌동맥과 뇌신경에 대해 잘 알고 있어야 한다.

① 본격적으로 뇌를 적출하기에 앞서서, 뇌경막 속층이 머리뼈안(cranial cavity)으로 뻗어 만들어진 구조물을 공부한다(그림 6-14).

- **대뇌낫**(falx cerebri) : 양쪽 대뇌반구 사이에서 앞뒤로 길게 존재함
- **소뇌천막**(tentorium cerebelli) : 대뇌와 소뇌 사이 틈새에 존재함
- **소뇌낫**(falx cerebelli) : 양쪽 소뇌반구 사이에서 위아래로 작게 존재함
- **안장가로막**(diaphragma sellae) : 뇌하수체오목(hypophyseal fossa)을 덮고 있음

② 손으로 대뇌 앞부분(이마엽 frontal lobe)을 조심스럽게 위로 들어 올린다.

③ 대뇌낫이 머리뼈에 부착된 부분(볏돌기 crista galli)에서 대뇌낫을 가위로 자른다.

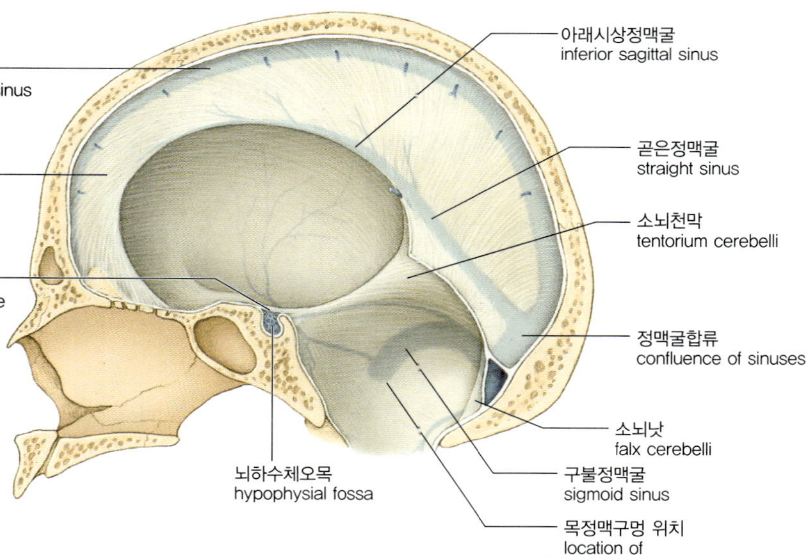

그림 6-14 뇌경막 구조물

④ 대뇌낫 앞부분을 잡고 위로 뒤로 당겨서 대뇌반구에서 빼낸다.

⑤ 한쪽 대뇌 뒷부분(뒤통수엽 occipital lobe)을 조심스럽게 들어 올려 소뇌천막을 노출시킨다.

⑥ 소뇌천막이 뼈에 부착된 부위에서 최대한 뼈에 가깝게 잘라낸다. 소뇌천막은 나비뼈 뒤침대돌기(posterior clinoid process)에서 관자뼈 바위부분(petrous part) 윗모서리에 걸쳐 부착되어 있다.

⑦ 반대편 소뇌천막을 같은 방법으로 잘라낸다.

⑧ 이제 대뇌낫과 소뇌천막을 최대한 뒤쪽 아래쪽으로 젖힌다.

⑨ 다시 대뇌 앞부분을 손으로 조심스럽게 들어 올린다.

⑩ 소식자를 사용하여, 볏돌기 양 옆 벌집뼈 체판(cribriform plate) 위에 놓인 후각망울(olfactory bulb)을 체판에서 떼어 대뇌 쪽으로 붙여 놓는다.

⑪ 뇌를 좀 더 들어 올린 상태에서 양쪽 시각신경(optic n.), 속목동맥(internal carotid a.), 눈돌림신경(oculomotor n.)과, 정중면에 위치한 뇌하수체 줄기(pituitary stalk)를 가위나 칼을 사용하여 절단한다.

⑫ 뇌를 좀 더 들어올려서 양쪽 도르래신경(trochlear n.), 삼차신경(trigeminal n.), 갓돌림신경(abducens n.)을 절단한다.

⑬ 뇌와 뇌줄기(brain stem)를 좀 더 들어 올려 나머지 뇌신경들을 양쪽에서 절단한다.

⑭ 양 손으로 뇌와 뇌줄기를 함께 앞쪽과 뒤쪽을 잘 받쳐주며 뇌를 꺼낸다. 이때 저항이 느껴진다면 아직 잘리지 않은 구조물이 있는지 확인한다. 무리하게 힘을 주어 꺼낼 경우에는 뇌와 뇌줄기, 또는 소뇌 등이 분리되어 차후 실습에 지장을 줄 수 있다.

⑮ 적출한 뇌를 준비된 고정통에 넣는다.

3) 뇌막과 경막정맥굴, 머리뼈, 뇌의 관찰

(1) 뇌막

뇌막을 원래 위치로 복원한 후 앞서 공부한 뇌막 구조물을 관찰한다.

① **대뇌낫**(falx cerebri)은 볏돌기에서 시작되어 뒤로 뻗어 있다.

② 양쪽 **소뇌천막**(tentorium cerebelli)은 뒤쪽에서 대뇌낫과 수직으로 만난다. 소뇌천막의 앞가쪽과 뒷모서리는 뼈에 부착되어 있지만, 앞안쪽 모서리는 자유모서리로, 이 부분을 **천막패임**(tentorial notch)이라고 한다(그림 6-14).

③ 뒤머리뼈우묵에서 **소뇌낫**(falx cerebelli)을 관찰한다(그림 6-14). 소뇌낫은 소뇌천막 아랫면과 뒤통수뼈 속뒤통수뼈능선(internal occipital crest)에 붙어 있는 작은 세모꼴 경막주름이다.

④ 깔때기를 중심으로 뇌하수체오목(hypophysial fossa of sella turcica)을 덮고 있는 경막을 잘라 제거한다. 뇌하수체오목을 덮고 있는 이 경막 부위를 **안장가로막**(diaphragma sellae)이라고 한다(그림 6-14).

⑤ 노출된 뇌하수체오목에 뇌하수체가 있는지 확인한다.

(2) 경막정맥굴(dural sinus)

① **위시상정맥굴**(superior sagittal sinus)은 이미 살펴보았다. 위시상정맥굴은 앞쪽으로 벌집뼈 볏돌기(crista galli)에서 시작하여 정중면을 따라 속뒤통수뼈융기(internal occipital protuberance)까지 뻗어 있다. 위시상정맥굴이 놓여 있는 부위는 대뇌낫이 경막에 부착하는 부위이기도 하다.

② 위시상정맥굴에서 가쪽으로 뻗은 가쪽정맥주머니(lateral lacunae)와 그 안의 거미막과립(arach-noid granulations)을 다시 한 번 확인한다.

③ 대뇌낫 아래모서리에서 **아래시상정맥굴**(inferior sagittal sinus)을 확인한다(그림 6-14, 15).

④ 대뇌낫과 소뇌천막이 만나는 곳에서 **곧은정맥굴**(straight sinus)을 확인한다(그림 6-14). 곧은정맥굴은 천막패임에서 아래시상정맥굴의 연속으로 시작되며, 정중면에 위치하고 뒤로는 속뒤통수뼈융기까지 뻗어 있다.

⑤ 속뒤통수뼈융기에서부터 소뇌천막 뒷모서리를 따라 주행하는 **가로정맥굴**(transverse sinus)을 확인한다. 가로정맥굴은 좌우에 각각 하나씩 있다.

⑥ 대개 오른쪽 가로정맥굴은 위시상정맥굴과 연속되며, 왼쪽 가로정맥굴은 곧은정맥굴과 연결된다. 그러나, 이와는 반대인 경우도 있으며, 때로는 4개 정맥굴이 하나로 합쳐져 속뒤통수뼈융기에서 **정맥굴합류**(confluence of sinuses)를 이루기도 한다. 각자의 시신은 어느 경우에 해당하는지 확인해 본다.

⑦ 관자뼈 바위부분 윗모서리 가쪽 끝에서 가로정맥굴은 뒤머리뼈우묵의 벽을 싸는 경막 안에서 아래로 구부러져 주행한다. 이 부분을 **구불정맥굴**(sigmoid sinus)이라고 한다.

⑧ 구불정맥굴을 아래로 따라 내려가며 내강을 노출시켜, 이 정맥굴이 아래안쪽으로 구부러져 목정맥구멍(jugular foramen)으로 들어가는 것을 확인한다(그림 6-14). 목정맥구멍으로는 9, 10, 11번 뇌신경도 지나감을 상기한다. 목정맥구멍 바로 아래에서 구불정맥굴은 지름이 커져 위목정맥팽대(superior bulb of jugular v.)를 이루고 곧 속목정맥(internal jugular v.)으로 이어진다(그림 6-15).

⑨ 뇌 적출 시 시행한 소뇌천막 절개선을 따라 있는 **위바위정맥굴**(superior petrosal sinus)을 찾아본다. 만약 소뇌천막이 바위부분 모서리에 바짝 붙어 절개되지 않았다면 추가로 절개하여 이 정매굴을 찾아본다.

⑩ 소뇌낫이 경막에 부착하는 모서리에는 **뒤통수정맥굴**(occipital sinus)이 있다. 뒤통수정맥굴은 큰구멍 부위에서 가로정맥굴 중 하나, 또는 정맥굴합류로 유입된다(그림 6-15). 이를 찾아보려고 하지는 마라.

⑪ 안장(sella turcica) 양 옆 경막에는 **해면정맥굴**(carvenous sinus)이 들어 있다. 이를 확인하라.

> ※ 눈확 안의 위눈정맥(superior ophthalmic v.)과 아래눈정맥(inferior ophthalmic v.)이 위눈확틈새(superior or-bital fissure)를 통해 나와 해면정맥굴로 연결되며, 나비뼈 작은날개 뒤모서리를 따라 위치하는 나비마루정맥굴(sphenoparietal sinus)도 해면정맥굴로 연결된다. 해면정맥굴은 뒤쪽으로 위바위정맥굴(superior petrosal sinus)과 아래바위정맥굴(inferior petrosal sinus)로도 연결된다(그림 6-15).

⑫ 해면정맥굴 가쪽벽에는 도르래신경, 눈돌림신경, 삼차신경절, 삼차신경의 눈신경과 위턱신경이 밀접하게 붙어 있다(그림 6-19). 또한 이들 신경 안쪽으로는 갓돌림신경과 속목동맥이 지나가고 있다. 해면정맥굴을 열기 전에 이들 구조물을 확인한다.

⑬ 해면정맥굴을 열고 이들 구조물을 확인한다.

※ 양쪽 해면정맥굴은 앞 · 뒤해면사이정맥굴(anterior and posterior intercavernous sinus)로 연결되는데, 앞 · 뒤해면사이정맥굴은 안장가로막 속에서 뇌하수체 깔때기 앞과 뒤에 각각 위치한다.
※ 이밖에 아래바위정맥굴(inferior petrosal sinus)이 있다.

⑭ 경막을 최대한 머리뼈에서 떼어내어 뇌와 함께 보관한다.

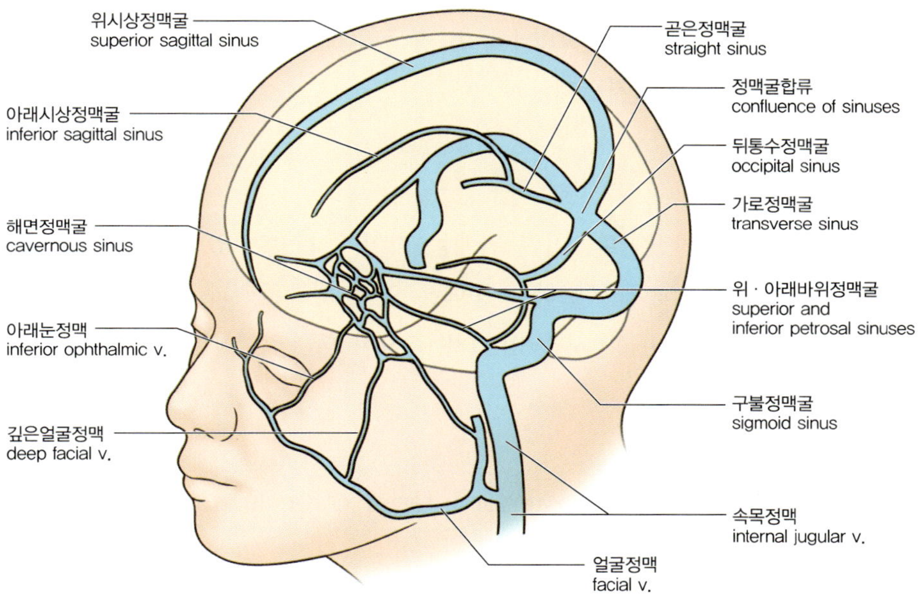

그림 6-15 경막정맥굴 모식도

(3) 뇌

뇌의 자세한 관찰은 신경해부학 실습 시간에 하도록 하고, 여기서는 간단히 겉모습만 관찰하고 중요한 혈관을 확인하는 정도로 그치는 것이 좋다. 우선 다음의 대략적인 대뇌 구조들을 익혀둔다(그림 6-16).

① 이마극(frontal pole)

② 관자극(temporal pole)

③ 뒤통수극(occipital pole)

④ 가쪽고랑(lateral sulcus)

⑤ 중심고랑(central sulcus)

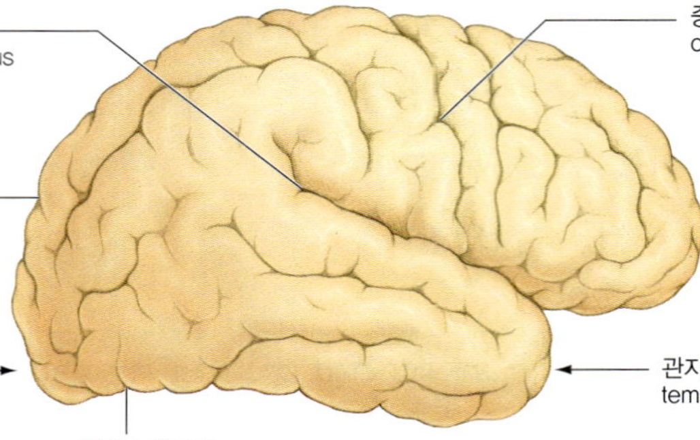

그림 6-16 뇌의 여러 부위

⑥ 마루뒤통수고랑(parietooccipital sulcus)

⑦ 뒤통수앞패임(preoccipital notch)

⑧ 이마엽(frontal lobe), 관자엽(temporal lobe), 마루엽(parietal lobe), 뒤통수엽(occipital lobe)

⑨ 각 엽과 3개 머리뼈우묵과의 위치관계

(4) 뇌의 혈관(그림 6-17)

다음으로 대뇌반구 아랫면을 관찰한다. 이 부위에는 거미막이 덮여 있으므로 우선 거미막을 제거하고 뇌바닥의 동맥들을 구별해 본다. 뇌에 분포하는 동맥은 양쪽 속목동맥과 척추동맥이 이루는 **대뇌동맥고리**(cerebral arterial circle 또는 circle of Willis)가 중심이 된다.

① 척추동맥(vertebral a.)

② 뇌바닥동맥(basilar a.)

③ 앞 · 뒤아래소뇌동맥(anterior and posterior inferior cerebellar aa.)

④ 위소뇌동맥(superior cerebellar a.)

⑤ 뒤대뇌동맥(posterior cerebral a.)

⑥ 뒤교통동맥(posterior communicating a.)

⑦ 속목동맥(internal carotid a.)

⑧ 중간대뇌동맥(middle cerebral a.)

⑨ 앞대뇌동맥(anterior cerebral a.)

⑩ 앞교통동맥(anterior communicating a.)

(5) 뇌신경

동맥을 확인한 후에 대뇌반구 아랫면에서 **뇌신경**(cranial nn.) 12쌍을 순서대로 확인한다.

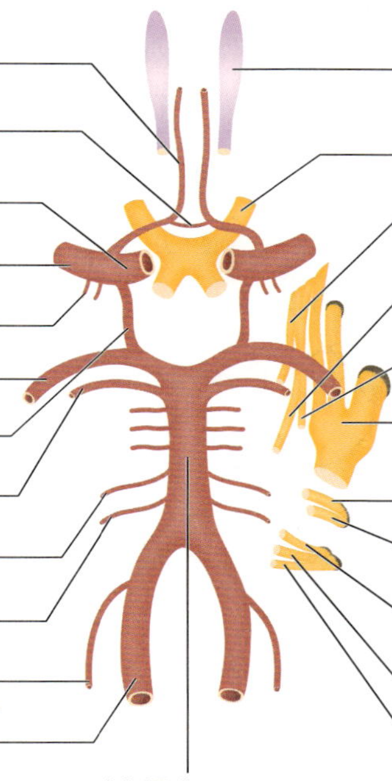

그림 6-17 뇌의 혈관

(6) 머리뼈우묵(cranial fossa)

머리뼈우묵은 머리뼈바닥(cranial base)에 생긴 움푹 들어간 부위를 말하며, 앞, 중간, 뒤머리뼈우묵으로 나눈다(그림 6-18).

① **앞머리뼈우묵**(anterior cranial fossa)의 뒤쪽 경계가 중앙에서는 나비뼈모서리(limbus of sphenoid), 양쪽 가쪽에서는 나비뼈 작은날개 뒷모서리인 나비뼈능선(sphenoidal crest)으로 이루어짐을 확인한다.

② 대뇌낫(falx cerebri)이 붙는 **볏돌기**(crista galli)를 중심으로 양쪽 **벌집뼈 체판**(cribriform plate)을 자세히 보면 이미 제거한 후각망울(olfactory bulb)에 연결되어 있던 후각신경(olfactory n.)이 가느다란 실 모양으로 올라오다가 끊어져 있음을 확인할 수 있다(그림 6-19).

③ **중간머리뼈우묵**(middle cranial fossa)의 뒤쪽 경계가 중앙에서는 나비뼈 안장등(dorsum sellae)이, 양쪽 가쪽에서는 관자뼈 바위부분 뒷모서리(posterior border of petrous temporal)가 이룸을 확인한다.

④ 중간머리뼈우묵 중앙 부분에는 **뇌하수체오목**(hypophysial fossa)이 있으며, 그 바로 앞에서 잘린 시각신경이 시각신경관(optic canal)으로 눈동맥(ophthalmic a.)과 같이 들어가는 것을 관찰할 수 있다(그림 6-19).

⑤ 해면정맥굴 안에서 관찰하였던 신경들을 다시 한 번 확인한다.

⑥ 경막을 제거하고 **위눈확틈새**(superior orbital fissure)의 위치를 확인한다

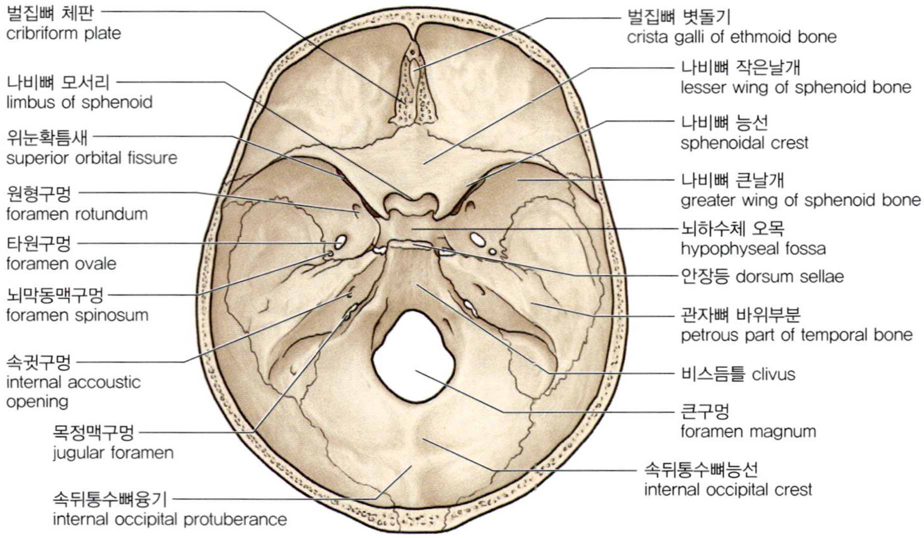

그림 6-18 머리뼈바닥 속면

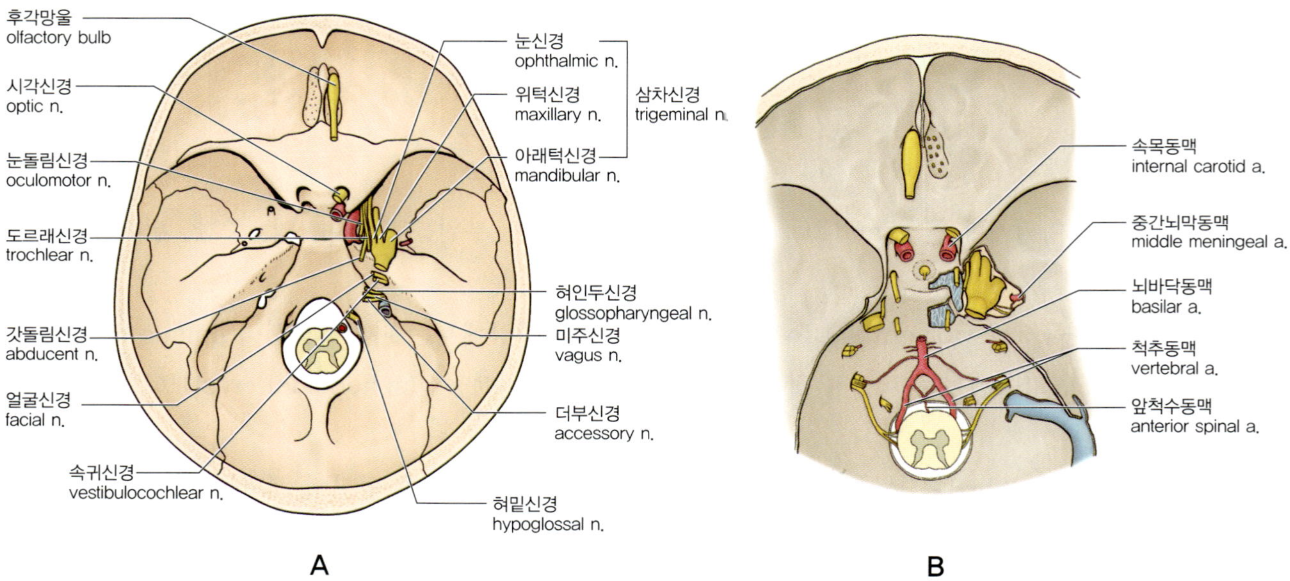

그림 6-19 머리뼈바닥 속면에서 뇌신경(A)과 주요 혈관(B)의 위치

⑦ 눈돌림신경, 도르래신경, 삼차신경의 눈신경, 갓돌림신경이 위눈확틈새 쪽으로 향하는 것을 확인한다(그림 6-19).

⑧ 마찬가지로 경막을 제거하여서, 삼차신경의 세 가지인 눈신경(opthalmic n.), 위턱신경(maxillary n.), 아래턱신경(mandibular n.)이 각각 위눈확틈새(superior orbital fissure), 원형구멍(foramen rotundum), 타원구멍(foramen ovale)을 통해 머리뼈안을 빠져나가는 것을 관찰한다(그림 6-19).

⑨ 큰날개 부분을 덮고 있는 경막 속에 중간뇌막동 · 정맥(middle meningeal a. and v.)이 놓여 있

는 것을 확인한다.

⑩ 이 혈관을 안쪽으로 따라 내려가면 타원구멍 가쪽의 뇌막동맥구멍(foramen spinosum)에서 시작하는 것을 알 수 있다. 마른뼈나 아틀라스를 활용하여 뇌막동맥구멍의 위치를 다시 확인한다. 중간뇌막동맥은 관자아래우묵(infratemporal fossa)의 위턱동맥에서 분지되고, 뇌막동맥구멍을 통해 머리뼈안으로 들어온다(그림 6-18).

⑪ **뒤머리뼈우묵**(posterior cranial fossa)의 경계를 확인한다.

⑫ 뒤머리뼈우묵이 머리뼈우묵 중에서 가장 크고 깊다는 점과 중앙에 큰구멍(foramen magnum)이 있음을 확인한다.

⑬ 얼굴신경과 속귀신경(vestibulocochlear n.)이 바위부분 뒷면 속귀길(internal acoustic meatus)로 함께 들어가는 것을 관찰한다(그림 6-19).

⑭ 목정맥구멍(jugular foramen)으로 혀인두신경(glossopharyngeal n.), 미주신경(vagus n.), 더부신경(accessory n.)이 들어가는 것을 확인한다.

⑮ 혀밑신경관(hypoglossal canal)으로 혀밑신경(hypoglossal n.)이 들어가는 것을 확인한다.

확인할 구조물

☐ 대뇌낫 ☐ 소뇌낫 ☐ 소뇌천막 ☐ 거미막과립

☐ 위시상정맥굴 ☐ 정맥굴합류 ☐ 가로정맥굴 ☐ 구불정맥굴 ☐ 해면정맥굴

☐ 위바위정맥굴 ☐ 중간뇌막동맥 ☐ 중간뇌막동맥고랑 ☐ 속목동맥 ☐ 목정맥구멍

☐ 척추동맥 ☐ 뇌하수체

앞머리뼈우묵

☐ 체판(후각신경)

중간머리뼈우묵

☐ 위눈확틈새(눈신경 · 눈돌림신경 · 도르래신경 · 갓돌림신경)

☐ 시각신경관(시각신경) ☐ 원형구멍(위턱신경) ☐ 타원구멍(아래턱신경)

☐ 뇌막동맥구멍(중간뇌막동맥) ☐ 목동맥관(속목동맥) ☐ 해면정맥굴

뒤머리뼈우묵

☐ 속귓구멍(얼굴신경 · 속귀신경 · 미로동맥) ☐ 혀밑신경관(혀밑신경)

☐ 목정맥구멍 (☐ 혀인두신경 ☐ 미주신경 ☐ 더부신경 ☐ 속목정맥)

학습 과제

○ 대뇌낫, 소뇌낫, 소뇌천막의 기능은 무엇인가?

○ 뇌경막 혈관계통(동맥과 정맥굴) 구성을 설명한다.

○ 머리뼈바닥 속면의 구멍과 그곳을 출입하는 뇌신경을 모두 노출시킬 수 있었는가?

○ 해면정맥굴을 지나는 신경 · 혈관의 명칭은?

○ 해면정맥굴 부위의 병변은 어떤 증상을 일으킬까?

3. 눈확과 내용물

학습목표

1. 생체 눈에 나타나는 주요 구조물을 거울에 비친 자신의 눈에서 확인한다.
2. 안구근육 작용을 검사하는 방법을 설명한다.
3. 안구근육을 지배하는 신경을 확인한다.
4. 눈물샘을 담당하는 부교감신경을 설명한다.
5. 안구의 세 층을 확인한다.

1) 눈의 겉모습과 눈물기관(lacrimal apparatus)

(1) 눈의 표면해부

눈을 해부하지 않은 상태에서 관찰할 수 있는 다음 구조물들을 확인한다(그림 6-20, 21).

① 눈꺼풀틈새(palpebral fissure)

② 안쪽과 가쪽눈꺼풀연결(medial and lateral palpebral commissures)

③ 안쪽과 가쪽눈구석(medial and lateral angles)

④ 공막(sclera), 각막(cornea), 홍채(iris), 동공(pupil) 등

⑤ 결막(conjunctiva), 안구결막(bulbar conjunctiva), 눈꺼풀결막(palpebral conjunctiva), 위 · 아래결막구석(superior and inferior conjunctival fornices), 결막주머니(conjunctival sac)

⑥ 눈물언덕(lacrimal caruncle)과 눈물못(lacrimal lake)

⑦ 눈물유두(lacrimal papilla)와 눈물점(lacrimal punctum)

(2) 눈꺼풀과 눈물기관(lacrimal apparatus)

① 소식자를 사용하여 눈둘레근 눈확부분(orbital portion)과 눈꺼풀부분(palpebral portion) 모두를 가쪽에서부터 들어내어 안쪽으로 젖힌다.

② 눈둘레근 밑에서 결합조직 막을 확인한다. 이 막은 **위 · 아래눈확사이막**(superior and inferior orbital septa)으로, 눈확 안 내용물과 얼굴 얕은근막 사이를 나누는 막이다. 눈확사이막은 한편으로는 눈확모서리에 부착하여 눈확 뼈막과 이어지며, 한편으로는 눈꺼풀의 눈꺼풀판에 부착한다.

③ 위 · 아래눈꺼풀에서 **눈꺼풀판**(tarsal plate, tarsus)을 식별한다(그림 6-22). 이 판들은 눈꺼풀의 모양을 유지해준다.

④ 눈꺼풀판을 자세히 관찰하면, 수직 방향으로 평행하게 배열된 많은 선들이 보인다. 이들이 눈꺼풀판샘(tarsal gland; Meibomian gland)이다. 위눈꺼풀판에는 대략 25개, 아래눈꺼풀판에는 20개 정도가 존재한다.

⑤ 눈확 위가쪽에서 눈확사이막을 찢고 눈확으로 들어가, 그 안에서 눈확 지방을 일부 제거하고 **눈물**

샘(lacrimal gland)을 찾는다. 눈물샘은 이마뼈 눈물샘오목(fossa for lacrimal gland)에 놓여 있다.

⑥ 위턱뼈 앞눈물능선(anterior lacrimal crest)의 위치를 파악하고, 그곳에 부착된 **안쪽눈꺼풀인대**(medial palpebral lig.)를 확인한다. 안쪽과 가쪽 눈꺼풀인대는 위 · 아래 눈꺼풀판을 각각 눈확 안쪽과 가쪽에 부착시켜준다(그림 6-22).

⑦ 안쪽눈꺼풀인대를 앞눈물능선에서 떼어 내어 이 인대 뒤쪽에 있는 눈물주머니(lacrimal sac)를 찾는다.

⑧ 위 · 아래눈꺼풀에 있는 눈물유두(lacrimal papilla) 위 눈물점(lacrimal punctum)에서 눈물주머니로 각각 작은 관인 **눈물소관**(lacrimal canaliculus)이 연결되어 있다(그림 6-21). 가느다란 소식자를 눈물점에 밀어 넣어 이를 확인해 본다.

⑨ 눈물주머니와 코안 사이에는 **코눈물관**(nasolacrimal duct)이 있다. 눈물주머니 안으로 소식자를 밀어 넣어 이 관의 존재를 확인해 본다.

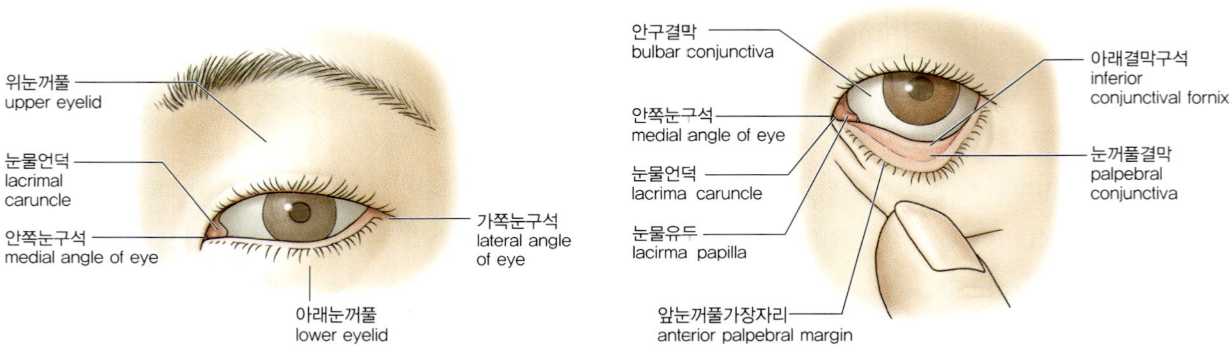

그림 6-20 눈의 여러 구조물

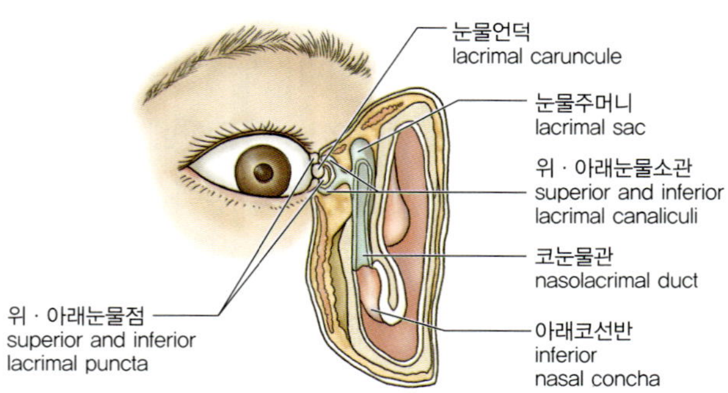

그림 6-21 눈물기관의 여러 구성 요소

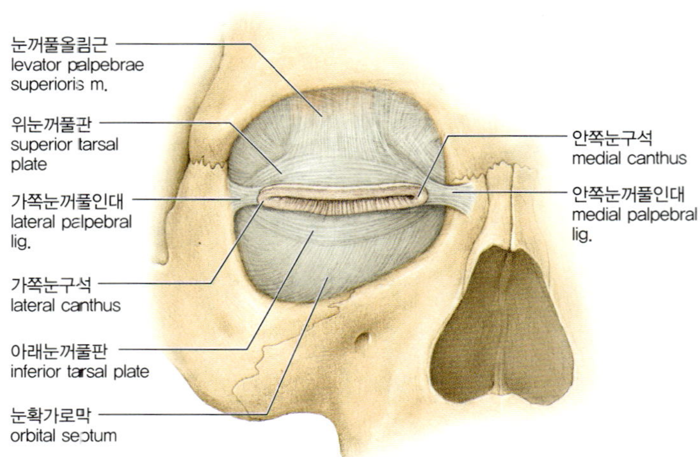

그림 6-22 눈꺼풀판과 눈꺼풀인대

2) 위쪽에서 오른쪽 눈확(orbit)의 해부

눈확 속의 내용물들을 쉽게 관찰하기 위해서는 두 방향에서 해부하는 것이 바람직하다. 그 하나는 눈확 위벽에서 접근하는 방법이고, 또 하나는 앞에서 접근하는 방법(외과적 방법)이다. 두 방법을 양쪽 눈확에서 각각 시행하여 비교 관찰하는 것이 바람직하다.

눈확 안에는 많은 신경들이 있으며, 그 신경들은 매우 가늘고 섬세하기 때문에 특히 조심해서 해부를 시행해야 한다. 특히 지방 등을 제거할 때, 소량씩 조심해서, 동맥, 정맥, 신경 등이 포함되어 있지 않은 지 확인한 후에 제거한다.

(1) 눈확의 개방

① 눈확 천장(roof)을 이루는 이마뼈 눈확부분, 볏돌기, 체판 등의 구조들을 관찰하고(그림 6-18), 그 위를 덮고 있는 경막을 최대한 제거한다.

② 뼈집게(rongeur)와 집게(holder)를 사용하여 이마뼈 눈확부분(orbital part)에서 눈확판(orbital plate)을 조심스럽게, 그러나 최대한 넓게 제거하되, 뼈 바로 밑에 있는 눈확뼈막(periorbita)이 손상되지 않도록 유의한다.

③ 눈확천장과 눈확뼈막 사이로 소식자를 넣고 뒤쪽으로, 나비뼈 작은날개(lesser wing) 밑으로 밀어넣어 소식자가 위눈확틈새(superior orbital fissure)를 지나 중간머리뼈우묵으로 나오게 한다.

④ 밀어 넣은 소식자를 안내자로 삼아 작은날개를 제거하여 위눈확틈새를 연다. 작은날개는 시각신경관(optic canal) 바로 가쪽까지만 제거한다(그림 6-23 A).

(2) 눈확안 구조물 I

① 눈확뼈막은 매우 얇은 막이다. 눈확뼈막을 통해 눈확 안을 주행하는 이마신경(frontal n.)이 보이는지 확인한다.

② 눈확뼈막을 조심스럽게 앞뒤로 절개하고 좌우로 젖힌 후 모두 제거한다(그림 6-23 B). 눈확뼈막 바로 밑면에는 이마신경 등이 있기 때문에, 눈확뼈막을 박리하여 젖힐 때 특히 조심하도록 한다.

③ **이마신경**(frontal n.)을 찾는다(그림 6-23 B, 24). 이마신경은 삼차신경 가지인 눈신경(ophthalmic n.)의 가지이며 위눈확틈새를 지나 눈확으로 들어와 눈확 가운데를 가로질러 앞쪽으로 달린다. 이 신경을 앞쪽으로 추적하여 **눈확위신경**(supraorbital n.)과 **도르래위신경**(supratrochlear n.)으로 나뉘는 것을 확인한다.

④ 눈확위구멍(supraorbital foramen; 또는 눈확위패임 supraorbital notch)에 더듬자를 넣어 눈확위신경이 이마와 머리 피부에 분포하고 있음을 확인한다(그림 6-6).

⑤ 눈확 가쪽에서 **눈물샘신경**(lacrimal n.)을 찾는다. 눈물샘신경은 이마신경과 마찬가지로 눈신경의 가지이며, 위눈확틈새를 통해서 눈확으로 들어온다.

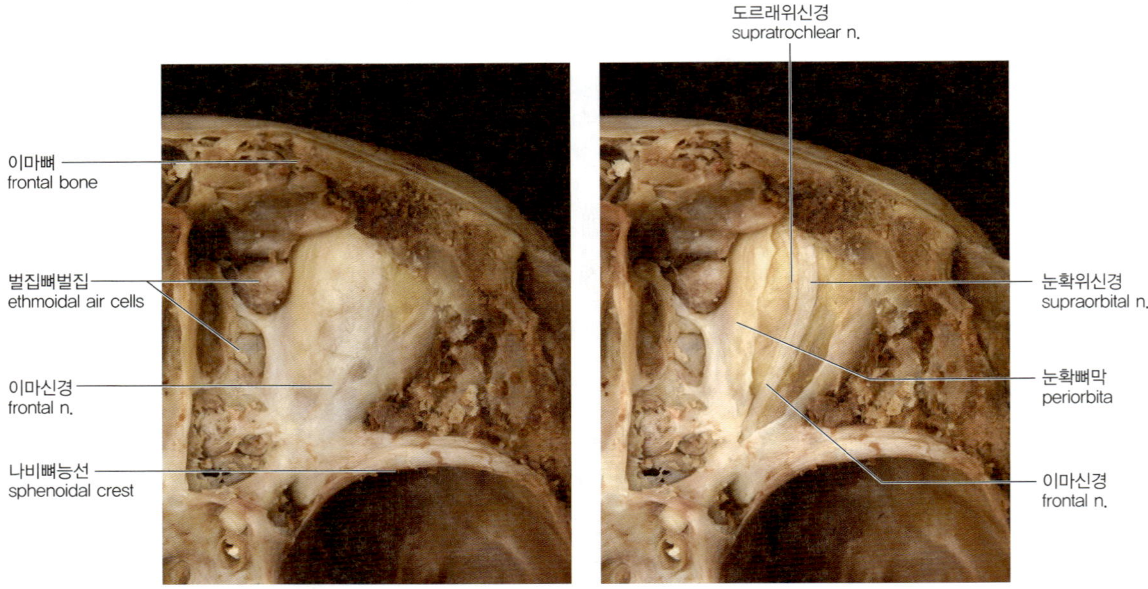

그림 6-23 눈확 천장의 제거(A)와 눈확뼈막의 개방(B)

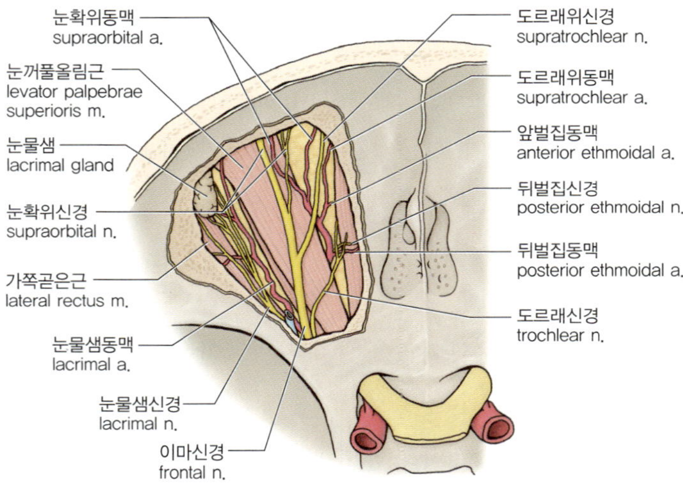

그림 6-24 눈확 위쪽 구조물

⑥ 눈확 안쪽에서, 위눈확틈새를 통해 눈확으로 들어오는 또 다른 신경인 **도르래신경**(trochlear n.)을 확인한다. 이 신경은 위빗근(superior oblique m.)에 분포한다.

⑦ 신경들을 손상하지 않으면서 지방을 제거하여 **눈꺼풀올림근**(levator palpebrae superioris m.)을 깨끗이 한다. 이 근육은 시각신경관 앞쪽 나비뼈 작은날개에서 일어나 위눈꺼풀에 붙는다. 위눈꺼풀에 부착된 모습을 관찰한다(그림 6-25).

⑧ 눈꺼풀올림근을 안쪽으로 젖히고 바로 아래에 있는 **위곧은근**(superior rectus m.)을 깨끗이 한다.

⑨ 위곧은근이 안구에 부착하는 모습을 관찰하고, 부착 지점 가까이에서 자른다.

⑩ 같은 위치에서 눈꺼풀올림근도 자른 후, 두 근육을 함께 뒤로 젖힌다.

⑪ 위곧은근 아랫면에 분포하는 **눈돌림신경**(oculomotor n.) 위가지(superior branch)를 확인한다. 또한 위가지에서 나온 또 다른 가지가 위곧은근 안쪽모서리를 돌아 눈꺼풀올림근에 분포하는 것을 확인한다.

⑫ 눈확 가장 안쪽에서 **위빗근**(superior oblique m.)을 찾고, 이 근육의 전체 경로를 추적한다. 그 경로 중에 지나는 **도르래**(trochlea)를 확인한다.

⑬ 위빗근이 안구 뒤가쪽에 부착하는 것을 관찰한다.

(3) 눈확안 구조물 II

① 위곧은근 밑에서 **코섬모체신경**(nasociliary n.)을 찾는다. 이 신경은 이마신경, 눈물샘신경과 함께 눈신경의 가지로, 위눈확틈새와 온힘줄고리를 지나 눈확으로 들어온 후에 시각신경(optic n.) 위를 가로질러 눈확 안쪽으로 주행한다. 경로 중에 2~3개의 가는 **긴섬모체신경**(long ciliary nn.)이 나와 안구 뒤쪽으로 가는 것을 볼 수 있다(그림 6-25).

② 계속해서 코섬모체신경의 가지들인 **앞벌집신경**(anterior ethmoidal n.), **뒤벌집신경**(posterior ethmoidal nn.), **도르래아래신경**(infratrochlear n.)을 찾는다.

③ **눈돌림신경**(oculomotor n.) : 앞서 위곧은근 아랫면으로 들어갔던 눈돌림신경을 다시 확인하고, 이 신경을 몸쪽으로 추적하여 본다.

④ 지방을 제거해 나가는 과정에서 **눈동맥**(ophthalmic a.) 및 **위눈정맥**(superior ophthalmic v.)과 그 가지들이 나타날 것이다. 이들을 최대한 보존하도록 한다.

⑤ 위눈정맥을 뒤쪽으로 따라가 본다. 이 정맥은 눈확 속에서는 눈동맥과 함께 달리고 있으나, 위눈확틈새를 지나 해면정맥굴과 연결되어 있다. 앞쪽에서 이 정맥은 안쪽눈구석(medial angle of eye)에서 얼굴정맥과 연결되어 있다. 이후 해부를 위하여 위눈정맥을 제거한다.

⑥ 눈확 가쪽에서 **가쪽곧은근**(lateral rectus)을 확인한다.

⑦ 가쪽곧은근 안쪽면에서 **갓돌림신경**(abuducens n.)을 확인한다. 이 신경은 위눈확틈새와 온힘줄고리를 지나 눈확으로 들어온 후 이 근육으로 들어간다.

⑧ 위눈확틈새 근처에서 이마신경을 덮고 있는 경막을 조심스럽게 박리하여 제거한다. 이마신경이 자유롭게 되면, 이 신경이 위눈확틈새를 지나올 때 타고 넘어오는 단단한 구조물을 확인한다. 이것이 **온힘줄고리**(common tendinous ring) 중 가쪽곧은근과 위곧은근 사이 부위이다.

⑨ 시각신경관(optic canal) 천장을 열고 시각신경을 관찰한다(그림 6-25). 시각신경은 뇌의 일부분이 연속된 것이므로 세 겹의 뇌막으로 둘러싸여 있는 것이 특징이다.

⑩ 가장 바깥막인 경막을 열어 그 두께를 확인한다.

⑪ 시각신경을 눈확 안으로 따라 들어가면서 안구 뒤까지 깨끗이 한다. 이때 가쪽 지방을 과도하게 들어내지 않도록 한다.

⑫ 시각신경관에서 약 1 cm가량 앞에서, 시각신경과 가쪽곧은근 사이에 위치하는 **섬모체신경절**(ciliary ganglion)을 찾아본다. 이 신경절은 크기가 2 mm 정도이며, 이 신경절에서 가는 짧은섬모체신경(short ciliary nn.)이 나와 안구 뒤로 들어가 동공수축에 중요한 역할을 한다는 것을 공부한다.

⑬ 위에서 찾은 온힘줄고리를 절단하고, 그 밑에서 눈돌림신경 위가지(superior branch)를 다시 한 번 확인한다.

⑭ 눈돌림신경 위가지 바로 밑에서 코섬모체신경을 찾고, 앞으로 추적하면서 앞서 보았던 뒤벌집신경, 앞벌집신경이 해당 동맥과 함께 안쪽으로 갈려 나가는 것을 다시 한 번 확인하고, 계속 앞으로 나가 이 신경이 도르래아래신경으로 이어지는 것을 상기한다.

(4) 눈확안 구조물 III

① 이제 시각신경을 중심으로 주변 구조물을 모두 제거한다. 이때 가쪽곧은근과 갓돌림신경, 위곧은근과 눈돌림신경 위가지, 위빗근과 도르래신경은 다치지 않도록 한다.

② 눈확의 안쪽과 아래쪽에서 각각 **안쪽곧은근**(medial rectus m.)과 **아래곧은근**(inferior rectus m.)을 찾고, 각각의 속면에 분포하는 눈돌림신경 아래가지(inferior branch)를 확인한다.

③ 마지막으로, 속목동맥에서 갈라지는 눈동맥(ophthalmic a.)을 찾는다. 그 경로 중에 눈동맥은 시각신경 위에 놓이며, 눈확 안쪽으로 주행하는 것을 확인한다(그림 6-25).

④ 아래곧은근과 안쪽곧은근 속면에 분포하는 눈돌림신경 아래가지(inferior branch)를 확인한다.

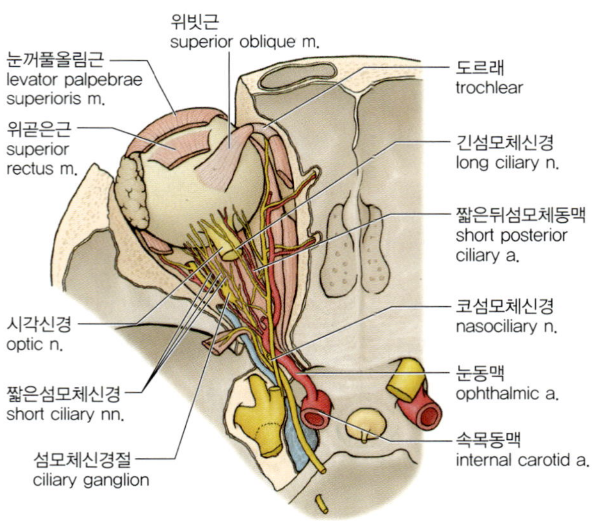

그림 6-25 눈꺼풀올림근과 위곧은근을 제거한 모습

3) 앞에서 왼쪽 눈확(orbit)의 해부(외과적 접근법)

(1) 눈확의 해부

① 해부에 앞서 결막주머니(conjunctival sac)의 범위를 확인하고(그림 6-20 B), 결막이 각막과는 단단하게, 공막과는 약간 느슨하게 붙어 있음을 확인한다.

② 위 · 아래눈꺼풀과 눈확가로막(orbital septum)을 모두 제거한다.

③ 눈확 위가쪽에는 눈물샘(lacrimal gland)이, 위안쪽에는 위빗근의 도르래(trochlea)가, 아래안쪽에는 눈물주머니(lacrimal sac)와 아래곧은근 이는곳이 있음을 관찰한다(그림 6-21, 24, 25).

④ 곧은근 4개와 빗근 2개가 닿는곳을 확인하고, 위 · 아래빗근이 각각 위 · 아래곧은근 밑에 놓여 있는 것을 확인한다(그림 6-26).

⑤ 곧은근 4개를 닿는곳에서 절단한다.

⑥ 안구를 안쪽으로 젖히고(adduction) 앞으로 당긴 상태에서, 안구 가쪽으로 가위를 넣어 시각신경을 절단한다.

⑦ 안구를 좀 더 앞쪽으로 당긴 후 위빗근과 아래빗근을 닿는곳 가까이에서 절단한다.

⑧ 안구를 완전히 적출하여 마르지 않도록 보관한다.

⑨ 눈확 뒤쪽에 있는 지방조직들을 제거하고 모든 곧은근들이 일어나는 온힘줄고리를 찾는다.

⑩ 온힘줄고리를 지나오는 구조물, 즉 시각신경관을 지나는 시각신경, 위눈확틈새를 지나는 코섬모체신경(nasociliary n.), 눈돌림신경 위가지, 갓돌림신경(abducent n.), 눈돌림신경 아래가지를 찾는다(그림 6-26).

(2) 안구(eyeball)의 해부

① 관상면을 따라 안구를 반으로 자른 후에 속에 있는 유리체(vitreous body)를 제거하고 필요하면 물로 씻어 낸다. 다음과 같은 구조를 확인한다. 이때 칼보다는 가위를 사용하여, 안구가 눌리지 않게 조심하여 자른다.

② **안구섬유층**(fibrous layer of eyeball) : 안구의 가장 바깥층으로, 뒤쪽 5/6는 공막(sclera)을, 앞쪽 1/6은 각막(cormea)을 이루며, 각막이 공막보다 훨씬 작고 더 볼록하다(그림 6-27).

③ **안구혈관층**(vascular layer of eyeball) : 안구 중간층으로, 맥락막(choroid), 섬모체(ciliary body), 홍채(iris)로 구성되며, 혈관과 섬모체신경이 이 층에 위치한다(그림 6-27). 맥락막, 섬모체, 홍채를 합하여 포도막(uvea)이라고도 한다.

④ 앞쪽에서 홍채의 동공가장자리(pupillary margin)와 섬모체가장자리(ciliary margin)를 지적하고 동공(pupil)을 확인한다(그림 6-27, 28).

⑤ **안구속층**(inner layer of eyeball) : 안구 가장 안쪽에 있는 층으로, 시각을 담당하는 신경층이다. 시신에서는 망막이 회색이며, 일부분이 떨어져 있는 경우가 많다. 잘 보존된 망막에서는 **중심오목**(central fovea) 중심 부위에 지름 약 2 mm의 다소 노란색을 띠는 황반(macula)을 구별할 수 있다(그림 6-27, 29). 이를 확인해 본다.

⑥ 혈관과 시각신경이 출입하는 지름 약 2 mm의 백색인 **시각신경원반**(optic disc) 또는 맹점(blind spot)을 확인한다.

⑦ 빛굴절 물질 4개 중에서 남아 있는 각막과 수정체(lens)를 확인하고, 수정체를 분리하여 그 모양을 관찰한다.

⑧ 각막과 수정체 사이의 방수(aqueous humor)와 유리체방(vitreous chamber) 속에 있는 젤리 모양의 유리체(vitreous body)는 이미 제거되었다.

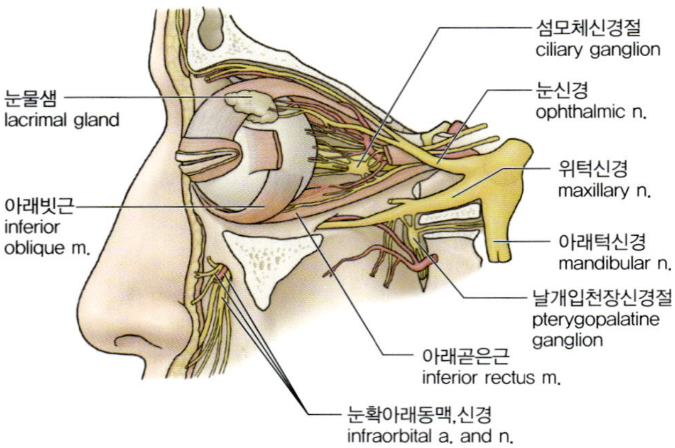

그림 6-26 안구근육의 배치

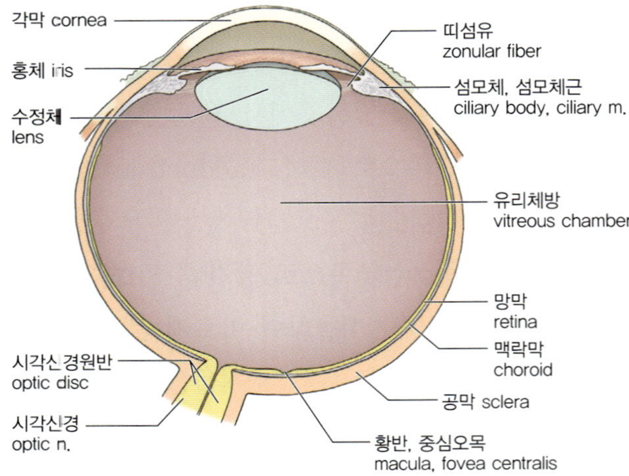

그림 6-27 안구의 모식도

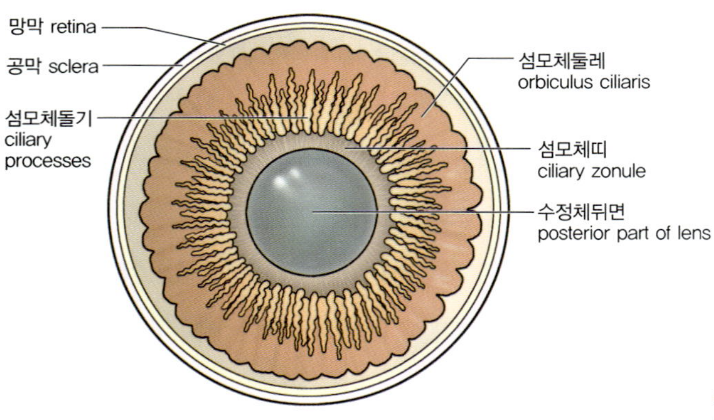

그림 6-28 안구를 앞뒤로 자른 후 앞부분을 뒤에서 본 모습

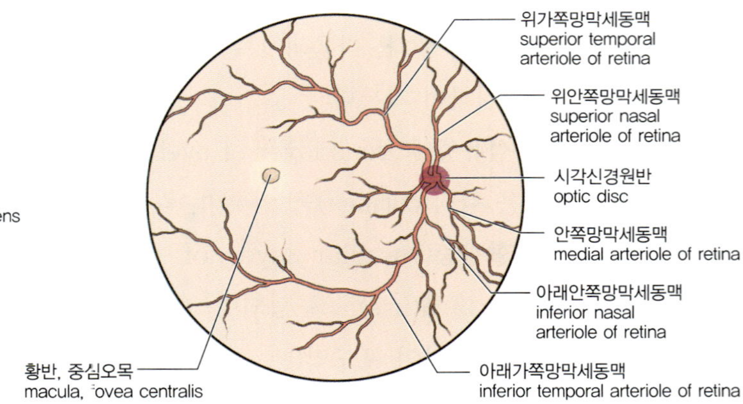

그림 6-29 안구를 앞뒤로 자른 후 뒷부분을 앞에서 본 모습

확인할 구조물

☐ 눈확지방체 ☐ 눈확뼈막 ☐ 안구 ☐ 시각신경 ☐ 눈동맥
☐ 눈물샘 ☐ 코눈물관 ☐ 도르래

눈돌림신경 지배

☐ 눈꺼풀올림근 ☐ 위곧은근 ☐ 안쪽곧은근 ☐ 아래빗근 ☐ 아래곧은근

도르래신경 지배

☐ 위빗근

갓돌림신경지배

☐ 가쪽곧은근

눈신경의 가지

☐ 이마신경 ☐ 도르래위신경 ☐ 눈확위신경 ☐ 코섬모체신경 ☐ 긴섬모체신경
☐ 앞 · 뒤벌집신경 ☐ 눈물샘신경

눈동맥의 가지

☐ 앞 · 뒤벌집동맥 ☐ 눈물샘동맥
☐ 눈돌림신경(위가지 · 아래가지) ☐ 섬모체신경절 ☐ 짧은섬모체신경
☐ 도르래신경 ☐ 갓돌림신경
☐ 눈정맥 ☐ 온힘줄고리

학습 과제

○ 눈확으로 통하는 구멍과 그곳을 통과하는 신경과 혈관은?
○ 안구근육(6 종류)과 지배신경(3 종류)을 확인할 수 있는가?
○ 눈물 분비에 관련되는 신경 및 경로에 대해서 조사해 본다.
○ 눈돌림신경 이외에, 섬모체신경절과 관련된 신경은 무엇인가?
○ 섬모체신경절에 들어가는 부교감신경은 시각과 관련하여 어떤 기능을 하고 있을까?

4. 얼굴 깊은층

학습목표
1. 얼굴 깊은층에 있는 씹기근육의 작용과 신경지배를 설명한다.
2. 위턱동맥의 가지를 열거하고 분포양상을 설명한다.
3. 아래턱신경의 가지를 열거하고 분포양상을 설명한다.

1) 관자부위

(1) 관자부위의 뼈

관자부위(temporal region)를 해부하기 전에 이 부븐에서 관찰되는 머리뼈옆면을 완전히 숙지한다(그림 6-1).

① 아래관자선(inferior temporal line) : 관자근이 이는 곳으로, 관자우묵(temporal fossa) 윗모서리에 위치한다. 광대뼈 이마돌기에서 뒤쪽으로 활끌 모양의 굽은선으로 관찰된다.

② 광대활(zygomatic arch) : 관자뼈 광대돌기와 광대뼈 관자돌기가 연결되어 형성된 구조물로, 깨물근의 이는곳이 된다.

③ 아래턱뼈 **근육돌기**(coronoid process) : 관자근이 닿는 곳이다.

④ 아래턱뼈 **관절돌기**(condylar process) : 턱관절오목(mandibular fossa)과 만나 턱관절을 이룬다.

⑤ 턱뼈패임(mandibular notch): 관자아래우묵에서 깨물근(masseter m.)을 지배하는 신경이나 혈관이 지난다.

⑥ 턱뼈각(mandibular angle) : 턱뼈각 안쪽 및 가쪽 부위에 안쪽날개근과 깨물근이 닿는다.

(2) 광대활과 광대뼈 뒷부분 제거

① 광대활(zygomatic arch) 윗모서리에 부착된 관자근막(temporal fascia)을 떼어낸다.

② 깨물근 표면을 깨끗이 한다.

③ 광대활의 최대한 앞쪽에서 소식자를 안쪽으로 위에서 아래로 밀어 넣은 후 이를 기준으로 광대뼈 뒷부분을 톱으로 자른다(그림 6-30).

④ 아래턱뼈 관절돌기(condylar process)에 있는 턱뼈머리(head of mandible) 바로 앞에서 광대활 안쪽으로 소식자를 넣고, 이를 기준으로 광대활을 톱으로 자른다.

⑤ 분리된 광대활과 함께 깨물근(massetor m.)을 아래쪽으로 젖힌다.

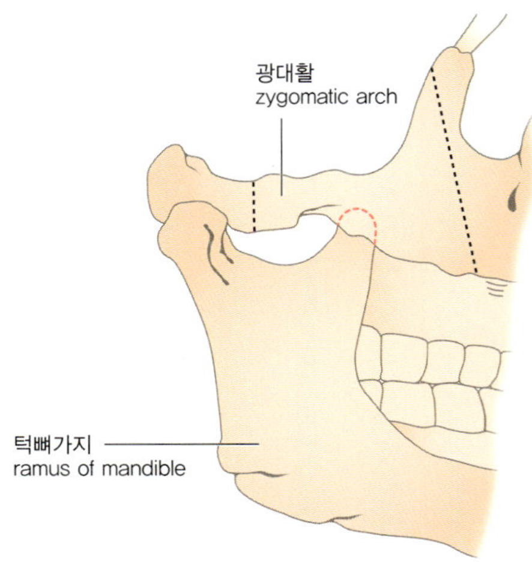

그림 6-30 광대활의 제거

⑥ 이때 깨물근이 아래턱뼈 근육돌기(coronoid process) 등에 부착된 부위에서 분리하되, 턱뼈 아랫모서리에는 붙은 채로 남겨 놓는다.

⑦ 관자근막 전체를 관찰한다.

(3) 관자부위의 관찰

① 관자근막(temporal fascia) 위를 지나는 **얕은관자동맥**(superficial temporal a.)과 **귓바퀴관자신경**(auriculotemporal n.)을 찾는다. 이들 구조물은 귓바퀴 바로 앞에서 광대활 표면을 지난다.

② 관자근막을 완전히 제거한다. 이때 **관자근**(temporalis m.)이 관자근막에 부착되어 있음을 관찰한다.

③ 관자근 근육섬유의 주행 방향을 확인한다(그림 6-7).

④ 관자근 앞부분은 두껍고, 거의 수직방향으로 달려 아래턱뼈 근육돌기(coronoid process)에 닿는다. 이 부분은 아래턱뼈를 들어 올린다.

⑤ 뒤쪽 근육섬유는 앞쪽으로 비스듬히 달려 아래턱뼈 근육돌기에 닿는다. 이 부분은 아래턱뼈를 뒤로 당긴다.

2) 관자아래부위

(1) 관자아래부위(infratemporal region)의 노출

관자아래부위는 바깥벽을 구성하는 턱뼈가지(ramus of mandible)에 의해 가려져 있다. 턱뼈가지를 제거하면 관자아래부위의 경계를 잘 관찰할 수 있다. **관자아래우묵**(infratemporal fossa)은 불규칙한 관자아래능선(infratemporal crest)에 의해 위쪽의 관자우묵(temporal fossa)과 분리되어 있다.

① 턱뼈패임(mandibular notch)에서 소식자를 턱뼈가지 속면에 밀착하여 아래앞쪽으로 밀어넣은 후, 소식자를 기준으로 하여 아래턱뼈 근육돌기(coronoid process)를 톱으로 자른다(그림 6-31).

② 잘린 근육돌기 조각을 이에 부착된 관자근(temporalis m.)과 함께 위로 젖힌다.

③ 다시 소식자를 관절돌기(condylar process) 턱뼈목 안쪽으로 밀어 넣고 이를 기준으로 턱뼈목을 톱으로 자른다.

④ 그림이나 마른뼈를 참조하여, 턱뼈가지 안쪽면에 있는 **아래턱뼈 혀돌기**(lingula of mandible)보다 약간 위쪽의 턱뼈가지를 수평방향으로 자른다(그림 6-31). 만약 자르는 위치가 혀돌기보다 아래쪽이 될 경우에는 턱뼈구멍(mandibular foramen)으로 들어가 턱뼈관 속으로 주행하는 아래이틀동 · 정맥과 신경(inferior alveolar a., v., n.)이 손상된다.

⑤ 이제 턱뼈가지 윗부분을 들어내고 안쪽을 관찰한다.

(2) 가쪽날개근과 안쪽날개근의 관찰

① 관자아래우묵(infratemporal fossa)을 관찰하기 위해서 관자근(temporalis m.)을 머리뼈에서 완전히 떼어낸다.

② 관자근 속면으로 들어가는 깊은관자동맥과 신경(deep temporal aa. and nn.)을 찾아본다. 깊은관자동맥은 위턱동맥(maxillary a.)의 가지이며, 깊은관자신경은 아래턱신경(mandibular n., CN V3)의 가지이다.

③ 깊은관자동맥을 아래로 추적하여 위턱동맥을 찾아본다. 위턱동맥은 바깥목동맥의 마지막 가지로, 보통은 가쪽날개근 가쪽면을 따라 주행하지만, 때로는 가쪽날개근보다 안쪽에 있어서, 지금은 전체 주행을 보지 못 할 수도 있다.

④ 날개근정맥얼기(pterygoid plexus)가 위턱동맥과 위턱동맥의 가지를 둘러싸고 있는 모습을 관찰한다. 이 정맥은 주위의 다른 구조물을 깨끗이 할 때 잘라 제거한다.

⑤ **가쪽날개근**(lateral pterygoid m.)을 깨끗이 하고, 위갈래(superior head)와 아래갈래(inferior head)를 구분하여 본다(그림 6-32). 가쪽날개근을 해부할 때는 그 표면을 가로지르는 신경과 동맥이 다치지 않도록 주의한다.

⑥ 가쪽날개근 위갈래(superior head)는 나비뼈 큰날개 관자아래면(infratemporal surface of greater wing of sphenoid)과 관자아래능선(infratemporal crest)에서, 아래갈래(inferior head)는 날개돌기 가쪽판(lateral plate of pterygoid process) 가쪽면에서 일어나 아래턱뼈 관절돌기 턱뼈목(neck of mandible)과 관절주머니에 닿는다.

⑦ 가쪽날개근 두 갈래 사이에서 나오는 **볼신경**(buccal n.)을 찾는다(그림 6-33, 34). 볼신경은 아래턱신경의 가지이다.

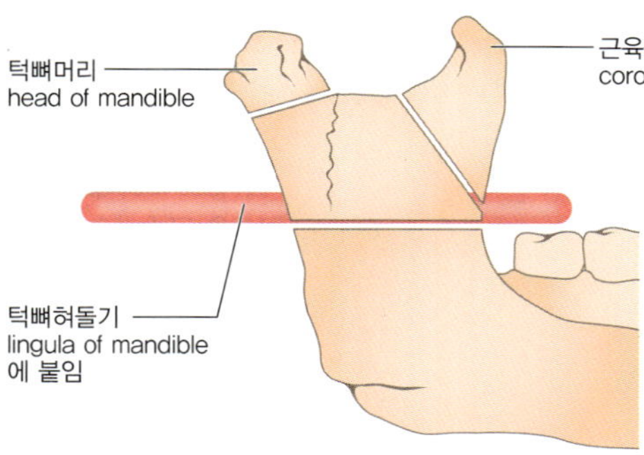

그림 6-31 턱뼈가지의 제거

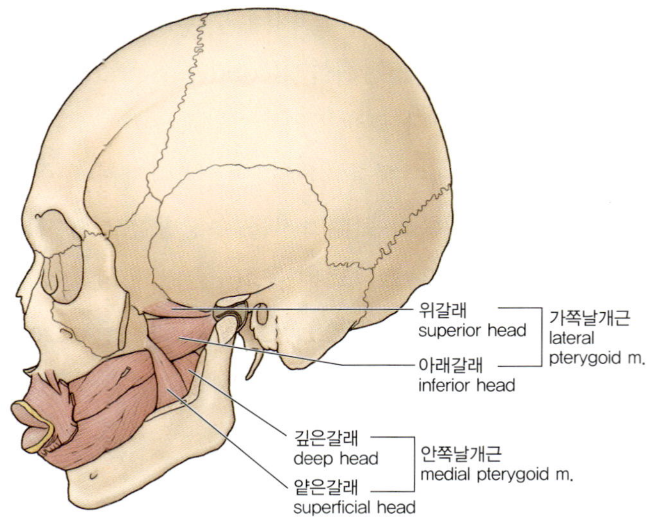

그림 6-32 안쪽날개근과 가쪽날개근

⑧ 가쪽날개근 위모서리 깊은 곳에서 나오는 **깊은관자신경**(deep temporal nn.)을 다시 한 번 확인한다(그림 6-34). 깊은관자신경 중에서 앞에 위치하는 것은 가쪽날개근 두 갈래 사이에서 나오는 경우도 있다.

⑨ 가쪽날개근 아래모서리에서, 가쪽날개근과 안쪽날개근 사이에서 나와 아래쪽으로 내려가는 비교적 큰 2개의 신경을 찾는다. 이들은 혀신경과 아래이틀신경이다(그림 6-33).

⑩ 보다 앞쪽에 있는 신경이 **혀신경**(lingual n.)이다. 혀신경은 아래앞쪽으로 달려 마지막 어금니 부위에서 아래턱뼈 안쪽면에 닿는다.

⑪ 혀신경 뒤에 놓여 있는 신경은 **아래이틀신경**(inferior alveolar n.)이며, 턱뼈가지(ramus of mandible) 속면에 있는 턱뼈구멍(mandibular foramen)으로 들어간다. 이후 턱뼈관(mandibular canal)을 지나 턱끝구멍(mental foramen)으로 턱끝신경(mental n.)이 되어 나온다.

⑫ 아래이틀신경이 턱뼈구멍으로 들어가기 직전에 **턱목뿔근신경**(mylohyoid n.)을 낸다(그림 6-34). 턱목뿔근신경은 턱뼈구멍으로 들어가지 않고, 아래턱뼈 턱목뿔근신경고랑(mylohyoid groove)을 따라 내려가 턱밑삼각으로 들어간다.

⑬ **안쪽날개근**(medial pterygoid m.)을 깨끗이 한다. 안쪽날개근 역시 두 갈래로 일어나는데 얕은갈래(superficial head)와 깊은갈래(deep head)이다(그림 6-32). 얕은갈래는 깊은갈래보다 작다.

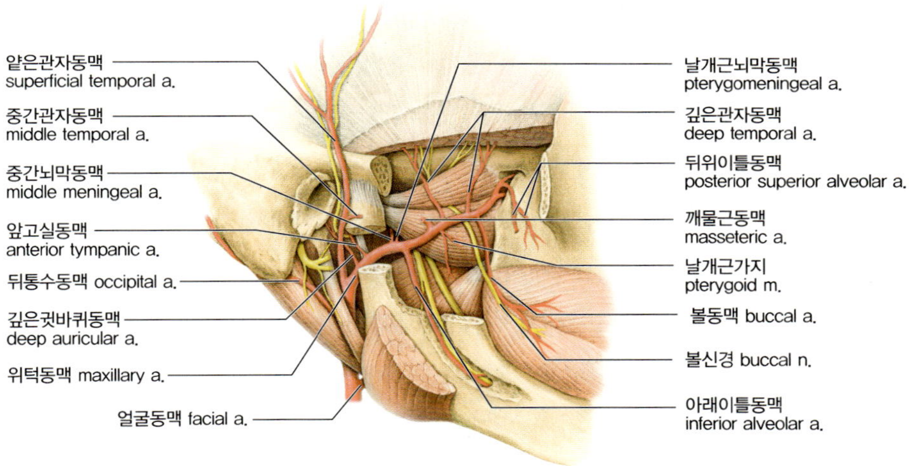

그림 6-33 관자아래우묵의 동맥 광대활과 턱뼈가지 일부가 제거된 상태임

(3) 위턱동맥(maxillary a.)

위턱동맥은 바깥목동맥 마지막 두 가지 중 하나로, 턱뼈목(neck of mandible) 뒤에서 일어나 관자아래우묵을 지나 앞, 위, 안쪽으로 달려 날개위턱틈새(pterygomaxillary fissure)를 통과해 날개입천장오목으로 들어간다. 위턱동맥은 가쪽날개근을 기준으로 세 부분으로 나누는데, 첫째부분과 둘째부분은 관자아래우묵에 위치한다(그림 6-33).

① 바깥목동맥이 **위턱동맥**과 **얕은관자동맥**으로 나뉘는 것을 다시 한 번 확인한다.

② 위턱동맥이 가쪽날개근 표면을 따라 앞쪽으로 주행하며 많은 가지를 내는 것을 확인한다. 만약 위턱동맥이 가쪽날개근 안쪽에 따라 주행하는 경우에는 이 근육을 제거한 후에 (아래 참조; ⑧,⑨) 위턱동맥과 그 가지들을 관찰한다.

③ 깊은귓바퀴동맥(deep auricular a.)과 앞고실동맥(anterior tympanic a.)이 위턱동맥에서 갈려나오는 것을 확인한다.

④ 아래이틀신경과 같이 달리며 턱뼈구멍으로 들어가는 **아래이틀동맥**(inferior alveolar a.)을 확인한다.

⑤ 턱뼈목 안쪽에서 일어나 가쪽곧은근 깊은 곳으로 올라가 뇌막동맥구멍(foramen spinosum)으로 들어가는 **중간뇌막동맥**(middle meningeal a.)을 확인한다.

⑥ 관자근, 안쪽날개근, 가쪽날개근, 깨물근에 분포하는 근육가지(muscular branches)가 위턱동맥 둘째부분에서 나오는 것을 확인한다.

⑦ 볼신경과 함께 달리는 **볼동맥**(buccal a.)을 확인한다(그림 6-33).

⑧ 가쪽날개근과 안쪽날개근 사이에 소식자를 넣고 가쪽날개근 아랫모서리를 확인한다.

⑨ 가쪽날개근이 턱뼈목에 부착한 지점 가까이에서 자르고, 표면의 신경이나 동맥이 손상되지 않도록 조심하면서 조금씩 제거한다.

⑩ 위턱동맥이 날개입천장오목(pterygopalatine fossa)으로 들어가는 모습을 확인한다.

⑪ 위턱동맥이 날개입천장오목으로 들어가기 직전에 **뒤위이틀동맥**(posterior superior alveolar a.)을 내는 것을 확인한다.

(4) 아래턱신경(mandibular n.)

① 턱관절의 관절주머니를 확인한다.

② 턱관절오목(mandibular fossa) 근처에서 관절안으로 칼끝을 밀어 넣어 관절주머니를 절개한다.

③ 턱관절에서 관절돌기를 빼고 관자아래우묵의 아래턱신경을 관찰한다.

④ 중간뇌막동맥(middle meningeal a.)이 뇌막동맥구멍을 통해 들어가는 것을 확인한다(그림 6-34).

⑤ **아래턱신경**(mandibular n.)과 그 가지를 깨끗이 한다.

⑥ 아래턱신경이 타원구멍(foramen ovale)을 통해 머리뼈안을 빠져 나와, 바로 작은 앞갈래와 큰 뒤갈래로 나뉘는 것을 확인한다.

⑦ 앞갈래를 추적하여, 이 갈래가 앞서 살펴보았던 **볼신경**(buccal n.)으로 이어지는 것을 확인한다.

⑧ 앞갈래의 또 다른 가지인 깊은관자신경(deep temporal n.), 깨물근신경(masseteric n.), 가쪽날개근신경(n. to lateral pterygoid) 등 몇 개 근육가지를 찾아본다(그림 6-34).

⑨ 뒤갈래를 추적하여, 앞서 보았던 혀신경(lingual n.)과 아래이틀신경(inferior alveolar n.)으로 이어지는 것을 확인한다(그림 6-34). 혀신경과 아래이틀신경은 가쪽날개근과 안쪽날개근 사이로 내려간다.

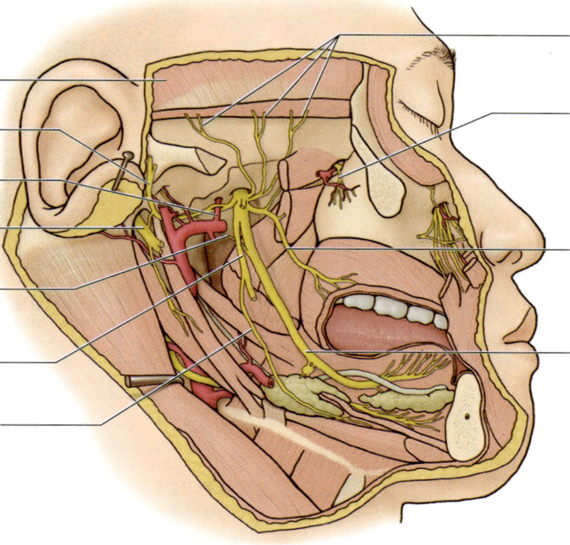

그림 6-34 관자아래우묵의 신경 날개근이 제거된 상태임

⑩ **고실끈신경**(chorda tympani)을 찾는다. 이 신경은 관자뼈 바위고막틀틈새(petrotympanic fissure)를 통하여 관자아래우묵으로 들어오고, 혀신경이 시작되는 곳 바로 아래에서 아래이틀신경 안쪽에서 아래 앞쪽으로 달리다가 혀신경에 합쳐진다.

⑪ **귓바퀴관자신경**(auriculotemporal n.)을 찾는다. 이 신경은 보통 뿌리 2개로 일어나는데, 이 두 뿌리는 중간뇌막동맥을 둘러싸고 동맥 뒤에서 하나로 합쳐진다. 귓바퀴관자신경은 뒤로 달려 턱관절 뒤에서 턱관절을 가쪽으로 감고 광대활 뿌리 위로 돌아 올라간다.

⑫ 안쪽날개근에 분포하는 **안쪽날개근신경**(n. to medial pterygoid m.)을 확인한다. 이 신경은 작고, 대개는 타원구멍 바로 밑 아래턱신경 줄기(trunk of mandibular n.)에서 직접 나와 안쪽날개근 윗부분으로 들어간다.

⑬ 타원구멍 바로 아래, 아래턱신경 안쪽에서 **귀신경절**(otic ganglion)을 찾는다. 귀신경절은 아래턱신경을 가쪽으로 젖히거나 타원구멍 바로 밑에서 자르지 않으면 관찰하기 어렵다. 이 신경절은 머리에 있는 부교감신경절 중 하나이다.

(5) 턱관절(temporomandibular joint, TM joint)

윤활관절(synovial joint, 경첩관절과 평면관절)인 **턱관절**은 아래턱뼈 관절돌기(condyle of mandible)와 관자뼈 턱관절오목(mandibular fossa of temporal bone) 사이의 관절이다(그림 6-35).

① 이미 제거된 아래턱뼈 관절돌기를 턱관절오목에 맞추어 넣는다.

② 턱관절 관절주머니와 주변 인대를 다시 한 번 확인한다.

③ 아래턱뼈 관절돌기와 관자뼈 턱관절오목 사이에 위치하는 관절원반(cartilaginous articular disc)

을 확인한다(그림 6-35). 이 연골은 관절안을 위와 아래의 두 부분으로 나눈다.

④ 관절원반을 앞뒤로 자르고, 잘라낸 관절원반의 형태를 관찰한다.

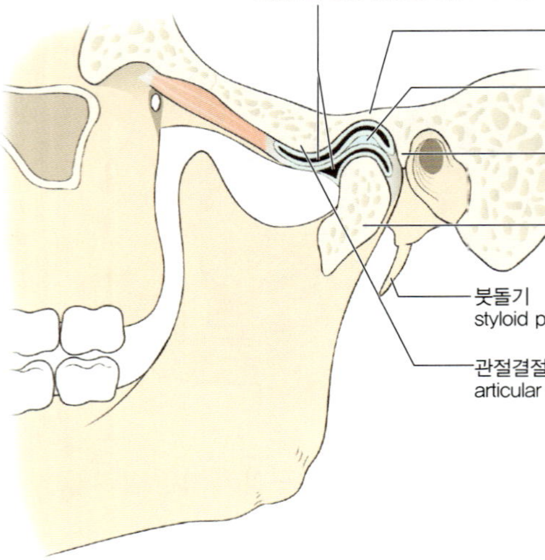

그림 6-35 턱관절

확인할 구조물

☐ 관자근막

☐ 깨물근막 ☐ 광대활 ☐ 볼지방체 ☐ 턱관절과 관절원반

씹기근육

☐ 관자근 ☐ 깨물근 ☐ 가쪽날개근 ☐ 안쪽날개근

위턱동맥의 가지

☐ 중간뇌막동맥 ☐ 아래이틀동맥 ☐ 깨물근동맥 ☐ 볼동맥 ☐ 아래이틀동맥

☐ 깊은관자동맥 ☐ 눈확아래동맥 ☐ 날개입천장동맥

아래턱신경의 가지

☐ 혀신경 ☐ 아래이틀신경 ☐ 턱목뿔근신경 ☐ 볼신경 ☐ 귓바퀴관자신경

☐ 깨물근신경 ☐ 깊은관자신경

☐ 얼굴신경의 고실끈신경

학습 과제

○ 뼈대표본으로 관자아래우묵의 경계와 타원구멍의 위치를 확인한다.

○ 턱관절의 운동과 씹기근육의 작용에 대하여 정리한다. 아래턱이 앞 · 뒤로 이동하는 것을 이해한다.

○ 노출할 수 없었던 것을 포함하여 위턱동맥의 가지와 분포영역을 정리한다.

○ 아래턱신경을 운동가지와 감각가지로 나누어 각각의 명칭과 분포를 정리한다.

5. 머리뼈의 분리

학습목표

1. 머리와 목의 전체적인 근막공간을 설명한다.
2. 머리운동과 머리척주연결 사이의 관계를 설명한다.
3. 머리뼈안의 틈새, 구멍, 머리뼈바닥 바깥면 등을 지나거나 부착되는 구조물을 나열한다.

1) 목의 근막공간과 머리뼈의 분리

(1) 머리와 목의 여러 공간

① **인두뒤공간**(retropharyngeal space)을 찾는다(그림 6-36). 목빗근을 모두 젖히고 양쪽 목혈관신경집(carotid sheath) 뒤로 양쪽 손가락을 넣어 마주 닿게 한다. 양쪽 손가락이 위치하는 곳이 인두뒤공간이다.

② 인두뒤공간 안의 손가락을 가슴안쪽으로 내리면 셋째등뼈 높이에서 그 틈이 끝나는 것을 느낄 수 있다. 이곳이 목근막(cervical fascia)의 한 부분인 **척주앞근막**(prevertebral fascia; **목근막 척주앞층**)이 **볼인두근막**(buccopharyngeal fascia)으로 이어지는 부위이다.

③ 다시 손가락을 머리뼈 쪽으로 밀어 올려 머리뼈바닥까지 진행한다.

(2) 머리척주연결(craniovertebral junction)의 분리

① 시신을 엎드린자세(prone position)로 놓는다.

② 머리뼈안 뒤머리뼈우묵 중앙의 큰구멍(foramen magnum) 앞모서리를 확인하고, 머리를 좌우로 돌리면서 중쇠뼈(axis) 치아돌기(dens)를 만져본다.

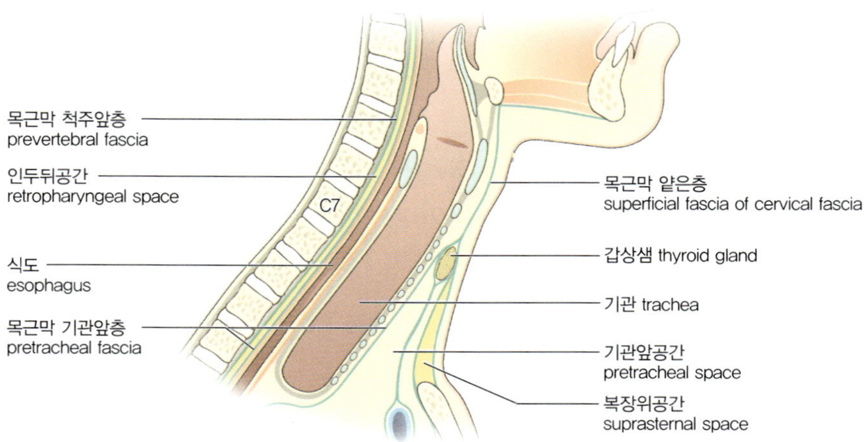

그림 6-36 목근막과 목의 근막공간

③ 큰구멍 앞쪽부터 큰구멍 속까지 경막을 완전히 제거한다(그림 6-37). 덮개막(tectorial membrane) 또한 반드시 젖힌다.

④ **고리십자인대**(cruciate lig. of atlas)를 찾아 관찰한다(그림 6-37). 고리십자인대는 고리가로인대(transverse lig. of atlas)와 위 · 아래세로다발(superior and inferior longitudinal bands)로 구성된다.

⑤ 위세로다발을 절개하여 제거하고, 치아돌기에서 큰구멍 바깥모서리를 잇는 **날개인대**(alar lig.)와 **치아끝인대**(apical lig. of dens)를 찾아본다.

⑥ 날개인대를 치아돌기 가까이에서 절단한다.

⑦ 고리뒤통수관절(atlantooccipital joint) 관절주머니를 절개하여 열고, 두 뼈 사이에 칼날을 넣어 두 뼈를 분리한다.

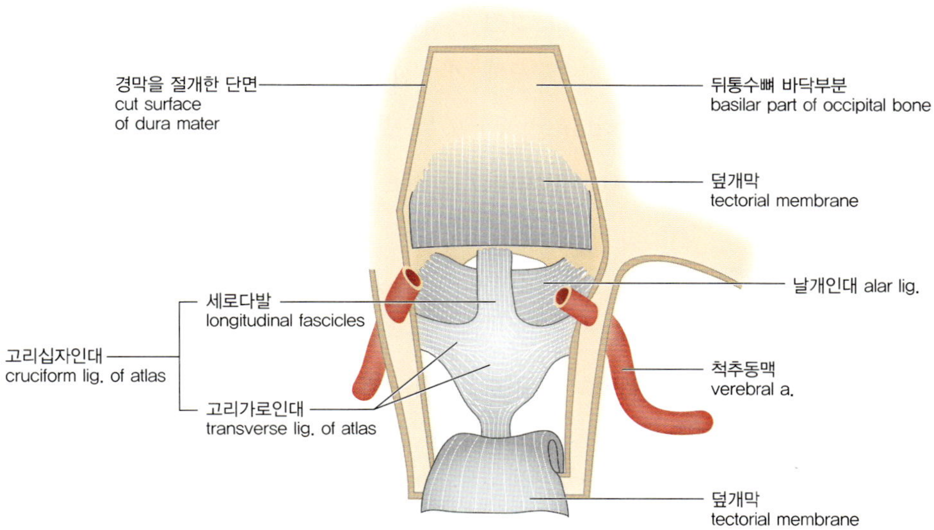

그림 6-37 첫째목뼈 부위의 뒷모습 덮개막을 가로로 절단하여 위아래로 젖힌 상태임

(3) 머리(뼈)의 분리

① 시신을 바로누운자세(supine position)로 돌려놓는다.

② 인두뒤공간에 다시 손가락을 넣어 목부분 내장기관과 큰 신경이나 혈관들을 앞으로 끌어당긴다.

③ 목뼈 앞에서 **교감신경줄기**(sympathetic trunk)와 **위교감신경절**(superior sympathetic ganglion)을 관찰한다.

④ 위교감신경절 바로 위에서 속목동맥(internal carotid a.)을 절단한다.

⑤ 속목정맥(internal jugular v.) 가까이에 위치한 넷째-일곱째 뇌신경을 다시 한 번 확인하고, 머리를 분리할 때 이들이 손상되지 않도록 주의한다.

⑥ 첫째목뼈(atlas, 고리뼈) 가로돌기와 뒤통수뼈 사이로 칼날을 밀어 넣어 가쪽머리곧은근(rectus capitis lateralis m.)(그림 5-19)을 절단한다. 이를 양쪽에서 모두 시행한다.

⑦ 보다 안쪽에 위치한 앞머리곧은근(rectus capitis anterior m.)과 머리긴근(longus capitis m.) 또한 절단한다. 이를 양쪽에서 모두 시행한다.

⑧ 이제 칼날을 고리뼈 앞고리(anterior arch) 윗모서리를 따라 움직여서 정중면을 절단한다.

⑨ 머리를 앞쪽으로 밀어서 척주에서 분리하여 앞으로 젖힌다.

(4) 척주앞부위(prevertebral region)와 척주가쪽부위(lateral vertebral region)

① 목뼈 앞쪽에서 **목근막 척주앞층**(prevertebral layer of cervical fascia)을 관찰한다. 이 근막층은 척주앞근육(prevertebral mm.; 목긴근과 머리긴근)과 가쪽척주근육(lateral vertebral mm., 목갈비근)을 감싼다.

② 다시 한 번 교감신경줄기를 찾고, 위목신경절, 중간목신경절(middle cervical gangliion), 아래목신경절을 확인한다. 아래목신경절은 종종 첫째 가슴신경절(thoracic ganglion)과 만나 합쳐지며, 이를 **목가슴신경절**(cervicothoracic ganglion) 또는 **별신경절**(stellate ganglion)이라고 한다.

③ 목신경절과 척수신경 앞가지(ventral ramus) 사이를 잇는 **회색교통가지**(gray ramus communicantes)를 찾아본다.

④ 목긴근(longus coli m.), 머리긴근(longus capitis m.), 앞목갈비근(anterior scalene m.)을 각각 찾아본다.

⑤ 목뼈 가로구멍(transverse foramen)을 차례로 지나며(C6~C1 또는 C2) 올라가는 척추동맥(vertebral a.)의 경로를 확인한다.

2) 머리뼈바닥 바깥면

(1) 머리뼈바닥 바깥면(external surface of cranial base)의 구조물

① **타원구멍**(foramen ovale)에서 **아래턱신경**(mandibular n.)이 나오는 것을 관찰한다(그림 6-38).

② 꼭지돌기(mastoid process)와 붓돌기(styloid process) 사이를 잇는 선 상에, 가쪽에서 안쪽으로 붓꼭지구멍(stylomastoid foramen), 목정맥구멍(jugular foramen), 혀밑신경관(hypoglossal canal), 뒤통수뼈관절융기(occipital condyle), 큰구멍(foramen magnum)이 위치한다(그림 6-38).

③ **얼굴신경**이 붓꼭지구멍(stylomastoid foramen)을 통해 나오는 것을 관찰한다.

④ 인두를 이루는 근육, 즉 위, 중간, 아래**인두수축근**(superior, middle, inferior pharyngeal constrictor mm.)이 큰구멍 앞 인두결절(pharyngeal tubercle)에 붙는 것을 확인한다.

⑤ 교감신경줄기가 속목동맥(internal carotid a.)과 함께 목동맥관(carotid canal)을 통해 머리뼈안으로 들어가는 것을 관찰한다.

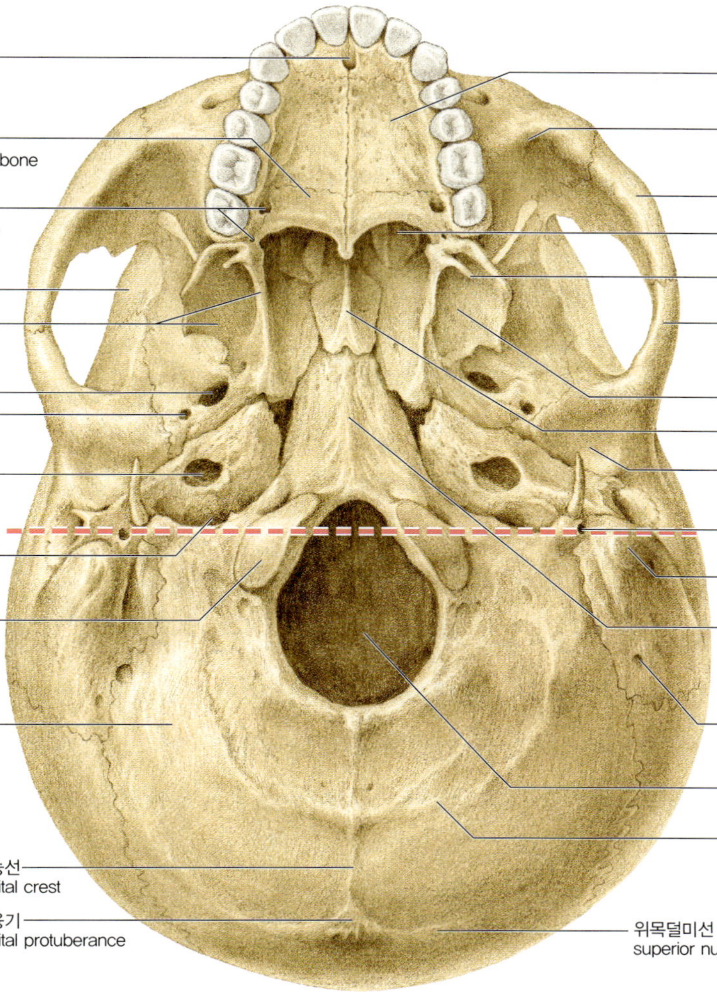

그림 6-38 머리뼈 바닥면 빨간 선은 양쪽 꼭지돌기와 붓돌기 사이를 연결한 것임

⑥ 구불정맥굴이 속목정맥으로 이어지는 것을 관찰한다.

⑦ 속목동맥과 속목정맥을 위로 좇아 올라가 목정맥구멍(jugular foramen) 아래에 미주신경 아래신경절(inferior ganglion of vagus n.)이 위치하는 것을 관찰한다.

⑧ 미주신경 가지가 앞과 중간인두수축근 사이로 들어가 인두신경얼기(pharyngeal plexus)를 형성하는 것을 찾아본다.

⑨ 머리뼈바닥 바깥면에서 미주신경 가쪽에 위치하는 더부신경(accessory n.)이 주행하는 경로를 관찰한다.

⑩ 머리뼈바닥면에서 나와 앞으로 휘어져 인두와 혀 뒤로 주행하는 혀인두신경(glossopharyngeal n.)의 주행을 관찰한다[붓인두근(stylopharyngeal m.) 가쪽에서 혀인두신경을 찾는다].

확인할 구조물

근막공간

☐ 인두뒤공간 ☐ 깨물근공간 ☐ 볼공간 ☐ 관자앞공간

☐ 날개아래턱공간 ☐ 귀밑샘깨물근막공간 ☐ 가쪽인두공간 ☐ 턱밑공간

머리척주연결

☐ 덮개막 십자인대(☐ 고리가로인대 ☐ 세로다발)

☐ 날개인대 ☐ 치아끝인대

머리뼈바닥 바깥면

☐ 타원구멍 ☐ 아래턱신경

뒤가로선(☐ 붓꼭지구멍 ☐ 목정맥구멍 ☐ 혀밑신경관 ☐ 뒤통수뼈관절융기 ☐ 큰구멍)

☐ 인두결절 ☐ 목동맥관 ☐ 목정맥구멍

학습 과제

○ 머리뼈안에서 머리뼈바닥을 지나는 구조물을 앞에서부터 일관성 있게 정리한다.

○ 머리와 목을 연결하는 구조물을 지적하고 임상적 의의를 설명한다.

○ 머리운동을 정리하고 이에 관련된 관절과 근육을 정리하라.

6. 머리의 시상절단

학습목표

1. 코안에서 코눈물관과 코곁굴이 열리는 위치를 기술한다.
2. 코중격과 가쪽코벽을 이루는 뼈를 확인한다.
3. 위턱신경의 가지를 열거하고 분포양상을 설명한다.
4. 삼키기 운동이 일어날 때 혀, 입천장, 인두의 근육이 담당하는 작용을 설명한다.

1) 머리의 시상절단

(1) 코중격 바로 가쪽을 지나는 시상면을 따라 머리를 반으로 자른다.

(2) 한쪽 머리뼈에는 코중격이 남아 있게 하고, 다른 쪽에는 코안이 충분히 노출되도록 한다.

(3) 시상절단(bisection of head) 후 다음과 같은 구조들을 해부하고 관찰한다.

2) 코안

(1) 코안의 구조

코중격(nasal septum)이 남은 쪽 머리 시상면에서, 코중격을 덮고 있는 점막을 벗겨내면서 다음 신경과 혈관을 관찰한다.

① **후각신경**(olfactory n.)의 신경섬유들이 벌집뼈 체판(cribriform plate)을 통해 코안(nasal cavity) 점막에 분포한다.

② **앞벌집신경**(anterior ethmoidal n.)이 후각신경보다 앞쪽에서 앞벌집동·정맥(anterior ethmoidal a., v.)과 함께 주행한다(그림 6-39).

③ **코입천장신경**(nasopalatine n.)은 위턱신경의 가지로, 날개입천장신경절(pterygopalatine ganglion)을 거쳐 코중격 뒤위쪽에서 앞아래쪽으로 비스듬히 내려간다. 코중격에서 나비입천장구멍을 빠져 나와 나비입천장동맥(spenoipalatine a.)과 같이 주행한다.

④ 앞·뒤벌집동맥(anterior and posterior ethmoidal aa.)을 관찰하고 나비입천장동맥과 앞벌집동맥의 연결 양상을 관찰한다.

⑤ 나비입천장동맥의 가지인 **뒤코중격가지**(posterior septal branch), 내림입천장동맥의 가지인 **큰입천장동맥**(greater palatine a.), **위입술동맥**(superior labial a.)의 주행을 관찰한다.

⑥ 점막을 완전히 제거하여 벌집뼈 수직판, 보습뼈, 코중격의 연골부분을 관찰하고 주위의 여러 지지 구조물을 확인한다.

(2) 코안 가쪽벽 관찰

① 코안 가쪽벽에서 선반모양으로 튀어나온 **위, 중간, 아래코선반**(superior, middle, inferior nasal conchae)을 구분한다(그림 6-40 A).

② 맨위코선반(highest nasal concha)이 존재하는지 확인한다(약 60%에서 존재).

③ **위, 중간, 아래콧길**(superior, middle, inferior nasal meatus)을 각각 확인한다(그림 6-40 A).

④ 각각의 콧길이 코인두길(nasopharyngeal meatus)과 뒤콧구멍(choanae)을 거쳐 인두로 이어지는 것을 관찰한다.

⑤ 아래코선반을 가쪽벽에서 가위로 제거하여 아래콧길이 잘 보이도록 한다.

⑥ 아래콧길 점막을 제거하면서 **코눈물관**(nasolacrimal duct) 입구를 찾아본다.

⑦ 중간코선반을 가쪽벽에서 가위로 제거하여 중간콧길이 잘 보이도록 한다.

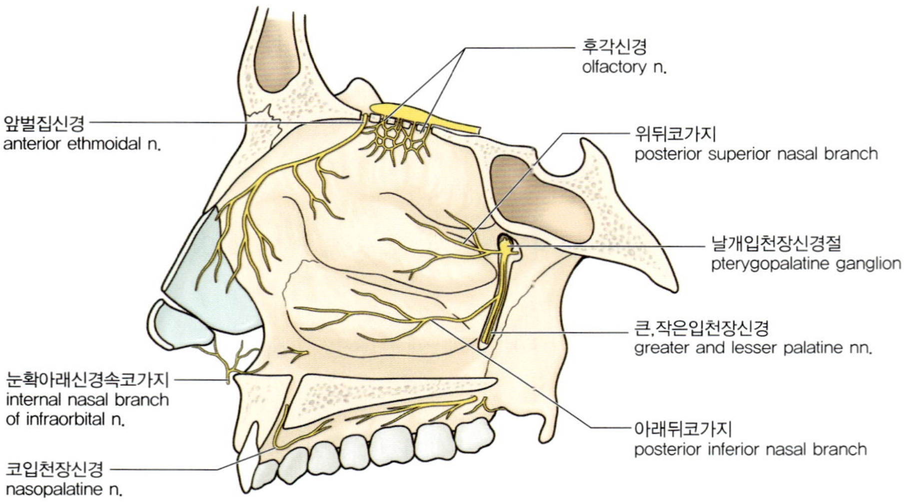

그림 6-39 코중격에 분포하는 신경

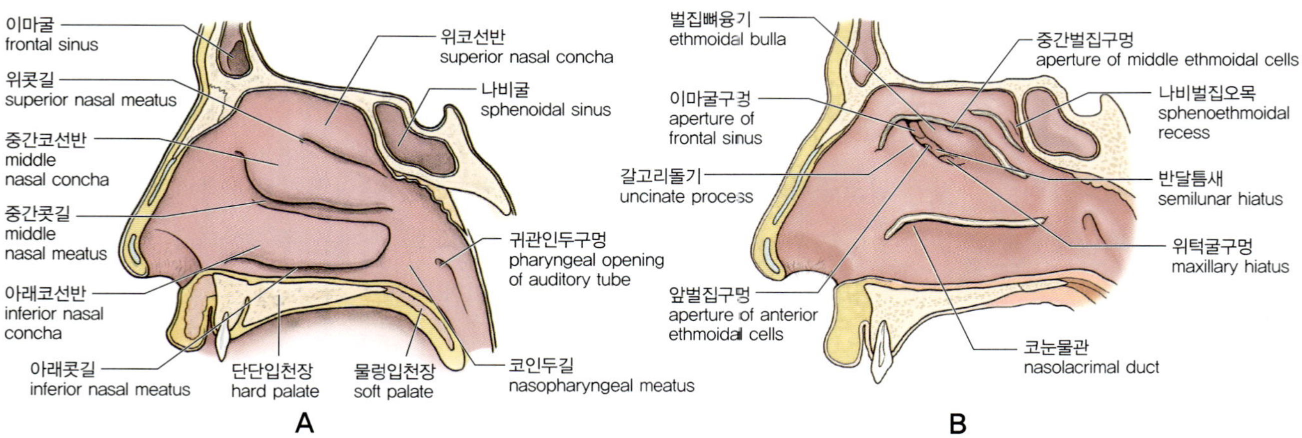

그림 6-40 코선반을 제거하기 전(A)과 후(B)의 코안 가쪽벽 모습

⑧ 중간콧길에서 **갈고리돌기**(uncinate process)와 **벌집뼈융기**(ethmoidal bulla)를 확인한다(그림 6-40 B).

⑨ **반달틈새**(semilunar hiatus)를 확인하고, **위턱굴구멍**(maxillary hiatus)으로 철사를 넣어 위턱굴의 깊이가 얼마나 되는지 확인한다(그림 6-40 B).

⑩ 위콧길 뒤위쪽의 **나비벌집오목**(sphenoethmoidal recess)을 확인하고 나비굴의 구멍을 관찰한다(그림 6-40 B).

3) 위턱신경과 날개입천장오목

(1) 날개입천장오목

마른 뼈를 이용하여 **날개입천장오목**(pterygopalatine fossa)의 경계를 확인한다(그림 6-41).

① 이 오목은 위턱뼈 뒤쪽에 위치한다.

② 가쪽으로 날개위턱틈새(pterygomaxillary fissure)를 통해서 관자아래우묵으로 연결된다.

③ 안쪽으로 나비입천장구멍(sphenopalatine foramen)을 통하여 코안과 교통한다.

(2) 날개입천장신경절

날개입천장신경절(pterygopalatine ganglion)은 두 가지 방법으로 확인할 수 있다.

① 첫째 방법 : 단단입천장 뒤가쪽부분에서 점막을 벗겨내면서 큰·작은 입천장신경과 혈관을 찾고, 이 신경과 혈관을 따라 위쪽으로 올라가면서 앞쪽으로 끌이나 뼈칼로 입천장뼈 수직판을 제거하면서 날개입천장신경절을 찾는다(그림 6-42; 아래쪽 (4) ①, ②, ③ 참조).

② 다른 방법 : 위에서 아래로 접근하는 방법으로, 나비뼈 큰날개와 관자뼈 비늘부분 앞쪽에 쐐기 모양의 뼈부분을 톱으로 잘라내어 위눈확틈새를 크게 연다. 쐐기 모양의 뼈부분 끝은 원형구멍(foramen rotundum) 바로 앞쪽 위 위눈확틈새에 닿는다. 원형구멍의 모서리는 그대로 보존한다. 눈확의 뼈바깥막과 눈확 속 구조물들을 모두 제거한 후 위턱신경이 달리는 길과 분포하는 곳을 추적한다.

(3) 위턱신경과 그 가지

위턱신경(maxillary n.)은 삼차신경절(trigeminal ganglion)에서 일어나 해면정맥굴 가쪽벽 아랫부분에서 앞쪽으로 달려 원형구멍에 닿는다. 위턱신경은 **원형구멍**을 지나 **날개입천장오목**(pterygopalatine fossa) 윗부분으로 들어간다(그림 6-43). 날개입천장오목 윗부분에서는 앞쪽으로 달리고 **날개위턱틈새**(pterygomaxillary fissure)를 향해 가쪽으로 구부러진다. 날개위턱틈새를 지난 위턱신경은 **관자아래우묵**으로 들어가고, 들어가자마자 바로 **눈확아래고랑**(infraorbital groove)으로 들어간다.

① 위턱신경이 눈확아래관(infraorbital canal)으로 들어가면서 **눈확아래신경**(infraorbital n.)이 된다. 끌로 눈확아래관의 천장을 제거한다.

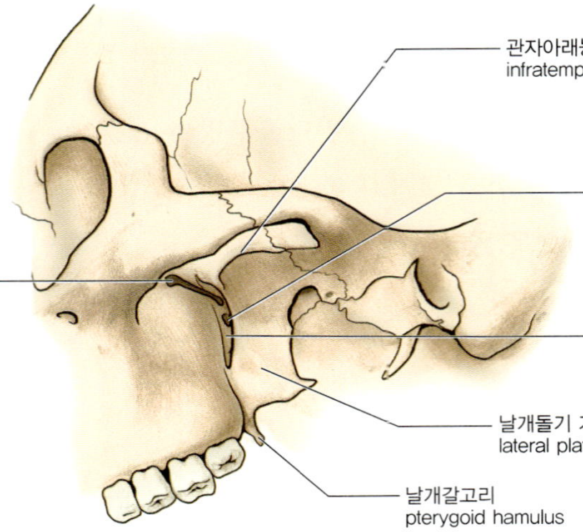

그림 6-41 날개입천장오목

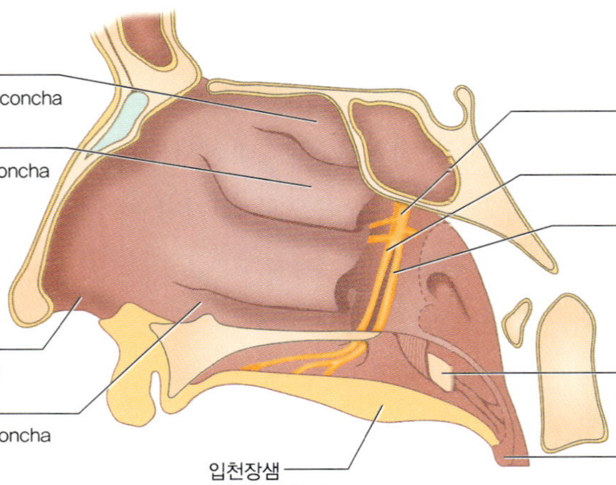

그림 6-42 날개입천장신경절

② 눈확아래관에서 눈확아래신경이 똑바로 앞으로 지나는 것을 본다. 눈확아래관이 있는 곳은 위턱뼈 부위로, 눈확 바닥과 위턱굴 천장에 해당하는 곳이다.

③ 눈확아래신경이 눈확아래구멍(infraorbital foramen)을 나온 후 작은광대근과 위입술올림근 깊은 곳에서 여러 갈래로 나뉘어 많은 수의 피부신경이 되는 것을 관찰한다(그림 6-43).

④ 위턱신경이 관자아래우묵을 지나는 중에 작은 가지 2개, 광대신경(zygomatic n.)과 뒤위이틀신경(posterior inferior alveolar n. 또는 branch)을 낸다.

⑤ **광대신경**(zygomatic n.)은 아래눈확틈새를 통하여 위로 올라가 눈확 가쪽벽 뼈바깥막 밖에 닿는다(그림 6-41).

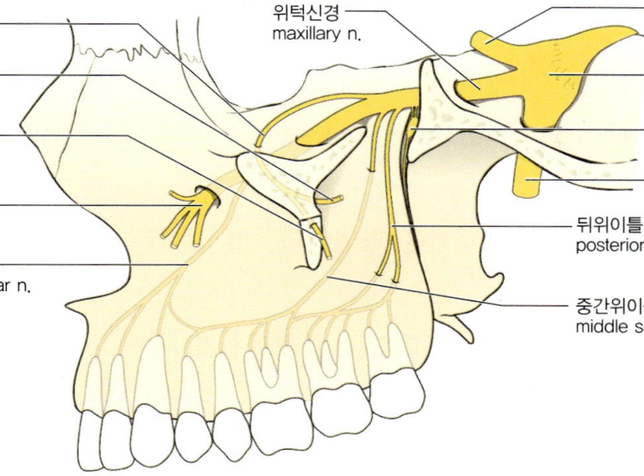

그림 6-43 위턱신경과 그 가지들

⑥ 광대신경은 광대뼈 눈확면 광대눈확구멍(zygomaticoorbital foramen)으로 들어가고, 그 안에서 다시 2개 가지, 광대얼굴신경(zygomaticofacial branch)과 광대관자신경(zygomaticotemporal branch)으로 나뉜다. 이들 두 신경은 광대뼈 광대얼굴구멍(zygomaticofacial foramen)과 광대관자구멍(zygomaticotemporal foramen)을 통하여 각각 얼굴에 분포한다(그림 6-6, 43).

⑦ 광대관자신경은 눈물샘신경과 교통가지(communicating branch)를 갖는데, 이 교통가지는 눈물샘에 분포하는 신경절이후부교감신경섬유를 포함한다.

⑧ **뒤위이틀신경**(posterior superior alveolar n.)은 일반적으로 두 가지로 나뉘어 위턱뼈 관자아래면을 따라 내려가 위턱뼈의 작은 이틀관(alveolar canal)으로 들어간다(그림 6-43). 이들 신경은 위턱굴 가쪽벽에 위치하는 위턱 큰어금니에 신경섬유를 보낸다.

⑨ **눈확아래신경**은 눈확아래관에서 앞위이틀신경(anterior superior alveolar n.)과 중간위이틀신경(middle superior alveolar n.)으로 나뉘며, 이들 신경은 위턱굴의 작은 관을 통해 앞니, 송곳니, 작은어금니 등에 분포한다(그림 6-43). 이들 위이틀신경들은 위턱 잇몸 점막에도 가지를 보낸다.

(4) 날개입천장신경절

날개입천장신경절(pterygopalatine ganglion)은 위턱신경 아래와 나비입천장구멍 가쪽에 위치한다. 위턱신경에서 2개의 날개입천장신경을 받는데, 이 신경은 신경절의 감각신경성분(sensory roots)이다. 뒤쪽으로는 날개관신경(n. of pterygoid canal)을 받는데, 이 신경은 운동신경성분(motor root)이다.

① 큰입천장관(greater palatine canal) 위치에서 코안 가쪽벽 점막을 벗겨 **큰입천장신경**(greater palatine n.)과 **작은입천장신경**(lesser palatine n.)을 찾는다(그림 6-42).

② 두 신경을 조심스럽게 가른 후, 위쪽으로 추적하여 본다.

③ 두 신경이 더 이상 갈리지 않는 곳에서 날개입천장신경절을 확인한다.

④ 소식자를 사용하여 **나비입천장구멍**(sphenopalatine foramen)을 찾아 그 속으로 밀어 넣어 본다. 날개입천장신경절이 나비입천장구멍 가쪽, 날개입천장오목에 있음을 확인한다.

⑤ 반으로 잘려 열려 있는 나비굴(sphenoid sinus) 속면을 덮고 있는 점막을 제거하고 뼈를 노출시킨다.

⑥ 나비굴 아래쪽 바닥에서 약간 솟은 능선을 확인한다. 이 능선은 **날개관**(pterygoid canal) 때문에 생긴 것이다.

⑦ 핀셋 등으로 이 능선을 파괴하고, 그 안에 있는 **날개관신경**(n. of pterygoid canal)을 찾는다. 이 신경은 파열구멍(foramen racerum)의 앞쪽 끝인 날개관 뒤에서 큰바위신경(greater petrosal n.)과 깊은바위신경(deep petrosal n.)이 합쳐져 만들어진다. 큰바위신경은 얼굴신경의 가지(중간신경)로 날개입천장신경절에 신경절 이전 부교감신경성분을 전달한다. 깊은바위신경(deep petrosal n.)은 위목교감신경절에서 온 신경절 이후 교감신경섬유이며, 속목동맥신경얼기를 통해 전달된다.

⑧ 이 신경을 앞쪽으로 추적하여 날개입천장신경절까지 이어지는 것을 확인한다.

⑨ 날개입천장신경절의 또 다른 가지는 인두신경(pharyngeal n.)으로, 매우 작아 찾기 어렵다.

(5) 위턱동맥 셋째부분(third part of maxillary a.)

이 동맥이 날개입천장오목에 들어가면서 바로 마지막 가지 4개로 나뉜다.

① **뒤위이틀동맥**(posetrior superior alveolar a.)은 위턱동맥 둘째부분에서도 일어날 수 있다.

② **나비입천장동맥**(sphenopalatine a.)은 나비입천장구멍을 통해 코안으로 들어가고 몇 개 가지로 나뉘어 코안에 분포한다.

③ **눈확아래동맥**(infraorbital a.)은 눈확아래신경과 함께 눈확아래관으로 들어가고 신경 분포와 함께 몇 개 가지로 나뉘어 분포한다.

④ **내림입천장동맥**(descending palatine a.)은 입천장관을 통해 내려가 2개의 작은 입천장동맥이 되는데, 작은입천장신경과 함께 물렁입천장에 큰입천장신경과 함께 단단입천장에 분포한다.

4) 입천장과 인두

(1) 입천장(palate)

① 입천장 단면에서 단단입천장(hard palate)과 물렁입천장(soft palate)의 경계를 구분한다(그림 6-40).

② 바늘로 큰입천장구멍을 표시한 후 약 5 mm가량 뒤에서 뼈막에 붙은 점막을 가로로 자르고 칼자루를 사용하여 점막을 벗긴다.

③ 점막을 젖혀서, **큰입천장구멍**에서 나온 **큰입천장신경**(greater palatine n.)과 **큰입천장혈관**(greater palatine vessels)을 찾는다(그림 6-42).

④ 젖힌 입천장의 물렁조직을 이틀돌기(alveolar process) 가까이에서 자른다. 정중면에서 시상절단된 표본에서 물렁입천장을 관찰하여, 물렁입천장 두께는 주로 입천장샘(palatine gland)의 양에 따라서 결정되고, 단단함은 물렁입천장 앞쪽 1/3 부위에 있는 입천장널힘줄(palatine aponeurosis)에 의해, 입천장의 움직임은 뒤 2/3 부위에 있는 입천장근육(palatine mm.)의 작용에 따르는 것임을 확인한다.

⑤ 입천장혀활(palatoglossal arch)과 입천장인두활(palatopharyngeal arch) 사이에 위치하는 **목구멍편도**(palatine tonsil)를 확인한다(그림 6-44).

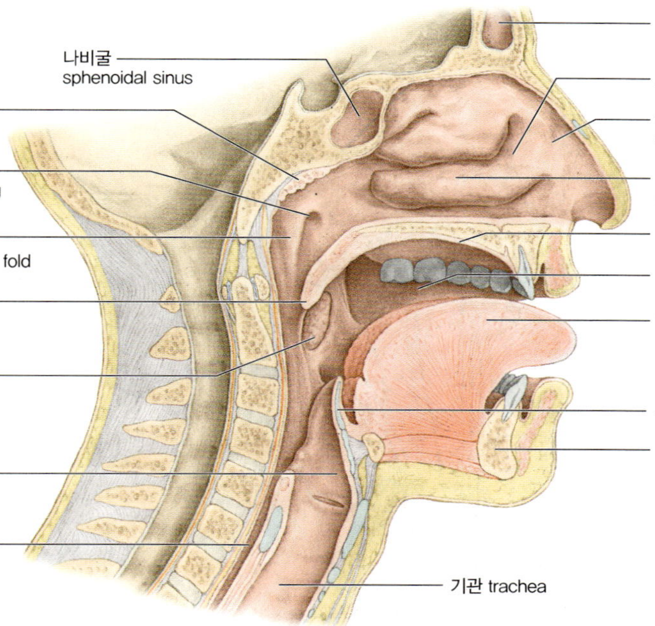

그림 6-44 머리와 목의 정중단면

(2) 목구멍편도

① **입천장혀활**을 덮고 있는 점막을 제거하고, 그 속에서 **입천장혀근**(palatoglossus m.)을 찾는다(그림 6-45). 이 근육은 입천장널힘줄(palatine aponeurosis)에서 혀 가쪽까지 뻗어 있는 근육이다.

② **입천장인두활**의 점막을 제거하여 **입천장인두근**(palatopharyngeus m.)을 관찰한다.

③ 목구멍편도(palatine tonsil)를 다음과 같은 순서로 떼어낸다. 입천장혀활을 따라 점막을 자르고, 칼자루를 사용하여 편도 윗부분과 앞모서리를 분리한다. 이 과정은 편도의 둥근 가쪽 부분에 섬유피막이 있으므로 비교적 쉽게 해부된다. 이 피막은 한 층의 느슨한 결합조직에 의해 인두벽과 분리되어 있다. 이 부위에서 편도 뒷부분도 분리시킨다.

④ 마지막으로, 가장 단단히 붙어 있는 아랫부분을 분리하여 편도를 떼어 낸다.

⑤ 목구멍편도가 놓여 있던 자리는 얇은 섬유판인 인두결절근막(pharyngobasilar fascia)인데, 이를 제거한다.

⑥ 그 아래에 **입천장인두근**(palatopharyngeus m.)과 **위인두수축근**(superior pharyngeal constrictor m.)이 나타난 것을 관찰한다(그림 6-45).

⑦ 위인두수축근 아랫모서리 밑으로 더듬자를 넣어, 입천장인두근 바로 앞의 위인두수축근 근육섬유를 제거하여 **붓혀근**(styloglossus m.)을 찾는다(그림 6-45).

⑧ 붓혀근이 관자뼈 붓돌기에서 일어나 혀 가쪽에 부착되는 두꺼운 근육임을 확인한다.

⑨ 붓혀근 바로 가쪽의 위인두수축근과 중간인두수축근 사이의 틈을 지나는 **혀인두신경**(glossopharyngeal n.)을 찾는다(그림 6-45).

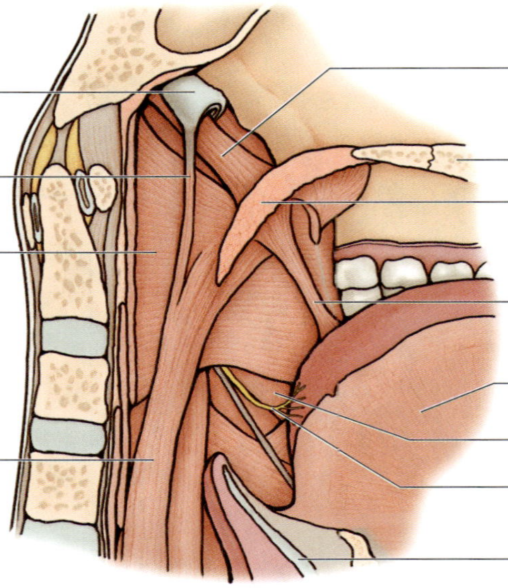

그림 6-45 입천장 주변 근육 편도와 인두결절근막 등이 제거된 상태

(3) 인두 벽(pharyngeal wall)

① 물렁입천장, 인두 가쪽벽, 코인두의 점막을 제거한다.

② 위인두수축근이 **날개아래턱솔기**(pterygomandibular raphe)에서 이는 것을 관찰한다(그림 6-46). 날개갈고리를 손으로 만져보고 이 섬유솔기(fibrous raphe)를 확인한 후 이 구조에 붙은 위인두수축근과 볼근을 확인한다.

③ 위인두수축근 윗모서리와 머리뼈바닥 바깥면 사이에는 위인두수축근 위쪽 널힘줄인 **인두결절근막**(pharyngobasilar fascia)으로 막혀 있으며, 이곳으로 귀관(auditory tube), 입천장올림근(levator veli palatini m.), 오름인두동맥(ascending pharyngeal a.)이 지난다(그림 6-45).

④ 귀관(auditory tube)을 찾고 절단한 후, 귀관 단면에서 연골벽과 막벽을 확인한다.

⑤ 입천장긴장근(tensor veli palatini m.)을 관찰한다.

⑥ 날개갈고리(pterygoid hamulus)를 만져보고, 입천장긴장근 힘줄(tendon of tensor veli palatioi m.)이 안쪽으로 지나가는 것을 확인한다.

⑦ 입천장긴장근을 위로 젖히거나 이 근육의 위뒤부분을 제거하여 아래턱신경이 타원구멍에서 나오는 것을 다시 한 번 확인한다.

⑧ 더듬자 끝을 타원구멍 속으로 넣어 본다. 타원구멍 바로 밑에서 아래턱신경 안쪽(또는 뒤쪽)에 붙은 귀신경절(otic ganglion)을 찾아본다. 귀신경절의 최대 지름은 약 3 mm로, 윤곽이 뚜렷하지 않으므로 찾기 힘들 수도 있다

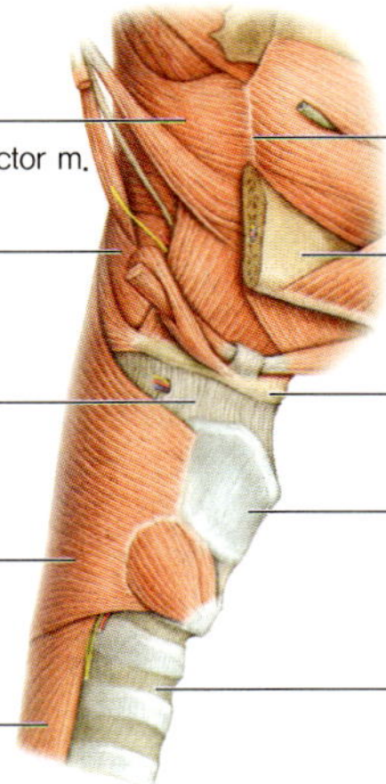

그림 6-46 인두의 근육들

확인할 구조물

☐ 코중격 ☐ 위 · 중간 · 아래코선반 ☐ 위 · 중간 · 아래콧길 ☐ 콧구멍 ☐ 코문턱

☐ 뒤콧구멍 ☐ 코점막후각부위 ☐ 후각신경 ☐ 반달틈새 ☐ 코눈물관

☐ 위턱굴 ☐ 이마굴 ☐ 앞 · 중간벌집 ☐ 나비굴

☐ 날개입천장신경절 ☐ 날개관신경 ☐ 큰입천장신경

☐ 인두(코부분 · 입부분 · 후두부분) ☐ 목구멍 ☐ 후두어귀

☐ 귀관인두구멍 ☐ 귀관융기 ☐ 귀관편도 ☐ 인두편도

☐ 목구멍편도 ☐ 혀편도 ☐ 입천장인두활 ☐ 입천장혀활 ☐ 조롱박오목

학습 과제

○ 코안과 코곁굴의 위치 관계를 입체적으로 파악하자.

○ 코 점막에 모세혈관그물이 발달한 이유는 무엇인가?

○ 반달틈새로 열리는 코곁굴은 무엇인가?

○ 날개입천장신경절과 귀신경절로 들어가는 부교감신경의 역할은?

○ 귀관인두구멍이 열리고 닫히는 것을 확인한다.

○ 귀관의 생리적 의의는 무엇인가?

○ 위턱동맥 셋째부분이 날개입천장오목에 위치하면서 얼굴 깊은 구조물에 혈액을 공급하는 과정을 설명한다.

7. 입안과 혀

학습목표
1. 자신의 입안에서 중요한 구조물을 관찰한다.
2. 혀를 지배하는 다섯 종류 뇌신경을 비교하여 설명한다.
3. 턱밑샘과 혀밑샘의 신경지배에 대하여 설명한다.

1) 표면해부

해부하기 전에 생체에서 다음 구조를 먼저 확인한다(그림 6-47 A, B).

① 입안뜰(oral vestibule)과 고유입안(oral cavity proper)
② 위 · 아래입술주름띠(frenulum of upper and lower lip)
③ 입천장혀활(palatoglossal arch)과 입천장인두활(palatopharyngeal arch)
④ 목젖(uvula)
⑤ 귀밑샘관유두(papilla of parotid duct)
⑥ 치아활(dental arch); 앞니(incisor), 송곳니(canine), 작은어금니(premolar), 큰어금니(molar)
⑦ 혀주름띠(frenulum of tongue)
⑧ 깊은혀정맥(deep lingual v.)
⑨ 혀밑주름(sublingual fold)과 혀밑언덕(sublingual caruncle)

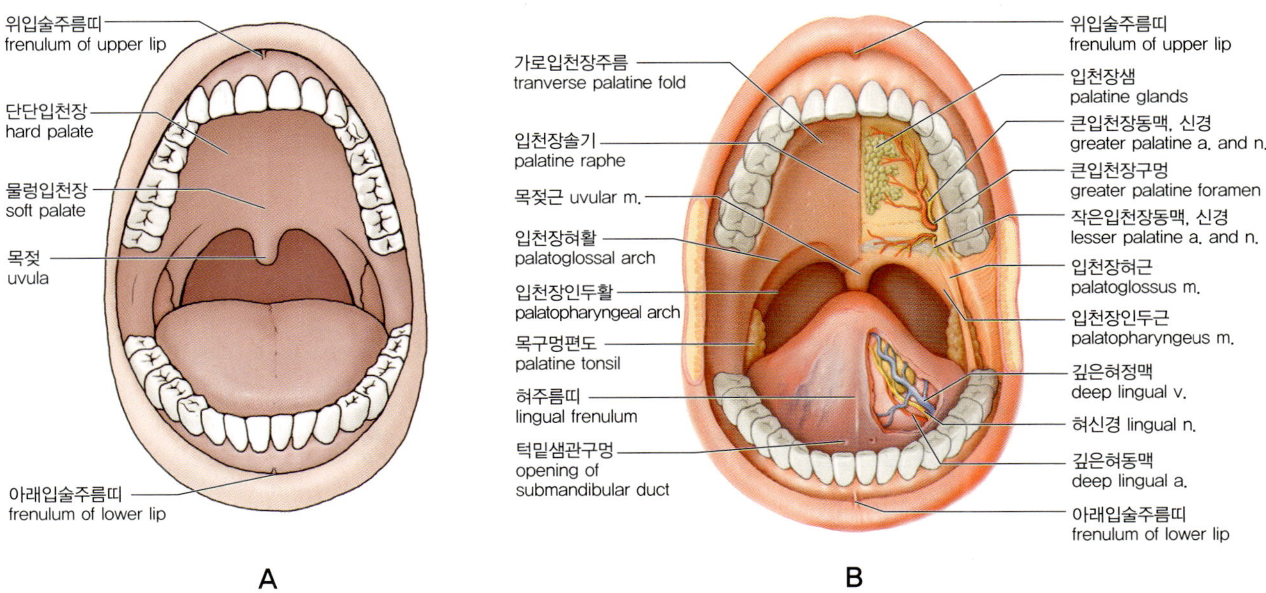

그림 6-47 입안의 여러 구조물

2) 혀밑부위

(1) 입안 바닥

정중시상 절단된 표본에서 입안 바닥을 이루는 다음 구조물을 찾는다.

① 턱목뿔근(mylohyoid m.)

② 턱끝목뿔근(geniohyoid m.)

③ 턱끝혀근(genioglossus m.) : 부채꼴의 큰 근육으로, 혀밑신경(hypoglossal n.)의 지배를 받아 혀를 앞으로 내미는 작용을 한다(그림 6-48).

(2) 혀밑부위 구조물

혀밑주름과 혀 사이를 조심스럽게 분리해 다음 구조들을 관찰한다(그림 6-48).

① **혀밑샘**(sublingual gland)이 입안 바닥에서 **혀밑주름**(sublingual fold)을 형성하는 것을 관찰한다. 혀밑샘은 아래턱뼈 안쪽면 혀밑샘오목(sublingual fossa)에 놓여 있으며, 턱밑샘관과 혀신경 바로 가쪽에 위치한다.

② **턱밑샘**(submandibular gland)은 턱목뿔근을 기준으로 깊은부분과 얕은부분으로 나뉜다. 갈고리 모양의 깊은부분을 관찰한다. 턱밑샘관이 턱밑샘 깊은부분 안쪽에서 나와 혀밑언덕에서 열리는 것을 관찰한다.

③ **혀신경**(lingual n.)은 셋째큰어금니 부위에서 아래턱뼈 안쪽면과 잇몸 사이에서 앞쪽으로 주행한다. 따라서 입안점막을 통해 촉지할 수 있으며, 큰어금니와 잇몸 수술 시 손상받기 쉽다. 가쪽에서 안쪽으로 턱밑샘관을 감고 돌아 턱밑샘관 아래에서 고리를 형성한 후 혀 가쪽부분으로 달리는 모습을 관찰한다.

④ **턱밑신경절**(submandibular ganglion)은 아래턱 셋째큰어금니 부위에서 턱밑샘 아래쪽에 묻혀 있다. 혀신경 교통가지에 매달려 있는 것을 관찰한다.

⑤ **혀밑신경**(hypoglossal n.)은 목뿔혀근(hyoglossus m.) 앞에서 혀신경보다 아래쪽에 위치하며, 목뿔혀근을 따라 주행하다 혀에 도달한다.

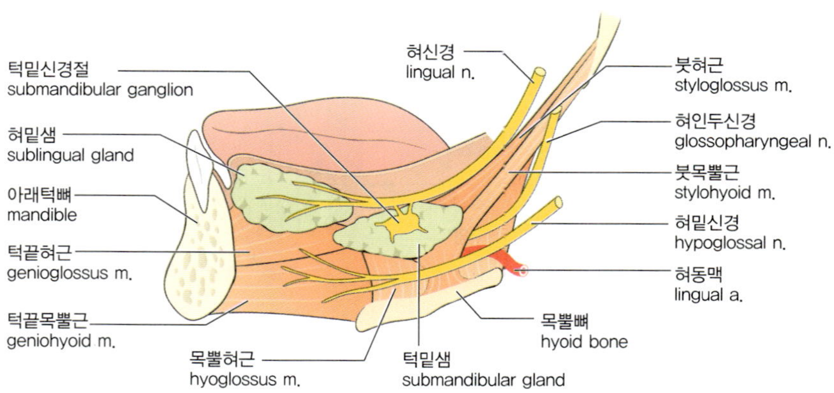

그림 6-48 혀밑부위의 구조물

3) 혀

(1) 혀등

혀등에서 다음 구조물을 관찰한다(그림 6-49).

① 혀분계고랑(terminal sulcus of tongue)

② 성곽유두(vallate papillae)

③ 혀막구멍(foramen cecum of tongue)

④ 혀편도(lingual tonsil)

⑤ 버섯유두(fungiform papillae), 잎새유두(foliate papillae), 실유두(filiform papillae), 성곽유두(vallate papillae)를 비교한다.

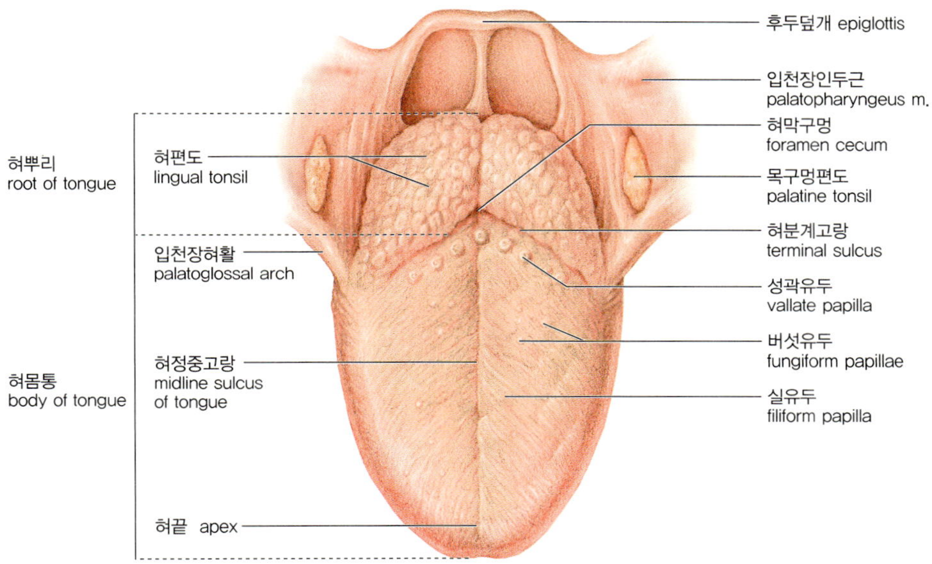

그림 6-49 혀등의 모습

확인할 구조물

혀바깥근육 □ 붓혀근 □ 입천장혀근 □ 턱끝혀근 □ 목뿔혀근

입천장근육 □ 입천장올림근 □ 입천장긴장근 □ 입천장혀근 □ 입천장인두근

□ 성곽유두 □ 목젖 □ 입천장인두주름 □ 입천장혀주름 □ 목구멍편도

□ 혀신경 □ 혀인두신경 □ 혀밑신경

□ 턱밑샘 □ 혀밑샘 □ 혀밑언덕 □ 귀밑샘유두

학습 과제

○ 혀에서 미각의 특수내장들신경섬유와 관련되는 신경을 정리하시오.

○ 물렁입천장을 구성하는 근육을 확인하고 정리하시오.

○ 혀밑샘과 턱밑샘의 위치와 배출관이 열리는 부분을 확인하시오.

○ 귀밑샘관유두란 무엇이며, 어디에 있는가?

8. 가운데귀

학습목표

1. 고막의 구조를 설명한다.
2. 귓속뼈 이름을 열거하고, 청각에 미치는 작용을 설명한다.

(1) 귀의 부분

먼저 머리뼈에서 바깥귀, 가운데귀, 속귀와 관련된 주요 구조물을 확인한다. 귀의 실습은 머리뼈안에서 관자뼈 일부분을 잘라 고실천장을 노출시킨 표본과 실습실에 비치된 각종 모형들을 이용한다.

(2) 바깥귀길과 고막

① **바깥귀길**(external acoustic meatus)은 길이가 약 2.5 cm 정도이며 가쪽 1/3은 귓바퀴연골이, 안쪽 2/3는 관자뼈가 벽을 이룬다. 일직선으로 곧게 뻗어 있지 않고 앞위쪽으로 뻗다가 뒤쪽으로 휘어진 후에 앞아래쪽으로 휘어진다.

② 바깥귀길과 가운데귀 경계 부위에 위치하는 **고막**(tympanic membrane)을 확인한다(그림 6-50).

③ 고막이 귀구슬(tragus)에서 약 4 cm가량 안쪽에 위치하는 것을 확인한다. 고막은 생체에서는 진주색이지만, 시신에서는 탁한 파란색을 띤다.

④ 고막의 각 부위를 구별하여 본다.

- 고막배꼽(umbo of tympanic membrane) : 고막 중앙에, 망치뼈자루(handle of malleus) 아래끝이 고막 속면에 붙어 만들어진 오목한 부분(그림 6-50, 51).
- 앞망치주름(anterior malleolar fold)
- 뒤망치주름(posterior malleolar fold)
- 이완부분(pars flaccida)
- 긴장부분(pars tensa)

(3) 고실(tympanic cavity)

가운데귀(middle ear)는 **고유고실**(typanic proper)과 고실 위쪽의 **고실위오목**(epitympanic recess)으로 구분된다. 고실은 관자뼈 속에 있는 공간으로, 앞쪽으로는 귀관과 통하고, 뒤쪽으로는 꼭지방어귀(aditus to mastoid antrum)와 통한다.

① 뒤머리뼈우묵(posterior cranial fossa)에서 얼굴신경(facial n.)과 속귀신경(cochlear n.)을 찾는다.

② 이 신경을 따라가면서 톱이나 끌, 정 등을 사용하여 속귀길(internal acoustic meatus)의 지붕을 제거한다. 이때 신경들을 침범하지 않도록 한다.

③ 위 작업을 계속 진행하여 관자뼈 속에 들어 있는 **무릎신경절**(geniculate ganglion)을 찾는다.

④ 무릎신경절에서 얼굴신경이 급격히 뒤쪽으로 휘어 진행하는 것을 추적한다.

⑤ 얼굴신경이 뒤가쪽으로 지나는 부위 바로 가쪽에서 **고실지붕**(tegmen tympani)을 제거하여 **고실**(tympanic cavity)을 연다.

⑥ 교과서 등을 참고하여 고실의 경계를 이루는 천장, 바닥, 앞벽, 뒤벽, 안쪽벽, 가쪽벽의 구조물을 확인한다(그림 6-50, 52).

- 고실천장 : 관자뼈 바위부분의 고실천장(tegmental roof)
- 목정맥벽(바닥) : 목정맥오목
- 목동맥(앞)벽 : 고막긴장근, 귀관구멍, 목동맥관
- 꼭지(뒤)벽 : 꼭지방어귀, 피라밋융기(등자근, pyramidal eminence)
- 미로(안쪽)벽 : 고실곶(promontory), 고실신경얼기, 안뜰창(등자뼈, oval window), 달팽이창(round window), 얼굴신경관융기(prominence of facial canal), 가쪽반고리관융기(prom-ineuce of lateral semicircular canal)(그림 6-52)
- 고막(가쪽)벽 : 고막, 망치뼈, 모루뼈, 고실끈신경(그림 6-50)

⑦ 귓속뼈(auditory ossicles) 3개, 즉 망치뼈(malleus), 모루뼈(incus), 등자뼈(stapes)의 모양과 배열을 관찰한다(그림 6-50).

⑧ 고실에서 망치뼈가 고막에 붙어 있는 모습을 확인한다.

⑨ 모루뼈(incus)를 핀셋으로 집어 제거한 후 **고실끈신경**(chorda tympani)을 찾아본다(그림 6-50).

⑩ 이미 파괴된 고실 안쪽 관자뼈 바위꼭지부분(petrcmastoid)에서, 그 속에 묻혀 있는 뼈미로를 찾아본다(그림 6-53). 반고리뼈관(semicircular canal), 달팽이(cochlea), 안뜰의 윤곽을 이해하고 그 속에 막미로(그림 6-54)가 위치함을 기억한다.

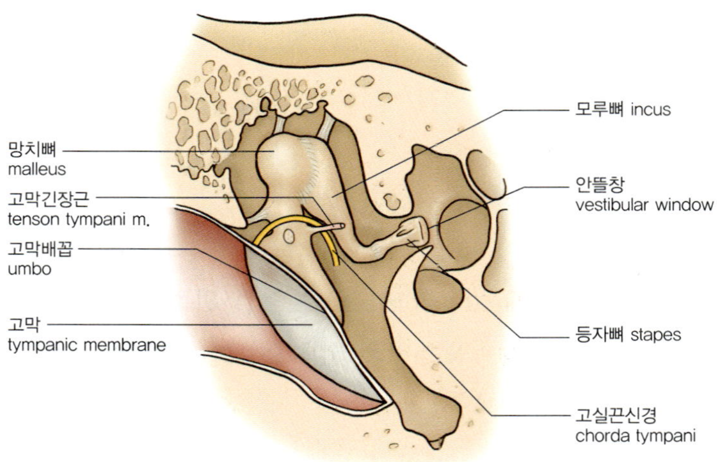

그림 6-50 중간귀의 모식도

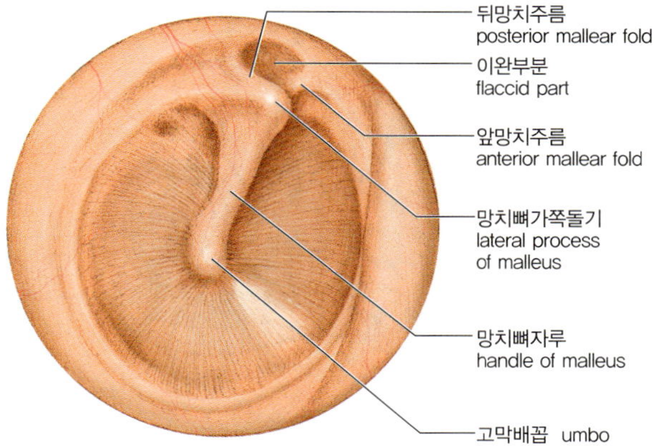

그림 6-51 고막을 밖에서 본 모습

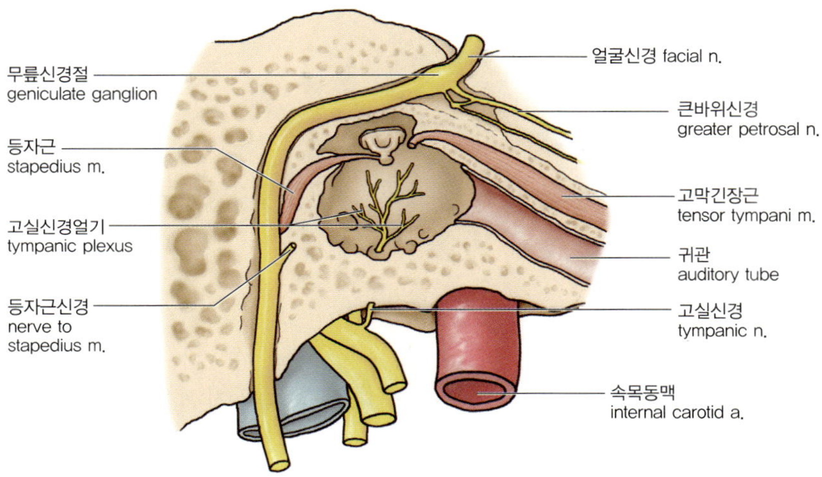

그림 6-52 고실과 주변 구조물

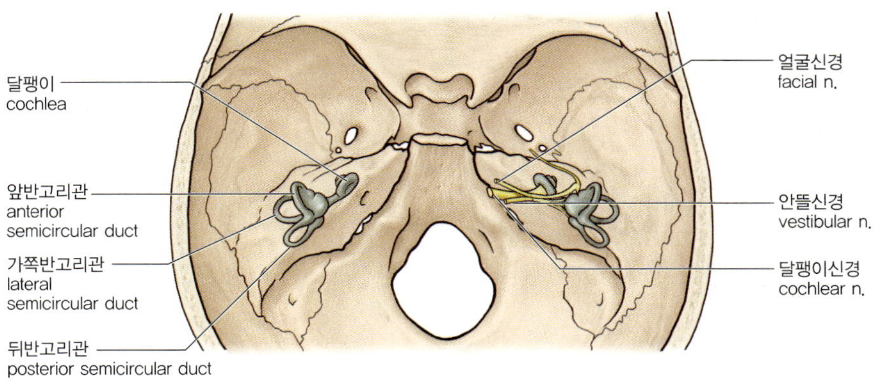

그림 6-53 머리뼈에서 속귀의 위치

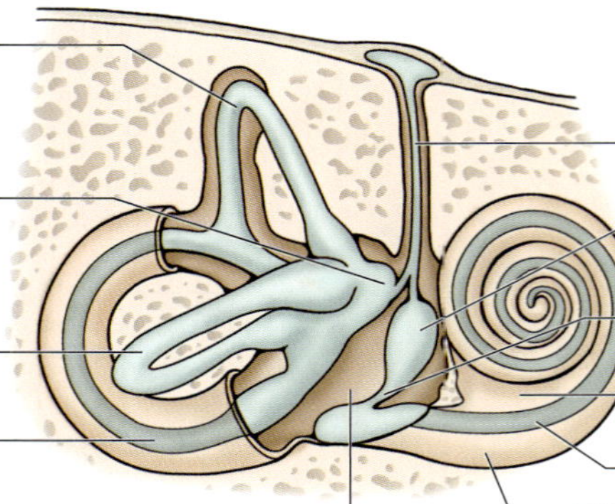

그림 6-54 뼈미로와 막미로 모식도

확인할 구조물

귓속뼈(☐ 망치뼈　☐ 모루뼈　☐ 등자뼈)

고실(☐ 고실천장　☐ 목정맥오목　☐ 목동맥관　☐ 고막　☐ 꼭지방어귀)

☐ 바깥귀길　☐ 고막배꼽　☐ 망치모루관절

학습 과제

○ 고막과 등자뼈바닥, 귓속뼈관절 등과 연관하여 소리파장의 증폭기전을 설명하시오.

○ 감기 후유증으로 인한 가운데귀의 감염경로와 어른에 비해 어린이에서 더 쉽게 가운데귀염(중이염)이 일어날 수 있는 것에 대해 해부학적으로 설명하라.

chapter 07

배 Abdomen

1. 배벽

학습목표

1. 배부위를 나누고 부위별 명칭을 확인한다.
2. 고샅부위의 특징적 구조물을 관찰하고, 직접 고샅탈장과 간접 고샅탈장의 차이점을 설명한다.
3. 배꼽 위 또는 아래에서 배곧은근집과 활꼴선을 이루는 데 관여하는 근막층 이름을 열거한다.
4. 앞배벽을 이루는 근육의 기능을 설명한다.
5. 앞배벽 층과 정삭 층과의 관계를 설명한다.
6. 정삭에 들어 있는 구조물을 열거한다.
7. 음경을 구성하는 구조물과 분포하는 혈관과 신경의 주행을 설명한다.
8. 고환의 특징을 확인하고 고환을 담당하는 혈관과 림프관의 경로를 설명한다.

1) 표면해부

(1) 앞배벽의 구조

앞배벽(anterior abdominal wall)을 해부하기 전에 피부를 통하여 관찰할 수 있는 다음 구조물을 확인한다(그림 7-1).

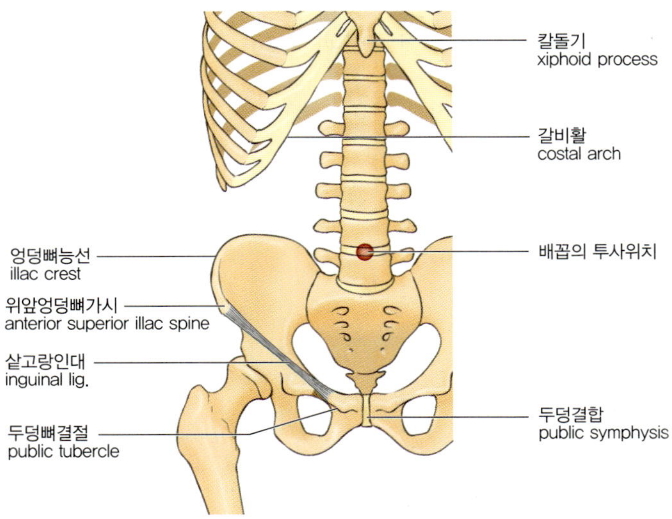

그림 7-1 배부위의 뼈 표지물

① 갈비활(costal arch)
② 복장뼈 칼돌기(xyphoid process of sternum)
③ 위앞엉덩뼈가시(anterior superior iliac spine)
④ 엉덩뼈능선(iliac crest)
⑤ 두덩결합(pubic symphysis)
⑥ 두덩뼈결절(pubic tubercle)
⑦ 고샅인대(inguinal lig.)

2) 사분역과 부위

(1) 배의 사분익

임상적으로 통증과 장기의 위치를 표현하고자 배를 4개의 사분역(quadrant)으로 나눈다. 이 사분역을 나누는 방법 중에서 가장 쉬운 방법은 배꼽을 지나는 수평선과 수직선인 배꼽가로면(transumbilical plane)(B-A-B)과 정중면(C-A-E)에 의해 나누는 것이다(그림 7-2).

① 오른위사분역(right upper quadrant, RUQ)
② 왼위사분역(left upper quadrant, LUQ)
③ 오른아래사분역(right lower quadrant, RLQ)
④ 왼아래사분역(left lower quadrant, LLQ)

(2) 배의 부위

사분역은 너무 크고 단순해서, 때로는 9개 부위로 나누는 방법을 쓰는데, 9개 부위로 나누는 선은 수평선으로는 양쪽 열째갈비연골 아랫면을 연결하는 갈비밑면(subcostal plane), 양쪽 엉덩뼈결절 사이를 연결하는 결절사이면(intertubercular plane)이, 수직선으로는 양쪽 빗장중간선(midclavicular lines)이 사용된다. 이 4개 선에 의해 나뉜 9개 부위는 다음과 같다(그림 7-3).

① 오른갈비밑부위(right hypochondriac region, RH)
② 명치부위(epigastric region, E)
③ 왼갈비밑부위(left hypochondriac region, LH)
④ 오른옆구리부위(right lumbar region, RL)
⑤ 배꼽부위(umbilical region, U)
⑥ 왼옆구리부위(left lumbar region, LL)
⑦ 오른고샅부위(right inguinal region, RI)
⑧ 두덩부위(pubic region, P) 또는 아랫배부위(hypogastric region)
⑨ 왼고샅부위(left inguinal region, LI)

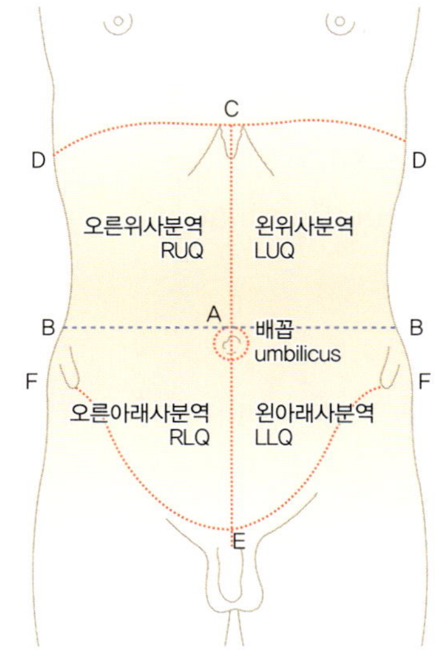

그림 7-2 배의 사분역 (C: 칼몸통결합, D: 갈비활, E: 두덩결합, F:위앞엉덩뼈가시)

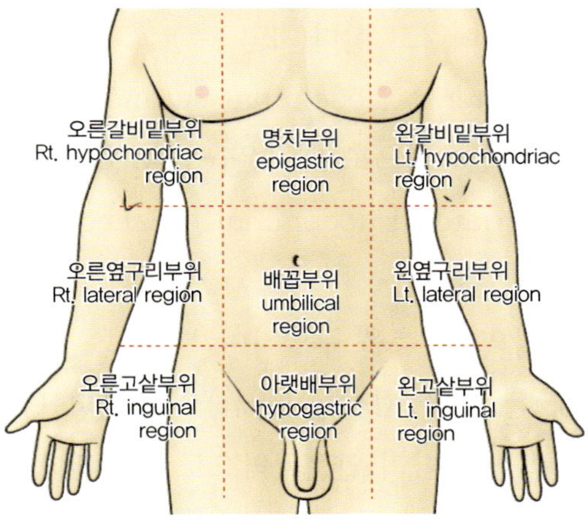

그림 7-3 배의 구분역

3) 피부벗기기(그림 7-2)

아래 선을 따라 절개선을 넣은 후 피부를 벗긴다.

① 칼몸통결합(xiphisternal joint)에서 두덩결합(symphysis pubis)을 잇는 선(C→E). 배꼽에서는 배꼽 주위를 동그랗게 자른다.

② 칼몸통결합에서 가쪽 약간 아래로 갈비뼈를 지나 뒤겨드랑선까지를 있는 선(C→D)

③ 두덩결합에서 두덩뼈능선(pubic crest), 두덩뼈결절(pubic tubercle)을 따라 가쪽으로 자르고 다시 위로 고샅인대를 따라 위로 달리는 선(E→F)

④ 배꼽에서 가쪽으로 엉덩뼈능선(iliac crest) 위쪽 약 5 cm 되는 곳까지 잇는 선(A→B)

4) 얕은근막

(1) 얕은근막에서 다음 정맥을 확인한다(그림 7-4).

- 얕은배벽정맥(superficial epigastric v.)
- 얕은엉덩휘돌이정맥(superficial circumflex iliac v.)
- 배꼽옆정맥(paraumbilical v.)
- 가슴배벽정맥(thoracoepigastric v.)

(2) 양쪽 위앞엉덩뼈가시(anterior superior iliac spine)를 잇는 직선을 따라 얕은근막을 자른다. 이때 배바깥빗근널힘줄(aponeurosis of external abdominal oblique m.) 또는 배곧은근집(sheath of rectus abdominis m.)을 자르지 않도록 주의한다.

(3) 절개선 안으로 손가락을 집어 넣어 절개선 위쪽에서 얕은근막과 깊은근막 사이를 분리한다. 이때 정중선 가쪽 2~3 cm에서 신경이 깊은근막을 뚫고 얕은근막으로 나오는 것이 느껴질 것이다.

(4) 얕은근막의 분리를 중간겨드랑선(midaxillary line)까지 연장하여 시행한다.

(5) 분리된 얕은근막을 위로 젖히고 다음을 확인한다.

① 일곱째에서 열한째갈비사이신경과 갈비밑신경(subcostal n., T12)이 배에 분포하는 것을 **가슴배신경**(thoracoabdominal nn.)이라고 한다(그림 7-5).

② 이들 신경의 **앞배피부가지**(anterior abdominal cutaneous branch) : 정중선 가쪽 약 2.5 cm 되는 곳에서, 위에서 아래로 연속적으로 배곧은근집을 뚫고 나온다(그림 7-6).

③ 이들 신경의 **가쪽배피부가지**(lateral abdominal cutaneous branch) : 중간겨드랑선 근처에서 얕은근막으로 나온다.

(6) 앞배벽 아랫부분에서 얕은근막의 두 층을 구별하여 본다.

① **얕은층**(superficial layer)은 지방층(fatty layer)으로 **캄퍼근막**(Camper's fascia)이라고도 하며 깊은층보다 두껍고, 아래쪽 넓적다리 얕은근막으로 계속된다.

② **깊은층**(deep layer)은 막층(membranous layer)으로, **스카르파근막**(Scarpa's fascia)이라고도 하며, 배바깥빗근널힘줄 아랫부분 가쪽에 존재하며, 막성분으로 되어 고샅인대(inguinal lig.) 바로 아래에서 넓적다리 깊은근막(넙다리근막 fascia lata)과 합쳐지며 끝난다. 남자에서 막층은 두덩뼈결절 안쪽에서 아래쪽으로 음낭근육층 표면을 덮고 계속되며, 음경에서는 음경고리인대(fundiform lig. of penis)와 얕은음경근막(superficial fascia of penis)이 되며 남녀 모두에서 뒤로 샅부위를 덮고 얕은근막이 된다.

(7) 앞배벽 아랫부분에서 아래쪽 두덩결합으로 정중선을 따라 얕은근막을 자르고 아래가쪽 고샅인대 방향으로 젖힌다. 완전히 젖히면 배바깥빗근(external abdominal oblique m.)과 배곧은근집(rectus sheath)이 드러난다(그림 7-6).

① **얕은고샅구멍**(superficial inguinal ring)과 **정삭**[spermatic cord, 여자에서는 자궁원인대(round lig. of uterus)]을 확인한다. 이 부분에는 근막이 덮여 있지 않으므로 주의한다.

② 배벽 아랫부분에서 첫째허리신경의 가지인 **엉덩아랫배신경**(iliohypogastric n.)과 **엉덩고샅신경**(ilioinguinal n.)을 찾는다(그림 7-5).

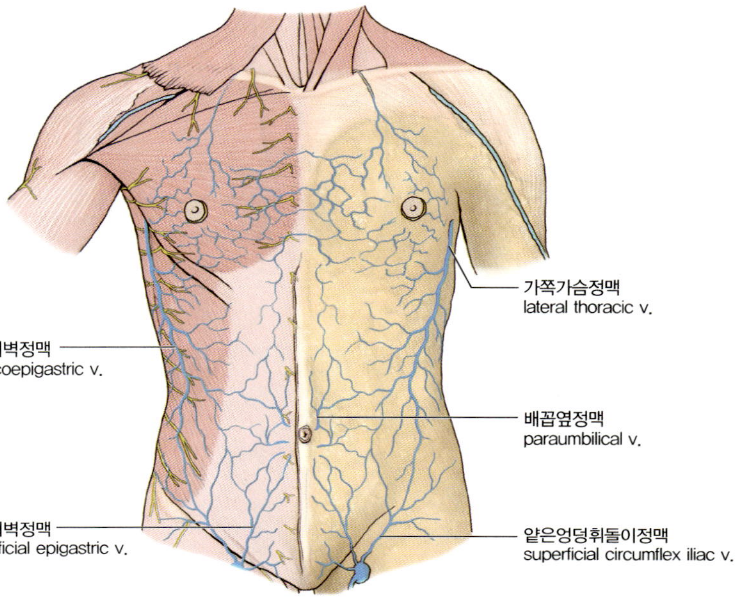

그림 7-4 배 얕은근막의 정맥

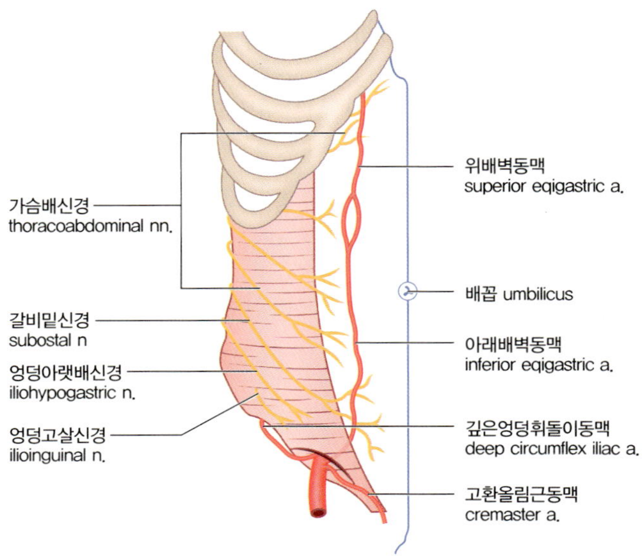

그림 7-5 배벽의 신경과 혈관

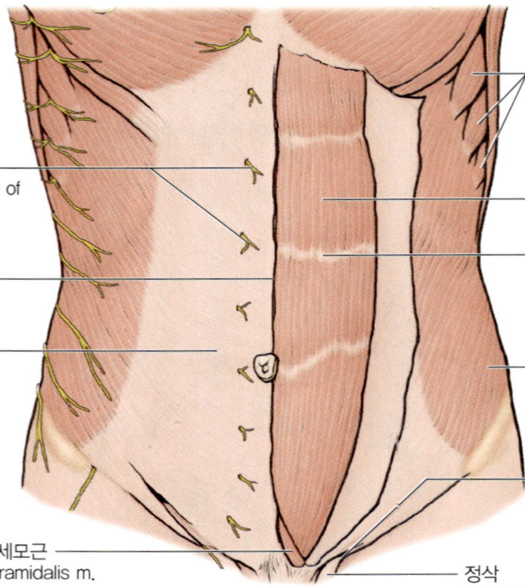

그림 7-6 앞배벽 얕은근막이 제거된 상태이며, 왼쪽에서는 배곧은근집을 절개하였음

5) 배근육과 고샅관(inguinal canal)

(1) 배곧은근(rectus abdominis m.)

① 배곧은근집과 배바깥빗근을 깨끗이 정리한다(그림 7-6).

② 배바깥빗근널힘줄이 배곧은근 가쪽 모서리의 **반달선**(semiluar line; linea semilunaris)을 지나 안쪽으로 가서 **배곧은근집**(rectus sheath) 앞층을 이루는데 기여하는 것을 확인한다(그림 7-7).

③ 또한 이 구조물이 보다 안쪽으로 연장되어 정중선에서 반대 쪽 배바깥빗근널힘줄과 만나 서로 합쳐져 **백색선**(linea alba)이 되는 것을 확인한다(그림 7-6, 7). 백색선은 칼돌기에서 두덩결합 사이에 수직으로 뻗어 있다.

④ 배곧은근집을 백색선 약간 가쪽에서 백색선과 평행하게, 칼돌기에서 두덩결합까지 자르고 위아래 끝에서 반달선 쪽으로 가로로 다시 잘라 배곧은근집을 연다(그림 7-6).

⑤ 배곧은근 **나눔힘줄**(tendinous intersection)을 확인한다(그림 7-6). 나눔힘줄은 불규칙한 가로띠 모양으로 보통 3개가 있으며, 근육을 가로지르고, 배곧은근집 앞층에 단단히 붙어 있다.

⑥ 배세모근(pyramidalis m.)이 있는지 확인한다(그림 7-6). 배세모근은 작은 세모꼴 근육으로 배곧은근 앞아래에 위치하며, 약 20%에서 존재하지 않는다.

⑦ 배곧은근을 백색선에서 분리한 후, 근육을 들고 배꼽 높이에서 가로로 잘라 위아래와 가쪽으로 젖히고 배곧은근집 뒤층을 확인한다(그림 7-8).

⑧ 배곧은근집 뒤층에서 **가슴배신경 마지막 가지**, **위배벽동맥**(superior epigastric a.), **아래배벽동맥**(inferior epigastric a.)을 확인한다(그림 7-5).

⑨ 위배벽동맥은 속가슴동맥(internal thoracic a.)의 마지막 가지로, 배곧은근집으로 들어가 일곱째

갈비연골 뒤에서 아래로 내려가며 배곧은근 속으로 달려 아래배벽동맥과 만난다(그림 7-5). 때로 근육 속이 아닌 근육 뒤에서 두 동맥이 서로 만나는 것을 관찰할 수 있다.

⑩ 아래배벽동맥은 바깥엉덩동맥의 가지이다.

⑪ 배꼽과 두덩결합 사이의 약 절반 정도 높이에서 배곧은근 뒤층이 끝나는 뚜렷한 모서리를 볼 수 있다. 이 선을 **활꼴선**(arcuate line; linea semicircularis)이라고 한다(그림 7-8).

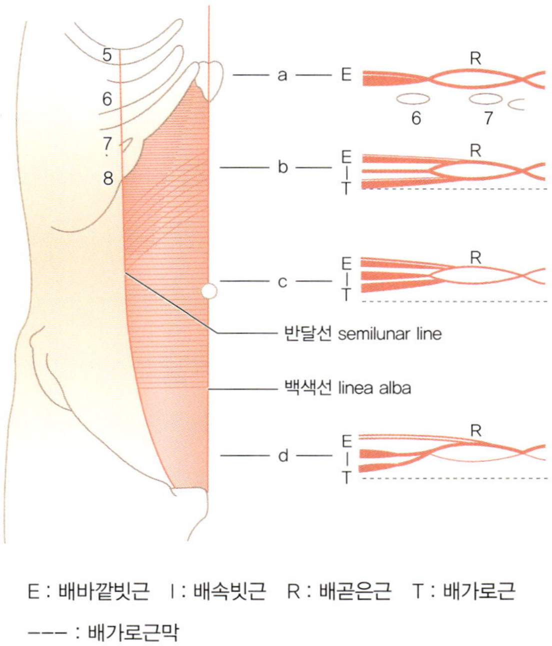

그림 7-7 배근육 널힘줄과 배곧은근집의 관계 모식도

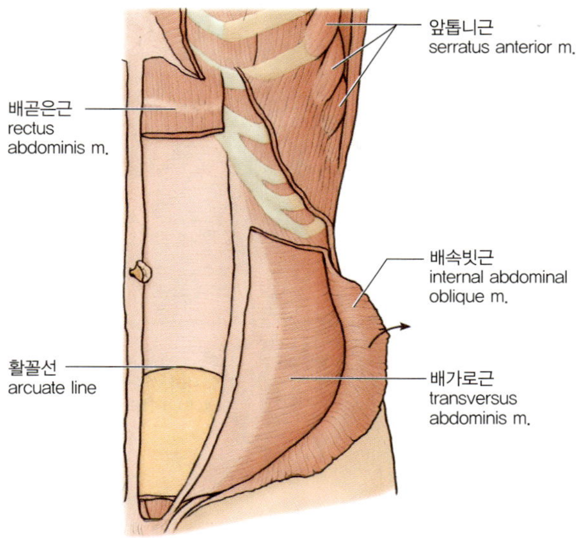

그림 7-8 배곧은근의 제거

(2) 배바깥빗근(external abdominal oblique m.)

① 배바깥빗근 널힘줄 아랫부분이 두꺼워져, 위앞엉덩뼈가시에서 두덩뼈결절을 잇는 섬유다발인 **고샅인대**가 되는 것을 확인한다.

② 두덩뼈결절 바로 위쪽에서 **얕은고샅구멍**(superficial inguinal ring)을 확인한다. 이 구멍은 고샅인대 안쪽 끝 위에 위치하는 배바깥빗근널힘줄에 의해 형성된 구멍이다(그림 7-9). 고샅관(inguinal canal)을 타고 온 정삭[spermatic cord, 여성에서는 자궁원인대(round lig. of uterus)]이 이 구멍을 빠져 나온다.

③ 얕은고샅구멍 모서리가 약간 두꺼워진 **안쪽다리**(medial crus)와 **가쪽다리**(lateral crus)를 확인한다. 또한 구멍 위쪽에서 다리 섬유가 달리는 방향과 직각으로 달리는 약간의 섬유인 **다리사이섬유**(intercrural fibers)를 확인한다(그림 7-9).

④ 배바깥빗근 윗모서리를 찾고, 근육 밑으로 가위를 넣어 배속빗근과 분리한다. 이때 두 근육이 얇고, 두 근육 사이는 얇은 근막으로만 분리되어 있으므로 주의해야 한다.

⑤ 배바깥빗근이 갈비뼈에서 일어난 곳을 따라 자르고, 이어 반달선 바로 가쪽을 따라 아래로 내려가며, 배꼽 높이까지 이 근육을 자른다(그림 7-10).

⑥ 근육을 가쪽으로 젖히고, 반달선에서 배바깥빗근널힘줄과 배곧은근집 앞층이 합쳐지는 것을 확인한다(그림 7-6, 7). 반달선은 앞가쪽 배벽을 이루는 3개 근육의 널힘줄이 합쳐져 만들어지며, 이는 다시 두 층으로 나뉘어 배곧은근집 앞층과 뒤층이 된다.

⑦ 배바깥빗근 맨 아랫부분을 고샅인대 쪽으로 젖힌다. 이렇게 아래로 젖히면 고샅관 안쪽부분을 열게 되는 것이다.

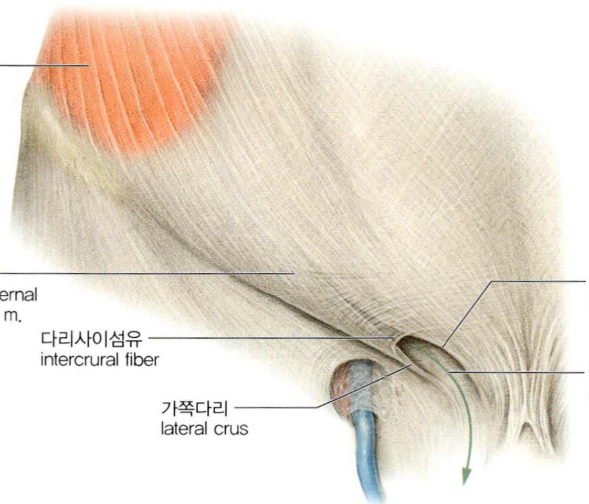

그림 7-9 얕은고샅구멍

(3) 배속빗근(internal abdominal oblique m.)

위쪽에서 배속빗근 널힘줄은 두 층으로 나뉘어 배곧은근집 앞층과 뒤층으로 나뉘어 끝나지만, 아래쪽에서는 배곧은근 앞쪽으로만 달린다(그림 7-7). 배속빗근 널힘줄의 가장 아래쪽 섬유가 아래쪽으로 휘어 두덩뼈 위모서리에 닿는다.

① 배바깥빗근을 젖히고 배속빗근(internal abdominal oblique m.)을 노출시킨다(그림 7-10).

② 배바깥빗근과 배속빗근 근육섬유의 주행 방향을 서로 비교해 본다.

③ 배속빗근 아래쪽에서 고샅인대 가쪽 반에 붙는 근육섬유를 확인한다.

④ 이 섬유들이 안쪽으로 주행하여 두덩뼈빗(pecten pubis)에 닿는 과정에서 고샅관의 지붕을 이루는 것을 확인한다(그림 7-11).

⑤ 고샅관을 지나는 정삭(spermatic cord)을 관찰한다.

⑥ 정삭 가쪽에서 배속빗근 근육섬유들이 정삭으로 이어지는 것을 확인한다. 이들이 고환올림근막(cremasteric fascia)과 **고환올림근**(cremasteric m.)이다(그림 7-12). (고환올림근은 얇은 한 층의 근육섬유로, 정삭 주위를 감고 아래로 내려온다. 정삭이 얕은고샅구멍을 나온 후에 고환올림근막과 근육은 바깥정삭근막으로 다시 싸인다.)

⑦ 고샅관을 지나는 또 다른 구조물인 엉덩고샅신경(ilioinguinal n., L1)을 찾아본다.

(4) 배가로근(transversus abdominis m.)

① 배바깥빗근을 젖힐 때 잘랐던 절개선을 따라 세로로 배속빗근을 자른다(그림 7-10의 점선). 이때 배속빗근과 배가로근 사이의 좁은 공간에서 배속빗근 속면을 지나는 아래쪽 갈비사이신경을 자르지 않도록 주의한다. 배속빗근 위쪽은 갈비뼈에서 떼어내고 아래쪽은 두덩뼈능선(pubic crest)과 두덩뼈빗(pecten pubis)에 닿는 부분에서 떼어낸다.

② 배속빗근과 배가로근 사이에서 **가슴배신경**, **갈비밑신경**, **엉덩아랫배신경**, **엉덩고샅신경**을 확인한다(그림 7-5).

③ **깊은엉덩휘돌이동맥**(deep circumflex iliac a.)의 노출된 부분을 깨끗이 정리한다(그림 7-5).

④ 배가로근이 반달선에 이르러 널힘줄이 되어 배곧은근집으로 연결되는 것을 확인한다. 배가로근 널힘줄의 대부분은 배곧은근집 뒤층을 이루지만, 아래쪽 일부의 널힘줄은 앞층이 된다(그림 7-7). 배가로근과 배속빗근의 널힘줄이 배곧은근집 뒤층에서 앞층으로 바뀌는 곳이 **활꼴선**(acruate line)이다(그림 7-7, 8).

⑤ 배가로근 널힘줄 아래쪽 끝부분이 배곧은근집에 닿지 않고 아래로 달려 두덩뼈빗(pecten pubis)과 두덩뼈능선(pubic crest)에 닿는 모습을 확인한다(그림 7-11). 이 부분은 배속빗근 널힘줄과 합쳐져 **고샅낫힘줄**(inguinal falx) 또는 **연합힘줄**(conjoint tendon)을 이루며, 얕은고샅구멍 뒷벽을 보강해 준다.

⑥ 배속빗근과 마찬가지로, 배가로근 힘살 아래모서리가 활꼴로 휘면서 고샅관 천장이 되는 것을 관찰한다.

⑦ 배가로근 속면에는 앞배벽의 가장 깊은 구조물인 **배가로근막**(transversalis fascia)이 있다.

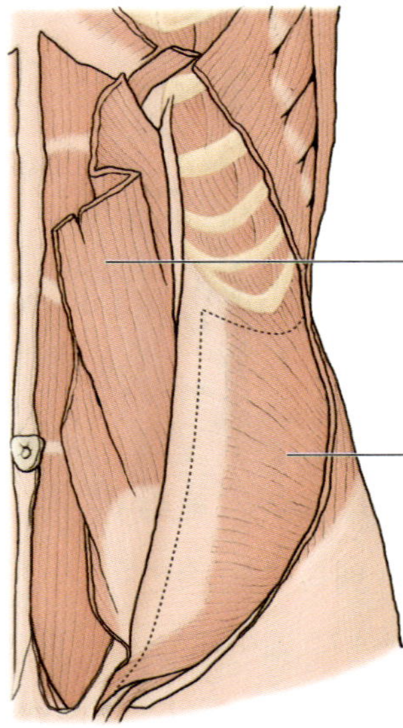

그림 7-10 배바깥빗근의 절개

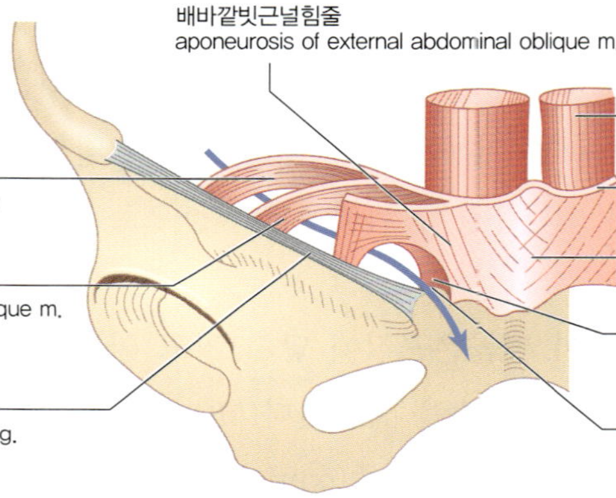

그림 7-11 고샅관의 형성

6) 고샅부위(inguinal region)

(1) 배벽의 부분적 개방

① 배꼽 바로 위를 지나는 수평선을 따라서 앞배벽을 가로로 자르고, 아랫부분을 정중선 바로 옆을 따라 세로로 두덩뼈까지 자른다.

② 잘린 앞배벽 아랫부분을 최대한 앞쪽으로 젖힌다.

(2) 앞배벽 속면 구조물의 관찰

앞배벽 속면에서 다음 구조물을 관찰한다(그림 7-12).

① **정중배꼽주름**(median umbilical fold) : 두덩결합에서 배꼽까지 정중선에 있는 복막 주름. 정중배

꼽주름은 요막관(urachus)의 흔적인 **정중배꼽인대**(median umbilical lig.)와 이 인대를 덮는 복막(peritoneum)에 의하여 생긴 주름이다.

② 정중배꼽주름의 복막을 일부 제거하여 그 안의 정중배꼽인대를 확인한다.

③ **안쪽배꼽주름**(medial umbilical fold) : 정중선에서 약간 가쪽에 위치한 복막 주름. 태아 때의 배꼽동맥(fetal umbilical a.)이 막힌 부분의 잔재인 **안쪽배꼽인대**(medial umbilical lig.)에 의하여 형성된다.

④ 안쪽배꼽주름의 복막을 일부 제거하여 그 안의 안쪽배꼽인대를 찾아본다.

⑤ **가쪽배꼽주름**(lateral umbilical fold) : 안쪽배꼽주름보다 가쪽에서 위아래로 생긴 복막 주름. 이것은 **아래배벽동맥**(inferior epigastric a.)에 의해 생기며, 위안쪽으로 달려 배곧은근집으로 들어간다. 때로 뚜렷하지 않은 경우도 있다.

⑥ 가쪽배꼽주름의 복막을 일부 제거하여 그 안의 아래배벽동맥을 확인한다.

⑦ **방광위오목**(supravesical fossa) : 정중배꼽주름과 안쪽배꼽주름 사이의 오목한 복막 공간을 말한다.

⑧ **안쪽고샅오목**(medial inguinal fossa) : 안쪽배꼽주름과 가쪽배꼽주름 사이의 오목한 복막 공간을 말한다.

⑨ **가쪽고샅오목**(lateral inguinal fossa) : 가쪽배꼽주름 가쪽에 있는 복막 공간을 말한다.

(3) 앞배벽의 완전 개방

① 배벽 속면에서 **깊은고샅구멍**(deep inguinal ring)을 찾는다. 이 구멍은 고샅인대 중앙 바로 위쪽에, 아래배벽동맥 바로 가쪽에 위치하며(그림 7-12), 복막이 움푹 들어간 모습을 하고 있으므로 쉽게 관찰할 수 있다.

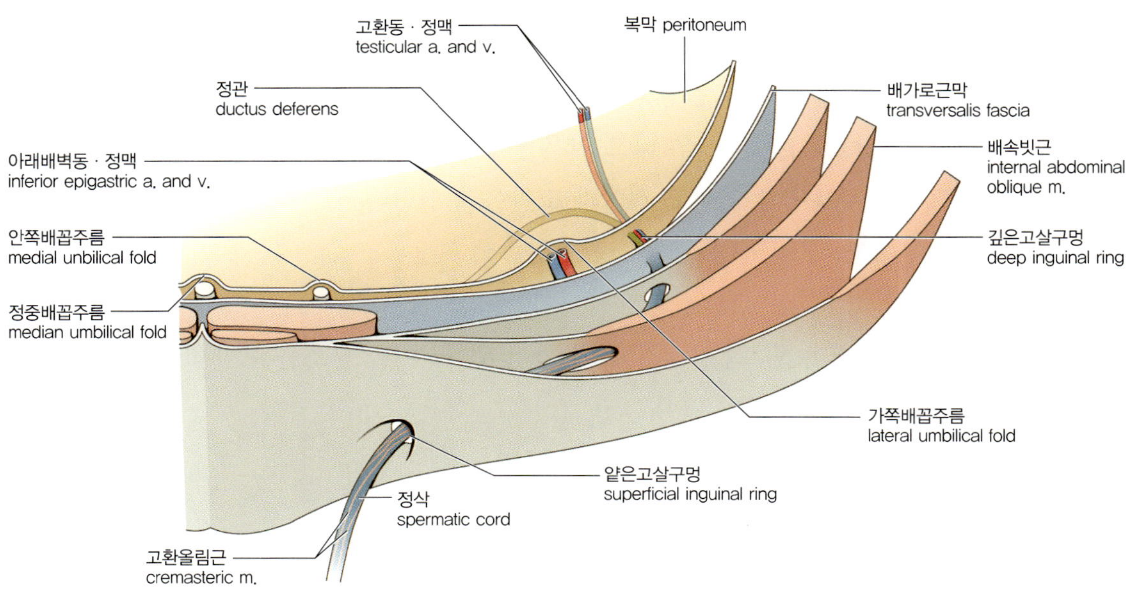

그림 7-12 배벽근육과 주위 여러 구조물의 위치 관계

② 깊은고샅구멍을 중심으로 지름이 약 5 cm 되도록 복막과 복막바깥근막(abdominal extraperitoneal fascia)을 동그랗게 자른다.

(4) 고샅관(inguinal canal)

① 다시 한 번, 깊은고샅구멍을 지나가는 구조물을 확인한다(남자에서는 정관, 여자에서는 자궁원인대)
② 이 구조물을 몸쪽으로 잠시 추적하여, 이 구조물과 복막의 관계를 확인한다.
③ 이들 구조물이 깊은고샅구멍을 지나는 위치 바로 안쪽에서 **아래배벽혈관**(inferior epigastric a. and v.)이 세로로 지나가는 것을 확인한다.
④ 이 구조물을 따라 먼쪽으로 진행하면서 고샅관을 구성하는 구조물을 다시 한 번 확인한다. 고샅관은 고샅인대의 안쪽 1/3 바로 위에 위치하며(그림 7-11), 그 앞벽이 가쪽에서는 배가로근과 배속빗근이, 안쪽에서는 배바깥빗근 널힘줄이 이룬다.
⑤ 고샅관 안쪽 부위에서 뒷벽을 보강해주는 고샅낫힘줄(inguinal falx)을 다시 한 번 확인한다.

7) 정삭(spermatic cord), 음낭(scrotum), 고환(testis)

음낭(scrotum)은 정삭 아래부분, 고환, 이를 덮는 구조둘들을 담고 있는, 피부와 근막으로 된 주머니이다. 정삭을 덮는 구조물들이 그대로 연장되어 고환을 덮는 막이 되며, 고환을 둘러싸는 막 중에서 가장 속에 있는 것은 복막과 복막바깥근막(extraperitoneal fascia)에서 유래한 **고환집막**(tunica vaginalis)이다(그림 7-13, 14).

(1) 정삭과 고환의 노출

① 정삭(여성에서는 자궁원인대)을 다시 한 번 확인한다.
② 손가락을 피부밑조직 밑으로 넣어 정삭(자궁원인대)을 따라서 음낭 쪽으로 깊이 집어 넣는다.
③ 손가락을 빼고, 형성된 길을 따라 음낭 피부를 얕은고샅구멍에서 음낭 아래 끝까지 세로로 자르고 앞쪽으로 젖힌다. 음낭의 피부는 매우 얇고 얕은근막에 단단히 붙어 있음을 확인한다.
④ 음낭근육층을 고환 앞부분에서 젖히고 정삭과 고환을 확인한다.

(2) 정삭(spermatic cord)

정삭에는 정관, 고환동·정맥, 림프관, 신경 등이 들어 있다. 이들 구조물은 배벽을 이루는 성분이 연장된 세 층의 근막으로 싸여 있다(그림 7-14).

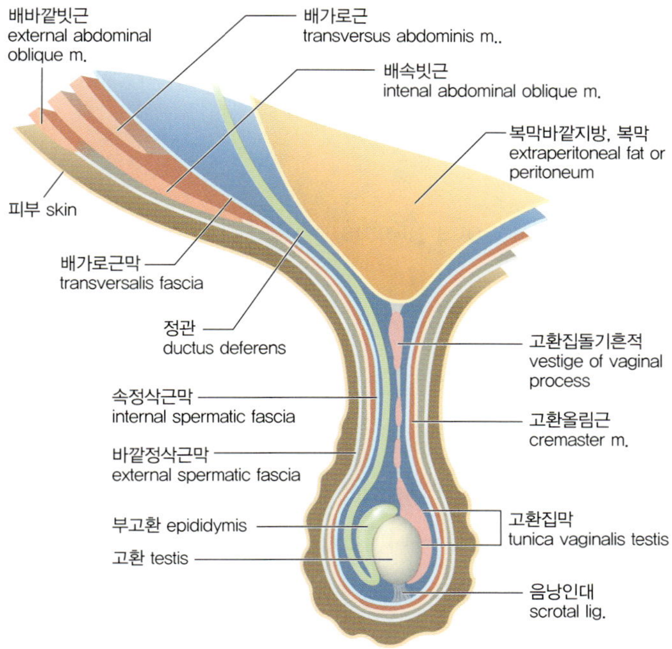

그림 7-13 정삭과 고환을 둘러싸는 구조물

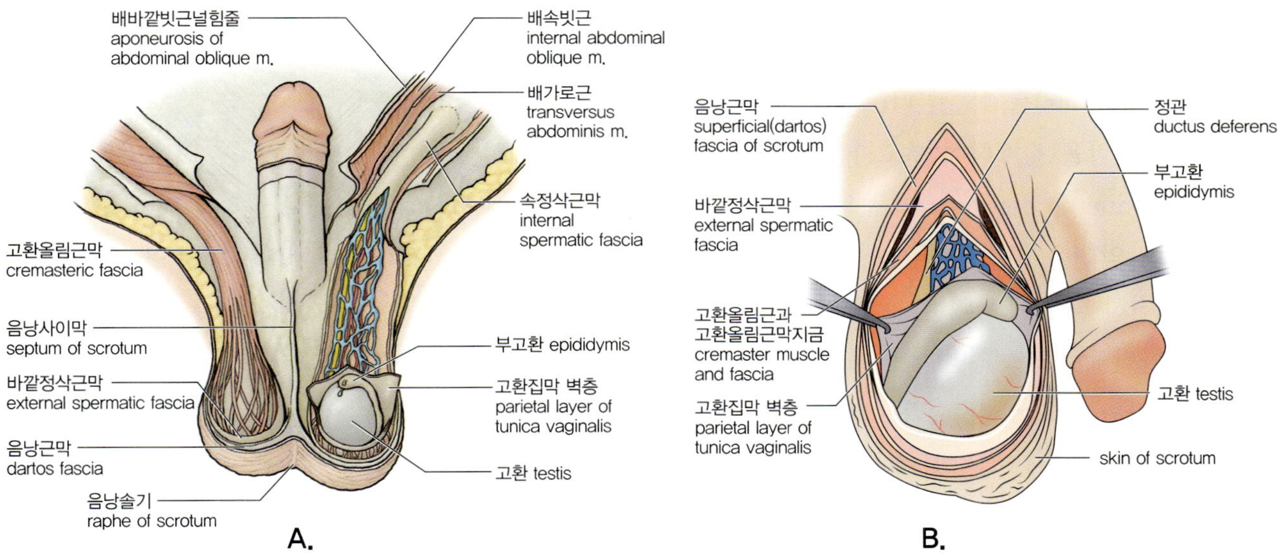

그림 7-14 정삭과 고환을 둘러싸는 구조물 전체 모습(A)과 고환에서의 모습(B)

① 정삭 길이를 따라 조심스럽게 절개를 하여 정삭을 둘러싸는 근막 세 층을 확인한다(그림 7-14). 이들은 서로 단단히 붙어 있어서 서로 분리가 쉽지는 않다.

- 바깥정삭근막(external spermatic fascia) – 배바깥근막의 연속
- **고환올림근**(cremaster m.)과 고환올림근막(cremasteric fascia) – 배속빗근의 연속

• 속정삭근막(internal spermatic fascia) – 배가로근막의 연속

② 소식자를 사용하여 정삭의 구성성분을 각각 분리하고 확인한다(그림 7-14).

• **정관**(ductus deferens)
• 고환동맥(testicular a.)
• **덩굴정맥얼기**(pampiniform venous plexus)

(3) 고환(testis)

① 고환을 들어낸 양쪽 음낭 사이에서, 좌우 음낭을 나누는 **음낭사이막**(septum of scrotum)을 확인한다(그림 7-14 A).

② 고환 앞면에서 고환집막(tunica vaginalis)을 위아래로 절개하여 활짝 연다(그림 7-14 B). 고환집막은 가슴막이나 복막과 같은 장막주머니(serous sac)로, **내장층**은 고환에 밀착하여 있으며, 칼로 절개한 부분은 **벽층**이다. 내장층과 벽층 사이에는 잠재공간인 고환집막안(cavity of tunica vaginalis)이 있다.

③ 고환집막 내장층이 다른 부위의 장막과 마찬가지로 표면이 매우 매끄럽다는 것을 확인한다.

④ 고한집막 내장층이 고환과 부고환의 위, 아래, 앞, 안쪽, 가쪽면에 붙어 있으며, 고환 뒤쪽에는 고환집막이 없다는 것을 확인한다(그림 7-15). 고환 뒤쪽은 음낭벽과 부고환에 붙어 있다.

⑤ 고환은 옆이 다소 납작한 타원형 기관이다. 고환 뒤가쪽면에서 길고 구부러진 구조물인 **부고환**(epididymis)을 확인한다(그림 7-15).

⑥ 고환집막을 절개하여 부고환몸통과 부고환꼬리를 고환에서 분리한다.

⑦ 정관(ductus deferens)이 부고환꼬리(tail of epididymis)에서 시작하여 위로 달리는 것을 확인한다.

⑧ 고환 앞면을 따라 위끝(superior pole)에서 아래끝(inferior pole)까지 길이로 고환을 절개한 후(완전히 나누지는 않는다) 책을 펴듯이 고환을 벌린다.

⑨ 고환집막 바로 속면에서, 고환 전체를 둘러싸는 두꺼운 섬유피막을 확인한다. 이것이 **백색막**(tunica albuginea)이다.

⑩ 고환 뒤쪽에서 혈관이 드나드는 곳은 백색막이 두꺼워져 **고환세로칸**(mediastinum of testis)을 형성한다. 고환세로칸에서 **고환사이막**(septum of testis)이 방사상으로 퍼져 고환을 여러 개의 고환소엽(lobule of testis)로 나누는 것을 확인한다(그림 7-15).

⑪ 작은 핀셋으로 고환소엽 안을 채우고 있는 구조물인 **정세관**(seminiferous tubule)을 들어내 본다.

⑫ 고환 위끝과 부고환머리 사이에 정자를 내보내는 15~20개 정도의 작은 관이 관찰되는데, 이것이 **고환날세관**(efferent ductule)이다(그림 7-15).

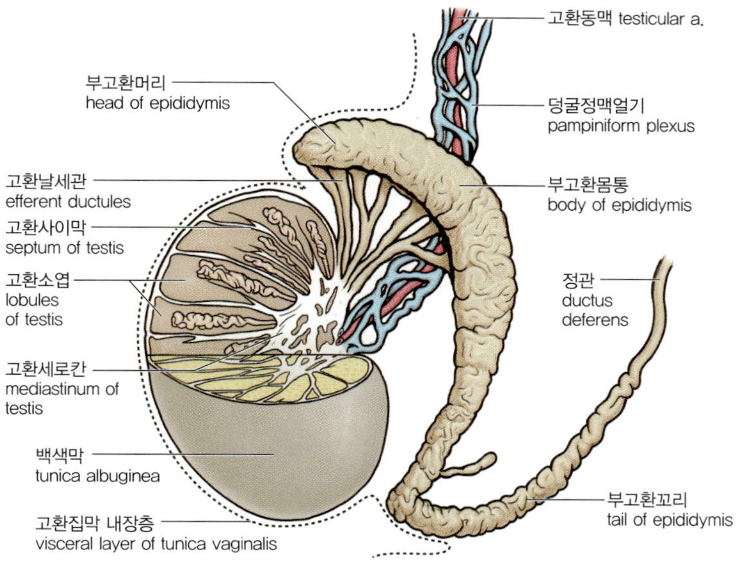

그림 7-15 고환 단면과 부고환

확인할 구조물

얕은근막

☐ 일곱째~열두째갈비사이신경 ☐ 엉덩아랫배신경 ☐ 엉덩고샅신경 ☐ 지방층

☐ 막층 ☐ 얕은배벽동 · 정맥 ☐ 얕은엉덩휘돌이동 · 정맥

배벽

☐ 배곧은근 ☐ 나눔힘줄 ☐ 배곧은근집 ☐ 백색선

☐ 반달선 ☐ 활꼴선 ☐ 배바깥빗근 ☐ 배속빗근

☐ 배가로근 ☐ 배가로근막 ☐ 배세모근 ☐ 얕은고샅구멍

☐ 깊은고샅구멍 ☐ 정삭 ☐ 고환올림근

☐ 위배벽동 · 정맥 ☐ 아래배벽동 · 정맥

고샅부위

☐ 정중배꼽주름 ☐ 안쪽배꼽주름 ☐ 가쪽배꼽주름

☐ 방광위오목 ☐ 안쪽고샅오목 ☐ 가쪽고샅오목

음낭 · 고환

☐ 음낭사이막 ☐ 고환집막 ☐ 정관 ☐ 덩굴정맥얼기

☐ 고환 ☐ 부고환 ☐ 고환날세관 ☐ 백색막 ☐ 고환그물 ☐ 고환세로칸

학습 과제

○ 앞배벽의 층 구조를 배 바깥에서 속으로 순서대로 나열하시오.

○ 요도파열 시에 새나온 오줌이 넓적다리와 항문부위로 파급되지 않는 이유를 해부학적으로 설명하시오.

○ 가슴배벽정맥의 구조와 임상적 의의를 설명하시오.

○ 배곧은근집 형성과 활꼴선에 대해 정리하시오.

○ 배벽, 정삭, 음낭의 구조를 비교 설명하시오.

○ 음낭의 혈액공급과 신경지배를 정리하시오.

○ 음경의 발기기전에 대해 정리하시오.

2. 배안(abdominal cavity)

학습목표

1. 복막안의 정의를 내리고, 복막안 각 부위를 구분하고, 복막안이 잠재공간임을 인식한다.
2. 배골반안의 주요 장기를 관찰하고 위창자관의 부위별 특징을 확인한다.
3. 그물막주머니와 창자간막을 정의한다.
4. '복막뒤(retroperitoneal)'의 의미를 설명한다.
5. 간에서 샘창자까지 쓸개즙의 경로를 추적하고, 쓸개즙이 통과하는 관의 이름을 열거한다.
6. 간문을 출입하는 구조물을 열거한다.
7. 앞배벽에서 간, 위, 이자, 지라의 위치를 투영하여 확인한다.
8. 위, 작은창자, 큰창자, 간, 지라, 이자의 특징적 구조물들을 비교 확인한다.
9. 앞창자, 중간창자, 뒤창자에서 유래한 구조물에 대한 혈관과 신경분포를 설명한다.
10. 콩팥의 속구조를 설명하고, 소변이 콩팥피라밋에서 방광에 도달하는 경로를 추적한다.
11. 양쪽 콩팥과 그 앞에 위치한 내장과의 위치관계를 설명한다.
12. 부신에 혈액을 공급하는 동맥을 열거한다.
13. 배대동맥의 가지를 일반적인 순서에 의거하여 열거한다.
14. 배대동맥과 아래대정맥의 분포양상의 차이를 설명한다.

1) 복막(peritoneum)

(1) 배안(abdominal cavity)의 개방

① 배꼽 위쪽 배벽을 정중선에서 약간 왼쪽에서 갈비활(costal arch)까지 잘라 완전히 연다.

② 아래쪽 갈비뼈, 갈비연골, 칼돌기 등이 간과 간에 인접한 장기를 관찰하는 데 방해가 된다면 칼돌기의 오른쪽 가쪽 2.5 cm 되는 곳에서 칼돌기와 평행하게 갈비연골을 자르고 가로막 앞부분까지를 자른다.

③ 잘린 부분에서 아래쪽 가슴우리를 가쪽으로 밀어 벌린다. 배의 내장기관을 위치한 그대로 놓고 관찰한다.

(2) 복막 구조물의 관찰

복막이 두 겹으로 겹쳐진 구조물을 복막인대(peritoneal lig.) 또는 창자간막(mesentery)이라고 한다. 이들은 장기의 위치를 고정하며, 복막속장기에 분포하는 혈관과 신경의 통로로 이용된다. 이들 인대와 창자간막은 벽(쪽)복막과 내장(쪽)복막을 연결하거나 2개 또는 그 이상 장기의 내장복막 사이를 연결하기도 한다. 벽복막 보다 뒤에 있는 구조물을 **복막뒤장기**(retroperitoneal organs)라고 하며, 내장복막으로 싸여 배안에 들어와 있는 장기를 **복막속장기**(intraperitoneal organ)라고 한다.

① 내장 전체를 넓게 덮고 있는 큰그물막(greater omentum)을 펼쳐 본다(그림 7-16).

② 앞배벽 뒷면을 덮고 있는 벽복막(parietal peritoneum)을 만져본다.

③ 간이나 위 표면을 덮고 있는 내장복막(visceral peritoneum)을 만져본다. 그 표면이 미끄럽다는 것을 알 수 있다.

④ 배꼽 위쪽 오른위사분역(right upper quadrant)에서, 배벽과 간 사이를 연결하는 복막 구조물인 **낫인대**(falciform lig. of liver)를 확인한다(그림 7-16).

⑤ 낫인대 아래모서리는 자유모서리임을 확인하고, 그 안에 **간원인대**(round ligament of liver; ligamentum teres hepatis)가 들어 있음을 확인한다. 간원인대는 태생기 배꼽정맥(umbilical v.)의 잔유물이다.

⑥ 간 왼쪽을 위로 젖혀서 **작은그물막**(lesser omentum)을 관찰한다(그림 7-17). 작은그물막은 간 아랫면에서 위 작은굽이(lesser curvature of stomach)까지 잇는 **간위인대**(hepatogastric lig.)와 간 아랫면에서 샘창자(duodenum) 위부분 사이를 잇는 **간샘창자인대**(hepatoduodenal lig.)로 구성된다.

⑦ **위가로막인대**(gastrophrenic lig.) : 위 큰굽이(greater curvature) 윗면과 가로막 사이를 연결하는 복막. 위 왼쪽 위쪽으로 손을 넣어 이 인대를 만져본다.

⑧ **위지라인대**(gastrolienal lig.; gastrosplenic lig.) : 위 큰굽이에서 지라 사이를 잇는 복막이다.

⑨ 작은창자에서 큰창자로 내려가면서, 창자 여러 부위를 뒷배벽에 부착시켜주는 다음 복막 구조물을 확인한다.

- 창자간막(mesentery) : 빈창자(jejunum)와 돌창자(ileum)를 부착

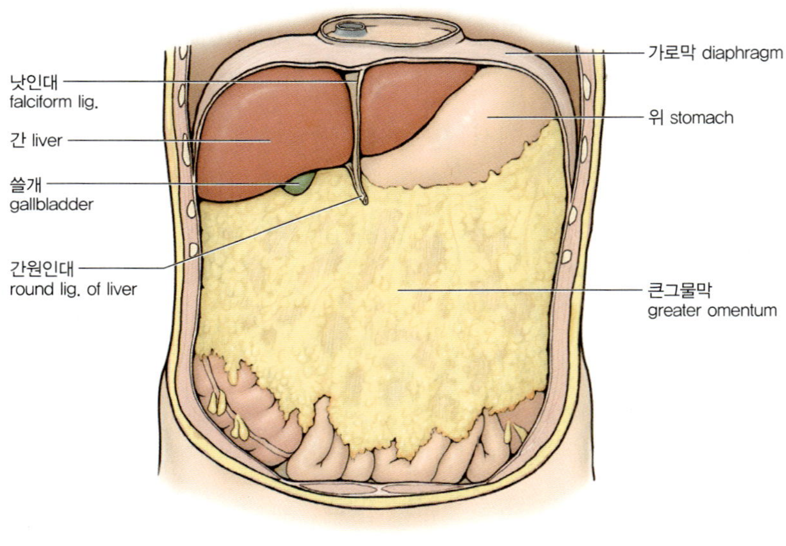

그림 7-16 복막안의 개방과 큰그물막

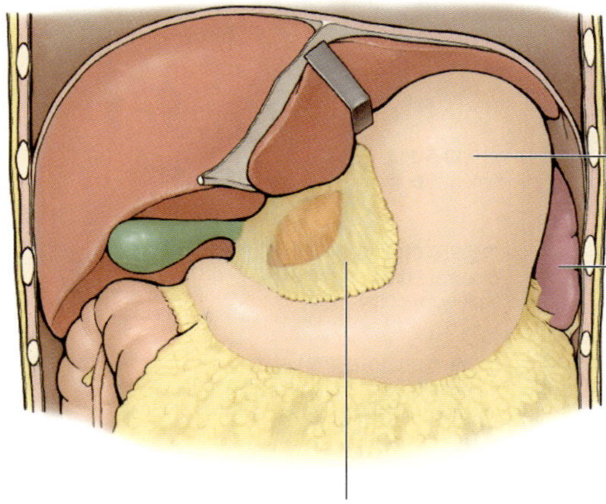

그림 7-17 작은그물막

- 막창자간막(mesocecum) : 막창자(cecum)를 부착
- 막창자꼬리간막(mesoappendix) : 막창자꼬리(vermiform appendix)를 부착
- 가로창자간막(transverse mesocolon) : 가로창자(transverse colon)를 부착
- 구불창자간막(sigmoid mesocolon) : 구불창자(sigmoid colon)를 부착

(3) 그물막주머니

그물막주머니(omental bursa)는 **작은복막주머니**(lesser sac)라고도 하며, 작은그물막, 위, 큰그물막 위쪽 앞부분의 뒤에 위치하는 공간이다(그림 7-18 A, B). 참고로, 현재 열려 있는 공간, 즉 배안에 해당하는 공간은 큰(복막)주머니(greater sac)이며, 큰복막주머니와 작은복막주머니는 그물막구멍을 통하여 연결되어 있다.

① 작은그물막(또는 간샘창자인대) 오른쪽 모서리 뒤쪽을 손가락으로 더듬어 **그물막구멍**(omental foramen; epiloic foramen)을 찾는다(그림 7-18, 23).

② 이 구멍을 통하여 손가락을 작은그물막 뒤, 간의 오른엽 아래면을 따라 오른쪽에서 왼쪽 위쪽으로 넣으면 그물막주머니로 들어간다.

③ 다른 손으로 그물막주머니에 넣은 손가락을 작은그물막을 통해 만져본다.

④ 위 큰굽이를 따라 평행하게 큰굽이 아래 약 1.5 cm 되는 곳에서 큰그물막 앞면만 잘라 그물막주머니를 아래쪽에서 연다. 이때 큰그물막을 너무 왼쪽이나 위쪽으로 잘라 위지라인대를 자르지 않도록 주의한다.

⑤ 절개된 구멍을 통하여 그물막주머니의 경계를 확인한다.

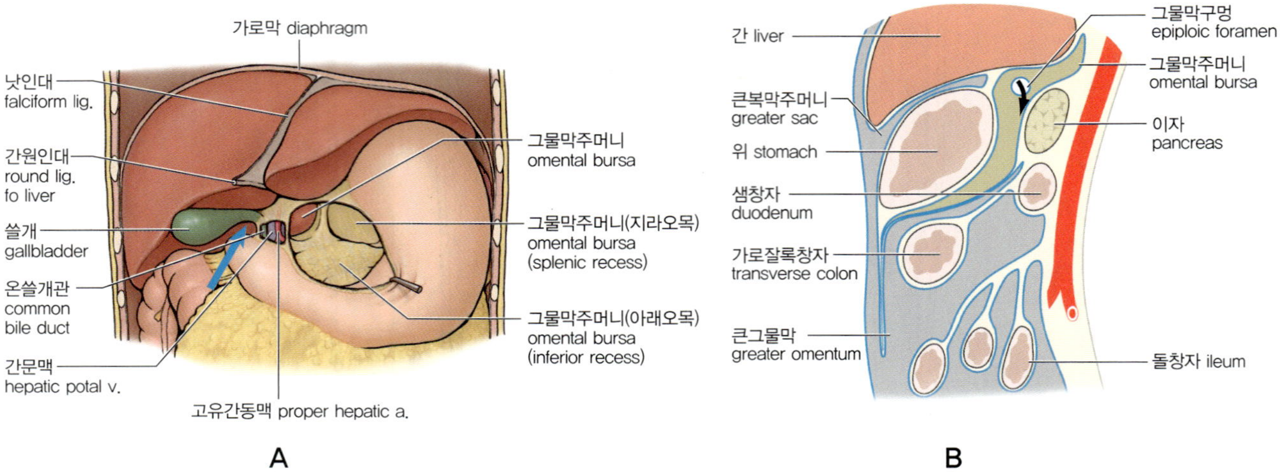

그림 7-18 그물막주머니 그림 A의 화살표는 그물막구멍의 위치를 나타냄

(4) 주변 혈관

① 그물막구멍의 앞경계인 간샘창자인대에서 복막 앞층을 살짝 벗겨내고 그 안의 구조를 깨끗하게 정리한다(그림 7-19, 20).

② **고유간동맥**(proper hepatic a.)과 **위샘창자동맥**(gastroduodenal a.)을 찾는다.

③ 고유간동맥을 깨끗이 하고, 아래쪽으로 추적하여 이 동맥이 **온간동맥**(common hepatic a.)에서 갈려 나오는 것을 확인한다. 이 부위에서 고유간동맥은 치밀한 자율신경얼기(autonomic plexus)로 둘러싸여 있다. 이들을 제거한다.

④ 고유간동맥을 위쪽으로 추적하여 **오른간동맥**(right hepatic a.)과 **왼간동맥**(left hepatic a.)으로 나뉘는 것을 확인한다(그림 7-20).

⑤ 오른간동맥을 깨끗이 하여, 이 동맥에서 갈려나오는 **쓸개동맥**(cystic a.)을 확인한다.

⑥ 고유간동맥 아래쪽에서, 이 동맥에서 분지하는 **오른위동맥**(right gastric a.)을 확인한다.

⑦ 온간동맥이 나오는 **복강동맥**(celiac a.)을 깨끗이 정리한다. 복강동맥은 가로막 대동맥구멍(aortic hiatus) 바로 아래 열두째등뼈 높이의 배대동맥(abdominal aorta)에서 앞쪽으로 나오는 짧고 두꺼운 동맥이다.

⑧ 복강동맥에서 나오는 또 다른 가지인 **왼위동맥**(left gastric a.)과 **지라동맥**(splenic a.)을 확인한다(그림 7-20).

⑨ 위 날문(pylorus)과 연결된 샘창자 윗부분을 들어 올린다.

⑩ 위 날문부분을 왼쪽으로 돌리고 샘창자 윗부분 뒤에서 아래로 지나는 위샘창자동맥(gastroduodenal a.)을 확인한다. 위샘창자동맥은 **오른위그물막동맥**(right gastroepiploic a.)과 **위이자샘창자동맥**(superior pancreaticoduodenal a.)으로 나뉘며 끝난다(그림 7-20).

2) 위(stomach)

(1) 위의 겉모습

① 위에는 앞면과 뒷면이 있으며, 이들은 각각 큰복막주머니와 작은복막주머니를 향하고 있음을 다시 확인한다(그림 7-20).

② 앞면과 뒷면이 위 · 아래에서 만나는 작은굽이(lesser curvature)와 큰굽이(greater curvature)를 확인한다(그림 7-19).

③ 위의 다음 부위를 경계지어 본다(그림 7-19).

- **들문부분**(cardial part) : 식도가 위로 이어지는 부분
- **위바닥**(fundus of stomach) : 식도와 위의 연결 부위를 기준으로 한 수평면보다 위로 넓어진 부분
- **날문부분**(pyloric part) : 샘창자로 이어지는 부분
- **위몸통**(body of stomach) : 들문부분, 위바닥, 날문부분을 제외한 나머지 부분

(2) 위의 혈관분포

위에 분포하는 혈관을 깨끗하게 정리하여 다음 동맥들을 관찰한다(그림 7-20).

① **왼위동맥**(left gastric a.)과 **오른위동맥**(right gastric a.)이 만나는 것을 확인한다.

② 큰굽이 오른쪽 끝에서 **오른위그물막동맥**(right gastroepiploic a.)을 찾고 이 동맥이 **왼위그물막동맥**(left gastroepiploic a.)과 만나는 것을 확인한다.

③ **짧은위동맥**(short gastric a.)이 위지라인대를 지나 위에 도착한 후 큰굽이 윗부분에 분포하는 것을 확인한다.

(3) 위 속구조

① 위를 들어 올려 큰굽이를 따라 들문관에서 샘창자 위부분(첫째부분)까지 자른다.

② 위와 샘창자의 자른 모서리를 펼쳐 음식 내용물을 제거한다.

③ 위점막(mucous membrane)에 작은 오목이 있는 것을 확인한다. 이런 함몰(**위오목** gastric pit)은 날문쪽으로 갈수록 많아진다.

④ 위점막이 돌출하여 **위점막주름**(rugae)을 형성하는 것을 관찰한다.

(4) 복막뒤장기

위 지지구조의 오른쪽 윗부분을 형성하는 벽쪽복막을 제거하고 위 뒷면에 인접한 복막뒤장기를 노출시킨다.

① 가로창자간막(transverse mesocolon) 바로 위에서 뒤배벽을 가로지르는 **이자몸통**(body of pancreas)과 **이자꼬리**(tail)를 확인한다.

② 이자 위쪽, 지라 바로 오른쪽에서 **왼콩팥**(left kidney)의 앞면 일부를 관찰한다.

③ **지라동맥**(splenic a.)을 깨끗하게 정리한다(그림 7-20).

④ 이자 위쪽에서, 지라동맥에서 나오는 많은 작은 이자가지(pancreatic branches)를 확인한다.

⑤ 지라동맥이 **지라가지**(splenic branches) 3~4개, **왼위그물막동맥**(left gastroepiploic a.), **짧은위동맥**(short gastric a.) 등의 가지로 나뉘면서 끝뉘며 끝나는 것을 확인한다.

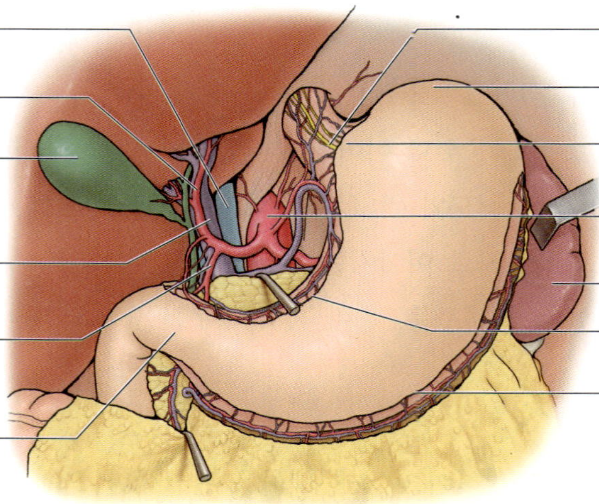

그림 7-19 작은그물막을 이루는 복막을 벗겨내어 그 속 구조물을 노출한 모습

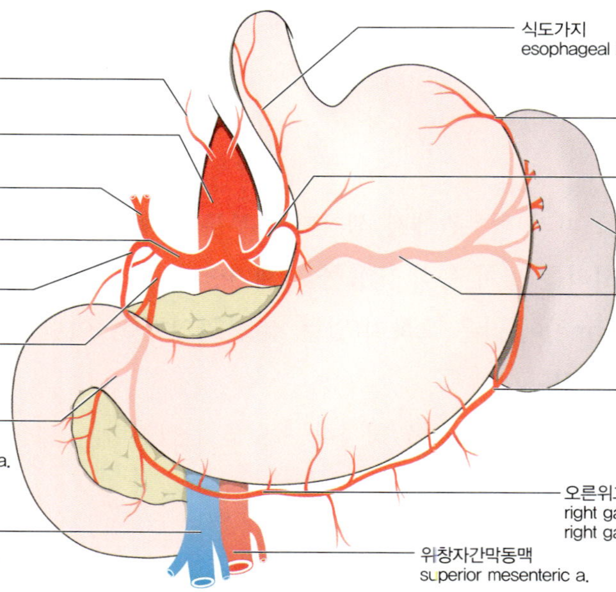

그림 7-20 복강동맥의 가지들

3) 지라(spleen)와 간(liver)

(1) 지라

① 지라의 복막을 관찰한다. 지라를 덮고 있는 복막은 지라문(hilum of spleen)에서 **지라콩팥인대**(splenorenal lig., lienorenal lig.)와 **위지라인대**(gastrosplenic lig.)로 연결된다.

② 이자꼬리가 지라문까지 뻗어 있는 것을 확인한다.

③ 지라 가로막면(diaphragmatic surface)은 매끄럽고 위로 볼록하며, 가로막 왼쪽 부분에 접하는 것을 관찰한다.

④ 지라 내장면(visceral surface)은 위(gastric surface), 콩팥(renal surface), 잘록창자(colic surface)와 접한다.

⑤ 지라를 지라문에서 절반을 잘라 내부구조를 확인한다.

(2) 간의 적출

① 간문(porta hepatis)을 지나는 구조물을 자른다. 고유간동맥과 간문맥(hepatic portal v.)은 이들 혈관이 왼쪽과 오른쪽 가지로 나뉘기 바로 전에서 자르고, 온쓸개관도 같은 높이에서 자른다.

② 낫인대가 배벽에 부착된 지점을 따라 낫인대를 잘라낸다.

③ 이 절개를 가로막 아랫면을 따라 진행하며 **관상인대**(coronary lig.)와 오른쪽과 왼쪽 **세모인대**(triangular ligg.)까지 잘라낸다(그림 7-21).

④ 절개된 면을 통해 가로막과 간 윗면 사이로 손가락을 집어넣어 간과 가로막을 분리한다.

⑤ 관상인대 뒤층(posterior layer)을 절개한다.

⑥ 간과 가로막 사이에서 아래대정맥(inferior vena cava)을 자른다.

⑦ 간 아랫모서리를 들어 올린 후 간 뒤쪽에서 다시 한 번 아래대정맥을 자른다. 이때 최대한 간 아랫면에 밀착하여 자른다.

⑧ 간을 배 밖으로 들어낸다.

(3) 간의 겉모습

① 간 윗면인 가로막면(diaphragmitic shurace)과 아랫면인 내장면(visceral surface) 사이에는 비교적 날카로운 간 아랫모서리(inferior border)가 있다.

② 가로막면에서 장막에 의해 덮여 있지 않은 **무장막구역**(bare area)을 관찰한다. 무장막구역은 가로막면에서 비교적 오른쪽 뒤쪽에 위치하며, 세모꼴이고, 그 주변은 **관상인대**(coronary lig.)와 **세모인대**(triangular lig.)가 둘러 있다. 이들 인대는 복막이 간 가로막면을 덮고 가로막 아랫면으로 이행하는 과정에서 만들어진 것들이다.

③ 간에는 엽이 4개가 있다. 이들을 구분하여 보아라(그림 7-22).

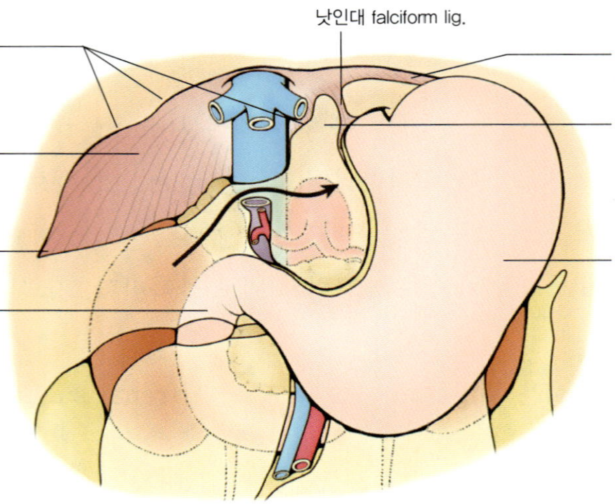

그림 7-21 간을 제거한 모습 화살표는 그물막구멍의 위치를 나타냄

- **오른간엽**(right lobe of liver) : 간에서 가장 큰 엽으로, 왼간엽과의 경계가 가로막면에서는 낫인대가 부착하는 선으로, 내장면에서는 낫인대와 **정맥관인대**(ligamentum venosum)를 잇는 선으로 이루어진다.
- **왼간엽**(left lobe of liver)
- **네모엽**(quadrate lobe) : 내장면 앞쪽에서, 담낭(gallbladder)과 낫인대 사이 부위
- **꼬리엽**(caudate lobe) : 내장면 뒤쪽에서 정맥관인대 오른쪽에 솟은 구조물

④ 내장면에서 "H"자 모양으로 배열되어 있는 다음 구조물을 확인한다.

- 담낭과 아래대정맥
- 낫인대와 정맥관인대

⑤ "H"자의 가로선에 해당하는 부위는 간문(porta hepatis)으로서, 이곳을 통하여 간을 들고 나는 다음 구조물을 확인한다. 이들은 함께 **간세동이**(portal triad, hepatic triad)라고 하며, 이들 구조물이 간샘창자인대(hepatoduodenal lig.) 속을 지나는 것을 앞서 살펴본 바 있다.

- 쓸개관(bile duct)
- 간동맥(hepatic aa.)
- 간문맥(hepatic portal v.)
- 이 외에 림프관과 자율신경섬유

⑥ 간 뒤쪽에서 아래대정맥고랑(groove for inferior vena cava)에 놓여 있는 아래대정맥을 관찰한다. 이 고랑은 무장막구역 바로 왼쪽에 위치한다. 간정맥(hepatic vv.)이 아래대정맥으로 열리는 것을 확인한다.

⑦ 다시 한 번, 간에 작은그물막이 붙어 있는 모습을 확인한다. 작은그물막 오른쪽 모서리가 넓어져 간문을 싸고 있다(그림 7-17, 23).

⑧ 간 표면에서 쓸개를 해부하고 **쓸개동맥**(cystic a.)을 확인한다(그림 7-23).

⑨ 쓸개바닥(fundus of gallbladder)에서 쓸개목을 길게 자르고 쓸개 내부를 관찰한다. 쓸개 속은 쓸개즙(bile)에 의해 녹색으로 착색되어 있다.

⑩ 쓸개 속면을 싸는 막을 나선주름(spiral fold)이라고 하며, 이 주름은 쓸개주머니관(cystic duct)으로 계속된다.

(4) 간 내부

① 간문에서 고유간동맥(proper hepatic a.), 온쓸개관(common bile duct), 그 뒤에 위치하는 간문맥을 다시 확인한다(그림 7-19, 22).

② 간문맥이 작은그물막 속에서 오른가지와 왼가지로 나뉘는 것을 확인한다.

③ 간문맥이 두 가지로 나뉘기 전에 왼위정맥(left gastric v.)이 유입되는 것을 확인한다(그림 7-31).

④ 간문 근처 간 실질을 조금씩 제거하면서, 간 세동이를 이루는 구조물이 왼가지와 오른가지로 나뉘어 간엽으로 들어가는 것을 추적하여 본다.

⑤ 온쓸개관(common bile duct)이 고유간동맥 오른쪽에 위치하며, 작은그물막 속에서 쓸개주머니관(cystic duct)과 온간관(common hepatic duct)이 합쳐져 만들어지는 것을 확인한다(그림 7-19).

⑥ 온간관을 간 실질 안으로 추적하여, 왼간엽과 오른간엽에서 나오는 왼간관(left hepatic duct)과 오른간관(right hepatic duct)이 만나 만들어지는 것을 확인한다(그림 7-32).

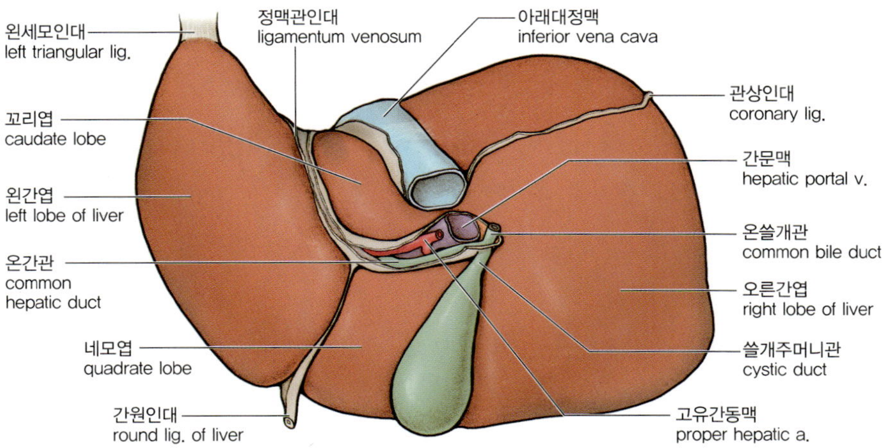

그림 7-22 간 아랫면에서 간문과 간의 4개 엽을 보여주는 모습

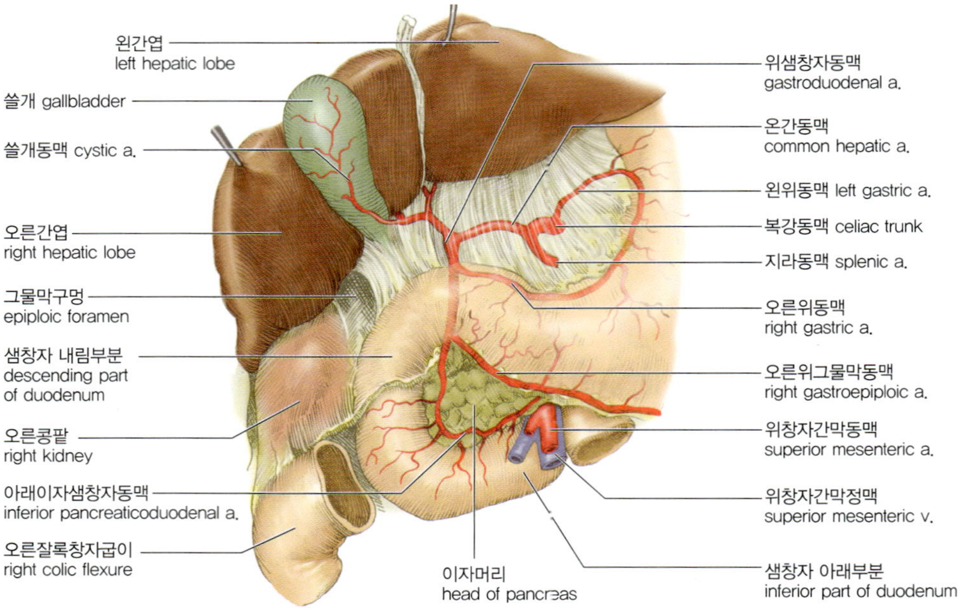

그림 7-23 간과 작은그물막

4) 작은창자(small intestine)와 큰창자(large intestine)

(1) 위창자간막동맥(superior mesenteric a.)(그림 7-24)

① 가로(잘록)창자와 가로창자간막을 위로 젖히고, 빈창자(jejunum)와 돌창자(ileum)를 앞으로 왼쪽으로 잡아당겨 창자간막(mesentery) 뿌리가 보이도록 한다.

② 창자간막 뿌리는 길이가 대략 15 cm 정도이며, 뒤배벽에 왼위쪽에서 아래오른쪽 방향으로 부착되어 있는 것을 관찰한다.

③ 작은창자를 왼쪽으로 젖힌 후, 창자간막 오른쪽 면을 이루는 복막(peritoneum)을 한 겹 벗겨내고, 그 속에서 위창자간막동맥의 가지를 확인한다.

④ 창자간막 오른쪽 뒤배벽을 덮고 있는 복막까지 벗겨낸다. 이 과정을 오름창자 부위까지 진행한다(그림 7-24).

⑤ 창자간막동맥 가지를 blunt dissection 방법으로 몸쪽으로 추적하여 본다. 이 동맥은 대동맥에서 나온 후 이자머리와 이자목 뒷면을 지나고 샘창자 수평부분(horizontal part; 셋째부분) 앞면을 지나온다.

⑥ 위창자간막동맥의 가지들을 깨끗이 하여 관찰한다. 이 과정에서 혈관 주변에 광범위하게 퍼져 있는 **위창자간막신경얼기**(superior mesenteric plexus)를 확인한다. 위창자간막신경얼기는 위창자간막동맥이 분포하는 내장에 분포한다.

⑦ **아래이자샘창자동맥**(inferior pancreaticoduodenal a.) : 위창자간막동맥의 첫째가지이며, 이자에 의해 가려져 있다(그림 7-23). 따라서 이 동맥은 나중에 관찰한다.

⑧ **창자동맥**(intestinal aa.) : 빈창자와 돌창자를 공급한다.

- 빈창자동맥(jejunal aa.) – 5~10개 정도가 위창자간막동맥 왼쪽벽에서 나온다.
- 돌창자동맥(ileal aa.) – 빈창자동맥보다 더 많은 수의 돌창자동맥이 더 아래쪽 왼쪽과 앞쪽 벽에서 나온다.
- 창자동맥들은 분지된 후 서로 만나 창자간막에서 **동맥고리**(arterial loops) 또는 **동맥활**(arterial arcades)을 형성한다. 이들은 창자간막 위에서 아래로 내려갈수록 수가 증가한다(그림 7-25). 동맥활 주위의 창자간막에 포함되어 있는 지방의 양도 위에서 아래로 갈수록 많아진다.
- 곧은동맥(vasa recta; straight aa.) – 동맥활에서 작은창자 벽을 향하여 곧게 뻗은 가지들이다. 창자 아래쪽으로 갈수록 곧은동맥의 길이는 짧아진다.

⑨ **중간(잘록)창자동맥**(middle colic a.) : 이자 바로 밑에서, 위창자간막동맥 오른쪽 벽에서 갈려 나오며, 몇 개 가지로 나뉘어 가로(잘록)창자에 분포한다(그림 7-24).

⑩ **오른(잘록)창자동맥**(right colic a.) : 중간창자동맥 약간 아래에서 나와, 여러 가지로 나뉘어 오름창자에 분포한다.

⑪ 오른창자동맥 오름가지가 중간창자동맥 오른가지와 만나는 것을 확인한다.

⑫ **돌잘록창자동맥**(ileocolic a.) : 오른창자동맥 약간 아래에서, 위창자간막동맥 오른쪽 벽에서 나와 여러 갈래로 나뉜 후 돌창자 마지막 부분, 막창자(cecum), 막창자꼬리(appendix) 등에 분포한다.

⑬ **막창자꼬리동맥**(appendicular a.) : 돌잘록창자동맥 가지 중에서 막창자꼬리(appendix)에 분포하는 동맥이다.

(2) 빈창자와 돌창자의 관찰

빈창자와 돌창자를 절개하여 다음 사항을 관찰한다.

① 빈창자와 돌창자는 합쳐서 그 길이가 생체에서는 약 6~7 m에 달한다. 이를 확인하라.

② 작은창자의 벽을 부분적으로 몇 군데에서 잘라 속벽을 비교한다.

③ 점막의 돌림주름(circular folds of mucous membrane)은 빈창자 윗부분에서는 크고 조밀하게 배열되며 돌창자 아래쪽에서는 거의 볼 수 없다.

④ 빈창자 벽이 일반적으로 돌창자 벽보다 두껍다.

⑤ 작은창자 벽에는 림프소절(lymphatic nodule)이 낱개(홑림프소절, solitary lymphatic nodule) 또는 무리지어(무리림프소절, aggregated lymphatic nodule) 존재하는데, 돌창자(ileum) 아랫부분에서 크고 많다.

(3) 큰창자(large intestine)

① 큰창자는 막창자와 막창자꼬리, 잘록창자, 곧창자, 항문관으로 이루어진다.

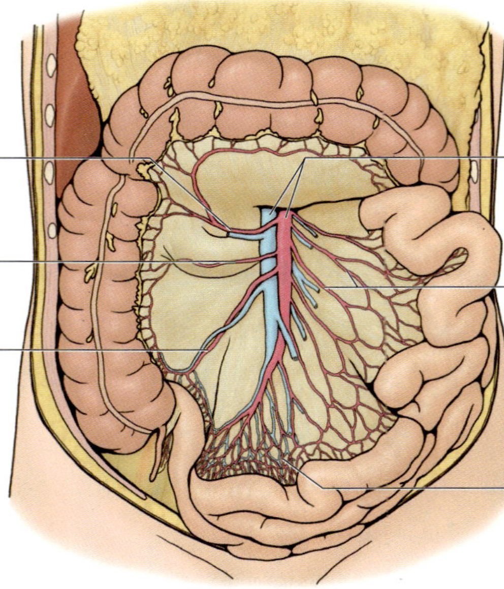

그림 7-24 위창자간막동맥

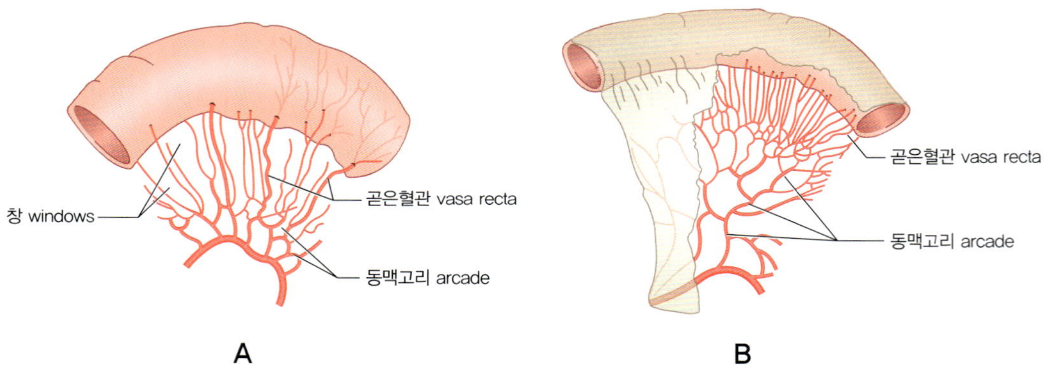

그림 7-25 빈창자(A)와 돌창자(B) 창자간막에서 보이는 동맥고리와 곧은혈관

② **잘록창자띠**(teniae coli) : 막창자꼬리에서부터 큰창자 전체 길이를 따라 위치하는 3개의 분리된 민무늬근 세로띠이다(그림 7-26).

③ 잘록창자띠 사이 큰창자 벽은 **잘록창자팽대**(haustra of colon)를 이룬다.

④ **복막주렁**(epiploic appendices; omental appencides) : 큰창자 내장복막에 지방이 들어 있어 밖으로 돌출한 것을 말한다. 복막주렁은 곧창자와 항문관을 제외하고 큰창자 전체에 걸쳐 있다. 또한 창자간막이 부착된 맞은 편 벽에 위치한다.

⑤ 막창자를 앞에서 세로로 잘라 열고 돌창자구멍(ileal orifice)을 확인한다.

⑥ 돌창자구멍은 돌잘록창자입술(ileocolic lip)인 위입술과 돌막창자입술(ileocecal lip)인 아래입술로 이루어지는 돌막창자판막(ileocecal valve)이 경계를 이루며 돌창자가 막창자쪽으로 튀어나온 모양을 하고 있다(그림 7-27).

⑦ 돌창자구멍 아래쪽에서 막창자꼬리구멍(orifice of vermiform appendix)을 확인한다.

⑧ 오름창자 뒷벽은 복막으로 덮여 있지 않으며, 뒤배벽의 복막바깥조직과 접한다.

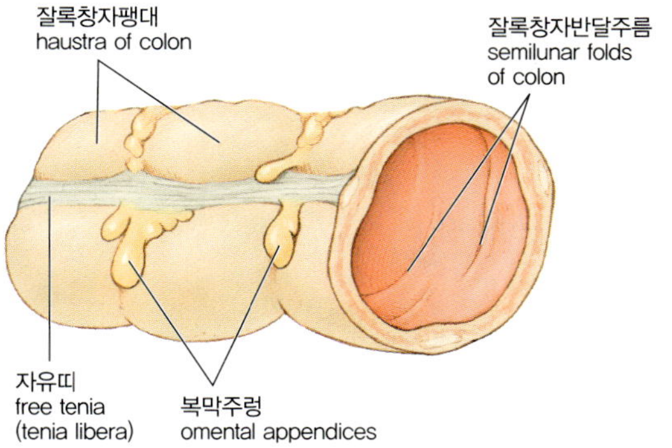

그림 7-26 잘록창자의 특징적인 겉모습

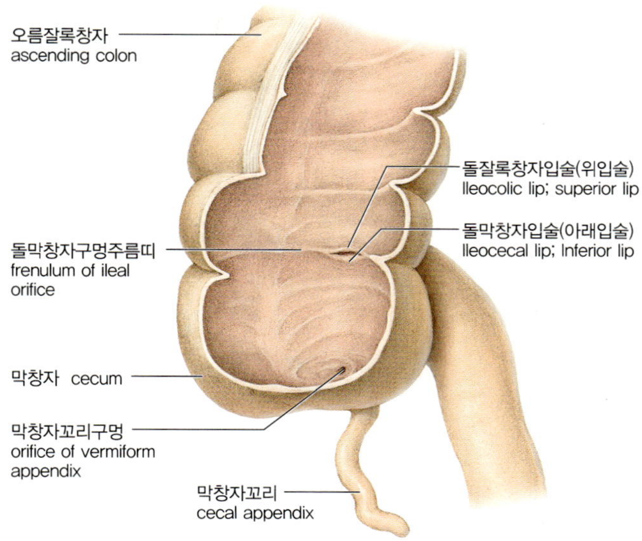

그림 7-27 막창자 속모습

5) 샘창자(duodenum)와 이자(pancreas)

(1) 샘창자

① 샘창자(duodenum)는 위 날문부분(pyloric part)과 연결된 작은창자의 첫째 부분으로, 길이가 약 25 cm이다.

② 샘창자는 이자머리를 C자 모양으로 감싸면서, 다음과 같이 4 부분으로 구분된다(그림 7-28).

- 위부분(superior part)
- 내림부분(ascending part)
- 아래부분(inferior part; 수평부분 transverse part 또는 horizontal part)
- 오름부분(ascending part)

③ 위부분은 전체가 복막으로 싸여 있으나 위부분을 제외한 나머지 샘창자 부분들은 앞쪽만 복막으로 싸여 있는 복막뒤장기(retroperitoneal organ)임을 확인한다.

④ 샘창자 오름부분이 빈창자와 만나는 샘빈창자굽이(duodenojejunal flexure)를 지적한다(그림 7-28).

⑤ 샘빈창자굽이를 가로막 오른다리(right crus)에 고정시켜주는 샘창자걸이근(suspensory m. of duodenum; 샘창자걸이인대 suspensory lig. of duodenum; lig. of Treitz)을 찾는다. 이 구조물은 샘빈창자굽이에서 이자와 지라정맥 뒤를 지나 위쪽으로 올라가 가로막 아랫면에 부착한다(그림 7-29).

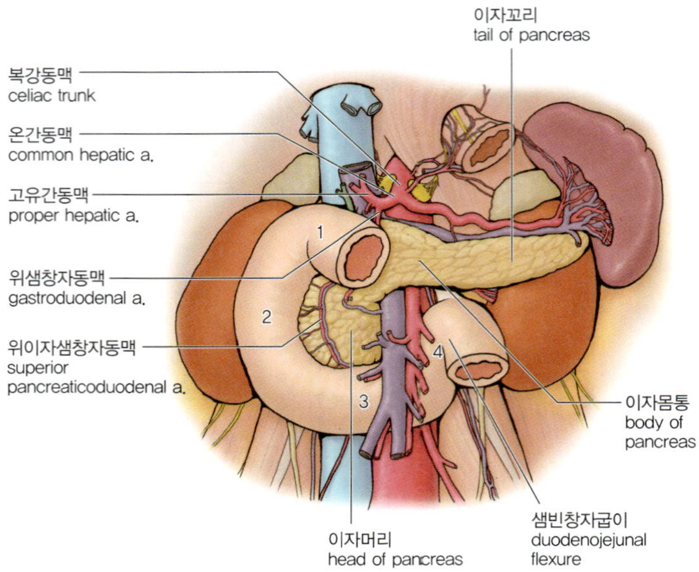

그림 7-28 샘창자와 주변 구조물 각 숫자는 샘창자의 부위를 나타냄 (1; 위부분, 2; 내림부분, 3; 아래부분, 4; 오름부분)

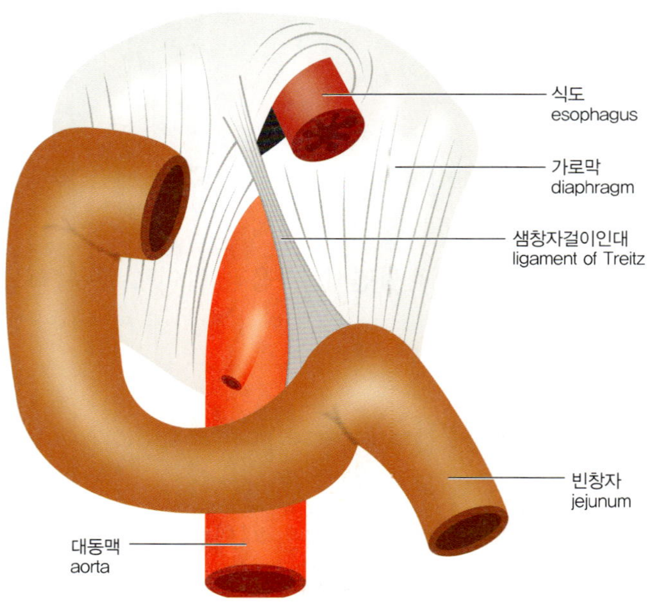

그림 7-29 샘창자걸이근(샘창자걸인대 ligament of Treitz)

(2) 이자

길이가 긴 샘조직인 이자(pancreas)를 관찰한다(그림 7-28, 30).

① 이자 전체가 뒤복벽장기임을 확인한다.

② 이자의 다음 각 부분을 구분한다.

- 이자머리(head of pancreas) : C자 모양 샘창자로 둘러싸인 납작한 부분
- 이자목(neck of pancreas) : 머리와 몸통 사이 부분으로, 위창자간막동맥 앞 부분
- 이자몸통(body of pancreas) : 가로로 길게 놓여 있는 부분
- 이자꼬리(tail of pancreas) : 이자의 왼쪽 끝부분으로, 지라문((hilum of spleen)에 닿아 있음
- 갈고리돌기(uncinate process) : 이자머리 아랫부분이 왼쪽으로 낸 돌기

(3) 이자 주변 혈관

① 이자꼬리, 이자몸통, 이자목을 뒤배벽에서 떼어내어 앞으로 젖힌다. 완전히 떼어내지는 않으며, 이 과정에서 혈관이 손상되지 않도록 한다.

② **지라정맥**(splenic v.)을 확인한다. 이 정맥은 지라문에서 짧은위정맥(short gastric v.), 왼위그물막정맥(left gastroepiploic v.), 몇 개의 작은 지라가지(splenic branches)들이 합쳐 이루어지며, 지라 윗모서리를 따라 주행한다.

③ 지라정맥이 **위창자간막정맥**(superior mesenteric v.)과 합쳐져 **간문맥**(hepatic portal v.)이 되는 것을 확인한다(그림 7-31).

④ 간문맥이 샘창자 위부분 뒤쪽에서 위로 올라가 작은그물막으로 들어가는 것을 확인한다(그림 7-19).

⑤ **아래창자간막정맥**(inferior mesenteric v.)이 지라정맥으로 합쳐지는 것을 확인한다(그림 7-31).

⑥ 이자몸통 뒤쪽에서 왼콩팥정맥(left renal v.)을 확인한다. 왼콩팥정맥은 왼쪽 콩팥에서 대동맥과 위창자간막동맥 사이를 지나 아래대정맥으로 달린다.

⑦ 다시 한 번 복강동맥(celiac trunk)을 확인하고, 복강동맥에서 분지된 온간동맥(common hepatic a.), 온간동맥에서 분지된 위샘창자동맥(gastrodudenal a.)을 복습한다(그림 7-20, 28).

⑧ 위샘창자동맥에서 분지하는 **위이자샘창자동맥**(superior pancreaticoduodenal a.)은 이미 확인한 바 있다. 이 동맥은 샘창자 내림부분 안쪽모서리를 따라 아래로 주행하면서(그림 7-23, 28), 샘창자와 이자머리에 분포하는 가지를 낸다.

⑨ 위창자간막동맥의 첫 번째 가지인 **아래이자샘창자동맥**(inferior pancreaticoduodenal a.)을 찾는다. 이 동맥은 샘창자와 이자머리에 분포하는 가지를 내고 다시 위로 돌아 올라가 위이자샘창자동맥과 만난다(그림 7-23).

⑩ 지라동맥을 오른쪽에서 왼쪽으로 따라가면서, 이 동맥에서 이자로 여러 개의 크고 작은 이자가지(pancreatic branches)를 내는 것을 확인한다.

⑪ 지라동맥을 끝까지 추적하여 **왼위그물막동맥**(left gastroomental a.; left gastroepiploic a.)을 찾

는다. 이 가지는 큰그물막으로 들어가며, 오른위그물막동맥과 합쳐진다(anastomosis).

(4) 이자관(pancreatic duct)

① **온쓸개관**(common bile duct)을, 이 관이 샘창자 내림부분과 이자머리 사이에서 샘창자 벽으로 들어갈 때까지 아래로 계속 추적한다(그림 7-32).

② 이자를 해부하여 이자관(pancreatic duct)을 깨끗이 정리한다(그림 7-30). 이때 이자 실질의 훼손은 최소화한다.

③ 이자관이 이자꼬리에서 시작하여 오른쪽으로 이자몸통을 지나 달리면서 도중에 이자의 많은 소엽에서 작은 관들을 받아들이는 것을 관찰한다.

④ 이자관과 온쓸개관이 샘창자로 들어가기 직전에 서로 합쳐지는 것을 확인한다.

⑤ 샘창자 내림부분을 절개하여 그 속 벽에서 **큰샘창자유두**(major duodenal papilla)를 찾는다. 두 관이 합쳐져 **쓸개이자관팽대**(hepatopancreatic ampulla)를 이루고, 이 팽대가 큰샘창자유두로 열린다(그림 7-32).

⑥ 샘창자 속 벽 큰샘창자유두 약간 위쪽에서 **작은샘창자유두**(minor duodenal papilla)를 찾는다.

⑦ 작은샘창자유두를 기준으로 해서 이곳으로 열리는 덧이자관(accessory pancreatic duct)을 찾아본다. 약 20% 개체에서는 덧이자관이 없을 수 있다. 덧이자관이 있을 경우 이 관은 이자관보다 작으며, 이자머리 앞쪽 윗부분에서 분비된 내용물을 운반한다.

⑧ 이자관과 덧이자관이 서로 연결되어 있는지 확인한다.

(5) 샘창자(duodenum) 내부(그림 7-30)

① 샘창자 내림부분의 절개를 위아래로 좀 더 연장하고, 샘창자 내부를 관찰한다.

② 샘창자 점막에 많이 존재하는 큰 돌림층(circular folds of mucosa)을 확인한다.

(6) 아래창자간막동맥(inferior mesenteric a.)

① 아래창자간막동맥이 배대동맥(abdominal aorta) 아랫부분 앞쪽에서 일어나는 것을 확인한다.

② 첫째가지인 왼(잘록)창자동맥(left colic a.)을 찾는다. 이 동맥은 내림창자(descending colon)에 분포한다(그림 7-33).

③ 왼창자동맥 오름가지가 중간창자동맥(middle celic a.) 왼가지와 만나는 것을 확인한다.

④ 왼창자동맥 아래에서 일어난 구불창자가지(sigmoid branches)는 구불(잘록)창자에 분포한다. 이들 구불창자가지는 서로 연결되어 동맥활의 형태를 보이기도 하며, 왼창자동맥 내림가지, 위곧창자동맥과 만난다.

⑤ 위곧창자동맥(superior rectal a.)은 아래창자간막동맥이 계속된 것으로 골반 안으로 들어간다.

⑥ 아래창자간막정맥의 가지는 아래창자간막동맥의 가지와 거의 같이 달린다.

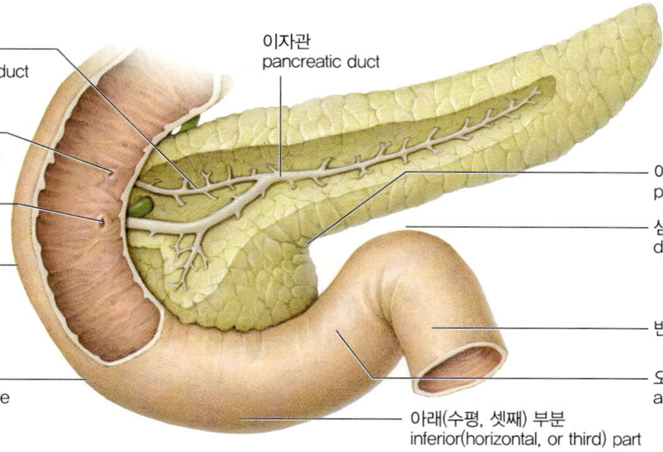

그림 7-30 이자의 해부

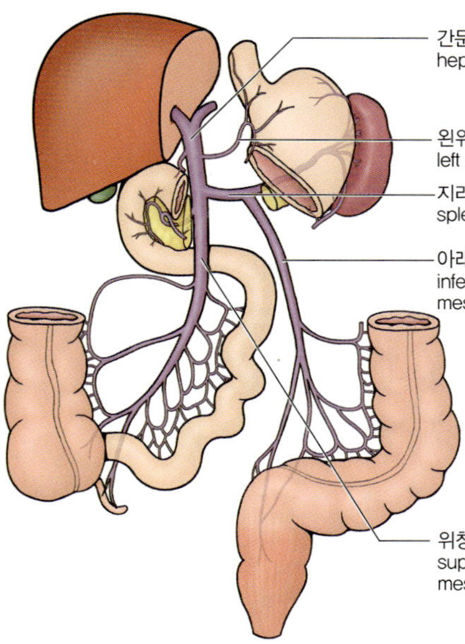

그림 7-31 간문맥의 형성

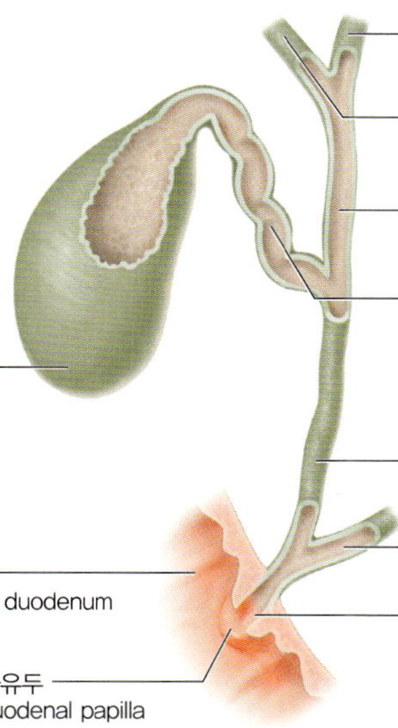

그림 7-32 온쓸개관과 이자관의 관계

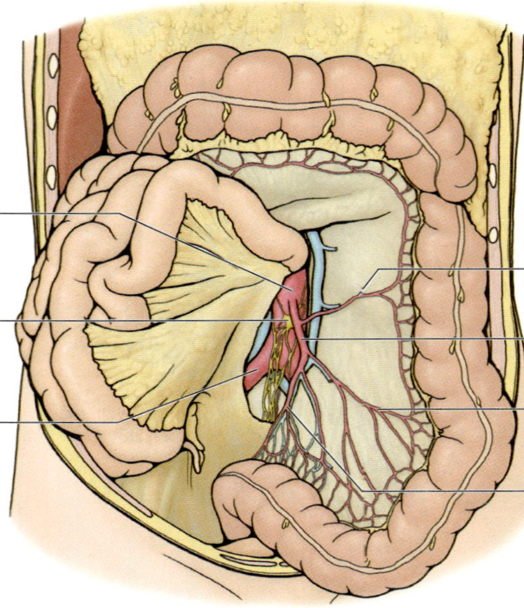

그림 7-33 아래창자간막동맥

6) 부신(adrenal gland)과 콩팥(kidney)

(1) 부신(suprarenal gland; adrenal gland)

① 부신은 불규칙한 모습으로, 앞뒤로 납작하다. 각각의 부신 뒷면 아래가쪽은 콩팥 앞면 안쪽 윗부분과 직접 닿아 있으며, 콩팥보다 위에서는 부신 뒷면이 가로막과 닿는다.

② 부신의 가운데를 잘라 겉질(cortical region)과 속질(medullary region)을 구별한다.

(2) 콩팥(kidney)

① 콩팥이 복막 뒤에서 지방에 싸여 있음을 확인한다. 이 지방층을 **콩팥주위지방덩이**(pararenal fat)라고 한다.

② 복막을 조심스럽게 벗기고 나서, 복막 바로 밑의 지방을 칼날로 밀어서 제거한다. 그러면 그 속에서 결합조직으로 구성된 막이 나타날 것이다. 이 막을 **콩팥근막**(renal fascia)이라고 한다.

③ 콩팥근막 밑에는 또 다른 층의 지방이 콩팥을 둘러싸고 있다. 이 지방층을 **콩팥주위지방피막**(perinephric fat; perirenal fat capsule)이라고 한다.

④ 손가락을 사용하여 콩팥과 콩팥주위지방피막을 분리하여 콩팥을 노출시킨다.

⑤ 배안에서 콩팥은 T12~L3 높이에 걸쳐 있으며, 왼콩팥이 오른콩팥보다는 높이 위치한다. 왼콩팥 아래끝(inferior pole of kidney)은 엉덩뼈능선보다 약간 위에 위치한다(그림 7-34).

⑥ 콩팥 안쪽모서리에서 콩팥동맥, 콩팥정맥, 림프관, 요관 등이 콩팥을 드나드는 **콩팥문**(hilum of kidney)을 확인한다.

⑦ 콩팥문 가까이에서 이들 구조물의 관계를 확인한다. 콩팥정맥이 가장 앞쪽에, 요관이 가장 뒤쪽에 위치한다(그림 7-35).

⑧ **콩팥동맥**(renal aa.)이 배대동맥에서 나오며, **콩팥정맥**(renal vv.)은 아래대정맥으로 유입되는 것을 확인한다.

⑨ 왼콩팥정맥은 대동맥 앞을 가로지르고, 오른콩팥동맥은 아래대정맥 뒤를 지나는 것을 확인한다(그림 7-36).

⑩ 콩팥문에서 요관(ureter)이 나올 때, 요관은 넓지만 아래로 내려갈수록 그 지름이 점차 작아지는 것을 확인한다.

(3) 콩팥 단면(그림 7-35)

① 콩팥혈관이나 요관이 잘리지 않도록 콩팥을 가쪽모서리에서 콩팥문 쪽으로 자른다.

② 콩팥 전체는 얇은 결합조직막인 섬유피막(renal capsule)으로 싸여 있다.

③ **콩팥겉질**(renal cortex)과 **콩팥속질**(renal medulla)을 구분한다. 겉질은 속질보다 더 밝은 색을 띤다.

④ 콩팥속질(medullary portion)이 여러 개의 **콩팥피라밋**(renal pyramids)으로 되어 있는 것을 관찰한다. 피라밋 사이 부분은 콩팥기둥(renal column)이라고 한다.

⑤ 콩팥피라밋이 콩팥 중앙으로 모여 동그란 돌기인 **콩팥유두**(renal papillae)로 끝나는 것을 관찰한다.

⑥ 콩팥유두 꼭대기에 닿아 있는 **작은콩팥잔**(minor calyx)을 관찰한다. 또한 작은콩팥잔 3~4개가 모여 **큰콩팥잔**(major calyx)이 되고, 이들이 다시 합쳐 **콩팥깔때기**(renal pelvis)가 되는 모습을 확인한다.

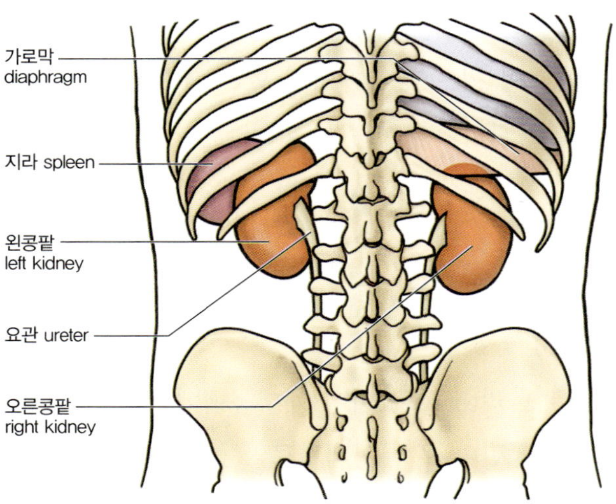

그림 7-34 콩팥을 뒤쪽에서 바라본 모습

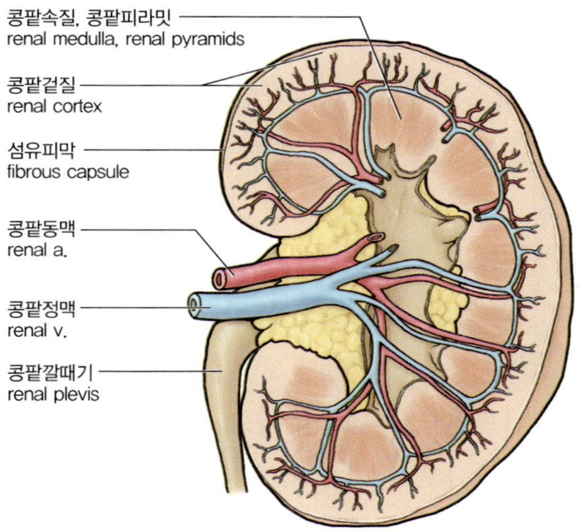

그림 7-35 콩팥문을 지나는 구조물과 콩팥의 단면

7) 배대동맥(abdominal aorta)과 복막(peritoneuml)

가슴대동맥(thoracic aorta)이 가로막 **대동맥구멍**(aortic hiatus)을 지나 배로 들어오면서 배대동맥(abdominal aorta)이 된다. 배대동맥의 앞쪽과 왼쪽은 뒤배벽의 벽복막으로 싸여 있다. 그러나 이자, 샘창자 아래부분, 왼콩팥정맥, 배대동맥의 가지가 나가는 부분 등에서는 복막으로 바로 싸여 있지는 않다.

(1) 배대동맥 주변의 자율신경얼기(autonomic plexus)

배대동맥 앞쪽과 가쪽을 따라서 위에서부터 아래까지 자율신경 신경섬유와 신경절(ganglion)들이 연이어 존재한다. 이들은 부위에 따라 서로 이름이 다르지만, 일반적으로는 서로 연결되어 있는 연속된 구조물이다. 아래 신경얼기들을 대략적으로 구분하여 본다(그림 7-39).

① 복강신경얼기(celiac plexus) : 복강동맥 시작 부위 주변을 감싸고 있음

② 위창자간막신경얼기(superior mesenteric plexus) : 복강신경얼기가 아래로 연장된 것으로, 위창자간막동맥 시작 부위를 감싸고 있음

③ 배대동맥신경얼기(abdominal aortic plexus) : 위창자간막동맥과 아래창자간막동맥 사이 대동맥벽을 따라 존재

④ 아래창자간막신경얼기(inferior mesenteric plexus) : 아래창자간막동맥 시작 부위와 그 가지들을 따라 있음

⑤ 위아랫배신경얼기(superior hypogastic plexus) : 대동맥이 온엉덩동맥으로 나뉘는 곳에 위치함. 이 부위는 골반에 속함

⑥ 아래아랫배신경얼기(inferior hypogastric plexus) : 골반에 위치함

(2) 배대동맥 내장가지

배대동맥은 여러 가지를 내는데, 이 중에는 복강동맥(celiac a.), 위창자간막동맥(superior mesenteric a.), 아래창자간막동맥(inferior mesenteric a.)과 같이 쌍으로 존재하지 않는 것들이 있는데, 이들 가지들은 앞서 살펴본 바 있다.

(3) 배대동맥 벽가지

배대동맥의 쌍으로 된 벽가지를 확인한다(그림 7-36).

① 배대동맥과 아래대정맥을 깨끗이 정리한다(그림 7-36).

② **아래가로막동맥**(inferior phrenic a.)이 가로막의 두 다리(crura) 사이 배대동맥에서 나온다. 아래가로막동맥은 위가쪽으로 달려 가로막 아래면을 따라 달린다. 오른아래가로막동맥은 아래대정맥 뒤로 달리며, 왼아래가로막동맥은 식도 뒤로 지나는 것을 확인한다.

③ 각각의 아래가로막동맥은 보통 부신으로 가는 **위부신동맥**(superior suprarenal a.)을 낸다. 이를 찾아본다.

④ **중간부신동맥**(middle suprarenal aa.)은 비교적 작은 동맥으로, 위창자간막동맥이 이는 높이에서 배대동맥 가쪽면에서 갈려 나온다(그림 7-36).

⑤ **콩팥동맥**(renal aa.)은 비교적 크며, 콩팥문에 닿기 전에 **아래부신동맥**(inferior suprarenal a.)을 낸다.

⑥ **고환동맥**(testicular a., 여자에서는 **난소동맥** ovarian aa.)은 위창자간막동맥이 시작되는 약간 아래(열두째등뼈나 첫째허리뼈 높이)의 배대동맥 앞벽에서 일어난다. 이 동맥은 아래가쪽으로 달려 요관을 가로지르며, 고환동맥은 깊은고샅구멍으로 들어가고 난소동맥은 온엉덩동맥 앞을 가로질러 골반으로 간다.

⑦ 배대동맥(abdominal aorta)이 넷째허리뼈(LV4) 앞에서 양쪽 **온엉덩동맥**(common iliac aa.)으로 나뉘며 끝나는 것을 확인한다(그림 7-36).

⑧ 온엉덩동맥은 바깥엉덩동맥(external iliac a.)과 속엉덩동맥(internal iliac a.)으로 나뉘며 끝난다.

⑨ 허리동맥(lumbar aa.) 4쌍과 정중엉치동맥(median sacral a.) 하나가 배대동맥 뒷벽에서 일어나는 것을 확인한다.

(4) 아래대정맥(inferior vena cava)

① 오른온엉덩동맥 뒤, 다섯째허리뼈몸통 오른쪽에서 양쪽 온엉덩정맥(common iliac vv.)이 만나 아래대정맥이 되는 것을 확인한다(그림 7-36).

② 온엉덩정맥 위쪽에서 아래대정맥으로 유입되는 가장 큰 가지는 콩팥정맥(renal v.)이다.

③ 오른부신정맥(right adrenal v.)과 오른고환정맥[right testicular v., 오른난소정맥(right ovarian v.)]은 직접 아래대정맥으로 유입되는 것을 확인한다.

④ 왼부신정맥(left adrenal v.)과 왼고환정맥[left testicular v., 왼난소정맥(left ovarian v.)]은 왼콩팥정맥으로 유입되는 것을 확인한다.

⑤ 아래대정맥을 앞으로 들어내고 그 뒤를 조심스럽게 해부하여 몇 개의 허리정맥이 아래대정맥으로 유입되는지 확인한다.

⑥ 허리정맥 4쌍 중 가장 위쪽 허리정맥은 보통 오른쪽과 왼쪽의 오름허리정맥으로 유입된다. 오름허리정맥은 가로막을 뚫고 각각 홀정맥(azygos v.)과 반홀정맥(hemiazygos v.)으로 합쳐진다(그림 4-30).

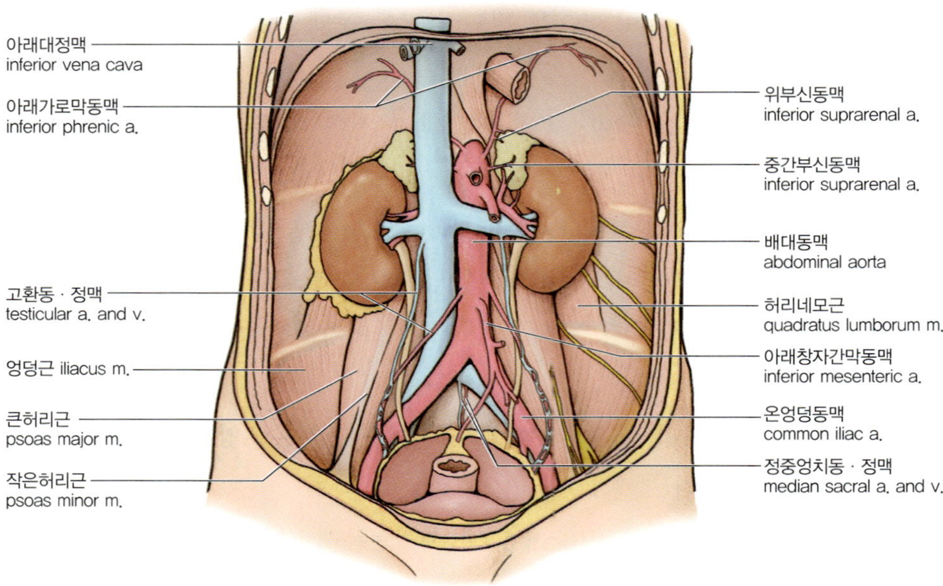

그림 7-36 대동맥과 아래대정맥의 가지들

확인할 구조물

복막주름

☐ 정중배꼽주름 ☐ 안쪽배꼽주름 ☐ 가쪽배꼽주름

간막

☐ 낫인대 ☐ 간원인대 ☐ 큰그물막 ☐ 작은그물막 ☐ 그물막주머니

☐ 창자간막 ☐ 창자간막뿌리 ☐ 가로창자간막 ☐ 구불창자간막 ☐ 막창자꼬리간막

창자

☐ 샘빈창자굽이 ☐ 샘창자걸이인대 ☐ 샘창자주름 ☐ 샘창자오목

☐ 빈창자 ☐ 돌창자 ☐ 막창자 ☐ 막창자꼬리 ☐ 오름창자 ☐ 가로창자

☐ 내림창자 ☐ 구불창자

잘록창자의 특징 : ☐ 복막주렁 ☐ 잘록창자띠 ☐ 잘록창자팽대

간

☐ 낫인대 ☐ 관상인대 ☐ 세모인대 ☐ 무장막구역 ☐ 간콩팥인대

위

☐ 날문 ☐ 위바닥 ☐ 위몸통 ☐ 날문방 ☐ 날문관 ☐ 날문조임근 ☐ 위의 동맥계통

샘창자

☐ 돌림주름 ☐ 큰샘창자유두 ☐ 작은샘창자유두 ☐ 샘창자와 이자의 동맥계통

간 · 쓸개

□ 간문

간문의 기관(간세동이 : □ 고유간동맥 □ 간문맥 □ 온간관)

□ 쓸개 □ 쓸개주머니관 □ 온쓸개관

이자

□ 이자머리 □ 이자몸통 □ 이자꼬리 □ 갈고리돌기 □ 이자관 □ 덧이자관

□ 복강동맥

□ 간문맥 □ 온쓸개관

복강동맥의 가지

□ 왼위동맥 □ 지라동맥 □ 온간동맥

온간동맥의 가지

□ 고유간동맥 □ 오른위동맥 □ 위샘창자동맥

□ 오른위그물막동맥 □ 위이자샘창자동맥

지라동맥의 가지

□ 왼위그물막동맥 □ 짧은위동맥

위창자간막동맥의 가지

□ 아래이자샘창자동맥

□ 복강신경얼기 □ 대동맥신경얼기

작은창자 □ 돌림주름 □ 무리림프소절

돌막창자 □ 돌창자구멍 □ 돌잘록창자입술(위입술) □ 돌막창자입술(아래입술) □ 막창자 □ 막창자꼬리

잘록창자 □ 자유띠 □ 복막주렁 □ 잘록창자반달주름

□ 위창자간막동 · 정맥 □ 아래창자간막동 · 정맥

위창자간막동맥의 가지

□ 빈창자동맥 □ 돌창자동맥 □ 돌잘록창자동맥

□ 오른창자동맥 □ 중간창자동맥 □ 막창자꼬리동맥

아래창자간막동맥의 가지

□ 왼창자동맥 □ 구불창자동맥 □ 위곧창자동맥

간문맥의 지류

□ 아래창자간막정맥의 뿌리

□ 위창자간막정맥 □ 지라정맥 □ 왼위정맥

□ 위곧창자정맥

콩팥

□ 콩팥 피막(콩팥근막, 지방피막, 섬유피막)

□ 콩팥문 □ 콩팥동맥 □ 콩팥정맥 □ 요관 □ 콩팥겉질과 속질

□ 콩팥피라밋 □ 콩팥유두 □ 큰콩팥잔 · 작은콩팥잔 □ 콩팥깔때기

부신

□ 부신의 혈관계통 □ 겉질과 속질

학습 과제

○ 소화관 중에서 간막에 의해 지지되는 부분은 어느 곳인가?

○ 작은창자와 잘록창자 겉모습은 어떤 차이가 있는가?

○ 샘빈창자굽이를 확인했는가? 샘창자 대부분이 복막뒤공간에 있는 것을 확인할 수 있는가?

○ 들문에는 조임근이 발달되어 있지 않지만, 위 내용물 역류는 제한된다. 그 이유를 해부학적으로 생각해 보자.

○ 생체에서 위의 위치를 조사한다.

○ 간을 고정하는 인대(간막)는 어떤 것이 있으며, 무장막구역과 간문의 기관에 대해 위치 관계를 포함해 이해한다.

○ 쓸개즙과 이자액의 분비경로를 노출시킬 수 있는가?

○ 쓸개의 역할은 무엇인가?

○ 복강동맥의 가지를 모두 노출시키고 그 영역을 파악할 수 있는가?

○ 간문맥에 합류하는 정맥을 정리하시오.

○ 간문맥의 시작과 끝나는 부분은 어디인가?

○ 오름 · 내림 · 구불(잘록)창자를 절제하는 경우, 어느 혈관을 절단하면 좋은가?

○ 위창자간막동맥과 아래창자간막동맥의 분포영역의 경계는 어느 곳인가?

○ 문맥계통과 온몸순환계통의 다른 점은 무엇인가?

○ 간암이나 간경화와 같은 간병변에 식도정맥류가 생기는 이유는 무엇인가?

○ 혈관 이외에 창자간막을 지나는 구조물은 무엇인가?

○ 콩팥근막의 앞층과 뒤층을 노출할 수 있는가?

○ 콩팥 단면을 관찰하고 겉질과 속질은 무엇으로 되어 있는지 확인한다.

○ 요관의 주행을 확인하고 생리적 협착부위를 나열한다.

3. 가로막(diaphragm)과 뒤배벽(posterior abdominal wall)

학습목표

1. 가로막의 부착상태를 설명하고 구멍을 열거한다.
2. 뒤배벽 근육을 확인하고 그 작용을 설명한다.
3. 허리신경얼기를 이루는 신경을 열거한다.

1) 가로막(diaphragm)

가슴안과 배안을 나누는 큰 우산 모양의 근육과 섬유조직으로 된 가로막(diaphragm)을 관찰한다(그림 7-37 A, B).

① 배안쪽에서 가로막을 덮고 있는 복막과 결합조직을 제거하여 가로막을 깨끗이 한다.

② 가로막이 주변의 근육부분과 이들 근육이 부착하는 가운데 **중심널힘줄**(central tendon)로 구성되어 있음을 관찰한다.

③ 주변 근유부분 중에서 **복장부분**(sternal part)을 식별한다. 이 부분은 복장뼈 칼돌기(xyphoid process) 뒷면에 부착하는 근육다발 2개로 구성된다.

④ 아래쪽 6개 갈비뼈와 갈비연골에 부착하는 근육섬유들은 **갈비부분**(costal part)이라고 한다.

⑤ 척추뼈에서 일어나는 부분은 **허리부분**(lumbar part)이라고 한다. 허리부분을 구성하는 다음 구조물들을 식별한다.

- **오른다리**(right crus) : L1~L3 척추뼈몸통에서 일어나는 근육섬유다발
- **식도구멍**(esophageal opening) : 오른다리 근육섬유 사이에 나 있는 구멍
- **왼다리**(left crus) : L1~L2 척추뼈몸통에서 일어나는 근육섬유다발. 오른다리보다는 그 크기가 작음
- **대동맥구멍**(aortic hiatus) : 양쪽 다리가 위로 올라가면서 서로 접근하여 만든 구멍

⑥ 척주 바로 가쪽 뒤배벽에서 큰허리근(psoas major m.)을 확인한다.

⑦ 큰허리근막이 두꺼워져 만들어진 **안쪽활꼴인대**(medial arcuate lig.)를 찾는다. 이 인대는 둘째허리뼈막에서 가로돌기 사이에 걸쳐 있으며, 일부 가로막 근육섬유가 일어나는 부착부위 역할을 한다.

⑧ 큰허리근 바로 가쪽에서 허리네모근(quadratus lumborum m.)을 확인한다.

⑨ 허리네모근막 일부가 두꺼워져 만들어진 **가쪽활꼴인대**(lateral arcuate lig.)를 찾는다. 이 인대는 둘째허리뼈 가로돌기에서 열두째갈비뼈 사이에 걸쳐 있으며, 역시 가로막 근육섬유가 부착하는 구조물이다.

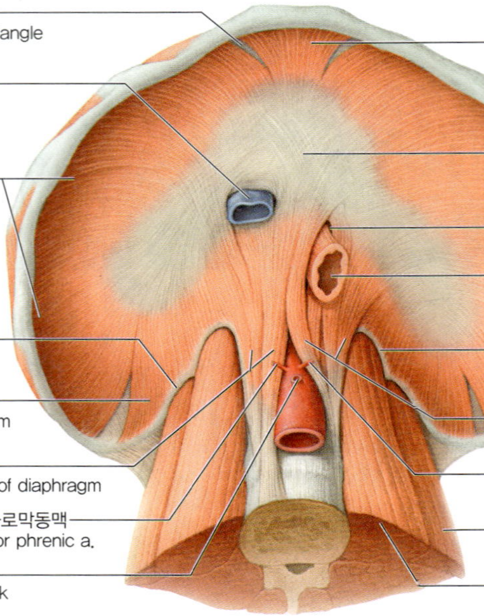

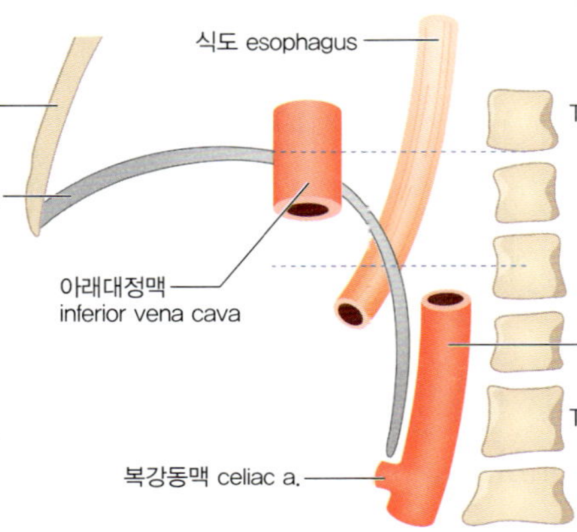

그림 7-37 가로막의 모습(A)과 여러 가로막구멍의 높이(B)

2) 뒤배벽의 근육

(1) 큰허리근(psoas major m.)과 허리네모근(quadratus lumborum m.)

① 두 근육을 깨끗이 정리한다(그림 7-37 A).

② 큰허리근을 뚫고 나와 아래 가쪽으로 달리는 **음부넙다리신경**(genitofemoral n.)을 확인한다(그림 7-38).

③ 큰허리근 가쪽모서리 뒤에서 나오는 갈비밑신경(subcostal n.), 엉덩아랫배신경(iliohypogastric n.), 엉덩고샅신경(ilioinguinal n.), 가쪽넙다리피부신경(lateral femoral cutaneous n.)을 확인한다(그림 7-38).

④ 작은허리근(psoas minor m.)이 있는지 관찰한다. 이 근육은 한쪽 또는 양쪽에서 없을 수 있다.

⑤ **가쪽넙다리피부신경**(lateral femoral cutaneous n.)을 확인한다(그림 7-38).

⑥ 큰허리근 뒤가쪽에서 나오는 **넙다리신경**(femoral n.)을 확인한다(그림 7-38).

3) 뒤배벽의 혈관과 신경

(1) 바깥엉덩동맥(external iliac aa.)

① 엉덩엉치관절(sacroiliac joint) 맞은편에서 온엉덩동맥(common iliac a.)이 바깥엉덩동맥과 속엉덩동맥으로 나뉘는 것을 확인한다.

② 바깥엉덩동맥의 주행 경로를 확인한다. 이 동맥은 위골반문에서 큰허리근 안쪽부분에 붙어 앞으로 달리고 고샅인대 아래에서 넙다리동맥으로 연속된다(그림 7-38, 39).

③ 바깥엉덩동맥이 고샅인대를 지나기 직전에 아래배벽동맥(inferior epigastric a.)과 깊은엉덩휘돌이동맥(deep circumflex iliac a.)을 내는 것을 확인하다(그림 7-5).

④ 대동맥을 앞으로 당겨 허리동맥 4쌍이 배대동맥 뒷면에서 일어나는 것을 관찰한다.

⑤ 가슴림프관(thoracic duct)의 아래쪽 넓어진 부위인 **가슴림프관팽대**(cisterna chyli)를 관찰한다(그림 7-40). 가로막 아래쪽에서 오는 림프관은 모두 이곳으로 유입된다.

(2) 뒤배벽 신경

① 교감신경줄기(sympathetic trunks) 허리부분을 깨끗이 정리한다(그림 7-39). 허리에서 교감신경줄기에는 보통 4개 정도의 허리신경절이 있으며, 이들과 위쪽 4개 허리신경 사이에는 교통가지가 있다.

② 오른쪽 교감신경줄기가 아래대정맥 뒤에 위치하며, 왼쪽 교감신경줄기 앞으로는 왼온엉덩혈관이 가로지르는 것을 확인한다.

③ 음부넙다리신경(genitofemoral n.)이 큰허리근 앞에서 내려가 음부가지와 넙다리가지로 나뉘는 것을 확인한다. **음부가지**(genital n.)는 깊은고샅구멍을 통하여 고환올림근(cremaster m.)에 분포하며, **넙다리가지**(femoral branch)는 엉덩근을 가로질러 고샅인대 뒤를 지나 넓적다리로 내려가 넓적다리 위안쪽에서 피부신경이 된다.

④ 허리신경얼기를 관찰하기 위하여 큰허리근을 손가락이나 집게로 조심스럽게 제거한다.

⑤ 허리신경얼기에서 다음 사항을 관찰한다.

- 허리신경얼기는 위쪽 4개 허리신경 앞가지에서 유래한다(그림 7-38).
- 폐쇄신경(obturator n.)은 둘째~넷째허리신경 앞가지로 이루어지며, 큰허리근 안쪽모서리에서 나와 온엉덩혈관 뒤로 아래로 내려가 골반안으로 들어간다.
- 넙다리신경은 허리신경얼기 중 가장 큰 신경으로, 둘째~넷째허리신경 앞가지가 합쳐져 만들어진다.
- 음부넙다리신경(genitofemoral n.)은 첫째와 둘째허리신경에서 나오는 뿌리 2개가 합쳐져 만들어진다.

• 엉덩아랫배신경(iliohypogastric n.)과 엉덩고샅신경(ilioinguinal n.)은 첫째허리신경의 가지이다.

• 가쪽넙다리피부신경은 둘째와 셋째허리신경에서 나온다.

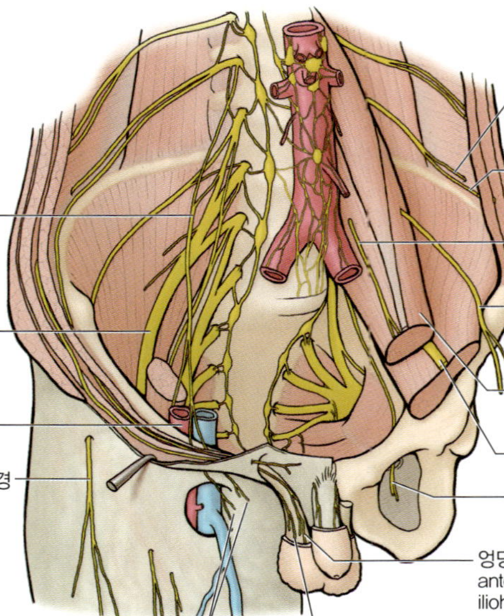

그림 7-38 뒤배벽과 골반의 근육과 신경

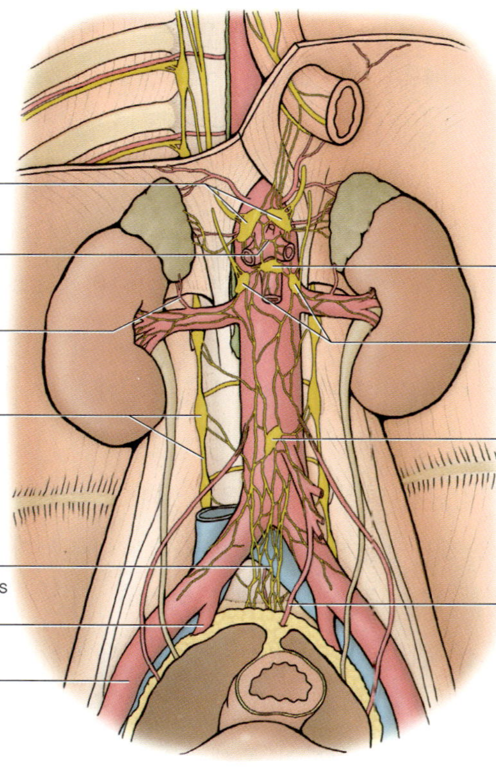

그림 7-39 대동맥 주변의 자율신경얼기

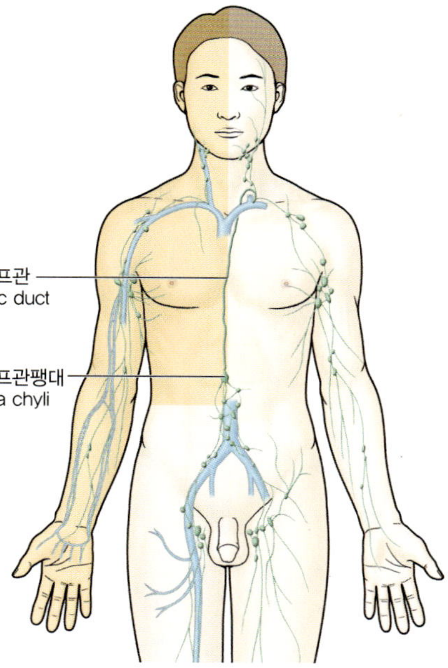

그림 7-40 림프계통의 모식도

확인할 구조물

가로막

☐ 식도구멍 ☐ 대동맥구멍 ☐ 대정맥구멍 ☐ 중심널힘줄 ☐ 가로막신경

☐ 오른다리 ☐ 왼다리 ☐ 아래가로막동맥 ☐ 안쪽활꼴인대 ☐ 가쪽활꼴인대

배대동맥

☐ 콩팥동맥 ☐ 콩팥정맥 ☐ 위 · 중간 · 아래부신동맥

☐ 고환(난소)동맥 ☐ 고환(난소)정맥 ☐ 아래대정맥

뒤배벽과 교감신경얼기

☐ 콩팥신경얼기 ☐ 아래창자간막신경얼기 ☐ 위아랫배신경얼기

☐ 허리신경절 ☐ 큰허리근 ☐ 작은허리근 ☐ 허리네모근

허리신경얼기와 그 가지

☐ 갈비밑신경 ☐ 엉덩아랫배신경 ☐ 엉덩고샅신경 ☐ 가쪽넙다리피부신경

☐ 음부넙다리신경(음부가지, 넙다리가지) ☐ 넙다리신경 ☐ 폐쇄신경

학습 과제

○ 가로막의 구멍과 그 구멍을 지나는 기관을 확인했는가?

○ 들숨과 날숨 시 가로막의 변화를 이해하자.

○ 배안장기에 분포하는 자율신경의 경로를 설명하시오.

○ 배대동맥에서는 벽가지보다 내장가지가 발달하고 있는 것을 이해하자.

○ 부신동맥 3개를 확인한다.

○ 고환(난소)동 · 정맥을 확인하고 양쪽의 차이를 확인했는가?

○ 대동맥신경얼기와 위아랫배신경얼기의 연결을 확인한다.

Chapter 08

샅과 골반 Perineum and pelvis

1. 샅

학습목표

1. 궁둥항문오목의 경계를 이해하고 항문관의 팽창을 설명한다.
2. 바깥항문조임근을 확인하고, 이 부위에 분포하는 혈관과 신경을 설명한다.
3. 남녀 바깥생식기관의 특징을 설명한다.
4. 비뇨생식삼각의 경계를 규정하고 근육, 혈관, 신경을 설명한다.
5. 음부신경의 경로와 샅부위에서의 중요한 가지를 그림으로 표시한다.

1) 샅(perineum)의 경계

샅(perineum)은 몸통 아래쪽 끝, 양쪽 넓적다리 사이에 있는 마름모꼴 부위를 말한다. 이 부위에는 항문관, 요도, 바깥생식기관 등이 있으며, 샅과 골반안(pelvic cavity) 사이에는 골반가로막(pelvic diaphragm)이 있다.

(1) 샅의 경계

① 앞 : 두덩결합(pubic symphysis) 아래끝. 이 부분은 아래두덩인대(두덩활꼴인대 inferior pubic lig., arcuate pubic lig.)로 덮여 있다.

② 뒤 : 꼬리뼈

③ 가쪽 : 양쪽 궁둥뼈결절(ischial tuberosity)

④ 앞가쪽 : 양쪽 궁둥두덩가지(ischiopubic ramus)

⑤ 뒤가쪽 : 양쪽 엉치결절인대(sacrotuberous lig.)

(2) 샅부위(perineal region)의 구분

마름모꼴인 샅부위는 양쪽 궁둥뼈결절 앞부분을 잇는 가상선에 의해 앞쪽의 비뇨생식부위(비뇨생식삼각 urogenital triangle)와 뒤쪽의 항문부위(항문삼각 anal triangle)로 다시 나눌 수 있다.

(3) 음낭

남자 비뇨생식부위에 위치한 바깥생식기관인 음낭은 이미 배부위에서 해부한 바 있다. 이를 복습한다.

(4) 여성 바깥생식기관

여자 비뇨생식부위에서 여자의 바깥생식기관을 먼저 확인한다(그림 8-1).

① 불두덩(mons pubis)
② 양쪽 대음순(labia majus)
③ 뒤음순연결(posterior labial commissure) : 양쪽 대음순이 뒤쪽에서 만나 연결된 부위
④ 대음순틈새(pudendal cleft)
⑤ 소음순(labia minus)
⑥ 질구멍(vaginal orifice)
⑦ 음핵주름띠(frenulum of clitoris)
⑧ 음핵꺼풀(prepuce of clitoris)
⑨ 음핵귀두(glans of clitoris)
⑩ 질어귀(vestibule of vagina)
⑪ 질구멍(vaginal orifice)
⑫ 처녀막(hymen) 또는 처녀막흔적(hymeneal caruncle)
⑬ 바깥요도구멍(external urethral orifice)
⑭ 큰질어귀샘관(duct of greater vestibular gland)

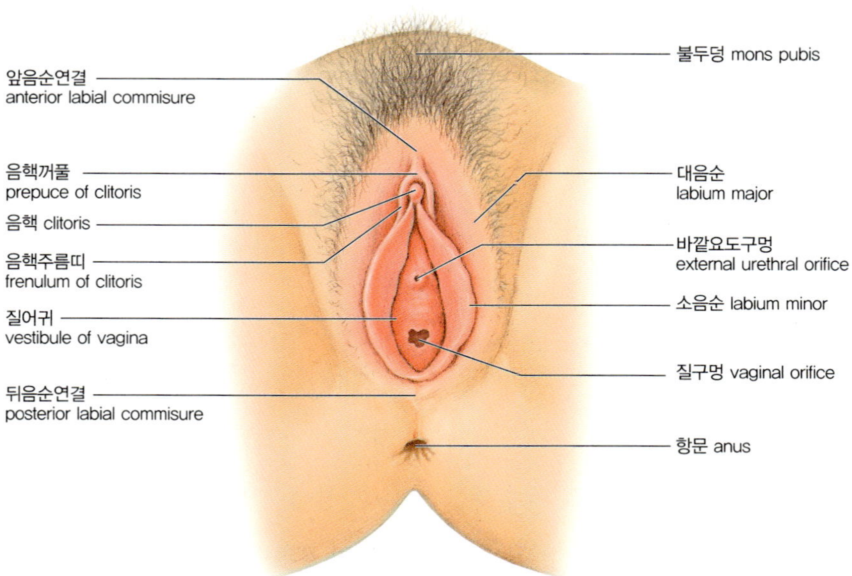

그림 8-1 여성의 바깥생식기관

2) 피부벗기기

(1) 항문의 위치

항문부위에서 항문의 위치를 확인한다.

(2) 샅의 피부벗기기

다음과 같이 샅의 피부벗기기를 시행한다(그림 8-2).

① 음낭(여자에서는 불두덩)에서 꼬리뼈 위 약 2.5 cm 되는 곳까지를 잇는 정중선(A→B)을 따라 절개한다. 이때 여자에서는 대음순 안쪽면을 따라 소음순 주위를 둥글게 오려내고 남녀 모두에서 항문은 남긴다.

② 항문 앞에서 양쪽 궁둥뼈결절 가쪽 약 2.5 cm 되는 곳을 잇는 절개선(C→C′)을 긋는다.

③ 이렇게 하여 만들어진 삼각형 조각 4개를, 앞의 것은 앞가쪽으로, 뒤의 것은 뒤가쪽으로 박리하여 젖힌다.

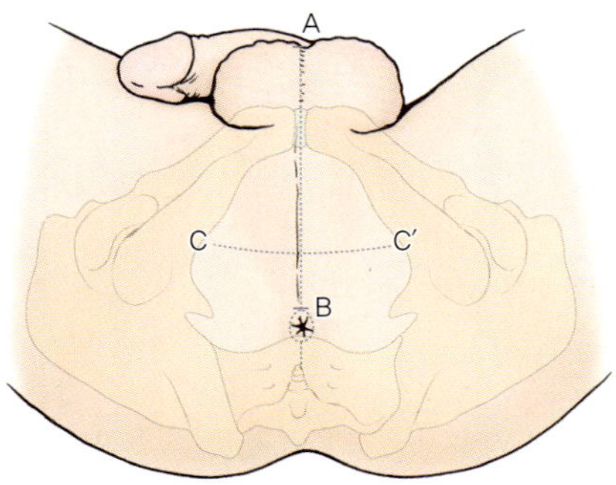

A

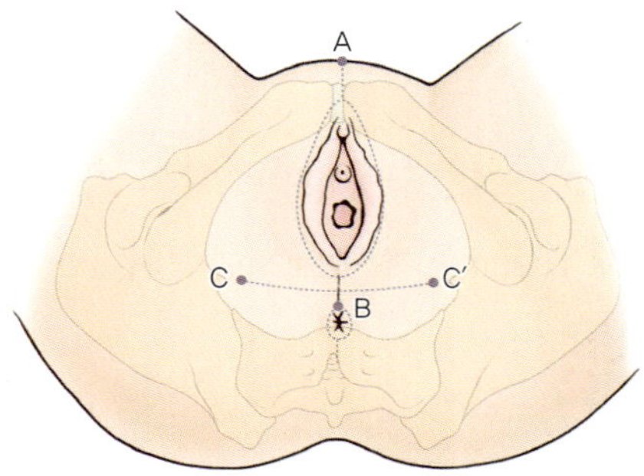

B

그림 8-2 남성(A)과 여성(B)에서 샅의 피부벗기기

(3) 피부밑조직

피부를 벗기고 나면 피부밑조직(subcutaneous tissue)이 나타난다. 항문부위에서 피부밑조직은 지방에 의해 매우 두꺼운 반면, 비뇨생식부위의 피부밑조직은 얇다. 비뇨생식부위의 피부밑조직은 앞배벽 아랫부분과 같이 지방층과 막층의 두 층으로 구분된다.

(4) 항문부위(anal triangle)의 구조

남녀에서 거의 유사한 반면에, 비뇨생식부위(urogenital triangle)는 남녀에서 차이가 있으므로 따로 설명하기로 한다.

3) 항문부위(항문삼각 anal triangle)

(1) 궁둥항문오목(ischioanal fossa)

① 항문과 궁둥뼈결절 중간부위에서 칼을 궁둥항문오목지방덩이(fat body of ischioanal fossa) 속으로 넣어 약 5 cm 깊이로 가쪽으로 조금 자른다.

② 잘라진 틈으로 손가락을 넣어 벌린 후 궁둥항문오곡지방덩이를 최대한 제거하되, 그 안의 혈관과 신경(아래곧창자혈관과 신경 inferior rectal vessels and n.)을 최대한 보존하도록 한다

③ **바깥항문조임근**(external sphincter ani m.)을 깨끗이 한다. 바깥항문조임근은 근육섬유로 된 두꺼운 고리 모양으로 샅중심체(perineal body)에서 꼬리뼈까지 뒤로 달리며 항문을 둘러싸는 근육이다(그림 8-3). 바깥항문조임근을 깨끗이 하면 아래곧창자혈관과 신경의 가지가 양쪽 지방에서 나와 바깥항문조임근으로 들어가는 것을 확인할 수 있다(그림 8-4).

④ 항문 앞쪽에서 **샅중심체**(perineal body)를 확인한다(그림 8-5).

⑤ 계속해서, 아래곧창자혈관과 신경이 손상되지 않도록, 안쪽에서 가쪽 방향으로 궁둥항문오목의 지방을 제거하여 궁둥항문오목 안쪽벽을 이루는 **골반가로막**(pelvic diaphragm; 항문올림근 levator ani m.)을 노출시킨다. 골반가로막은 때로 매우 얇기 때문에 손상되지 않도록 주의한다(그림 8-4, 5).

⑥ 마찬가지 요령으로, 궁둥항문오목의 가쪽벽을 확인한다. 이 오목의 가쪽벽은, 앞쪽에서는 폐쇄근막(obturator fascia), 뒤쪽에서는 큰볼기근(gluteus maximus m.)과 엉치결절인대(sacrotuberous lig.)로 이루어진다(그림 8-4, 6).

(2) 골반가로막

한 손을 골반안 위쪽에서, 다른 한 손은 궁둥항문오목(ischioanal fossa)을 통해 샅쪽으로 넣어 골반가로막(pelvic diaphragm)이 이는곳을 만져보고, 골반가로막의 두께를 가늠해 본다.

(3) 궁둥항문오목의 혈관과 신경

궁둥항문오목에서 볼 수 있는 신경과 혈관은 음부신경(pudendal n.)과 속음부동맥(internal pudendal a.)의 가지이다. 이들은 작은궁둥구멍(lesser sciatic foramen)을 통해 샅으로 들어온 후 폐쇄근막에 있는 음부신경관(pudendal canal; Alcock's canal)을 지나며 여러 가지를 낸다(그림 8-3, 4, 7). 이 관을 다음과 같이 열고 안에 있는 구조를 확인한다.

① 궁둥뼈결절 바로 앞의 큰볼기근 근육섬유를 자르고 엉치결절인대를 확인한다(그림 8-4, 7 A).

② 엉치결절인대 뒤쪽으로 손가락을 넣어 엉치가시인대를 만져본다.

③ 이 두 인대 사이에서 **음부신경**(pudendal n.)과 **속음부동맥**(internal pudendal a.)을 확인하고 추적하여 앞쪽의 음부신경관으로 따라간다(그림 8-3, 18).

④ 음부신경은 보통 샅으로 들어가기 전에 샅신경과 음경등신경(여성에서는 음핵등신경) 등 두 가지를

낸다. 음부신경관에서는 이 2개 신경을 관찰한다(그림 8-4, 10).

⑤ **샅신경**(perineal n.)은 보통 속음부동맥 아래에 위치하며, 음부신경관을 빠져나오면서 속음부동맥의 가지인 샅동맥과 같이 달린다(그림 8-4). 샅신경(perineal n.)과 샅동맥(perineal a.)이 궁둥항문오목 가쪽벽 앞부분에서 폐쇄근막(obturator fascia)을 뚫고 나와 궁둥항문오목 앞가쪽각에서 약간 앞쪽으로 달려 비뇨생식부위의 얕은근막으로 들어가는 것을 관찰한다.

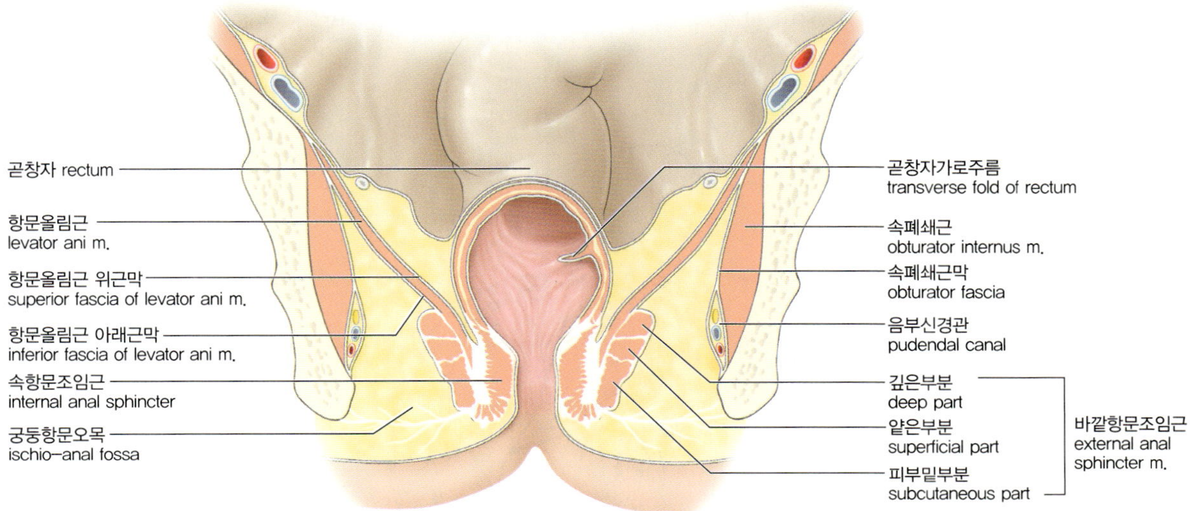

그림 8-3 항문관을 지나는 샅부위(항문삼각) 관상단면

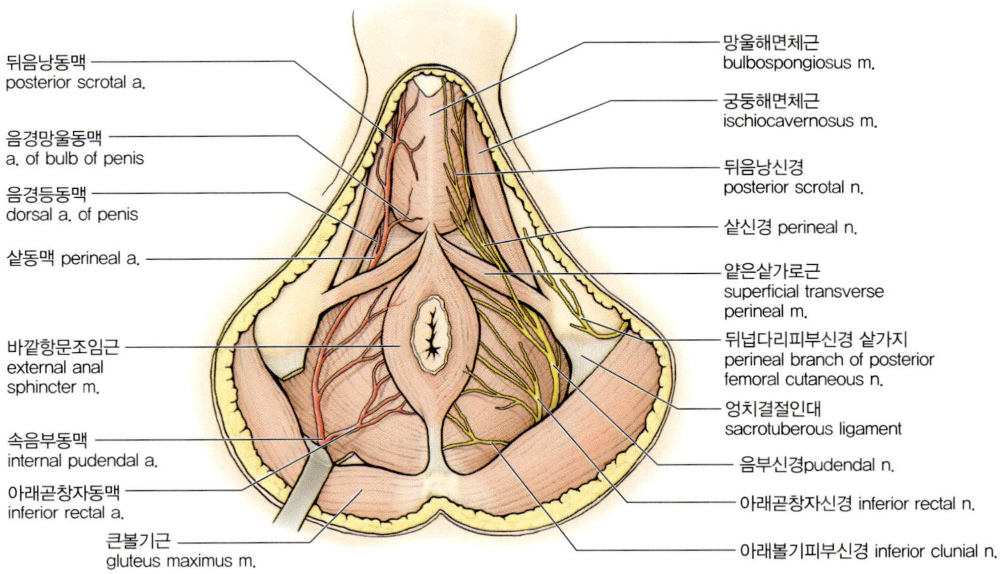

그림 8-4 남성 샅부위에서 지방을 제거하여 깨끗이 한 모습

⑥ **아래곧창자신경**(inferior rectal n.) 역시 음부신경에서 일어나며, 음부신경관으로 들어가기 전에 갈라지거나 또는 음부신경관 안에서 갈라진다. 아래곧창자혈관(inferior rectal vessels) 역시 신경과 비슷하게 속음부동맥에서 일어난다. **아래곧창자동 · 정맥과 신경**(inferior rectal a. and v., n.)이 폐쇄근막에서 나와 궁둥항문오목 안쪽으로 달리다 항문관(anal canal) 아래 끝부분에서 가지를 내며 달리는 것을 확인한다(그림 8-4, 10).

⑦ **음경등신경**(dorsal n. of penis; 여성에서는 **음핵등신경** dorsal n. of clitoris)은 음부신경관에서 속음부동맥 위에 위치하며, 이 신경과 속음부동맥은 비뇨생식가로막의 두 근막층 사이를 빠져나오면서 음부신경관 앞쪽 끝으로 나온다.

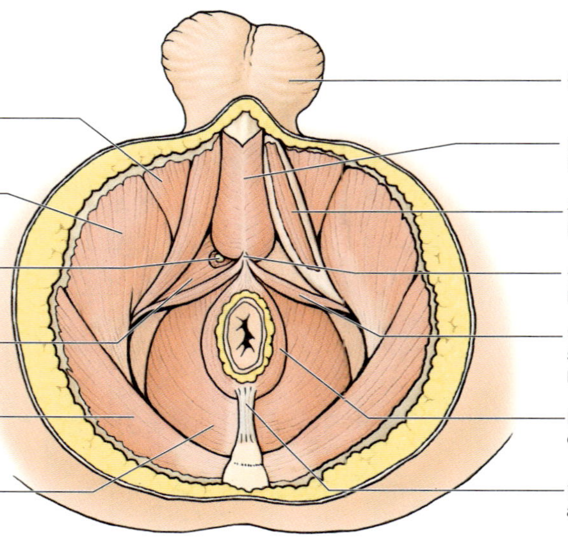

그림 8-5 남성 샅부위에서 지방, 신경, 혈관 등을 제거한 모습

4) 비뇨생식부위(비뇨생식삼각 urogenital triangle); 남자

(1) 얕은샅공간(superficial perineal space, superficial perineal pouch)

얕은근막(superficial fascia) 바로 깊이 있는 공간을 말하며, 얕은샅가로근, 궁둥해면체근, 망울해면체근, 음경다리, 음경망울 등이 들어 있다.

① 음낭을 정중선에서 잘라 음낭(scrotum) 뒷부분에 남아 있는 피부를 벗기고 고환과 고환을 싸는 근막을 가쪽으로 젖힌다.

② 얕은근막 지방층이 가쪽으로 궁둥두덩가지 위넓적다리 안쪽부분 지방층과 연결되며, 뒤로는 항문부위 지방층과도 연결되는 것을 확인한다.

③ **뒤음낭동 · 정맥**(posterior scrotal a. and v.)과 **뒤음낭신경**(posterior scrotal nn.)을 조심스럽게 해부한다(그림 8-4). 비뇨생식 부위의 피부밑조직 지방층에서 신경과 혈관을 뒤로 추적하여 일어나는 곳을 확인한다.

④ 앞서 살펴보았던 샅신경(perineal n.)을 앞으로 따라가면 얕은가지와 깊은가지로 나뉘는 것을 확인할 수 있다(그림 8-4).

⑤ 얕은가지(superficial branches)는 2개 또는 3개의 뒤음낭신경(posterior scrotal nn.)이 된다. 뒤음낭신경은 비뇨생식부위의 피부와 음낭 뒷부분에 분포한다.

⑥ 깊은가지(deep branches)는 얕은샅공간의 근육에 분포하는데, 이 신경은 샅동맥(perineal a.)의 가지와 항상 같이 달린다.

⑦ **얕은샅가로근**(superficial transverse perineal m.)을 찾는다. 이 근육은 크기, 발달 정도가 다양한 작은 한 쌍의 근육으로 때로는 찾기가 쉽지 않다. 얕은샅가로근은 궁둥뼈결절 앞부분 안쪽면에서 일어나 샅중심체(perineal body)에 닿는 근육으로, 샅중심체에서는 바깥항문조임근, 망울해면체근과 섞인다(그림 8-5).

⑧ **궁둥해면체근**(ischiocavernosus m.)을 확인한다. 이 근육은 음경뿌리(root of penis)를 이루는 음경해면체(corpora cavernosa penis m.)를 덮는 근육으로, 매우 얇으며, 그 표면은 근막으로 싸여 있다.

⑨ **망울해면체근**(bulbospongiosus m.)을 확인한다. 이 근육은 요도해면체(corpus spongiosum penis m.)를 덮는 얇은 근육으로, 양쪽 망울해면체근은 정중면에서 서로 만나 합쳐진다. 역시 근막으로 싸여 있다.

(2) 음경(penis)

① 음경의 동그란 끝부분인 **음경귀두**(glans penis)를 덮고 있는 **음경꺼풀**(prepuce)을 확인한다. 음경꺼풀 안쪽면은 한 층의 상피로 덮여 있다. 음경꺼풀은 수술로 없애는 경우가 많아서, 모든 시신에서 확인되지는 않는다.

② 음경꺼풀이 음경귀두 아랫면에 연결된 **음경꺼풀주름띠**(frenulum of prepuce)를 관찰한다.

(3) 음경(penis)의 해부

① 두덩결합에서 음경귀두는 그대로 두고, 정중선을 따라 음경피부를 세로로 자르고 피부를 가쪽으로 젖힌다.

② **음경고리인대**(fundiform lig. of penis)를 확인한다. 이 인대는 백색선(linea alba)에서 두덩결합에 이르는 얕은근막이 정중선에서 두터워진 것이다.

③ 음경고리인대 깊은 곳에서 **음경걸이인대**(suspensory lig. of penis)를 확인한다(그림 8-8 A). 이 인대는 깊은근막이 두꺼워진 것이다.

④ 음경등(dorsum of penis) 피부밑조직에서에서 **얕은음경등정맥**(superficial dorsal v. of penis)을 확인한다(그림 8-8 B).

⑤ 음경등 깊은근막에서 **깊은음경등정맥**(deep dorsal v. of penis)과 **음경등동맥**(dorsal aa. of penis), **음경등신경**(dorsal n. of penis)을 확인한다. 정중선 양쪽으로 음경등동맥이 위치하며, 동맥 양쪽 가쪽으로 음경등신경이 위치한다.

⑥ 정중선을 따라 망울해면체근을 조심스럽게 잘라 가쪽으로 젖힌다(그림 8-5).

⑦ 정중면에 위치하는 **음경망울**(bulb of penis)을 확인한다(그림 8-9). 음경망울은 샅막(perineal membrane) 아랫면에 붙어 있다. 앞쪽으로 음경망울은 좁아져 요도해면체가 되며, 요도해면체 끝부분은 확장되어 음경귀두(glans penis)가 된다.

⑧ 궁둥해면체근도 각각의 음경다리 앞쪽에서 젖힌다.

⑨ **음경다리**(crus of penis)가 궁둥두덩가지에 붙으며, 샅막 가쪽부분 아랫면에 붙어 있음을 관찰한다. 또한 음경다리가 앞안쪽으로 달려 두덩결합 아랫부분 앞에서 서로 만나 음경해면체가 되고, 이것이 음경몸통(body of penis)의 일부를 이룸을 관찰한다.

⑩ 음경다리를 궁둥두덩가지에서 떼어 내고, 음경몸통을 음경해면체(corpora cavernosa penis)와 요도해면체(corpus spongiosum)의 두 부분으로 분리한다.

(4) 깊은샅공간(deep perineal space, deep perineal pouch)

과거에는 이 공간을 채우고 있는 것을 통틀어 비뇨생식가로막(urogenital diaphragm)이라고 하여, 막 모양 구조물이 있는 것 같은 느낌을 주었다. 그러나 실제로 이러한 막은 존재하지 않으며, 바깥요도조임근은 요도 벽 안에 존재하는 뼈대근육을 일컫는다.

① 음경망울과 음경다리 사이를 해부하고, 깊은샅공간 아래쪽 경계를 이루는 샅막(perineal membrane)을 관찰한다. [이전의 비뇨생식가로막 아래근막(inferior fascial layer of urogenital diaphragm)] 샅막은 질기고 반짝이는 결합조직으로 되어 있다.

② 샅막에서 음경망울을 분리하려고 하면 음경망울이 위쪽으로 샅막에 단단히 붙어 있는 것을 알 수 있다. 이곳은 요도가 깊은샅공간을 지나 샅막을 뚫고 음경망울로 들어 오는 곳으로, 샅막 뒷모서리에서 앞으로 약 1.5 cm 되는 곳 정중선에 위치한다.

③ 요도구멍 가쪽에서 샅막을 뚫고 음경망울에 분포하는 작은 동맥인 **음경망울동맥**(a. of bulb of penis)을 확인한다. 음경망울을 앞으로 당기고 샅막 아랫면을 확인한다.

④ 음경등신경(dorsal n. of penis)과 속음부동맥(internal pudendal a.)이 음경다리 아래쪽 샅막을 뚫고 들어가는 것을 확인한다(그림 8-4). **속음부동맥**은 샅막을 뚫고 들어가자마자 음경다리로 가는 **깊은음경동맥**(deep a. of penis)과, 음경등신경과 함께 음경등으로 가는 **음경등동맥**(dorsal a. of penis)으로 나뉘면서 끝난다.

⑤ 샅막 아랫면을 깨끗이 하고 앞모서리를 정리한다. 샅막의 앞모서리는 특히 두꺼워져 있는데, 이 부분을 **샅가로인대**(transveres perineal lig.)라고 한다. 샅가로인대는 두덩결합 아래모서리를 덮는 두덩활꼴인대(arcuate pubic lig.) 바로 뒤에 위치하며, 깊은음경등정맥(deep dorsal v. of penis)이 이 두 인대 사이를 지나 골반 안으로 들어간다.

⑥ 샅막을 젖히면 **깊은샅공간**(deep perineal pouch, deep perineal space)이 나온다. 깊은샅공간은 아래로는 샅막, 위로는 골반가로막 아래근막(inferior fascia of pelvic diaphragm) 사이의 공간이며, 그 안에는 바깥요도조임근, 깊은샅가로근, 신경, 혈관, 샘 등이 위치한다(그림 8-5, 6).

⑦ **깊은샅가로근**(deep transverse perinei m.)은 비뇨생식부위 뒤쪽에서, 궁둥두덩가지(ischiopubic ramus) 안쪽면에서 수평하게 안쪽으로 달려 샅중심체에 닿는 근육이다(그림 8-6).

⑧ **바깥요도조임근**(external urethral sphincter m.)은 요도 벽 안에 동심원으로 존재하는 뼈대근육이다.

⑨ 남자 요도의 막부분(membranous urethra)은 짧고, 위에서 아래로 깊은샅공간을 지난 후(그림 8-24) 요도 해면체부분(spongy urethra)으로 이어진다.

⑩ 작은 망울요도샘(bulbourethral gland)을 확인한다. 망울요도샘은 요도 약간 뒤에서 깊은샅가로근에 묻혀 있다(그림 8-5, 6). 망울요도샘의 미세한 관은 샅막을 뚫고 음경망울로 들어가 요도의 마지막 부분과 연결된다.

⑪ 음경등신경과 속음부동맥을 깊은샅공간의 가쪽모서리를 따라 앞으로 추적하면서 이들 신경과 혈관이 샅막을 뚫고 들어가는 것을 확인한다. 깊은샅공간에서 속음부동맥이 음경망울동맥의 가지를 내는데, 이 동맥은 독자적으로 샅막을 뚫고 음경망울에 분포한다(그림 8-4).

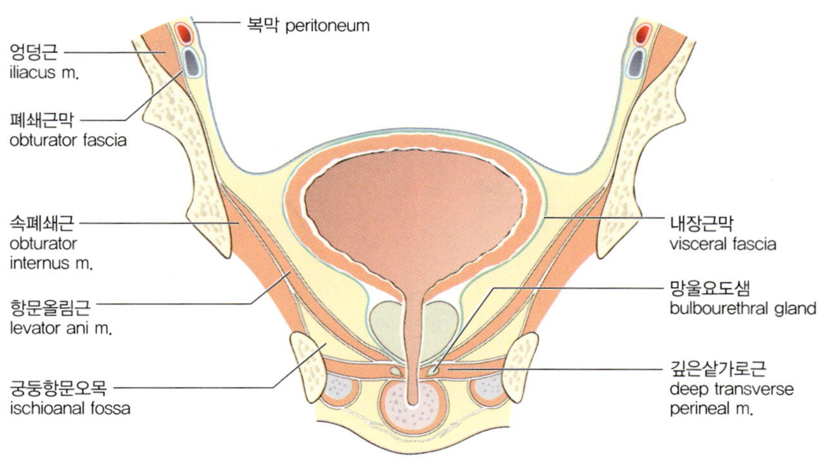

그림 8-6 비뇨생식삼각을 지나는 남성 골반과 샅의 관상단면

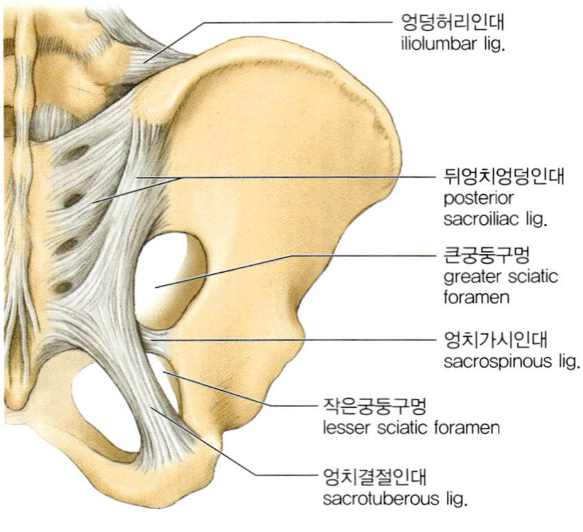

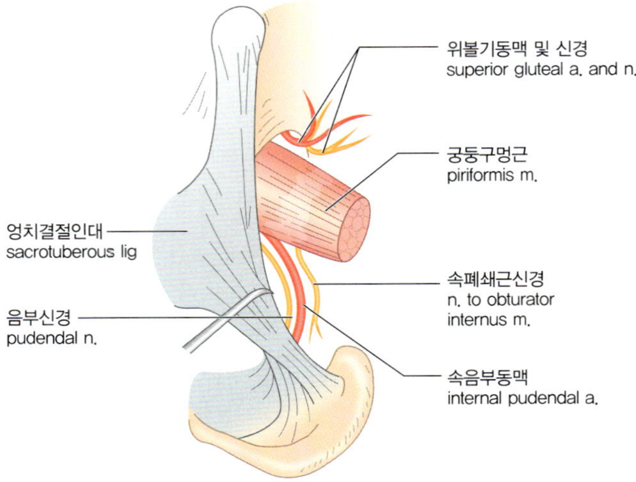

그림 8-7 큰궁둥구멍과 작은궁둥구명의 형성(A)과, 이를 통과하는 혈관과 신경의 경로

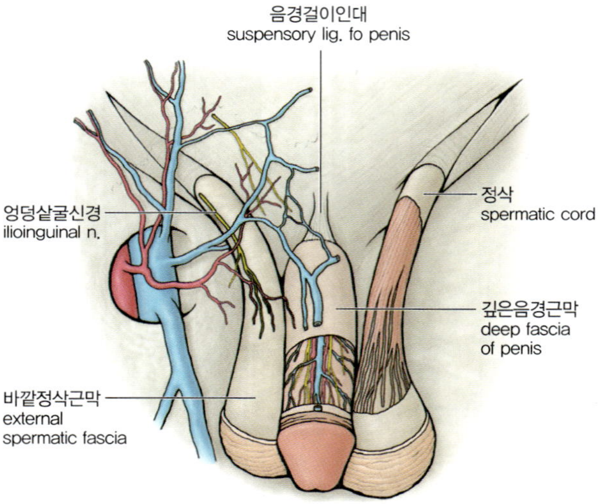

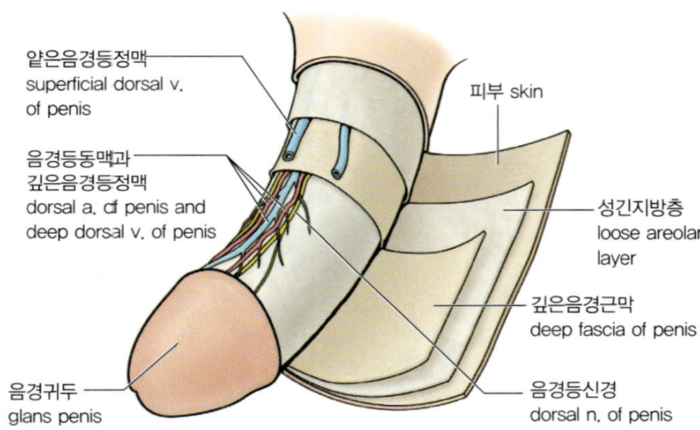

그림 8-8 음경의 전체적인 모습(A)과 음경을 해부한 모습(B)

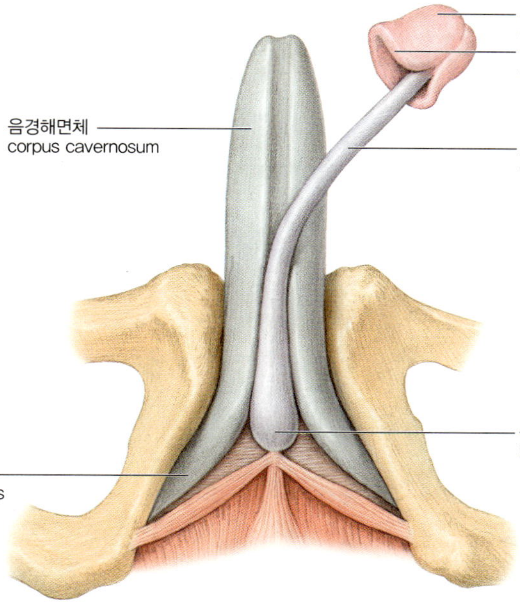

그림 8-9 음경을 구성하는 요소

5) 비뇨생식부위(비뇨생식삼각 urogenital triangle); 여자

(1) 얕은샅공간(superficial perineal space, superficial perineal pouch)

① 이 부위의 피부벗기기는 이미 시행하였다.

② 불두덩(mons pubis) 뒷부분에서부터 시작하여 **뒤음순혈관과 신경**(posterior labial vessels and nn.)을 조심스럽게 찾는다(그림 8-10).

③ 여자에서도 지방층이 궁둥두덩가지를 넘어 가쪽으로 넓적다리 안쪽부분 지방층과 연결되며, 뒤로는 항문부위로 연결됨을 확인한다.

④ 앞서 살펴보았던 샅신경(perineal n.)을 앞으로 따라가면 얕은가지와 깊은가지로 나뉘는 것을 확인할 수 있다(그림 8-10).

⑤ 얕은가지(superficial branches)는 2개 또는 3개의 **뒤음순신경**(posterior labial nn.)이 된다. 뒤음순신경은 비뇨생식부위의 피부와 음순 뒷부분에 분포한다.

⑥ 깊은가지(deep branches)는 얕은샅공간의 근육에 분포하는데, 이 신경은 샅동맥(perineal a.)의 가지와 항상 같이 달린다.

⑦ **얕은샅가로근**(superficial transverse perineal m.)을 찾는다(그림 8-11). 이 근육은 크기, 발달 정도가 다양한 작은 한 쌍의 근육으로 때로는 찾기가 쉽지 않다. 얕은샅가로근은 궁둥뼈결절 앞부분 안쪽면에서 일어나 샅중심체(perineal body)에 닿는 근육으로, 샅중심체에서는 바깥항문조임근, 망울해면체근과 섞인다.

⑧ **궁둥해면체근**(ischiocavernosus m.)은 있으나 남성에서보다 작다. 궁둥해면체근은 궁둥뼈결절 가까운 궁둥두덩가지에서 일어나 음핵다리를 덮으며 끝난다(그림 8-11).

⑨ 망울해면체근(bulbospongiosus m.)은 남성에서의 근육과 상동이나 여성에서는 질에 의해 두 부분으로 나뉘어 있다. 각 부분은 질어귀망울(corpus spongiosum of clitoris) 가까이에서 질 양쪽에 위치한다(그림 8-10, 11). 망울해면체근은 뒤쪽의 샅중심체에서 일어나며, 앞쪽으로 2개로 나뉘었던 부분이 모여 음핵 양쪽에 붙는다.

(2) 음핵(clitoris)

① 음핵몸통(body of clitoris)은 남자에서의 음경몸통과 상동기관이지만, 남자에서와는 달리 그 안에 요도가 없다.

② 두덩결합에서 음핵몸통은 약간 아래로 튀어나와 음핵귀두(glans of clitoris)로 끝난다.

③ 음핵귀두는 발기할 수 있는 조직으로, 둥근 결절 모양이며, 대음순틈새 앞 끝부분에서 음핵꺼풀과 음핵주름띠 사이에 위치한다(그림 8-1).

④ 음핵몸통은 두덩결합 아래모서리 앞에서 양쪽 음핵다리(crura of clitoris)가 만나 형성된다.

⑤ 음핵다리는 뒤쪽으로 궁둥두덩가지 앞면에 붙는다. 각각의 다리는 얇은 궁둥해면체근으로 덮여 있다.

(3) 깊은샅공간(deep perineal space, deep perineal pouch)

과거에는 이 공간을 채우고 있는 것을 통틀어 비뇨생식가로막(urogenital diaphragm)이라고 하여, 막 모양 구조물이 있는 것 같은 느낌을 주었다. 그러나 실제로 이러한 막은 존재하지 않으며, 바깥요도조임근은 요도 벽 안에 존재하는 뼈대근육을 일컫는다.

① 망울해면체근을 조심스럽게 젖히고 **질어귀망울**(bulb of vestibule)을 확인한다(그림 8-10, 11). 질어귀망울은 질어귀 양쪽에 위치한 타원형 발기 기관이다. 질어귀망울은 앞쪽으로 매우 얇은 질어귀망울연결(commissure)로 합쳐져 음핵귀두에 연결된다.

② 질어귀망울을 샅막(perineal membrane)에서 떼어낸다.

③ 질어귀망울을 떼어내면서 질어귀망울동맥(a. to bulb of vestibule)을 확인한다. 이 동맥은 샅막을 뚫고 질어귀망울과 **큰질어귀샘**(greater vestibular gland)에 분포한다.

④ 큰질어귀샘은 질어귀망울 뒤끝에 위치하며, 긴 관이 질어귀 벽을 지나 질구멍 가쪽에 열린다.

⑤ 궁둥해면체근을 젖히고 음핵다리를 궁둥두덩가지에서 떼어 낸다. 음핵다리를 젖히면서 **음핵등신경**(dorsal n. of clitoris)과 **속음부동맥**(internal pudendal a.)을 다치지 않게 주의한다. 이들 신경 역시 음핵다리 뒤에서 샅막을 뚫고 나온다.

⑥ 여기서 속음부동맥이 마지막 가지인 **깊은음핵동맥**(deep a. of clitoris)과 **음핵등동맥**(dorsal a. of clitoris)으로 나뉘는 것을 확인한다. 깊은음핵동맥은 바로 음핵다리로 들어가고 음핵등동맥은 음핵등신경과 함께 앞쪽으로 달려 음핵몸통 앞면에 닿는다(그림 8-10).

⑦ 샅막을 깨끗이 하고 한다. 샅막이란 과거에 비뇨생식가로막 아래근막(inferior fascial layer of urogenital diaphragm)이라고 하던 막을 말한다.

⑧ 샅막 앞모서리인 **샅가로인대**(transverse perineal lig.)를 관찰한다.

⑨ 샅막을 열면 **깊은샅공간**(deep perineal pouch, deep perineal space)이 나온다. 이곳 깊은샅공간은 아래로는 샅막, 위로는 골반가로막아래근막(inferior fascia of pelvic diaphragm) 사이의 공간이며, 그 안에는 바깥요도조임근, 깊은샅가로근, 신경, 혈관, 샘 등이 위치한다(그림 8-5, 6 참조).

⑩ **깊은샅가로근**(deep transverse perinei m.)은 비뇨생식부위 뒤쪽에서, 궁둥두덩가지(ischiopubic ramus) 안쪽면에서 수평하게 안쪽으로 달려 샅중심체에 닿는 근육이다(그림 8-6 참조).

⑪ **바깥요도조임근**(external urethral sphincter m.)은 요도 벽 안에 동심원으로 존재하는 뼈대근육이다.

⑫ 음핵등신경과 속음부동맥을 깊은샅공간의 가쪽모서리를 따라 앞으로 추적하면서 이들 신경과 혈관이 샅막을 뚫고 들어가는 것을 확인한다(그림 8-10). 깊은샅공간에서 속음부동맥이 질어귀망울동맥의 가지를 내는데, 이 동맥은 독자적으로 샅막을 뚫고 질어귀망울에 분포한다.

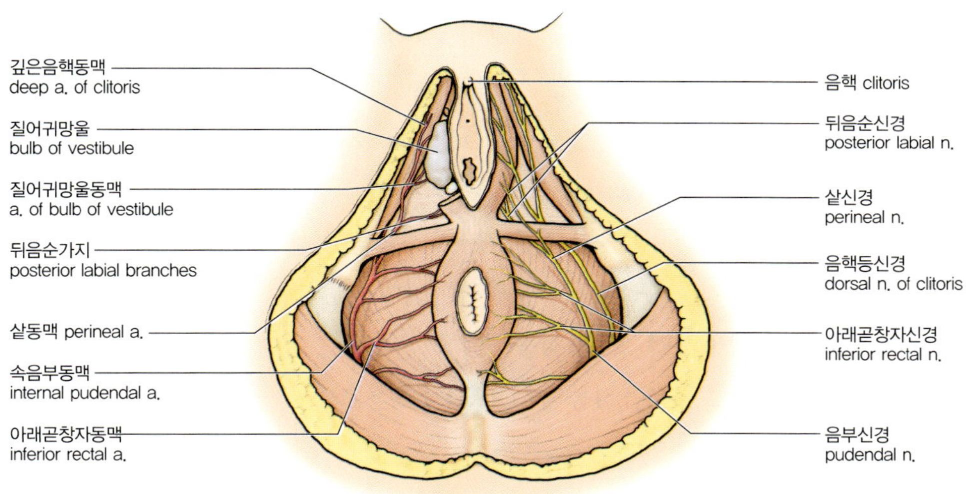

그림 8-10 여성 샅부위에서 지방을 제거하여 깨끗이 한 모습

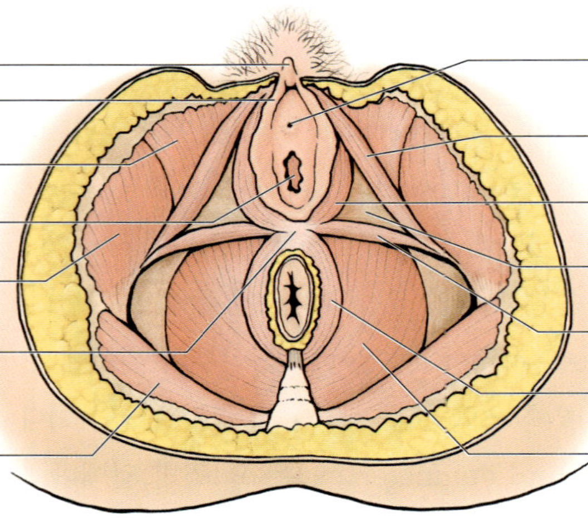

그림 8-11 여성 샅부위에서 지방, 신경, 혈관 등을 제거한 모습

확인할 구조물

☐ 항문올림근(골반가로막) ☐ 바깥항문조임근

☐ 얕은샅가로근 ☐ 샅중심체 ☐ 궁둥해면체근 ☐ 망울해면체근

☐ 깊은샅가로근(비뇨생식가로막) ☐ 음부신경 ☐ 속음부동 · 정맥

☐ 엉치가시인대 ☐ 엉치결절인대 ☐ 큰궁둥구멍 ☐ 작은궁둥구멍 ☐ 음부신경관

☐ 음부신경 [☐ 아래곧창자신경 ☐ 뒤음낭(음순)신경]

☐ 속음부동맥 [☐ 아래곧창자동맥 ☐ 뒤음낭(음순) 가지 ☐ 음경(음핵)등동맥]

☐ 음경귀두 ☐ 음경몸통 ☐ 음경고리인대 ☐ 음경걸이인대

☐ 얕은음경등정맥 ☐ 깊은음경등정맥 ☐ 음경등동맥

☐ 음경등신경 ☐ 음경해면체 ☐ 깊은음경동맥 ☐ 요도해면체

학습 과제

○ 아래골반문(항문부위와 비뇨생식부위)을 막는 가로막은 무엇으로 구성되어 있는가?

○ 이 가로막을 관통하는 기관은?

○ 음부신경의 지배영역을 확인할 수 있는가?

○ 배뇨 · 대변에 음부신경은 어떻게 연관되어 있는가?

○ 속음부동맥의 분포영역을 확인할 수 있는가?

2. 골반

학습목표

1. 큰골반과 작은골반을 정의한다.
2. 남녀골반에서 관찰할 수 있는 장기를 비교하여 확인한다.
3. 남녀골반에서 복막의 배열상태를 비교하여 설명한다.
4. 남자골반 시상단면에서 요도를 부위별로 확인한다.
5. 자궁을 지탱하는 인대와 근육을 열거한다.
6. 방광과 관련된 구조의 위치를 확인한다.
7. 골반가로막을 구성하는 근육들을 확인하고 그 작용을 설명한다.
8. 속엉덩동맥의 주요 가지를 확인한다.
9. 엉치신경얼기의 주요 가지를 확인한다.

1) 골반의 복막

(1) 복막주름과 구조물

앞배벽 속면에서 복막주름과, 이를 가로지르는 구조물을 복습한다.

① 정중배꼽주름(median umbilical fold) – 정중배꼽인대(median umbilical lig.)
② 안쪽배꼽주름(medial umbilical fold) – 안쪽배꼽인대(medial umbilical lig.)
③ 남자에서는 정관(ductus (vas) deferens), 여자에서는 자궁원인대(round lig. of uterus)
④ 가쪽배꼽주름(lateral umbilical fold) – 아래배벽동 · 정맥(inferior epigastric a. and v.)
⑤ 바깥엉덩혈관(external iliac vessels)
⑥ 요관(ureter)
⑦ 속엉덩혈관(internal iliac vessels)
⑧ 정중엉치혈관(median sacral vessels)
⑨ 위곧창자혈관(superior rectal vessels)

(2) 남자 골반안(pelvic cavity)

남자 복막안(peritoneal cavity) 골반부위는 복막주름(peritoneal folds)과 복막융기(peritoneal ridges)에 의해 몇 개 오목(fossae)으로 나뉜다(그림 8-12).

① **곧창자방광주름**(rectovesical fold; 엉치생식주름 sacrogenital fold)은 방광 뒷면 좌우 가쪽에서 곧창자 가쪽과 엉치뼈 앞쪽으로 수평으로 달린다. 방광 근처에서 이 주름 안에는 정낭(seminal vesicle)이 들어 있다.
② 양쪽 곧창자방광주름, 방광, 곧창자 사이 공간을 **곧창자방광오목**(rectovesical pouch)이라고 한다(그림 8-12, 13).

③ 곧창자 양 옆의 공간을 **곧창자옆오목**(pararectal fossa)이라고 한다. 이 오목의 크기는 곧창자의 팽창 정도에 따라 변하며, 양쪽 곧창자옆오목은 앞쪽으로 곧창자방광오목으로 합쳐진다.

④ 방광 가쪽면 가쪽에는 **방광옆오목**(paravesical fossa)이 있다. 이 오목은 가쪽으로 정관(ductus deferens; 여자에서는 자궁원인대 round ligament of uterus)이 들어 있는 복막주름에 의해 경계지어진다.

⑤ 방광 윗면, 곧창자 앞면, 곧창자방광오목을 덮는 복막을 제외하고 골반안의 모든 복막을 제거한다.

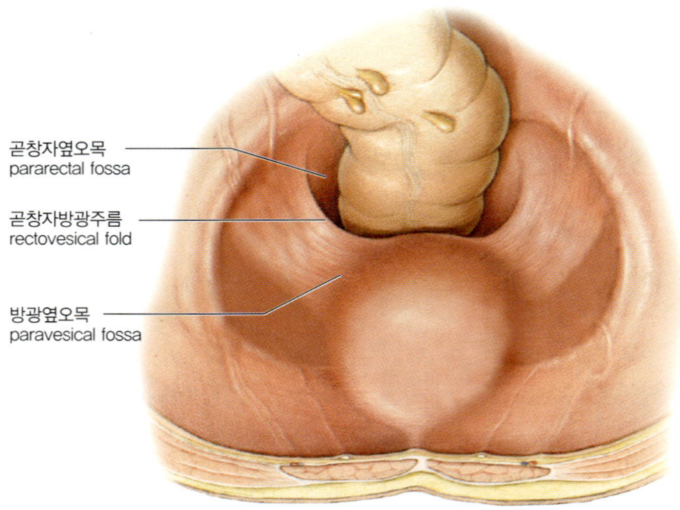

그림 8-12 남자 골반 안을 배 안에서 들여다 본 모습

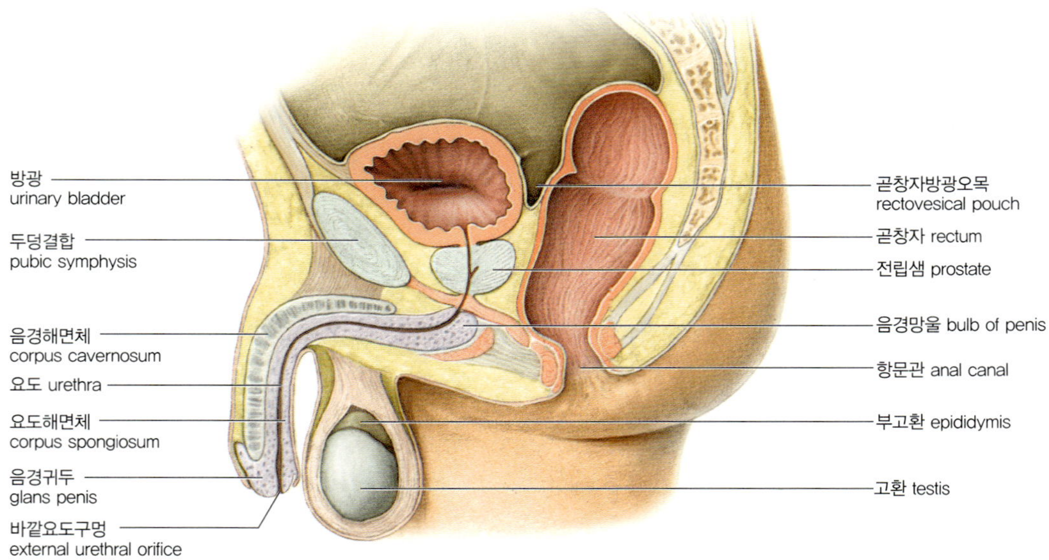

그림 8-13 남자 골반의 시상단면

⑥ **정관**(ductus deferens)을 깨끗이 한다. 정관은 복막 바깥 골반벽에 위치하는데 위방광동맥(superior vesical a.), 폐쇄신경(obturator n.), 폐쇄동·정맥(obturator a. and v.), 요관(ureter)을 가로지른다. 여기서 정관은 아래쪽으로 달려 방광 뒤로 향하고 내장골반근막(visceral pelvic fascia)을 뚫는다.

(3) 여자골반안

① 여자에서는 곧창자와 방광 사이에 자궁(uterus)이 있기 때문에 남자에서 보았던 곧창자방광오목(rectovesical pouch)이 **방광자궁오목**(vesicouterine pouch)과 **곧창자자궁오목**(rectouterine pouch; Douglas pouch)으로 나뉜다(그림 8-14, 15).

② 곧창자자궁오목에서 복막은 자궁 아래모서리보다 아래쪽까지 내려가 질(vagina) 뒷면 가장 위모서리까지 덮는다. 따라서 이 오목의 가장 아랫부분은 자궁을 덮는 복막이 아니라 질 윗부분을 덮는 복막이 이루게 된다.

③ 정상적으로 자궁은 구부러져 있어서, 자궁 앞면이 앞쪽을 향하지 않고 아래쪽을 향해 방광 위로 올라와 있다(그림 8-15).

④ 자궁 가쪽모서리에서 골반 가쪽벽까지 뻗어 있는 넓은 복막 주름을 **자궁넓은인대**(broad lig. of uterus)라고 한다(그림 8-16).

⑤ 자궁넓은인대 윗모서리는 자유모서리로, 그 안에는 자궁관(uterine tube)이 들어 있다. 자궁 가쪽모서리에서 자궁넓은인대의 복막 두 층은 자궁의 앞면과 뒤면을 덮는 복막으로 이어진다. 자궁넓은인대의 가쪽과 아래모서리에서는 복막이 골반벽과 골반바닥을 덮는 복막과 연속된다.

⑥ 자궁넓은인대 가쪽부분에서 뒤로 뻗어 있는 복막 주름을 **난소간막**(mesovarium)이라고 하며, 난소를 지지한다. 난소는 복막으로 완전히 둘러싸인 작은 타원형 기관이다.

⑦ 난소간막보다 위쪽에 위치하며 자궁관을 싸는 자궁넓은인대 부분을 **자궁관간막**(mesosalpinx)이라고 한다. 자궁관간막보다 아래쪽 자궁넓은인대 부분은 **자궁간막**(mesometrium)이라고 한다.

⑧ 복막 뒤에 위치하는 난소동·정맥(ovarian a. and v.)이 위골반문(pelvic inlet)을 지나 아래안쪽으로 달려 난소로 오는 과정에서 이들 혈관은 자궁넓은인대 가쪽부분 뒷면에 복막 주름을 만드는데, 이를 **난소걸이인대**(suspensory lig. of ovary)라고 한다(그림 8-14).

⑨ 자궁넓은인대 뒤층을 조심스럽게 제거하면서 **고유난소인대**(ligament of ovary)를 확인한다(그림 8-16). 고유난소인대는 두 층의 복막 사이에 위치하며 난소 안쪽 끝에서 자궁 가쪽모서리를 잇는 민무늬근육과 섬유조직의 띠이다.

⑩ 자궁넓은인대 위가쪽 끝부분에서 자궁관(uterine tube)이 아래뒤쪽으로 돌아 그 끝인 **자궁관술**(fimbriae of uterine tube)이 난소 위를 덮고 있는 것을 확인한다(그림 8-14, 16). 또한 자궁관술 끝에서 **자궁관배안구멍**(abdominal ostium of uterine tube)을 확인한다. 여자에서는 이 구멍을 통하여 복막 안이 외부와 통할 수 있다.

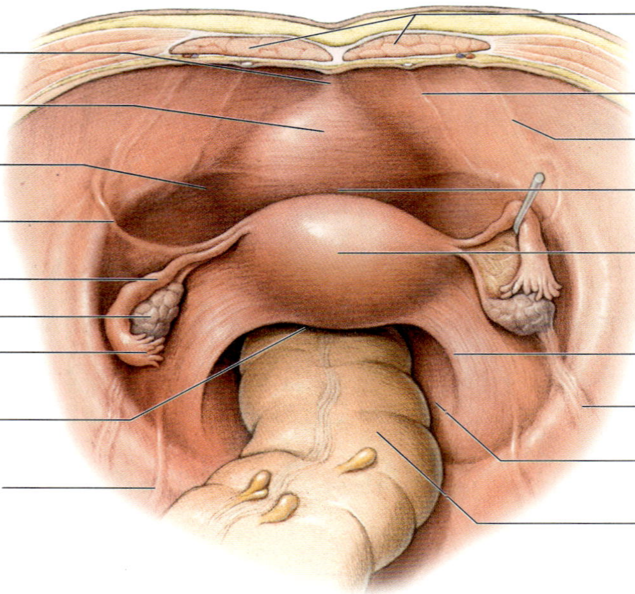

그림 8-14 여자 골반 안을 배 안에서 들여다 본 모습

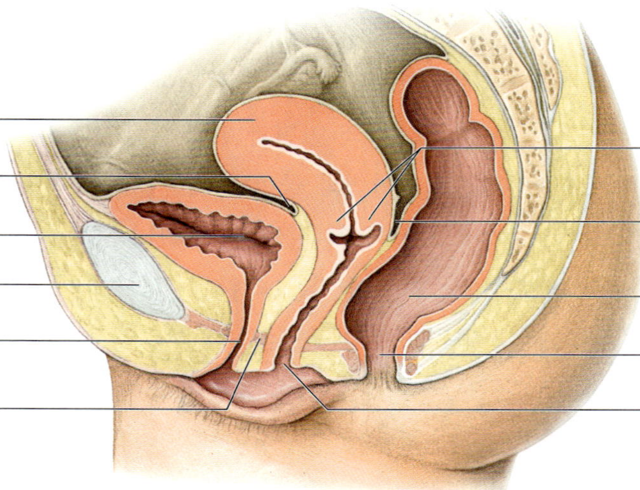

그림 8-15 여자 골반의 시상단면

⑪ 자궁관이 자궁뿔(uterine horn)에 붙어 있는 것을 확인한다(그림 8-14, 16).

⑫ 한쪽에서 자궁넓은인대를 벗겨내고 **자궁원인대**(round ligament of uterus)를 관찰한다. 자궁원인대는 자궁관 바로 아래에서 자궁에 붙어 있으며, 자궁넓은인대 안에서 앞가쪽으로 뻗어나가 깊은고샅구멍(deep inguinal ring)으로 들어간다.

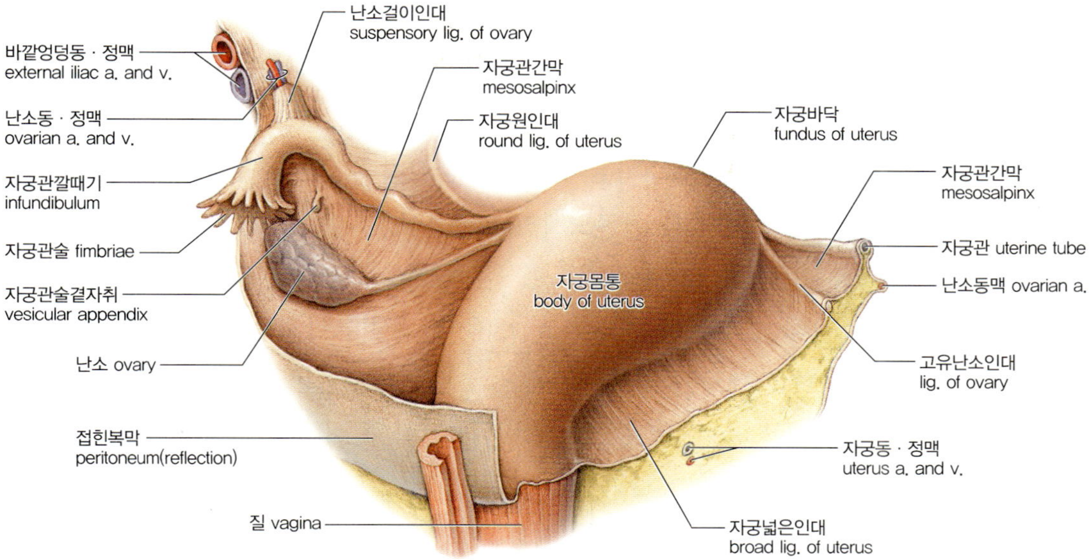

그림 8-16 자궁 주변 인대 자궁을 뒤에서 본 모습

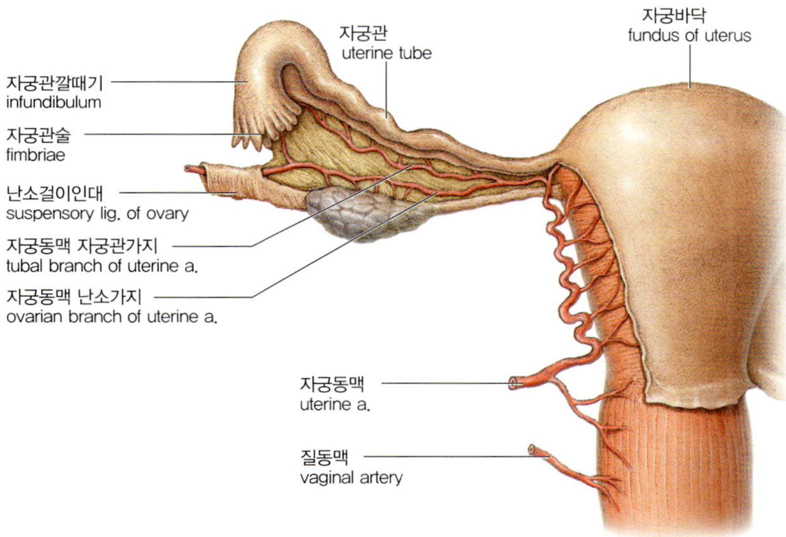

그림 8-17 자궁동맥의 분포

⑬ 자궁 가쪽모서리를 따라 자궁넓은인대 뒤층을 벗겨내고 **자궁동맥**(uterine a.)을 확인한다(그림 8-17). 속엉덩동맥(internal iliac a.)에서 분지된 자궁동맥은 자궁 가쪽모서리를 따라 올라가며 자궁에 가지를 내는데, 자궁정맥얼기와 함께 달린다. 자궁동맥은 자궁넓은인대를 통해 가쪽으로 몇 개 가지를 내며, 난소쪽으로 가 난소동맥(ovarian a.)과 연결된다. 자궁동맥은 질가지(vaginal branches)를 내어 질 윗부분을 공급하기도 한다.

(4) 골반벽의 복막바깥공간

골반벽을 덮고 있는 복막을 제거한 후 복막바깥공간을 깨끗이 하여 폐쇄혈관, 폐쇄신경, 요관, 배꼽동맥 등을 노출한다(그림 8-18).

① **폐쇄신경**(obturator n.)은 허리신경얼기에서 일어나 큰허리근(psoas major m.)을 관통한 후 위골반문(pelvic inlet) 근처에서 이 근육 안쪽모서리로 나온다. 온엉덩동맥 뒤쪽과 속엉덩동맥 가쪽을 지나 앞으로 달려 폐쇄관(obturator canal)으로 들어간다(그림 8-18).

② 폐쇄동맥(obturator a.)과 폐쇄정맥(obturator v.)은 폐쇄신경 아래쪽에서 폐쇄관으로 들어간다.

③ 요관(ureter)의 골반 부분을 깨끗이 한다.

④ 요관은 속엉덩동맥(internal iliac a.) 앞에서 아래앞쪽으로 달리고, 방광 뒤가쪽각에 닿는다. 여성에서 요관은 자궁넓은인대 아래쪽을 가로질러 방광 위가쪽각에 닿는다.

⑤ 자궁 가쪽모서리를 따라 위로 달리는 자궁동맥을 뒤가쪽으로 추적하여 복막바깥공간을 지나 속엉덩동맥으로 연결되는 것을 확인한다.

⑥ 안쪽배꼽인대(medial umbilical lig.)를 다시 한 번 확인한다(그림 8-14). 안쪽배꼽인대는 단단한 끈 모양이며, 인대를 뒤쪽으로 추적하면 **배꼽동맥**(umbilical a.)이라는 뚜렷한 혈관을 찾을 수 있다. 배꼽동맥은 속엉덩동맥에서 일어난다(그림 8-18). 배꼽동맥은 방광으로 가는 2개 또는 3개의 작은 가지인 **위방광동맥**(superior vesical a.)을 낸다(그림 8-22). 이들을 찾아보자.

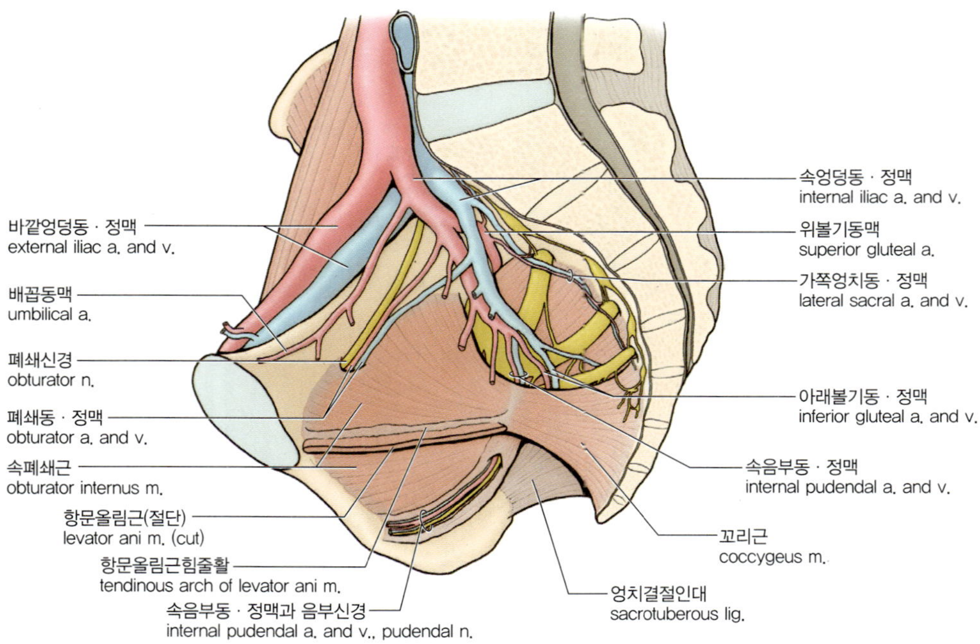

그림 8-18 오른쪽 골반 가쪽벽 속면의 모습

2) 방광(urinary bladder)

(1) 방광 겉모습

① 방광의 3개 면을 관찰한다.

- 윗면(superior surface)은 복막으로 완전히 덮여 있다(그림 8-12, 14).
- 뒷면(posterior surface)은 윗부분만 복막으로 덮여 있다.
- 아래가쪽면(inferolateral surfaces)은 양쪽에 있으며, 복막으로 덮여 있지 않고 골반벽과 골반가로막에 바로 닿는다.

② 정중배꼽인대가 방광 윗면과 양쪽 아래가쪽면이 만나는 점인 **방광꼭대기**(apex of bladder)에 닿아 있는 것을 확인한다(그림 8-12, 14).

③ 방광 윗면 앞쪽을 덮고 있는 복막을 일부 절개하여 박리하고, 방광꼭대기를 위뒤쪽으로 잡아당겨 방광 아래가쪽면을 골반벽에서 분리한 후 **두덩뒤공간**(retropubic space)을 확인한다. 두덩뒤공간은 골반벽과 방광 아래가쪽면 사이의 잠재공간(potential space)으로, 성긴결합조직으로 채워져 있다.

④ 방광을 위뒤쪽으로 돌려 **방광목**(neck of bladder)을 관찰한다. 방광목은 양쪽 아래가쪽면과 뒷면이 만나는 부분에 위치하며, 골반 바닥에 단단히 붙어 있다.

⑤ 남자에서 방광목 바로 아래에는 전립샘(prostate)이 있지만(그림 8-13), 나중에 관찰하기로 한다. 여자에서 방광목은 샅막(perineal diaphragm) 바로 위에 위치한다.

⑥ 두덩뒤공간에서 지방을 제거하고, 두덩결합 옆 두덩뼈몸통 안쪽면과 방광목 사이를 연결하는 근막띠(fascial band)를 찾는다. 이 띠는 두덩전립샘인대(puboprostatic lig., 여자에서는 두덩방광인대 pubovesical lig.)라고 하며, 근막이 두꺼워진 것이다.

⑦ 방광 뒷면을 깨끗이 하고 이웃하는 구조와의 관계를 관찰한다.

⑧ **남자에서** 방광 뒷면은 전립샘 위쪽에 위치하며, 정낭(seminal vesicle) 앞면과는 직접 닿아 있다(그림 8-13, 23). 정관(ductus deferens) 마지막 부분이 정낭 안쪽모서리를 따라 방광 뒷면을 가로지른다.

⑨ **여자에서** 방광 뒷면은 질(vagina)의 앞벽 위에 위치하며, 질 위쪽에서는 자궁(uterus) 앞면 아래부분과 복막에 의해 분리되어 있다(그림 8-14, 15).

⑩ 요관(ureter)은 방광의 윗면, 뒷면, 아래가쪽면이 만나는 방광 위가쪽각에 붙는다.

⑪ 방광 윗면을 앞뒤 방향으로 잘라 방광 속면을 관찰한다.

⑫ 방광 점막(mucous membrane)에, 특히 방광이 비었을 경우, 불규칙한 주름이 잡혀 있는 것을 관찰한다.

⑬ 방광 점막 아래뒤쪽에서 표면이 매끈한 부분을 확인한다. 이 부분을 **방광삼각**(vesical trigone)이라고 한다(그림 8-24). 방광삼각은 아래쪽으로 요도가 열리는 **속요도구멍**(internal urethral orifice), 위로는 양쪽 요도가 열리는 **요관구멍**(ureteral orifice)을 잇는 세모꼴 부위이다.

⑭ 양쪽 요관구멍을 가로로 잇는 **요관사이주름**(interureteric fold)을 확인한다. 또한 요관구멍에 탐식자를 넣어, 이 구멍이 방광벽 속을 비스듬히 달리는 것을 확인한다.

(2) 골반의 절단

① 아래와 같은 방법으로 골반내장과 골반뼈대를 절반으로 자른다.

② **남자에서는** 요도를 통하여 더듬자를 넣고, 더듬자를 따라 요도해면체를 절반으로 자른다. 그 후 두덩결합을 정중선에서 자르고 방광, 전립샘, 곧창자를 절반으로 자른다.

③ **여자에서는** 두덩결합을 정중선에서 자르고 뒤로 방광, 자궁, 곧창자를 절반으로 자른다.

④ 남녀 모두 한쪽의 온엉덩혈관을 넷째허리뼈 높이에서 자른다.

⑤ 온엉덩혈관이 잘려진 쪽에서 요관과 고환(난소)혈관을 콩팥깔때기 부분과 고환(난소)동맥이 시작되는 곳 가까이에서 잘라 같이 묶는다.

⑥ **남자에서는** 방광 윗면과 곧창자 앞면에서 복막을 제거하여 위로 젖히고, 골반 복막에서 아래쪽 골반바닥을 연결하는 **곧창자전립샘근막**(rectoprostatic fascia; rectovesical fascia)을 확인한다. 곧창자전립샘근막은 내장골반근막이 두꺼워진 것으로 위쪽으로 전립샘 뒷면 위로 올라가 전립샘을 싸며, 더 위로는 정낭을 싸고 있다.

⑦ 여자에서는 자궁 윗면과 곧창자 앞면에서 복막을 해부한다. 복막을 위로 젖히고 질과 곧창자 사이에 위치한 골반복막에서 아래쪽 골반바닥을 연결하는 **곧창자질근막**(rectovaginal fascia)을 확인한다. 곧창자질근막은 내장골반근막이 두꺼워진 것으로 위쪽으로 질의 뒤면 위로 올라가며 더 위로는 자궁을 싸고 있다.

⑧ 마지막으로, 엉치뼈를 반으로 자르거나, 엉치엉덩관절(sacroiliac joint)을 분리한다.

3) 곧창자와 항문관

(1) 곧창자(rectum)

① 곧창자는 대부분 복막으로 덮여 있지만, 곧창자방광오목보다 아래쪽에서는 복막으로 덮여 있지 않다.

② 곧창자는 길이가 약 12 cm이며, 엉치뼈 앞면을 따라 휘어 있다. 곧창자는 직각을 이루며(항문곧창자굽이 anorectal flexure) 아래뒤쪽으로 내려가 골반가로막을 뚫고 항문관(anal canal)으로 이어진다(그림 8-13). 따라서 항문곧창자연결(anorectal junction)은 골반가로막에 위치한다(그림 8-19, 20).

③ 곧창자를 세로로 절개하여 열고, 그 속면에서 곧창자가로주름(transverse rectal folds) 3개가 안쪽으로 돌출되어 있는 것을 확인한다.

(2) 항문관(anal canal)

① 항문관은 그 길이가 약 3 cm로, 샅 항문부위(anal triangle)에 위치하며, 항문(anus)으로 끝난다(그림 8-13, 21).

② 항문관 속면에서 세로로 달리는 **항문기둥**(anal columns)을 확인한다(그림 8-21). 항문기둥은 곧창자정맥얼기(rectal venous plexus) 표면에 위치하는 점막 주름이며, 그 아래쪽 끝은 서로 연결되어 **항문판막**(anal valves)을 이룬다.

③ **항문판막**은 반달 모양의 점막주름으로, **항문굴**(anal sinuses)을 싼다. 부채 모양 선이 항문판막 아래쪽을 따라 있는데, 이를 **빗살선**(pectinate line)이라고 한다. 빗살선은 항문관 위 · 아래의 동맥분포(아래창자간막동맥과 속엉덩동맥), 정맥분포(문맥과 아래대정맥), 신경분포(자율신경과 일반신경), 림프흐름(속엉덩림프절과 샅고랑림프절)이 나뉘는 기준이 된다.

④ 점막이 항문 피부와 연속되는 것을 확인한다.

⑤ 곧창자 뒷면을 따라 내려가는 위곧창자동맥(superior rectal a.)을 확인한다(그림 8-20). 위곧창자동맥은 2개 가지로 나뉘어 곧창자 양 옆을 따라가 속엉덩동맥의 가지인 왼쪽과 오른쪽 중간곧창자동맥(middle rectal aa.)과 만난다(그림 8-20).

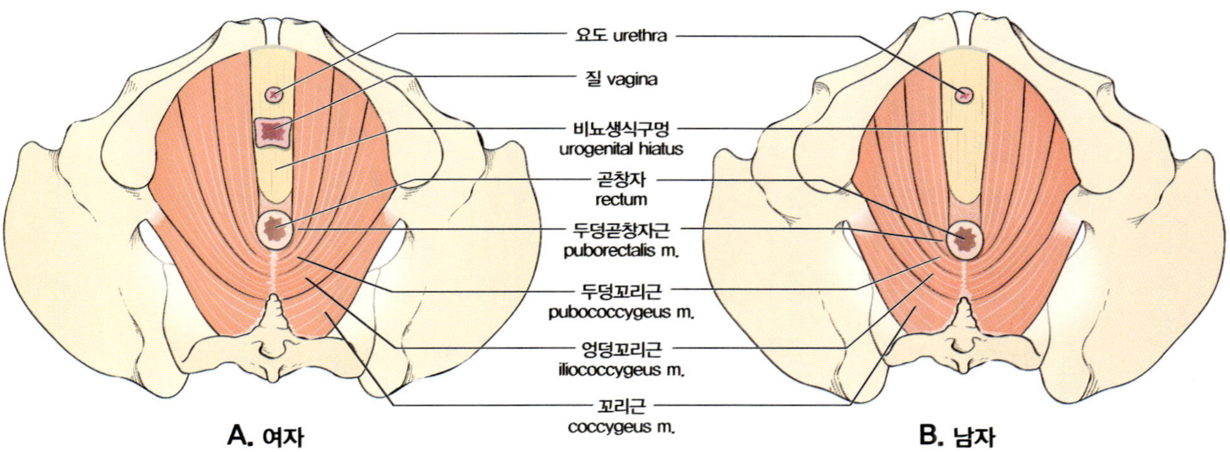

그림 8-19 여자(A)와 남자(B)에서 골반가로막의 구성과 이를 통과하는 구조물의 배열

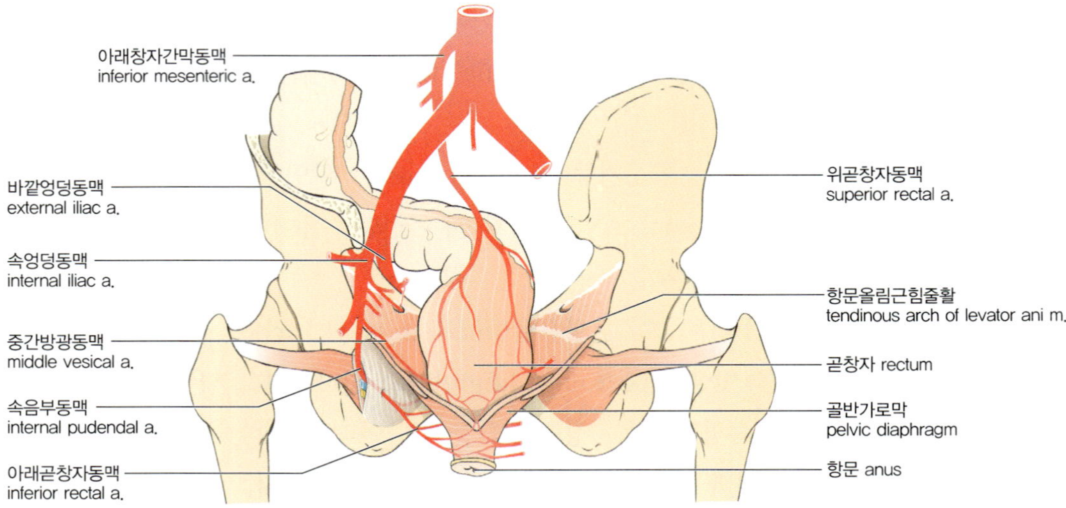

그림 8-20 곧창자와 항문관의 동맥분포 뒤에서 본 모습

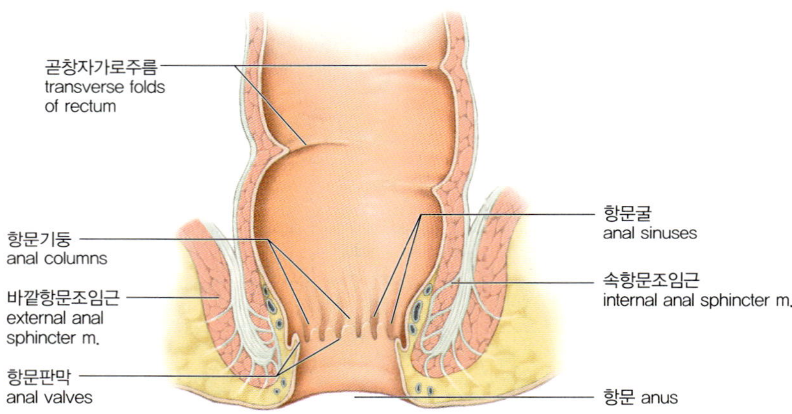

그림 8-21 곧창자와 항문관의 속 모습

4) 속엉덩동맥

(1) 속엉덩동맥

속엉덩동맥(internal iliac a.)은 온엉덩동맥에서 일어나 아래로 달려 골반안으로 들어간다(그림 8-20, 22).

(2) 속엉덩동맥 내장가지

속엉덩동맥의 내장가지로는 배꼽동맥, 아래방광동맥, 중간곧창자동맥이 있다.

① **아래방광동맥**(inferior vesical a.)과 **중간곧창자동맥**(middle rectal a.)은 때로 하나의 줄기로 나올 수 있으며 골반가로막 위, 지방조직을 통해 안쪽으로 달린다.

② 아래방광동맥은 방광 아랫부분과 전립샘에 분포한다.

③ **중간곧창자동맥**은 곧창자 벽에 분포하며 위곧창자동맥과 아래곧창자동맥과도 연결된다.

(3) 속엉덩동맥의 벽가지

속엉덩동맥의 벽가지로는 엉덩허리동맥, 가쪽엉치동맥, 폐쇄동맥, 속음부동맥, 위볼기동맥, 아래볼기동맥이 있다(그림 8-22). 각각의 동맥을 관찰한다.

① **엉덩허리동맥**(iliolumbar a.)은 온엉덩동맥과 온엉덩정맥의 바깥, 위골반문을 가로질러 위가쪽으로 달리며 엉덩근가지와 허리가지로 나뉜다. 엉덩근가지(iliacus branch)는 큰허리근 뒤가쪽으로 달려 엉덩근 깊은 곳으로 들어가고, 허리가지(lumbar branch)는 큰허리근 뒤위쪽으로 올라가 큰허리근과 허리네모근에 분포한다.

② **가쪽엉치동맥**(lateral sacral a.)은 엉치뼈 앞면 아래안쪽으로 달린다. 가쪽엉치동맥은 보통 2개가 있다.

③ **위볼기동맥**(superior gluteal a.)은 허리엉치신경줄기(lumbosacral trunk)와 첫째엉치신경 앞가지 사이를 지나 큰궁둥구멍 윗부분을 통해 골반안을 빠져 나간다.

④ **아래볼기동맥**(inferior gluteal a.)과 **속음부동맥**(internal pudendal a.)은 골반안에서 더 길게 달리며, 궁둥뼈가시 바로 위에서 큰궁둥구멍 아랫부분을 통해 골반안을 빠져 나간다.

⑤ **폐쇄동맥**(obturator a.)을 다시 확인한다.

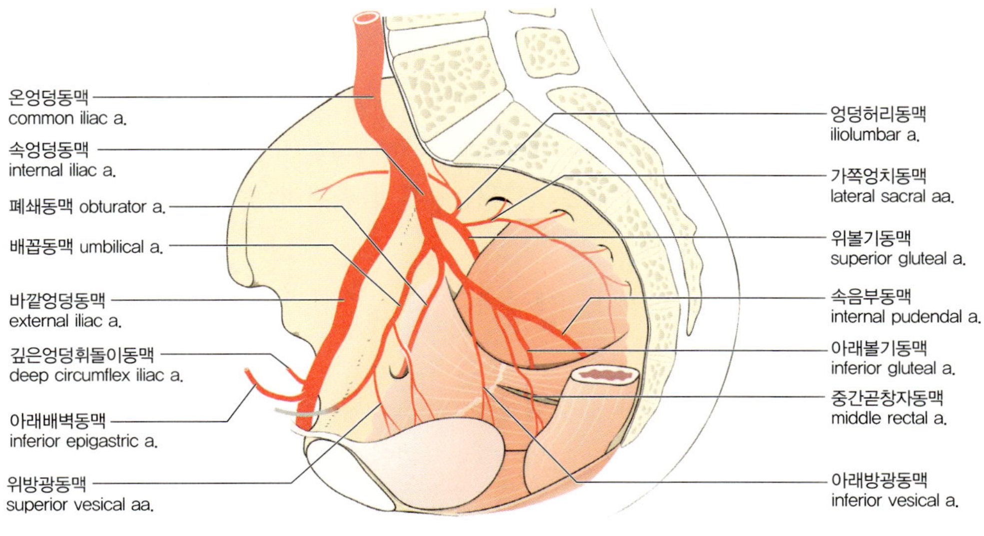

그림 8-22 바깥엉덩동맥과 속엉덩동맥 오른쪽 골반 가쪽벽 속면을 안쪽에서 본 모습

5) 정낭, 전립샘, 요도

(1) 정낭(seminal vesicle)과 정관(ductus deferens)

① 남자의 경우, 방광 뒷면에서 **정낭**(seminal vesicle)을 확인한다(그림 8-23). 정낭은 긴 관이 꼬여 있는 구조로, 전립샘 바로 위, 방광 아래안쪽각에서 정낭은 좁아져 **정낭배출관**(excretory duct of seminal vesicle)을 형성한다.

② 정낭에서 이어진 정관(ductus deferens)을 확인한다. 정관은 정낭 안쪽모서리를 따라 아래안쪽으로 달리다가 넓어져 **정관팽대**(ampulla of ductus deferens)를 형성한다.

③ 정관팽대가 정낭배출관과 만나 **사정관**(ejaculatory duct)을 만드는 것을 관찰한다. 양쪽 사정관은 전립샘 속을 지나 요도 전립샘 부분(prostatic urethra)으로 열린다(그림 8-24).

(2) 전립샘(prostate)

① 전립샘을 깨끗이 한다.

② 전립샘의 위치를 다시 한 번 확인한다. 전립샘은 위로 방광과 닿아 있고, 깊은샅공간 중간부분 윗면에 위치하지만, 골반가로막 위에는 위치하지 않는다(그림 8-3, 4, 23).

③ 전립샘은 내장근막(visceral fascia)에서 유래한 두꺼운 근막집(sheath)으로 싸여 있다. 전립샘 뒤쪽에서는 전립샘과 이 근막을 분리하기 어렵다.

④ 전립샘 앞쪽과 가쪽에서는 전립샘과 이 근막 사이에 전립샘정맥얼기(prostatic plexus of vv.)가 끼어 있어 근막이 쉽게 분리된다.

(3) 요도(urethra)

① 전립샘 속으로 **요도 전립샘 부분**(prostatic part of urethra)이 관통한다(그림 8-13). 전립샘의 정중선을 따라 정확히 절개되지 않아 요도 전립샘 부분이 완전히 노출되지 않았다면 요도 전립샘부분을 싸는 전립샘 조직을 제거한다.

② **요도능선**(urethral crest)을 확인한다. 요도능선은 요도 전립샘 부분의 뒷벽 정중선에 길이로 위치한 능선이다.

③ 요도능선 양 옆에 길이로 난 고랑을 **전립샘굴**(prostatic sinuses)이라고 한다.

④ 요도능선 중에서 중앙부위에 가장 튀어 나와 있는 부위인 **요도둔덕**(seminal colliculus)을 식별한다.

⑤ 요도둔덕 꼭대기에서 전립샘조직 안으로 약간 패여 있는 작은 오목을 확인한다. 이를 **전립샘 소실**(prostatic utricle)이라고 한다.

⑥ 전립샘 소실 옆 바로 아래에 나 있는 작은 구멍을 찾는다. 이 구멍은 **사정관구멍**(orifices of ejaculatory duct)이다.

⑦ 전립샘관(ducts of prostate)은 여러 작은 구멍을 통해 전립샘굴로 열린다. 전립샘관이 열리는 구멍은 보통 때는 잘 보이지 않으나 전립샘을 짤 경우에는 볼 수 있다.

⑧ **요도 막 부분**(membranous portion of urethra)은 깊은샅공간에 놓인 부분이다(그림 8-13). 이 부분은 전립샘 부분보다 짧고 좁으며 그 벽에는 특별한 구조가 없다.

⑨ **요도 해면체 부분**(spongy portion of urethra)은 요도의 부분 중 가장 길며, 요도해면체를 따라 귀두(glans penis)에서 끝난다(그림 8-24).

⑩ 해면체 부분이 시작되는 곳에서 약 1.5 cm 되는 곳으로 망울요도샘(bulbourethral gland)이 열린다.

⑪ 요도 해면체 부분의 끝은 귀두 속에서 넓어져 있는데, 이를 **요도배오목**(navicular fossa)이라 한다.

⑫ 여자 요도는 짧고, 질 바로 앞에 위치하며, 질어귀(vestibule of vagina)에서 아래에 위치한다. 여자 요도는 남자에서 전립샘소실구멍 위에 위치하는 요도 전립샘 부분에 해당한다.

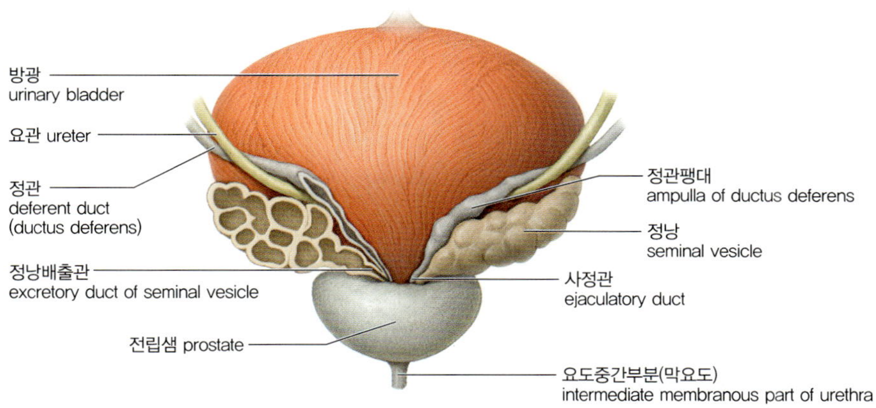

그림 8-23 남자 방광을 뒤쪽에서 바라본 모습

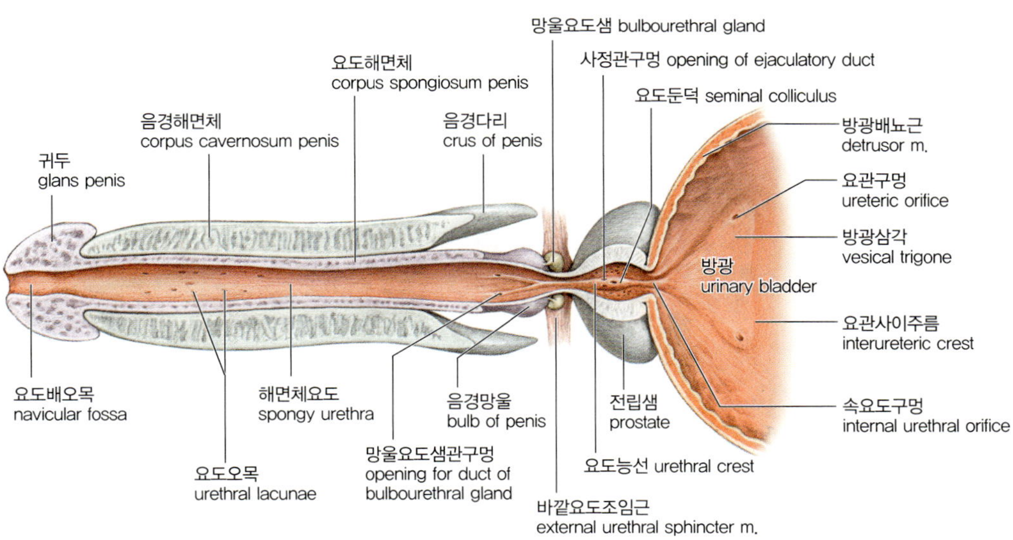

그림 8-24 남성 요도 전체 길이를 절개하여 열어 본 모습

6) 질과 자궁

(1) 질(vagina)

① 여자에서 방광을 앞으로 잡아당기고 방광 뒷면과 질(vagina) 앞면을 분리한다. 방광 뒷면은 질과는 느슨하게 붙어 있다. 이와 동시에 요도 뒷면을 질에서 분리한다.

② 질의 속벽을 공부한다. 질 속벽은 넓은 관 모양으로, 앞면과 뒷면은 서로 닿아 있다. 양쪽 면에 가로로 솟아있는 점막주름인 **질주름**(vaginal rugae)을 확인한다.

③ 자궁목(cervix of uterus)이 질 윗부분으로 돌출되어 내려와 있는 것을 확인한다. 자궁목에는 작은 원형 또는 타원형의 구멍인 자궁구멍(external os of uterus)이 열려 있다.

④ 질이 자궁구멍의 위쪽 앞과 뒤로 뻗어 있는 곳을 **질천장** 앞부분(anterior part of vaginal fornix)과 질천장 뒤부분(posterior part of vaginal fornix)이라고 한다(그림 8-25).

(2) 자궁(uterus)

① 자궁(uterus)은 두꺼운 근육벽으로 이루어져 있으며, 조롱박 모양으로 생겼다.

② 자궁 가장 윗부분의 둥근 부분을 **자궁바닥**(fundus of uterus)이라고 한다.

③ 자궁관(uterine tube)이 열리는 곳에서 자궁목까지 부위를 **자궁몸통**(body of uterus)이라고 한다.

④ 자궁몸통과 자궁목 사이의 좁아진 부분을 **자궁잘록**(isthmus of uterus)이라 한다.

⑤ 자궁목관(cervical canal) 안쪽면은 주름이 잡혀 있으나, 자궁몸통 속은 매끈하다.

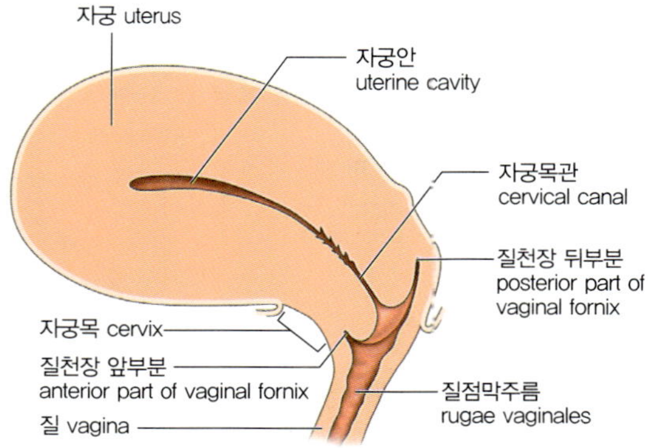

그림 8-25 자궁과 질을 가쪽에서 본 모습

7) 골반가로막(pelvic diaphragm)

(1) 골반가로막 근육의 확인

골반가로막은 항문올림근과 꼬리근, 이들 근육을 위 아래에서 덮고 있는 근막으로 구성된다. 항문올림근은 두덩곧창자근, 두덩꼬리근, 엉덩꼬리근으로 분리되며, 이들은 모두 속폐쇄근막에서 일어나 뒤안쪽으로 주행하며 골반 내용물을 받쳐준다(그림 8-19).

① 궁둥뼈가시(ischial spine)와 폐쇄관(obturator canal)의 위치를 다시 한 번 확인한다.

② 폐쇄근막(obturator fascia) 표면에서 **항문올림근힘줄활**(tendinous arch of levator ani)을 찾는다(그림 8-18, 20). 이 힘줄띠는 폐쇄근막이 선 모양으로 두꺼워진 것으로, 궁둥뼈가시에서 폐쇄관까지 거의 수평하게 뻗어 있다.

③ 항문올림근힘줄활을 따라 골반가로막을 구성하는 근육들이 폐쇄근막에서 일어난다(그림 8-18, 20). 폐쇄관 앞부분에서 골반가로막은 두덩뼈 안쪽면에서 직접 일어난다.

④ 골반내장을 한쪽으로 젖혀 놓고, 골반가로막을 이루는 근육을 확인한다.

⑤ **두덩곧창자근**(puborectalis m.) : 항문올림근 중에서 가장 안쪽에 있는 근육이다. 두덩뼈몸통(body of pubis)에서 일어나 뒤로 달려 항문관을 감싼 후 양쪽 것이 항문관 뒤에서 서로 연결된다.

⑥ 양쪽 두덩곧창자근 사이 틈새인 **비뇨생식구멍**(urogenital hiatus)을 식별해 본다(그림 8-19). 이 구멍을 통해서 요도와 자궁 등이 골반에서 샅으로 빠져 나간다.

⑦ **두덩꼬리근**(pubococcygeus m.) : 두덩곧창자근 바로 가쪽에 있는 근육으로, 역시 두덩뼈몸통에서 일어나 꼬리뼈에 닿는다.

⑧ **엉덩꼬리근**(iliococcygeus m.) : 항문올림근 중에서 가장 가쪽에 있는 근육으로, 항문올림근힘줄활에서 일어나 꼬리뼈에 닿는다.

⑨ **꼬리근**(coccygeus m.) : 항문올림근보다 가쪽에 있으며, 궁둥뼈가시에서 일어나 안쪽으로 달려 꼬리뼈와 엉치뼈 아래부분에 닿는다(그림 8-19). 꼬리근은 때로 근육의 형태보다 힘줄의 형태를 띠는 경우가 많다.

⑩ 골반가로막(pelvic diaphragm)을 이루는 근육의 전체적인 배열이 골반을 가로질러 수평으로 위치하는 것이 아니라 가쪽벽에서 아래안쪽으로 배열되어 있음을 확인한다. 따라서 양쪽 골반가로막의 전체적인 모습은 움푹 들어간 그릇 모양이며(그림 8-20), 이런 모습 때문에 골반가로막 아래면이 궁둥항문오목의 안쪽벽이 되는 것이다.

8) 골반의 자율신경얼기

① 골반가로막을 이루는 항문올림근과 꼬리근을 깨끗이 한다.

② 아래아랫배신경얼기(inferior hypogastric plexus)와 내장으로 가는 가지들로 이루어지는 골반신경얼기(pelvic plexus)를 확인한다. 신경얼기의 주된 성분은 신경절이전 부교감신경섬유(preganglionic parasympathetic fibers; 골반내장신경 pelvic splanchnic n.)가 이루는데, 이들 신경섬유는 S2~S4에서 나온 것이다.

③ 이밖에 아랫배신경(hypogastric nn.)을 통해 위아랫배신경얼기에서 나오는 신경절이전 교감신경섬유(preganglionic sympathetic fibers), 허리와 엉치교감신경절을 통해 각각 나오는 허리내장신경(lumbar splanchnic nn.)과 엉치내장신경(sacral splanchnic nn.) 등의 척수 아래쪽 허리분절에서 유래한 신경절이전 교감신경섬유도 포함된다.

확인할 구조물

남자의 골반안장기

☐ 방광 ☐ 요관 ☐ 전립샘 ☐ 고환 ☐ 정관 ☐ 정관팽대 ☐ 정낭 ☐ 곧창자
☐ 곧창자방광오목

여자의 골반안장기

☐ 방광 ☐ 요관 ☐ 자궁 ☐ 자궁넓은인대 ☐ 자궁원인대 ☐ 자궁관 ☐ 난소
☐ 고유난소인대 ☐ 난소걸이인대 ☐ 질 ☐ 곧창자 ☐ 곧창자자궁오목 ☐ 방광자궁오목

혈관

☐ 온엉덩동맥 ☐ 속엉덩동맥 ☐ 바깥엉덩동맥 ☐ 고환(난소)동맥
☐ 아래배벽동 · 정맥 ☐ 배꼽동맥인대 ☐ 정중배꼽인대

속엉덩동맥 내장가지

☐ 위방광동맥 ☐ 정관(자궁)동맥 ☐ 아래방광동맥 ☐ 중간곧창자동맥

속엉덩동맥 벽가지

☐ 엉덩허리동맥 ☐ 위볼기동맥 ☐ 아래볼기동맥 ☐ 폐쇄동맥 ☐ 속음부동맥

방광

☐ 요관방광이행부위 ☐ 요관구멍 ☐ 방광삼각 ☐ 속요도구멍

남자 요도

☐ 방광부분 ☐ 전립샘부분 ☐ 막부분 ☐ 해면체부분 ☐ 바깥요도구멍

정자 경로

☐ 고환 ☐ 고환날세관 ☐ 부고환 ☐ 정관 ☐ 정낭 ☐ 사정관 ☐ 요도 전립샘부분

정삭의 내용물

☐ 정관 ☐ 덩굴정맥얼기 ☐ 고환동맥

정삭의 피막

☐ 바깥정삭근막 ☐ 고환올림근 ☐ 속정삭근막

여자의 골반안장기

☐ 난소 ☐ 난소간막 ☐ 난소문 ☐ 백색체

자궁관

☐ 자궁관깔때기 ☐ 자궁관술 ☐ 자궁관배안구멍 ☐ 자궁관팽대 ☐ 자궁관잘록

자궁

☐ 자궁바닥 ☐ 자궁몸통 ☐ 자궁목 ☐ 속자궁구멍 ☐ 자궁구멍 ☐ 자궁관자궁구멍

질

☐ 질천장 ☐ 질구멍 ☐ 질점막주름 ☐ 질어귀 ☐ 곧창자가로주름 ☐ 곧창자팽대

항문관

☐ 항문기둥 ☐ 항문굴 ☐ 항문막 ☐ 속항문조임근 ☐ 바깥항문조임근 ☐ 항문올림근

학습 과제

○ 골반안장기와 복막과의 관계를 기술한다.

○ 속엉덩동맥의 내장가지 및 벽가지들을 확인한다.

○ 폐쇄동맥과 아래배벽동맥의 곁순환로에 대한 임상적 의의는?

○ 배뇨에 관련되는 근육과 그 신경지배는?

○ 덩굴정맥얼기의 생리적 의의는?

○ 발기 시 해면체에 유입하는 혈액의 경로를 설명하고 음경백색막의 역할을 기술하라.

○ 고환집막의 구성을 고환내림(하강)과 연관하여 설명한다.

○ 자궁동맥의 가지를 노출하고 혈액공급 영역을 이해한다.

○ 배란된 난자가 자궁관으로 들어가는 과정을 이해한다.

○ 빗살선을 확인할 수 있었는지?

○ 빗살선 위쪽과 아래쪽의 차이점을 열거하시오.

○ 배뇨 · 대변을 보는 것과 관련된 자율신경섬유를 설명하시오.

Chapter 09

다리 Lower Extremity

1. 개요

시신을 바로누운자세(supine position)에서 넓적다리, 종아리, 발 앞쪽을 먼저 해부하고, 다음에 시신을 뒤집어 엎드린자세(prone position)에서 볼기, 넓적다리 뒤쪽, 다리오금, 종아리 뒤쪽, 발바닥을 차례로 해부하도록 한다.

2. 다리의 얕은 층

학습목표

1. 다리의 대표적인 얕은정맥을 확인한다.
2. 다리의 피부분절을 그림으로 그리고 설명한다.

1) 피부벗기기

다리 피부 전체를 벗기는 방법은 다음과 같다(그림 9-1). 지금 당장 넓적다리나 종아리 뒷부분 피부까지 모두 벗길 필요는 없으며, 앞쪽과 가쪽 부분의 피부만을 벗기도록 한다. 절개선을 넣을 때는 얕은근막에 있는 구조물들이 손상되지 않도록 조심하여 얕게 넣어야 한다.

(1) 위앞엉덩뼈가시(anterior superior iliac spine)에서 두덩뼈결절(pubic tubercle)에 이르는 선을 따라(A–B), 다시 말해 고샅인대(inguinal ligament)의 경로를 따라 절개하되, 고샅인대가 손상되지 않도록 약간 위쪽에서 절개한다.

(2) 고샅인대 중간점에서 무릎뼈 앞, 발목 앞쪽, 발등에 이르는 정중선을 따라 절개한다(C–D–E–F).

(3) 무릎 아래쪽과 다리오금을 가로로 감아돌아 절개한다(D–D′).

(4) 발목에서 양쪽 복사를 지나도록 가로로 감아돌아 절개한다(E–E′).

(5) 발등 먼쪽 끝에서 발등을 가로질러 절개한다(F–F′).

(6) 발바닥에서도 발가락 먼쪽 끝에서 가로로 달리는 선을 긋는다.

(7) 이제 넓적다리, 종아리, 발등 앞쪽과 가쪽에서 먼저 피부를 벗겨내고, 뒤쪽 피부는 실습을 진행하며 필요에 따라 벗겨낸다.

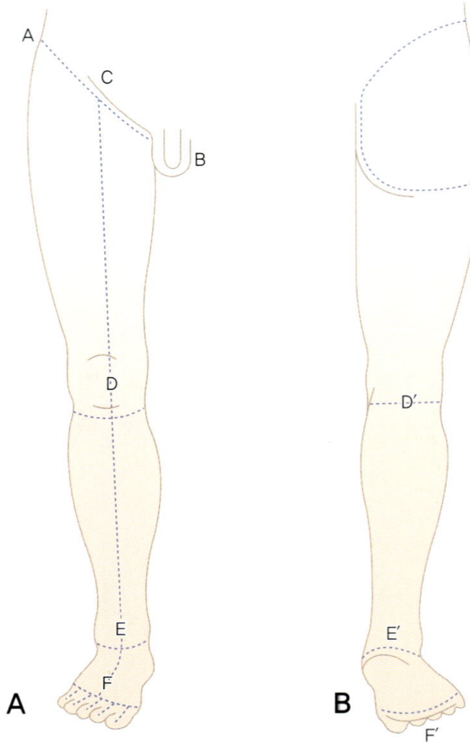

그림 9-1 다리의 피부벗기기

2) 다리의 얕은근막

피부를 제거하고 나면 바로 나타나는 것이 얕은근막(superficial fascia)이며, 조직학에서 말하는 피부밑조직(subcutaneous tissue)에 해당하는 부위이다. 이 부위에는 지방조직이 많이 있어서 전체적으로 노랗게 보이며, 마르고 살찐 정도에 따라서 얕은근막의 두께는 얇기도 하고 매우 두껍기도 하다.

얕은근막에는 얕은정맥과, 피부 감각을 담당하는 피부신경이 있다.

3) 다리의 얕은정맥

얕은근막에는 얕은정맥(superficial v.)이 많이 있으며, 나타나는 양상은 사람에 따라 서로 다르다. 그러나 누구에게나 일정하게 나타나는 얕은정맥으로 다음과 같은 것들이 있다. 각각을 찾아서 확인한다.

(1) 큰두렁정맥(great saphenous v.)(그림 9-2 A)

얕은정맥 중에서 가장 크고 길다. 이 정맥은 **발등정맥그물**(dorsal venous network of foot)에서 시작되어 안쪽복사 앞을 지나 위로 올라간다. 따라서 안쪽복사 앞쪽에서 먼저 이 정맥을 찾아본다.

① 큰두렁정맥의 전체 경로를 확인한다. 안쪽복사 앞을 지난 후 큰두렁정맥은 종아리와 넓적다리 안쪽면을 따라 위가쪽을 향하다가, 넓적다리 중간쯤에서 앞쪽으로 나와 계속 위로 올라간다.

② 큰두렁정맥이 고샅인대 약 2.5 cm 정도 아래에서 속으로 사라지는 것을 확인한다. 이 곳에서 큰두렁정맥은 깊은근막(deep fascia)에 있는 **두렁정맥구멍**(saphenous opening)을 지나 안으로 들어가 넙다리정맥(femoral v.)으로 합쳐진다(그림 9-2 A).

③ 큰두렁정맥이 두렁정맥구멍으로 들어가기 직전에, 큰두렁정맥에 합류하는 다음 3개 지류(tributaries)를 확인한다(그림 9-2 A).

- **얕은배벽정맥**(superficial epigastric v.) : 이 정맥은 아래대정맥(inferior vena cava) 또는 문맥(portal v.)에 장애가 있는 환자에서 곁순환길(collateral channel)로 작용하므로 임상적으로 중요하다.
- 얕은엉덩휘돌이정맥(superficial circumflex iliac v.)
- 바깥음부정맥(external pudendal v.) – 얕은(superficial), 깊은(deep)

④ 큰두렁정맥의 몸쪽 부분을 세로로 잘라서 1~2개의 **판막**(valve)을 확인한다.

(2) 덧두렁정맥(accessory saphenous v.)

넓적다리 안쪽면이나 가쪽면을 따라 올라와 두렁정맥구멍 가까이에서 큰두렁정맥으로 들어가는 것을 확인한다.

(3) 작은두렁정맥(small saphenous v.)

발등정맥활(dorsal venous arch of foot) 가쪽면에서 시작하고, 가쪽복사 뒤를 지난 후 종아리 뒷면 정중선을 따라 올라가 다리오금 아래모서리에서 깊은근막을 뚫고 안으로 들어가 오금정맥에 합쳐진다(그림 9-2 B, C). 이 정맥은 나중에 시신을 엎드린자세(prone position)로 한 후에 관찰하기로 하고, 지금은 발 가쪽에서 시작되는 모습만 관찰한다.

(4) 얕은정맥

관통정맥(perforating vv.) 또는 연결정맥(communicating vv.)을 통하여 깊은정맥과 연결되어 있다. 발목주위에서 얕은정맥을 들어 올려 관통정맥을 확인한다.

다시 한 번, 큰두렁정맥이 두렁정맥구멍으로 사라지는 부위로 돌아가 **얕은고샅림프절**(superficial inguinal lymph nodes)을 찾는다. 얕은고샅림프절은 10~20개 정도의 비교적 크기가 뚜렷한 림프절들로 구성되며, 두렁정맥구멍과 고샅인대 아래쪽을 따라 얕은근막에 모여 있다(그림 9-3).

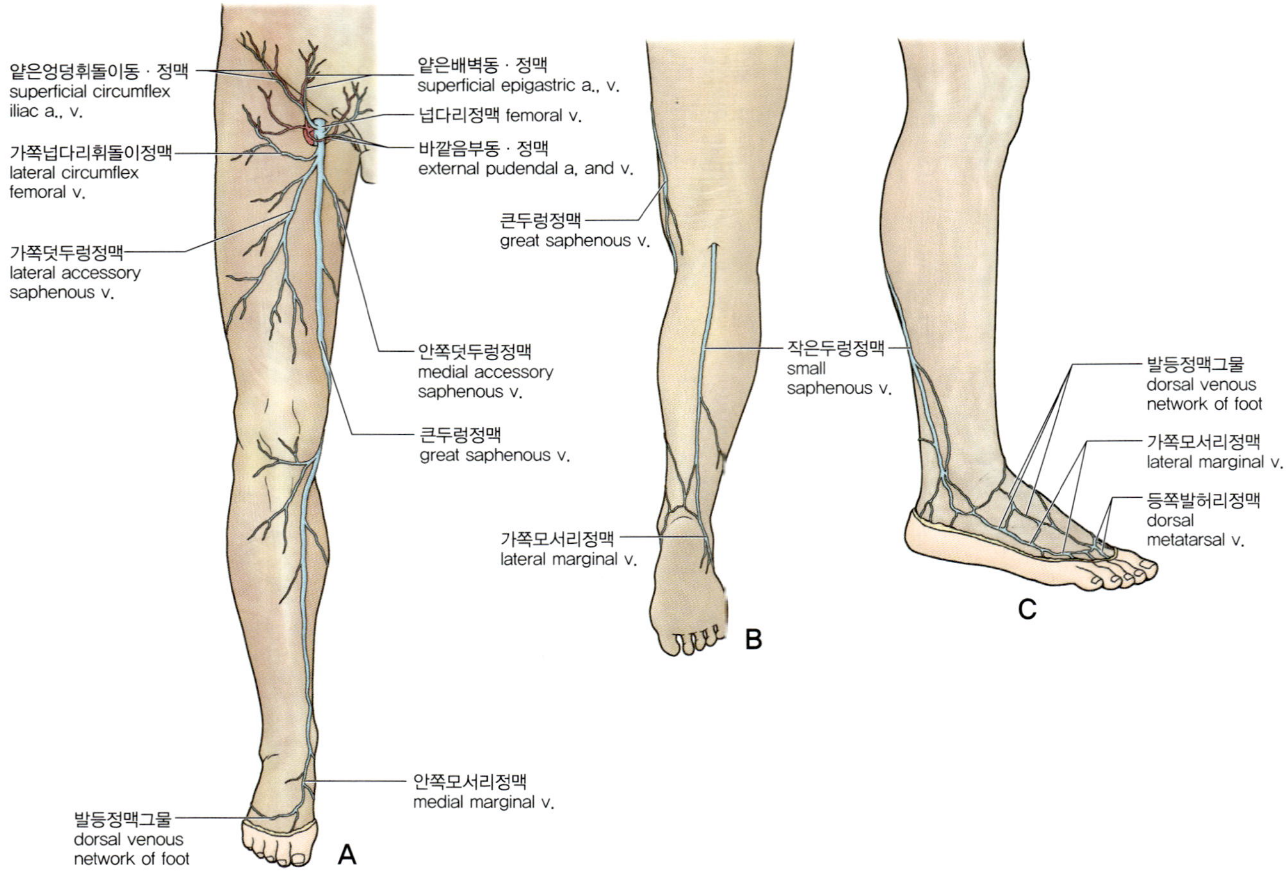

그림 9-2 큰두렁정맥과 작은두렁정맥

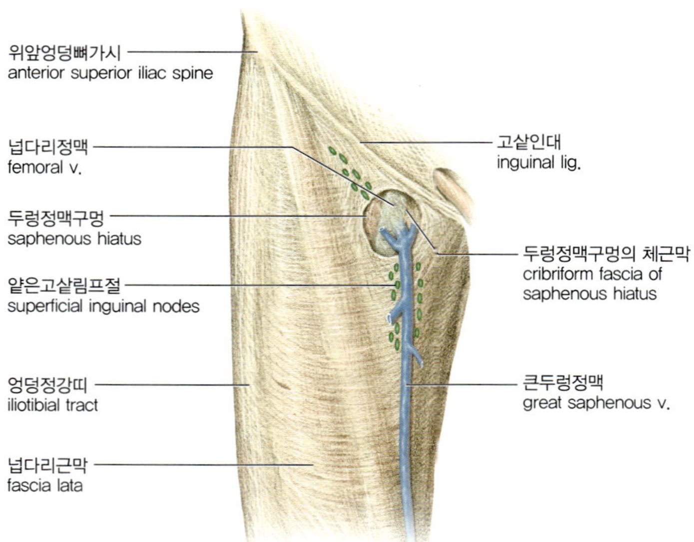

그림 9-3 두렁정맥구멍 주변의 얕은고샅림프절 배열 양상

4) 다리의 피부신경

넓적다리 얕은근막에 분포하는 피부신경(cutaneous nn.)을 확인한다.

넓적다리와 종아리를 포함한 우리 몸 모든 부위에는 수많은 피부신경 가지들이 분포하여 피부감각을 담당한다. 넓적다리에는 아래와 같은 피부신경들이 분포하는데(그림 9-4 A), 이들 중 1~2개를 찾아서 피부신경의 위치, 생김새, 분지 양상 등을 확인한다.

가위를 사용하여 얕은근막을 가로 방향으로 벌려 가면서, 굵고 가는 하얀 실처럼 보이는 피부신경을 찾은 후 이를 위아래 방향으로 추적해 본다.

(1) 가쪽넓다리피부신경(lateral femoral cutaneous n.)

허리신경얼기(lumbar plexus)의 가지이며, 고샅인대 가쪽 뒤를 지나 넓적다리로 들어가고(그림 7-38), 이후 앞가지와 뒤가지로 나뉘어 각각 넙다리근막을 뚫고 얕은근막으로 나온다(그림 9-4 A).

① 앞가지(anterior branch)는 넓적다리 아래 앞 가쪽 부위 피부에 분포한다.

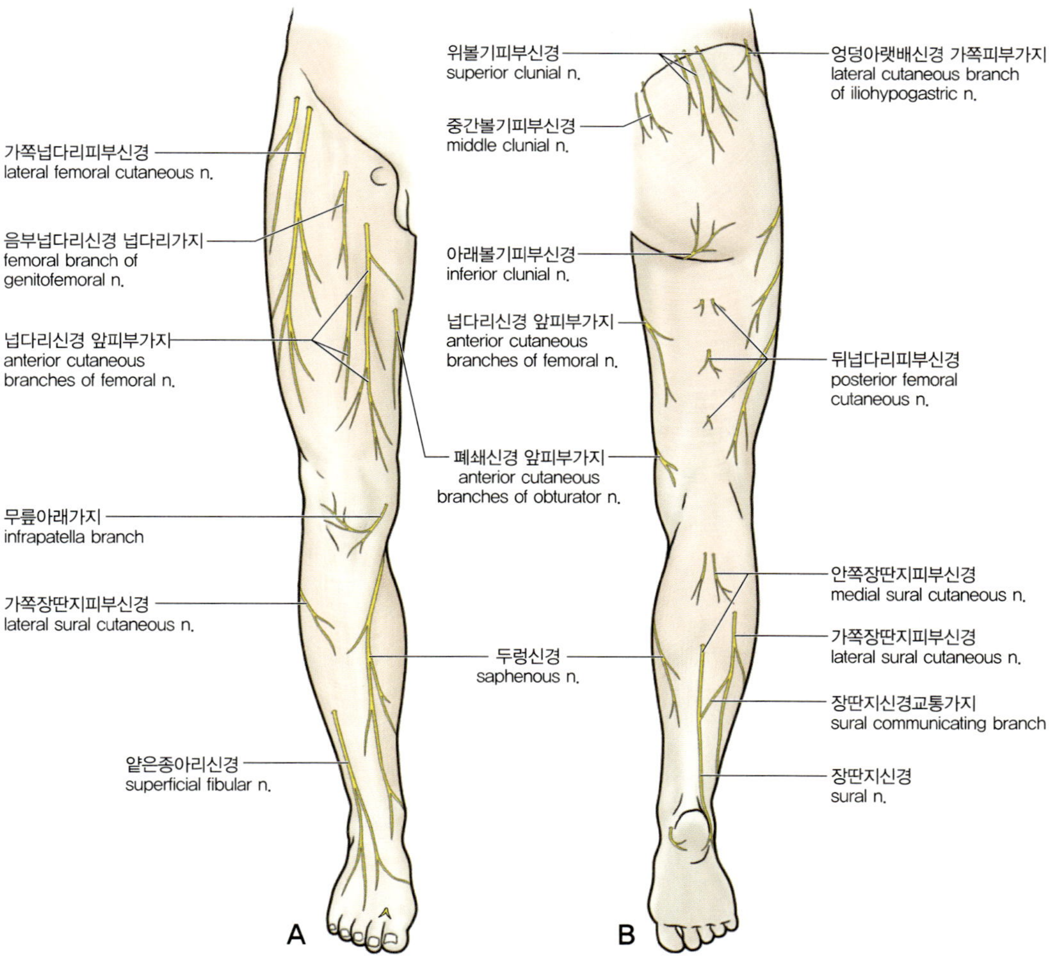

그림 9-4 다리의 피부신경

② 뒤가지(posterior branch)는 넓적다리 위가쪽 부분과 볼기에 분포한다.

(2) 음부넙다리신경 넙다리가지(femoral branch of genitofemoral n.)

두렁정맥구멍을 통하거나, 이 구멍 근처 넙다리근막을 뚫고 얕은근막으로 나온다(그림 9-4 A).

(3) 넙다리신경 앞피부가지(anterior cutaneous branches of femoral n.)

가지가 여러 개가 있어서 두렁정맥구멍을 통해 나오기도 하고, 넓적다리 앞쪽과 안쪽 아래쪽 반 이하에서 깊은근막을 뚫고 나오기도 한다(그림 9-4 A).

3. 넓적다리

학습목표

1. 넙다리삼각 속 구조들 사이의 위치관계를 설명한다.
2. 넙다리동맥의 그림에서 주요 가지들을 표시한다.
3. 넓적다리 앞칸과 안쪽칸의 근육을 설명한다.
4. 볼기근육들의 작용을 설명한다.
5. 볼기신경과 궁둥신경의 분포를 설명한다.
6. 넓적다리 뒤칸 근육이 엉덩관절과 무릎관절에 일으키는 작용을 열거한다.
7. 다리오금의 경계를 확인한다.
8. 무릎 주위에서 혈관연결을 이루는 동맥들을 열거한다.

1) 넓적다리 앞과 가쪽 부위에서 얕은근막의 제거

(1) 넓적다리 앞쪽과 가쪽에서 얕은근막(superficial fascia)을 모두 제거하고, 그 속에 있는 깊은근막(deep fascia)인 **넙다리근막**(fascia lata)을 노출시킨다. 넙다리근막은 넓적다리 전체를 둘러싸는 매우 질긴 막이다.

(2) 넙다리근막에서 다음 사항을 확인한다.

① 넙다리근막이 위쪽에서 고샅인대(inguinal lig.)와 엉덩뼈능선(iliac crest)에 붙는다.

② 여러 피부신경이 넙다리근막을 뚫고 나온다.

③ 큰두렁정맥이 넙다리근막을 관통하는 부위인 두렁정맥구멍(saphenous opening)을 다시 한 번 확인한다. 또한 이 구멍을 통하여 얕은근막으로 나오는 음부넙다리신경 넙다리가지(femoral branch of genitofemoral n.)를 확인한다.

④ 두렁정맥구멍이 성긴결합조직(loose connective tissue)으로 차있는 것을 확인한다. 이 조직을 **체근막**(cribriform fascia)이라고 한다(그림 9-3).

(3) 넓적다리 가쪽에서 넙다리근막은 위아래 방향으로 매우 두꺼워져 있다. 두꺼워진 이 부위를 **엉덩정강띠**(iliotibial tract)라고 하며, 이 널힘줄띠는 위로는 엉덩뼈능선 앞부분(anterior part of iliac crest)에, 아래로는 정강뼈 가쪽관절융기(lateral condyle of tibia)에 부착한다(그림 9-5).

(4) 엉덩뼈능선 가까이에서 엉덩정강띠는 납작한 근육을 싸고 있는데, 이 근육은 **넙다리근막긴장근**(tensor fasciae latae m.)이다(그림 9-5). 이 부위 넙다리근막을 가로로 절개하여 넙다리근막긴장근을 노출시켜 확인한다.

2) 넓적다리앞칸

(1) 넙다리근막(fascia lata) 벗기기

① 넓적다리 앞쪽 정중면에서, 두렁정맥구멍을 지나도록 위아래로 길게 넙다리근막을 절개한다. 이때

속에 있는 혈관, 신경, 근육 등 구조물이 손상되지 않도록 주의한다.

② 넙다리빗근(sartorius m.)은 따로 절개, 넙다리근막 가장 위쪽과 아래쪽을 가로로 절개한 후 넙다리근막을 안쪽과 가쪽으로 젖혀 연다.

③ 이때, 넙다리근막과 그 속의 근육이 붙어 있는 경우, 손가락이나 칼자루 등을 이용하여 근육을 넙다리근막에서 떼어낸다.

④ 넙다리근막 속면을 안쪽과 가쪽으로 각각 따라가 본다. 넓적다리 앞칸과 뒤칸을 구분하는 질긴 **안쪽과 가쪽근육사이막**(medial and lateral intermuscular septa)이 넙다리근막에서부터 넙다리뼈 뒷면에 있는 거친선(linea aspera)에 부착하는 것을 확인한다(그림 9-6).

(2) 넙다리삼각(femoral triangle)

① 넙다리삼각의 세 변을 이루는 다음 구조물을 확인한다(그림 9-5).

- 위쪽 경계 : 고샅인대
- 가쪽 경계 : 넙다리빗근(sartorius m.) 안쪽모서리
- 안쪽 경계 : 긴모음근(adductor longus m.) 가쪽모서리 또는 안쪽모서리

② 넙다리삼각의 천장은 넙다리근막으로(그림 9-7 A), 바닥은 두덩근과 엉덩허리근 앞면으로 이루어진다(그림 9-5). 지금은 바닥을 구성하는 근육을 제대로 확인하기 어렵다. 나중에 관찰하도록 한다.

③ 넙다리삼각 안에는 넙다리동맥(femoral a.), 넙다리정맥, 넙다리신경이 들어 있다.

(3) 넙다리혈관집(femoral sheath)

넙다리삼각 윗부분에서 넙다리동맥과 넙다리정맥은 넙다리혈관집에 싸여 있다. 넙다리혈관집은 배가로근막(transversalis fascia)과 엉덩근막(iliac fascia)이 고샅인대 뒤를 지나 넓적다리로 이어진 깔때기 모양의 근막집이다(그림 9-7 A). 넙다리혈관집 안은 미세한 수직 사이벽에 의해 다음과 같이 세 칸으로 나뉜다.

① 가쪽칸 : 넙다리동맥이 차지하고 있는 칸

② 중간칸 : 넙다리정맥이 차지하고 있는 칸

③ 안쪽칸 : 성긴결합조직, 지방, 림프절이 들어 차 있다. 이 안쪽칸을 **넙다리관**(femoral canal)이라고 하며, 이 관의 몸쪽 입구 또는 배쪽 끝을 **넙다리관구멍**(femoral ring)이라고 한다(그림 9-7 B).

④ 손가락을 넙다리관으로 넣어 넙다리관구멍의 경계를 확인한다. 이 구멍은 고샅인대 안쪽 부분 뒤에 있으며, 가쪽으로는 넙다리정맥, 안쪽으로는 갈고리인대 자유모서리, 뒤로는 두덩뼈빗이 그 경계를 이룬다(그림 9-7 B).

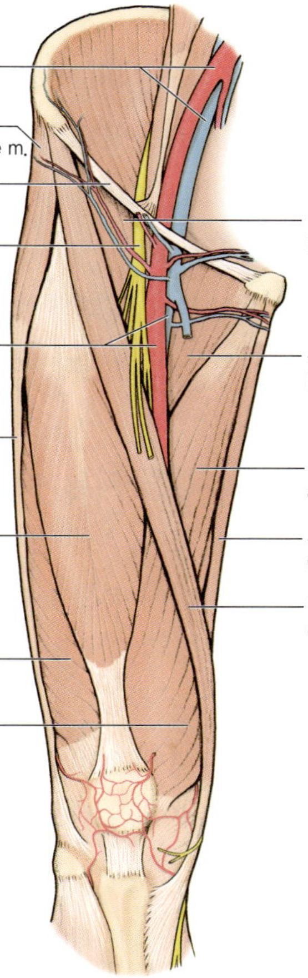

그림 9-5 넓적다리 앞쪽 근육과 넙다리삼각

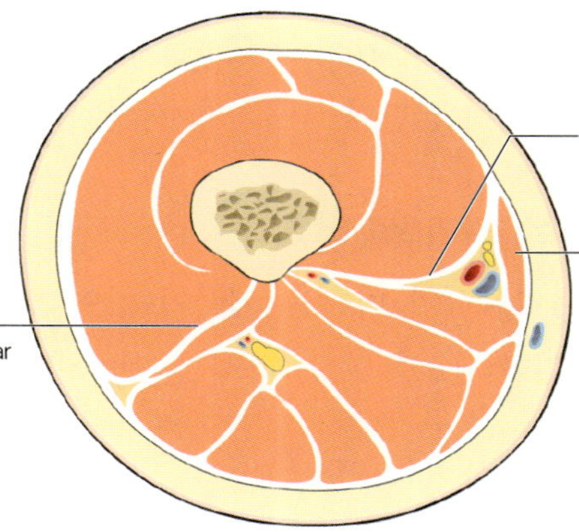

그림 9-6 넓적다리 중간 부위의 수평단면

(4) 넙다리동맥, 넙다리신경

이들의 가지를 다치지 않게 주의하면서 넙다리혈관집을 깨끗이 정리하여 넙다리동맥과 그 가지들을 잘 노출시킨다

(5) 넙다리동맥(그림 9-5)

바깥엉덩동맥(external iliac a.)이 고샅인대 뒤를 지나며 넙다리동맥이 되고, 넙다리동맥은 고샅인대를 지나자마자 다음과 같은 작은 가지들을 낸다. 이들을 최대한 확인해 본다.

① 얕은배벽동맥(superficial epigastric a.) : 위쪽으로 주행

② 얕은엉덩휘돌이동맥(superficial circumflex iliac a.) : 가쪽으로 주행

③ 바깥음부동맥(external pudendal a.) : 안쪽으로 주행

(6) 넙다리동맥의 가지

넙다리동맥이 넙다리삼각에서 내는 다음 가지들을 확인한다(그림 9-8, 9). 이때 넙다리정맥이 실습에

방해될 경우 제거해도 좋다. 넙다리정맥을 제거할 때는 안에 있는 피떡이 새어나오지 않게 양쪽을 실로 묶은 후 그 사이를 자르는 방식으로 제거한다. 피떡이 새어나올 경우 주변 구조물의 식별이 어려워진다.

① **깊은넙다리동맥**(deep femoral a.) : 고샅인대에서 약 4 cm 아래 넙다리동맥 뒷면에서 일어나 넙다리삼각을 아래로 달리는데, 넙다리동맥 약간 뒤가쪽으로 달려 긴모음근 뒤로 내려가 넙다리뒤근육(hamstring mm.)에 분포한다.

② **안쪽넙다리휘돌이동맥**(medial circumflex femoral a.) : 주로 깊은넙다리동맥의 가지로 일어나, 두덩근(pectineus m.)과 엉덩허리근(iliopsoas m.) 사이를 지나 뒤쪽으로 달린다. 이 동맥은 넙다리뼈머리와 목으로 혈액을 보내는, 임상적으로 중요한 동맥이다.

③ **가쪽넙다리휘돌이동맥**(lateral circumflex femoral a.) : 주로 깊은넙다리동맥의 가지로 일어나 넙다리곧은근(rectus femoris m.) 뒤쪽에서 가쪽 방향으로 달리며 오름가지, 내림가지, 가로가지를 내면서 끝난다. 이들 가지들은 넙다리네갈래근(quadriceps femoris m.)에 분포한다.

(7) 안쪽넙다리휘돌이동맥

넙다리삼각의 바닥을 깨끗이 하여 엉덩허리근(iliopscas m.)과 두덩근(pectineus m.) 사이에 경계를 확인한다(그림 9-5). 다시 한 번, 이 두 근육 사이로 안쪽넙다리휘돌이동맥이 지나는 것을 확인한다.

(8) 넙다리신경

넙다리동맥 바로 가쪽에서 **넙다리신경**(femoral n.)을 찾는다. 이 신경은 고샅인대 뒤쪽에서 엉덩허리근 앞을 지나 넙다리삼각으로 들어온다(그림 9-5, 8, 9).

① 넙다리신경은 넙다리혈관집에 싸여 있지 않으며, 넙다리삼각 윗부분에서 근육가지와 피부가지로 나뉘며 끝난다.

② 근육가지는 두덩근, 넙다리빗근, 넙다리네갈래근에 분포한다(그림 9-9).

③ 앞피부가지(anterior cutaneous branch)의 가지인 중간넙다리피부신경(intermediate cutaneous n. of the thigh)은 때로 넙다리빗근을 뚫고 나온다(그림 9-4).

(9) 모음근굴

넙다리삼각에서 넙다리동맥을 아래쪽으로 조금만 따라가 본다. 이 동맥이 넙다리삼각을 떠나며 들어가는 곳을 **모음근굴**(adductor canal)이라고 한다(그림 9-6, 8). 모음근굴은 나중에 다시 확인하도록 한다.

(10) 넙다리빗근

다시 한 번, 넓적다리 앞면을 비스듬히 가로지르는 넙다리빗근의 전체 모습을 깨끗이 한다. 이 근육을 충분히 들어 올려 가운데 힘살 부위에서 자르고 각각 위 · 아래로 젖힌다. 이 근육으로 들어가는 혈관, 신경, 이 근육을 관통하는 피부신경을 관찰한다.

(11) 넙다리네갈래근(quadriceps femoris m.)

넙다리근막을 젖히고 넙다리네갈래근을 노출시킨다. 이 근육은 4개의 근육, 즉 넙다리곧은근, 안쪽넓은근, 중간넓은근, 가쪽넓은근으로 구성된다(그림 9-5, 6, 8, 9).

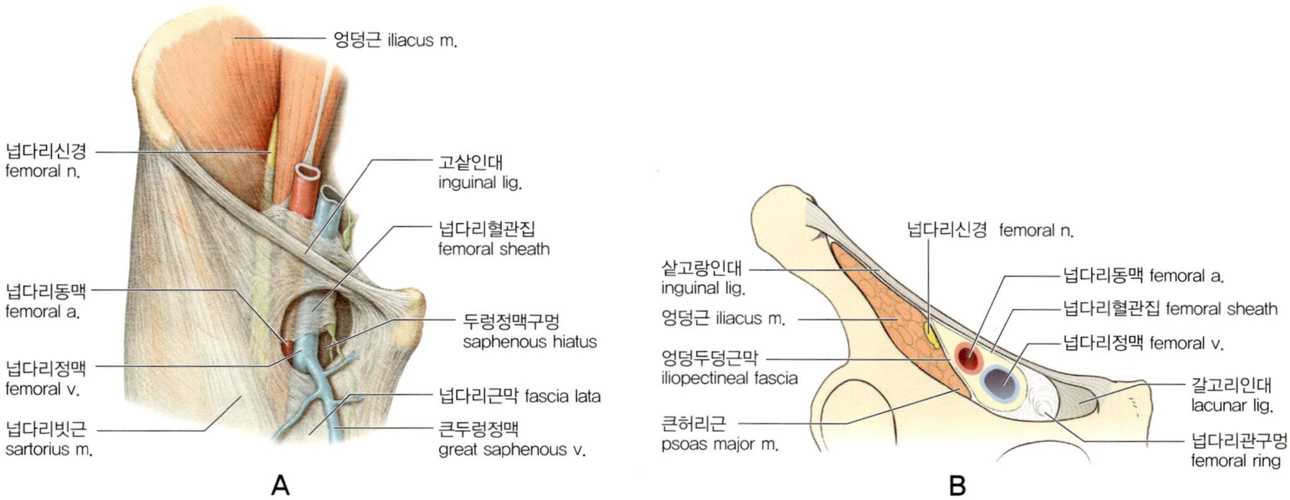

그림 9-7 넙다리혈관집의 전체 모습(A)과 고샅인대를 지나는 관상단면에서의 모습(B)

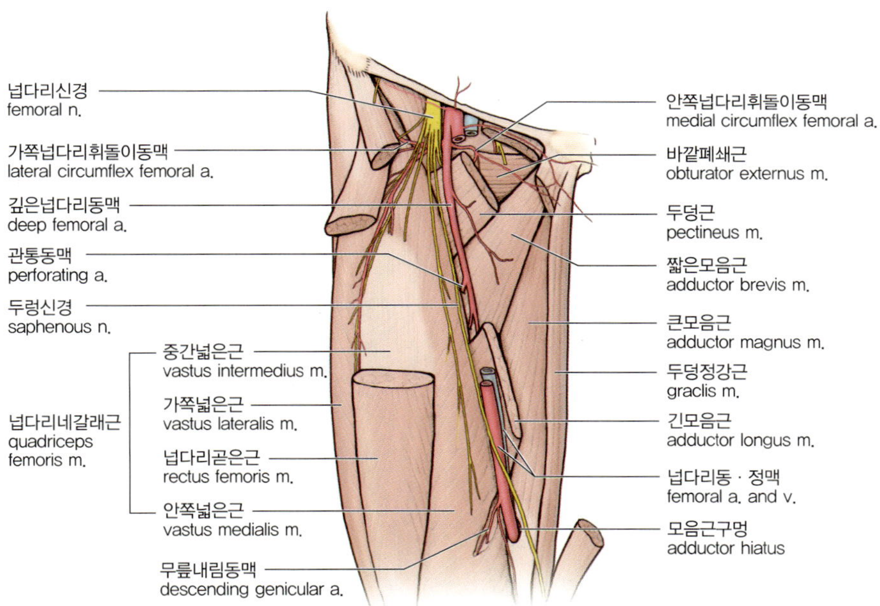

그림 9-8 넓적다리 앞쪽에서 넙다리빗근과 넙다리곧은근을 제거한 모습. 넙다리삼각 아래쪽에서 넙다리동맥과 정맥은 모음근굴 안에 놓여 있다.

① 아래앞엉덩뼈가시에서 무릎뼈까지 뻗어 있는 **넙다리곧은근**(rectus femoris m.)을 관찰한다. 이 근육의 양쪽 뒤에서 가쪽넓은근(vastus lateralis m.)과 안쪽넓은근(vastus medialis m.)의 일부가

보인다.

② 결합조직을 제거하면서 넙다리곧은근 안쪽모서리와 가쪽모서리를 깨끗이 한다. 안쪽모서리에서는 이 근육으로 들어가는 혈관과 신경이 관찰된다.

③ 넙다리곧은근 가쪽에서 **가쪽넓은근**(vastus lateralis m.)을 깨끗이 정리한다. 이때 엉덩정강띠를 가쪽으로 당겨 엉덩정강띠가 가쪽넓은근 가쪽면 바로 바깥에 위치하는 것을 확인한다(그림 9-5).

④ 엉덩정강띠와 가쪽넓은근 사이에 손을 넣어, 짧은 근육사이막이 넙다리근막 뒤가쪽에서 거친선 가쪽선(lateral lip of linea aspera)과 가쪽관절융기위선(lateral supracondylar line)으로 뻗어 있는 것을 확인한다. 이것이 넓적다리의 **가쪽근육사이막**(lateral intermuscular septum; 그림 9-6)이며, 이 막은 앞쪽의 폄근과 뒤쪽의 굽힘근 또는 넙다리뒤근육(hamstring mm.) 사이를 나눈다.

⑤ 넙다리곧은근 뒤에 손이 들어갈 정도로 결합조직을 제거한 다음 힘살 중앙에서 가로로 잘라 위·아래로 벌린다.

⑥ 넙다리곧은근 뒤에서 **중간넓은근**(vastus intermedius m.)을 확인한다. 이 근육과 안쪽·가쪽넓은근 사이의 경계는 뚜렷하지 않다.

⑦ 4개 근육이 합쳐져 무릎뼈 몸쪽모서리에 붙는 것을 확인한다. 이는 다시 강한 **무릎인대**(patellar lig.)를 이루어 정강뼈거친면(tibial tuberosity)에 닿는다(그림 9-10).

⑧ 무릎뼈 양쪽에서 넙다리네갈래근을 덮는 근막은 **안쪽과 가쪽무릎지지띠**(medial and lateral patellar retinacula)라는 널힘줄이 된다(그림 9-10). 이 무릎지지띠는 약간 먼쪽으로 뻗고 가쪽으로 가면서 무릎관절 관절주머니를 보강한다.

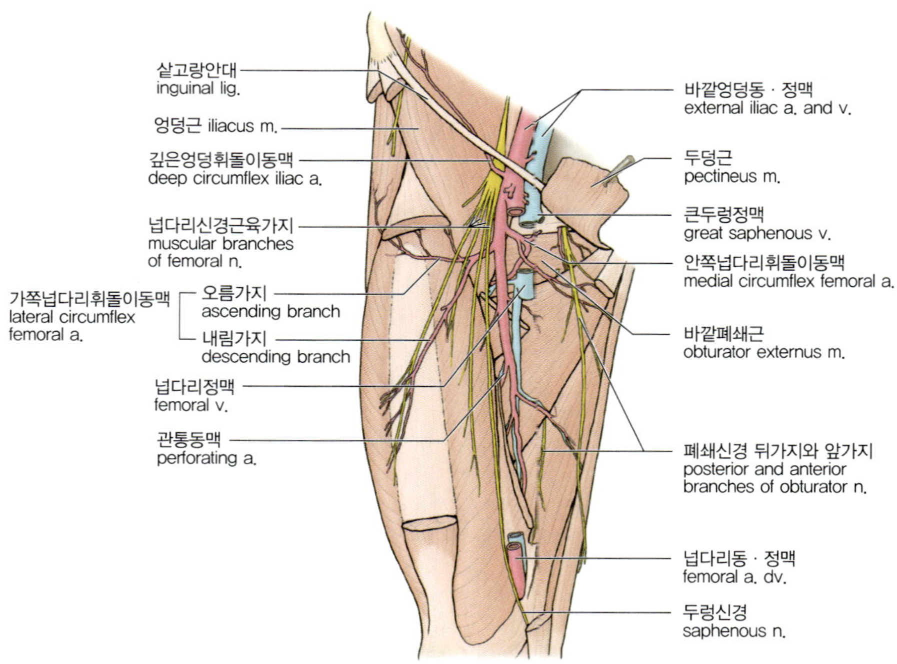

그림 9-9 넓적다리 안쪽칸에서 두덩근과 짧은모음근을 제거한 모습

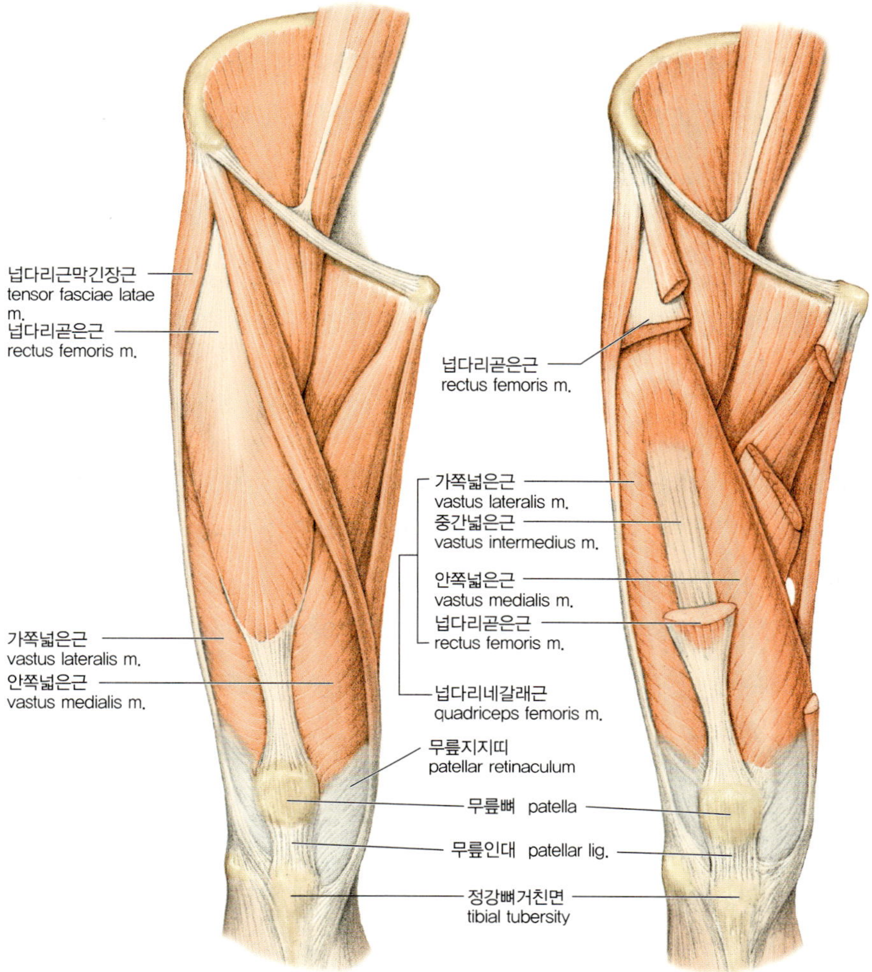

그림 9-10 무릎인대와 무릎지지띠

(12) 모음근굴(adductor canal)(그림 9-8)

① 넙다리동맥을 좀 더 아래쪽으로 무릎부위까지 따라가 본다. 이 동맥은 넙다리삼각 꼭대기에서 **모음근구멍**(adductor hiatus)에 이르는 좁은 근막굴인 모음근굴을 지난다. 모음근굴의 경계는 다음과 같다.

- 가쪽 : 안쪽넓은근(vastus medialis m.)
- 뒤안쪽 : 긴모음근(adductor longus m.)과 큰모음근(adductor magnus m.)
- 앞쪽 : 넙다리빗근(sartorius m.)

② 모음근굴 안의 다음 구조물을 확인한다(그림 9-8).

- 넙다리동맥
- 넙다리동맥 뒤에 넙다리정맥
- 넙다리신경의 연장인 두렁신경(saphenous n.)(그림 9-9)

③ 넙다리동맥은 모음근구멍을 지나 오금으로 들어오며 오금동맥(popliteal a.)이 된다. 그러나 두렁신경은 모음근구멍 직전에서 큰모음근 힘줄 앞을 지나 무릎 안쪽을 따라 넙다리빗근과 두덩정강근(gracilis m.) 사이에서 표면으로 나와 종아리의 피부신경이 된다(그림 9-4 A).

3) 넓적다리안쪽칸

(1) 모음근육

모음근을 확인하기 위해 넓적다리 안쪽 부위에서 깊은근막을 마저 젖힌다.

(2) 두덩정강근

넓적다리 안쪽면을 깨끗이 정리하여 **두덩정강근**(gracilis m.)을 확인한다(그림 9-8).

① 이 근육은 가늘고 길쭉하며, 두덩근(pectineus m.), 긴모음근(adductor longus m.)과 함께 두덩뼈에서 일어난다. 이는곳을 확인하여 보자.

② 두덩정강근이 넓적다리 안쪽을 따라 정강뼈 안쪽관절융기(medial condyle)에 닿는 모습을 확인한다. 넓적다리 아래쪽 절반에서 두덩정강근은 넙다리빗근 바로 뒤에 위치한다.

(3) 긴모음근

긴모음근(adductor longus m.)은 두덩근과 함께 두덩뼈에서 일어나 아래쪽 가쪽으로 부채 모양으로 퍼져 거친선(linea aspera)을 따라 닿는다(그림 9-5). 두 근육을 깨끗이 정리한다.

① 모음근굴을 다시 확인하고, 굴 윗부분에서 넙다리혈관이 긴모음근 앞을 주행하는 것을 확인한다.

② 두덩근과 긴모음근 사이로 **깊은넙다리동맥**(deep femoral a.)이 지나는 것을 관찰한다.

③ 깊은넙다리동맥을 먼쪽으로 좀 더 추적하여 본다. 이 동맥은 긴모음근에 덮인 채 긴모음근과 짧은모음근 사이에 놓여 아래로 내려간다. 이 동맥을 추적하면서 긴모음근과 짧은모음근을 분리한다.

④ 긴모음근을 이는곳에서 약 5 cm 아래쪽에서 잘라, 닿는 쪽으로 젖힌다.

⑤ 긴모음근 뒤로 달리는 깊은넙다리동맥과, 긴모음근 깊은 곳으로 들어가는 **폐쇄신경**(obturator n.) 가지를 확인한다(그림 9-9).

(4) 짧은모음근(adductor brevis m.)과 큰모음근(adductor magnus m.)

짧은모음근이 부분적으로 두덩근에 의해 덮여 있는 것을 확인한다.

① 두덩근을 이는곳에서 떼어내 닿는 쪽으로 젖힌다(그림 9-9).

② 앞서 확인했던, 긴모음근에 분포하는 신경을 추적하여 폐쇄신경(obturator n.) 앞가지를 확인한다(그림 9-9). 폐쇄신경 앞가지는 두덩근 깊은 곳에서 다시 나뉘어 긴모음근, 짧은모음근, 두덩정강근에 분포한다. 이 앞가지가 짧은모음근 앞면을 따라서 내려가는 것을 확인한다.

③ 짧은모음근 앞면을 깨끗이 정리한다.

④ 짧은모음근을 이는곳 가까이에서 잘라 앞가쪽으로 젖혀 큰모음근을 노출시킨다.

(5) 큰모음근(adductor magnus m.)

윗모서리를 정리하여 폐쇄구멍과 폐쇄막을 덮는 바깥폐쇄근(obturator externus m.)의 바깥면 몸쪽 부분을 확인한다(그림 9-8, 9).

① 폐쇄신경의 두 가지는 넓적다리 위안쪽 부분으로 따로 나오는데, 앞가지는(anterior branch) 바깥폐쇄근 윗모서리 앞으로 아래로 달리고, 뒤가지(posterior branch)는 이 근육 윗모서리 약간 아래에서 근육을 뚫고 내려온다(그림 9-9). 두 가지 사이에는 짧은모음근이 위치한다.

② 큰모음근의 전체 모습을 확인한다. 큰모음근은 두덩뼈 아래가지 바깥면에서 일어나 거친선 전체와 안쪽관절융기위선에 길게 닿는다.

③ 다시 한 번, 모음근굴 안을 달리는 넙다리동맥과 정맥이 넓적다리 아래쪽에서는 큰모음근 앞에 놓이는 것을 확인한다.

④ 넙다리동맥을 아래쪽으로 계속 추적하여, 큰모음근이 안쪽관절융기위선에 닿는 위치 바로 위에서 이 동맥이 큰모음근의 널힘줄을 뚫고 지나가는 것을 확인한다. 이렇게 뚫린 힘줄구멍을 **모음근구멍**(adductor hiatus)이라고 하며(그림 9-8), 넙다리동맥은 모음근구멍을 지나 다리오금으로 나오면서 오금동맥(poplitial a.)이 된다.

⑤ 깊은넙다리동맥 뒷면에서 **관통동맥**(perforating aa.) 몇 개가 연속해서 나오는데, 이들은 모음근을 뚫고 가서(그림 9-9) 넓적다리 뒤칸(posterior compartment of thigh)에 분포한다(그림 9-13, 14).

4) 볼기부위

(1) 피부벗기기

시신을 엎드린자세(prone position)로 하고 그림 9-11에 표시된 대로 피부를 자른다. 피부벗기기를 하면서 볼기피부신경이 잘리기 쉬우니 피부신경의 분포를 염두에 두어야 한다. 또 넓적다리 뒤쪽의 피부를 자를 때에는 뒤넙다리피부신경(posterior cutaneous n. of thigh)이 손상될 수 있으므로 너무 깊이 잘라서는 안 된다(그림 9-4 B).

① 허리 아래쪽에서 정중선을 따라 최대한 아래쪽까지 피부를 자른다(G→H).

② G점에서 엉덩뼈능선(iliac crest) 바로 위 부분을 따라 가쪽으로 A점까지 자른다.

③ 넓적다리 안쪽의 볼기주름(gluteal fold) 아래쪽 2.5 cm에서 넓적다리 가쪽으로 큰돌기(greater trochanter) 아래쪽 15 cm까지 자른다(H→B).

(2) 볼기의 피부신경

볼기 피부 감각을 담당하는 신경으로는 엉덩아랫배신경 가쪽피부가지(lateral cutaneous branch of iliohypogastric n.)와 볼기피부신경(clunial nn.)이 있다(그림 9-4 B). 이들 신경은 찾기 어렵지만, 얕은근막을 제거하면서 이들을 찾도록 노력한다.

① **엉덩아랫배신경**(iliohypogastric n., L1) 가쪽피부가지는 엉덩뼈능선 앞 1/3과 중간 1/3이 만나는 지점의 표면을 지나 아래로 달리며, 볼기의 위 앞가쪽피부에 분포한다.

② 위볼기피부신경(superior clunial nn.)과 중간볼기피부신경(middle clunial nn.)은 일련의 척수신경 뒤가지(posterior rami)에서 나온다. 이들을 찾지는 않는다.

③ 아래볼기피부신경(inferior clunial nn.)은 뒤넙다리피부신경(posterior femoral cutaneous n.)의 가지로, 척수신경 앞가지(ventral rami)로 구성된다. 이들 신경은 큰볼기근 아래모서리를 감싸고 올라가 피부로 나와 볼기의 아래 절반에 분포한다

④ 이들 신경은 큰볼기근을 깨끗이 하면 쉽게 확인할 수 있다.

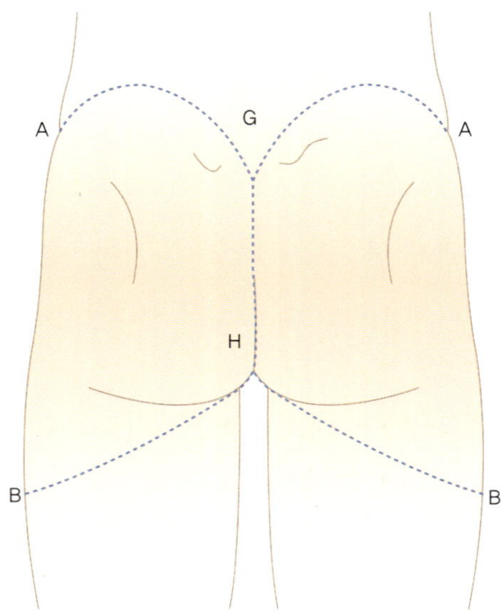

그림 9-11 볼기의 피부벗기기

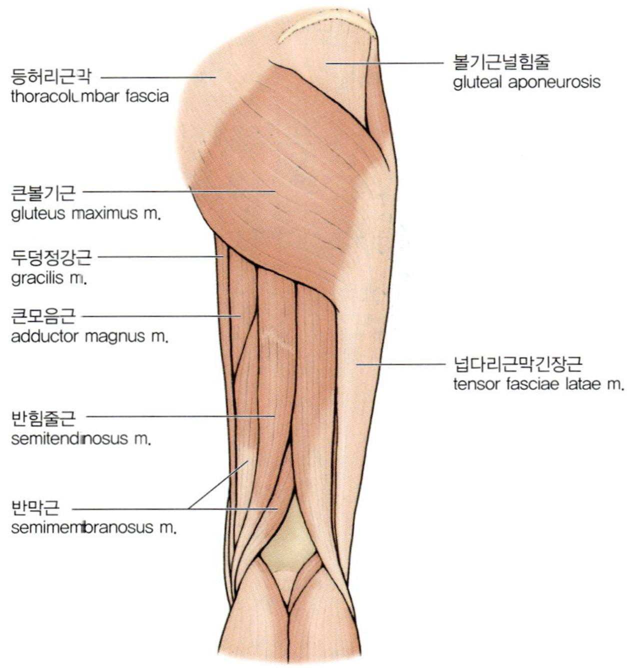

그림 9-12 볼기와 넓적다리뒤칸의 근육

(3) 큰볼기근(gluteus maximus m.)

① 큰볼기근을 깨끗이 정리하고 위와 아래모서리를 확인한다(그림 9-12).

② 큰볼기근 윗모서리에서 **중간볼기근**(gluteus medius m.)과, 이를 덮고 있는 **볼기근널힘줄**(gluteal aponeurosis)을 확인하고, 이 두 근육 사이로 손가락을 넣어 큰볼기근과 중간볼기근을 분리한다.

③ 큰볼기근이 엉덩뼈(ilium), 엉치뼈(sacrum), 꼬리뼈(coccyx), 엉치결절인대(sacrotuberous ligament)에서 이는 것을 확인하고, 위에서부터 순서대로 떼어낸다. 이때 깊은 곳의 구조물이 다치지 않도록 조심한다.

④ 큰볼기근에 분포하는 **아래볼기신경**(inferior gluteal n.), **위볼기동맥**(superior gluteal a.), **아래볼기동맥**(inferior gluteal a.)의 가지를 확인하면서 큰볼기근을 닿는곳 쪽으로 젖힌다. 이때 큰볼기근에 분포하는 혈관과 신경가지를 최대한 끝까지 추적하면 젖힐 때 좀 더 수월하다. 그래도 닿는곳 쪽으로 젖혀지지 않는다면, 주요 가지들을 중간 부위에서 자르고, 잘린 끝을 실로 묶어 표시해 둔다.

⑤ 다음 윤활주머니를 찾는다.

- **큰볼기근큰돌기주머니**(trochanteric bursae of gluteus maximus m.) : 큰볼기근과 넙다리뼈 큰돌기 사이. 큰볼기근을 닿는곳 쪽으로 충분히 젖혀야 관찰할 수 있다.
- **큰볼기근궁둥주머니**(ischial bursa of gluteus maximus m.) : 큰볼기근과 궁둥뼈결절 사이

⑥ 엉치결절인대(sacrotuberous lig.) 바깥면에서 일어나는 큰볼기근 아래쪽 근육섬유를 깨끗이 제거하여 인대가 잘 보이도록 한다.

(4) 궁둥구멍의 경계

엉치결절인대와 엉치가시인대가 엉덩뼈 큰궁둥패임을 큰궁둥구멍(greater sciatic foramen)으로, 작은궁둥패임을 작은궁둥구멍(lesser sciatic foramen)으로 만든다(그림 8-7 A).

(5) 엉치결절인대

엉치결절인대가 작은궁둥구멍 아래 안쪽모서리를 이루는 것을 확인한다. 이 구멍을 통하여 볼기, 샅, 궁둥항문오목(ischioanal fossa)이 서로 연결된다(그림 8-7 B).

(6) 큰궁둥구멍과 작은궁둥구멍

작은궁둥구멍 위에 있는 큰궁둥구멍으로는 골반안과 볼기 사이에 여러 구조물이 드나든다(그림 8-7, 9-13).

(7) 궁둥구멍근(piriformis m.)(그림 9-13)

① **위볼기신경과 위볼기혈관**은 궁둥구멍근 바로 위에서 큰궁둥구멍 위틈새(foramen suprapiriforme)를 통해 나온다. 위볼기동맥은 몇 개의 큰 가지를 내어 큰볼기근 윗부분에 분포하는데, 이 부위에서 아래볼기신경 가지와 같이 달린다.

② **아래볼기신경과 아래볼기혈관**은 큰궁둥구멍 아래틈새(foramen infrapiriforme)인 궁둥구멍근 바로 아래에서 나온다. 아래볼기신경은 큰볼기근에 분포하며, 아래볼기동맥의 가지 중 가장 큰 것이 큰볼기근에 분포한다.

③ **궁둥신경**(sciatic n.)은 몸에서 가장 큰 신경이다. 궁둥신경은 궁둥구멍근 아래로 나와 약간 가쪽에 위치하며, 아래로 달려 넓적다리 뒤부위로 들어간다. 궁둥신경은 볼기에서 어떤 가지도 내지 않는

데, 때로는 정강신경(tibial n.)과 온종아리신경(common peroneal n.)이 2개의 서로 다른 가지로 엉치신경얼기에서 직접 나오는 경우가 있다. 그런 경우 온종아리신경은 궁둥구멍근을 뚫고 나오고, 정강신경은 이 근육의 아래를 지나 나온다.

④ **뒤넙다리피부신경**(posterior femoral cutaneous n.)은 궁둥신경 안쪽 부위에서, 이 신경에 가까이 붙어 나와 아래쪽으로 주행한다.

⑤ **속음부혈관**(internal pudendal vessel)과 **음부신경**(pudendal n.)은 궁둥구멍근 아래 큰궁둥구멍 아래틈새를 통해 나와 궁둥뼈 바깥면을 가로질러 아래로 달린다. 이들은 다시 궁둥뼈가시 바깥면을 가로질러 약간 안쪽으로 달리다가 작은궁둥구멍을 통해 궁둥항문오목 가쪽벽에 있는 음부신경관(pudendal canal)으로 들어간다(그림 8-7, 18).

(8) 속폐쇄근(obturator internus m.), 쌍동근(gemelli mm.), 넙다리네모근(quadratus femoris m.) (그림 9-13)

속폐쇄근 힘줄(tendon of obturator internus m.)은 위로는 위쌍동근(superior gemellus m.) 아래로는 아래쌍동근(inferior gemellus m.)에 의해 덮여 있다.

(9) 중간볼기근(gluteus medius m.)(그림 9-13)

중간볼기근은 아래안쪽이 부분적으로 큰볼기근에 덮여 있다.

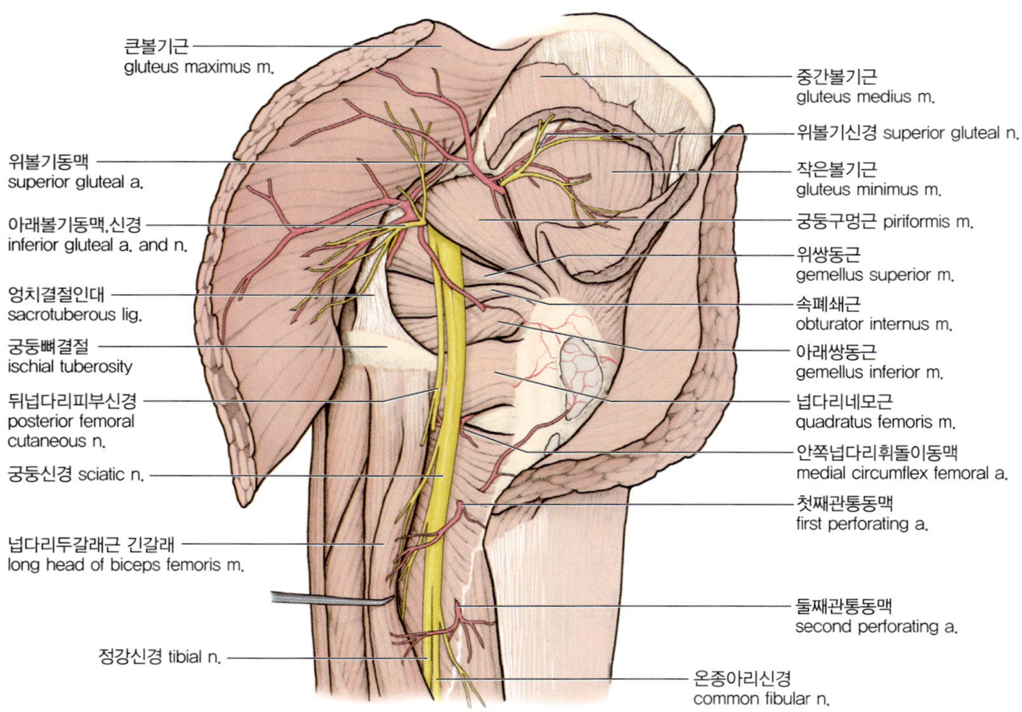

그림 9-13 큰볼기근 속 여러 구조물

(10) 작은볼기근

중간볼기근 뒷모서리(중간볼기근과 궁둥구멍근 사이)를 확인하고, **작은볼기근**(gluteus minimus m.)을 찾는다. 중간볼기근을 이는곳에서 잘라 닿는곳 쪽으로 젖히면 작은볼기근을 완전히 확인할 수 있다(그림 9-13).

① 중간볼기근을 젖힐 때 위볼기신경과 혈관의 가지가 중간볼기근 깊은 면, 즉 중간볼기근과 작은볼기근 사이에 분포하는 것을 확인한다.

② 위볼기신경은 위가지와 아래가지로 나뉜다. 위가지는 작은볼기근 윗모서리를 따라 지나며 전적으로 중간볼기근에 분포한다. 아래가지는 작은볼기근 중간을 가로질러 중간볼기근과 작은볼기근에 분포하고 넙다리근막긴장근 깊은 면에서 앞쪽으로 달려 끝나는데, 넙다리근막긴장근에도 분포한다.

③ 위볼기동맥을 다시 한 번 확인한다.

5) 넓적다리 뒷부위

(1) 피부벗기기

넓적다리 앞쪽에서 벗겼던 피부를 마저 벗긴다.

① 볼기부위에서 관찰하였던 **뒤넙다리피부신경**을 아래쪽으로 추적하여, 이 신경이 넓적다리 깊은근막에 덮여 아래로 계속 내려가면서 넓적다리와 종아리 뒤쪽 피부에 분포하고, 종말가지는 다리오금에 이르러 깊은근막을 뚫고 얕은근막으로 나와 주행하는 모습을 관찰한다.

② 얕은근막을 제거하되, 오금 부위와 종아리의 얕은근막은 남겨둔다.

(2) 넓적다리뒤칸(posterior compartment of thigh)

넙다리두갈래근 긴갈래(long head of biceps femoris m.), **반힘줄근**(semitendinosus m.), **반막근**(semimembranosus m.)을 식별하여, 각각을 분리하고 표면을 깨끗이 정리한다. 이들 3개 근육을 **넙다리뒤근육**(hamstring mm.)이라고 한다.

① 이들 세 근육이 모두 궁둥뼈결절(ischial tuberosity)에서 이는 것을 확인한다(그림 9-13, 14).

② 이들 근육이 닿는곳을 끝까지 추적해 본다.

③ 넙다리두갈래근 긴갈래를 가쪽으로 젖혀서 **넙다리두갈래근 짧은갈래**(short head of biceps femoris m.)를 관찰한다. 짧은갈래는 넙다리뼈 거친선의 가쪽선(lateral lip of the linea aspera of femur), 넙다리뼈 가쪽위관절융기, 가쪽근육사이막에서 일어나 힘줄이 되어 긴갈래 힘줄과 합쳐진다.

④ 궁둥신경 가지가 넙다리두갈래근 긴갈래, 반힘줄근, 반막근에 분포하는 것을 확인한다(그림 9-14).

- 이들 근육에 분포하는 가지는 보통 넙다리두갈래근에 의해 덮인 곳의 비교적 윗부분에서 갈려 나온다.
- 이보다 약간 아래쪽에서 넙다리두갈래근 짧은갈래에 분포하는 **온종아리신경**(common peroneal

n.)의 가지를 확인할 수 있다.

⑤ 반막근과 반힘줄근을 들어 올려 큰모음근 뒷면을 확인한다. 큰모음근에는 넓적다리 안쪽칸에서 관찰했던 폐쇄신경 뒤가지와 궁둥신경 가지가 분포한다.

(3) 넓적다리 뒤칸의 동맥

넓적다리 뒤칸에서 안쪽넙다리휘돌이동맥과 깊은넙다리동맥 관통가지 4개를 확인한다.

① 안쪽넙다리휘돌이동맥(medial circumflex femoral a.)은 큰모음근 윗모서리와 넙다리네모근 아래모서리 사이에서 넙다리뒤칸에 닿는다(그림 9-13).

② 깊은넙다리동맥 관통가지(perforating aa.)는 넙다리뼈 가까이에서 세로로 간격을 두고 큰모음근을 뚫는다. 이 동맥은 넓적다리 뒤칸 근육에 분포한다(그림 9-13, 14).

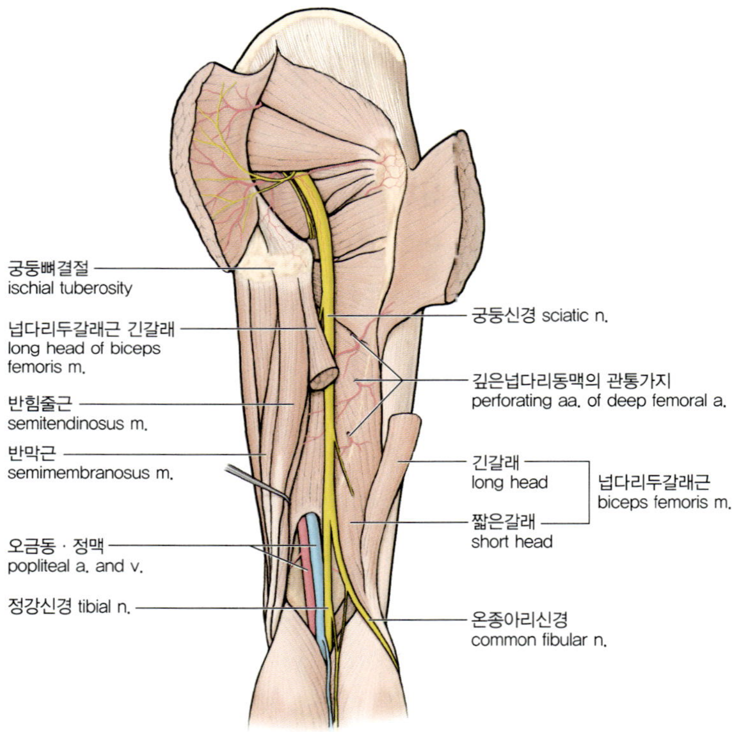

그림 9-14 넓적다리뒤칸

6) 다리오금

(1) 다리오금의 경계

다리오금(popliteal fossa)은 무릎 뒤쪽에 있는 마름모꼴 공간을 말하는 것으로, 그 경계는 다음과 같다(그림 9-15).

① 위가쪽모서리(superolateral border) : 넙다리두갈래근 힘줄 안쪽모서리

② 위안쪽모서리(superomedial border) : 반힘줄근과 반막근 힘줄 가쪽모서리

③ 아래가쪽모서리(inferolateral border) : 장딴지근 가쪽갈래와 장딴지빗근

④ 아래안쪽모서리(inferomedial border) : 장딴지근 안쪽갈래

⑤ 다리오금의 천장은 피부, 깊은근막, 얕은근막 등이 이루고, 바닥은 넙다리뼈 오금면, 빗오금인대(obligue popliteal lig.), 오금근(popliteus m.) 등이 이룬다.

(2) 다리오금의 혈관

① 종아리 뒷면 정중선에서 **작은두렁정맥**(small saphenous v.)을 찾고, 이를 몸쪽으로 추적하여, 다리오금 근처에서 깊은근막을 뚫고 들어가기 전까지만 확인한다(그림 9-2).

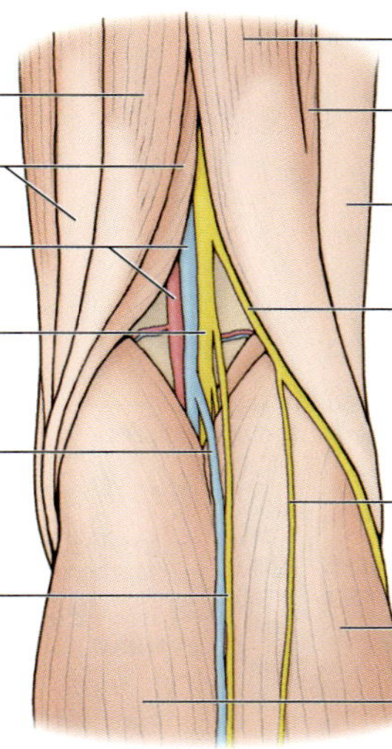

그림 9-15 다리오금의 경계

② 작은두렁정맥이 깊은근막을 뚫고 들어가 오금정맥(popliteal v.)에 합쳐지는 것을 확인한다. 필요에 따라서 얕은근막과 깊은근막을 제거한다.

③ 다리오금의 경계를 이루는 근육들의 경계를 깨끗이 하여, 다리오금의 범위를 확인한다.

④ 오금혈관(popliteal a. and v.)을 싸고 있는 두꺼운 혈관집을 관찰한 후 혈관집을 열어 동맥과 정맥을 각각 분리한다(그림 9-15).

⑤ 오금동맥의 가지들을 잘 볼 수 있도록 정맥을 제거한다(그림 9-16, 17).

⑥ 다시 한 번, 넙다리동맥이 모음근구멍을 지나 다리오금으로 들어오면서 **오금동맥**(popliteal a.)이 되는 모습을 확인한다.

⑦ 오금동맥이 오금 아래쪽, 오금근 아래모서리에서 앞정강동맥(anterior tibial a.)과 뒤정강동맥(posterior tibial a.)으로 나뉘며 끝나지만, 이는 나중에 확인하도록 한다.

⑧ 오금동맥의 5개 무릎가지(genicular branches)들과 주변 근육으로 가는 근육가지를 시야에서 확인한다. 오금동맥 무릎가지는 무릎관절 부분에서 자세히 해부한다.

(3) 다리오금의 신경

① 오금동맥 바로 가쪽에서 **정강신경**(tibial n.)을 확인하고, 이를 위쪽으로 추적하여 이 신경이 궁둥신경(sciatic n.)에서 갈려 나온 것을 확인한다.

② 다시 궁둥신경을 아래쪽으로 따라 내려오면서, 이 신경이 정강신경과 **온종아리신경**(common fibular n.)으로 갈라지는 것을 확인한다(그림 9-14, 17).

③ 온종아리신경이 넙다리두갈래근 모서리에 가까이 붙어 장딴지근 가쪽갈래 표면을 가로질러 다리오금을 떠나는 것을 확인한다.

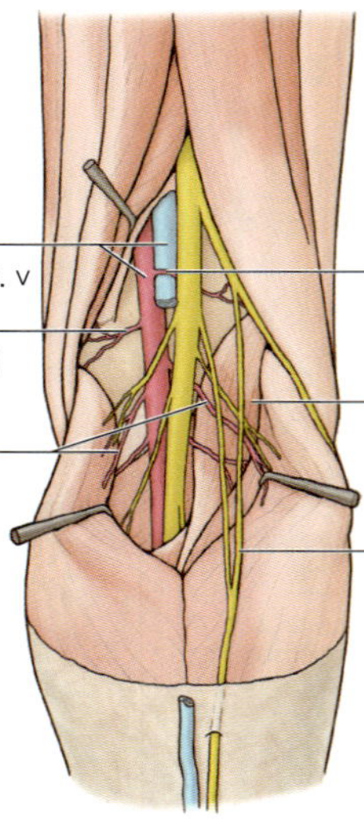

그림 9-16 다리오금의 구조물. 장딴지근 안쪽갈래와 가쪽갈래를 양 옆으로 벌렸음

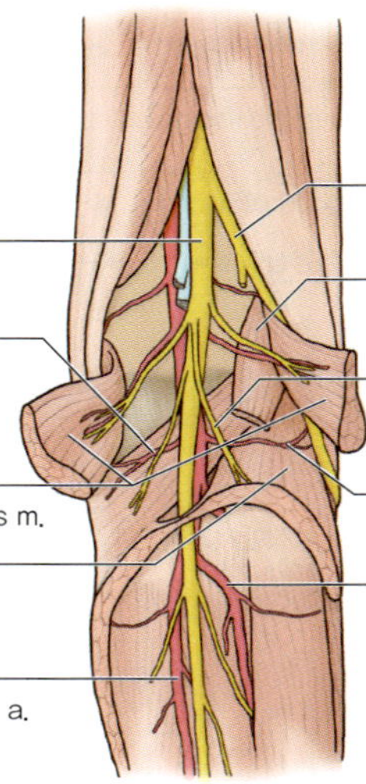

그림 9-17 다리오금의 혈관과 신경을 아래쪽으로 추적한 모습. 장딴지근 두 갈래와 가자미근을 모두 제거한 모습

확인할 구조물

넙다리네갈래근

☐ 넙다리곧은근 ☐ 안쪽넓은근 ☐ 가쪽넓은근 ☐ 중간넓은근

모음근

☐ 두덩정강근 ☐ 두덩근 ☐ 긴모음근 ☐ 큰모음근 ☐ 짧은모음근

넙다리동맥의 가지

☐ 깊은넙다리동맥 ☐ 안쪽넙다리휘돌이동맥 ☐ 가쪽넙다리휘돌이동맥 ☐ 무릎내림동맥

☐ 모음근굴 ☐ 혈관칸 ☐ 근육칸 ☐ 넙다리삼각 ☐ 넙다리관

☐ 큰볼기근 ☐ 중간볼기근 ☐ 작은볼기근 ☐ 뒤넙다리피부신경
☐ 궁둥구멍근 ☐ 위 · 아래쌍동근 ☐ 속폐쇄근 힘줄 ☐ 넙다리네모근
☐ 위볼기혈관 ☐ 위볼기신경
☐ 아래볼기혈관 ☐ 아래볼기신경
☐ 넙다리두갈래근(긴갈래와 짧은갈래) ☐ 반힘줄근 ☐ 반막근
☐ 궁둥신경 ☐ 정강신경 ☐ 온종아리신경 ☐ 깊은넙다리동맥의 관통가지
☐ 오금동 · 정맥 ☐ 작은두렁정맥 ☐ 안쪽장딴지피부신경 ☐ 가쪽장딴지피부신경

학습 과제

○ 넙다리네갈래근의 작용은? (넙다리곧은근은 다른 세 근육과 이는곳이 다른 것에 주의한다)
○ 넙다리네갈래근과 모음근육의 지배신경은?
○ 넙다리탈장이 발생하는 이유는?
○ 엉덩관절, 넙다리뒤칸, 무릎관절에 분포하는 동맥은?
○ 큰볼기근과 넙다리뒤칸근육의 지배신경은?
○ 직립보행에서 큰볼기근의 역할을 설명하시오.
○ 중간볼기근의 대항근은?
○ 넙다리뼈 큰돌기에 닿는 근육은 무엇인가?
○ 큰궁둥구멍 위 · 아래틈새에서 나오는 신경 · 혈관을 확인할 수 있는가?
○ 볼기 부위와 넓적다리 부위에서 궁둥신경의 근육가지를 확인할 수 있는가?
○ 볼기주사 시 피해야 할 부위는 어디인가?
○ 다리오금에서 신경과 혈관의 분지를 관찰할 수 있는가?
○ 넙다리뒤근육의 닿는곳을 확인할 수 있었는가?

4. 종아리

학습목표
1. 종아리 앞칸근육과 종아리 가쪽칸근육의 작용, 신경지배, 혈액공급을 설명한다.
2. 종아리 뒤칸의 층을 구별하고, 각 층 근육의 작용, 신경지배, 혈액공급을 설명한다.
3. 발꿈치힘줄을 이루는 근육들을 확인한다.

1) 종아리 뒤부위

(1) 피부신경

① 오금부위 실습에서 찾았던 작은 두렁정맥을 다시 확인하고, 종아리 아래쪽 부위에서 이 정맥 바로 가쪽에 약간 깊게 위치한 **장딴지신경**(sural n.)을 찾는다(그림 9-18).

② 장딴지신경을 몸쪽으로 추적하면서, 두 갈래로 나뉘는 것을 확인하고, 깊은근막을 뚫고 들어가기 전까지 추적한다. 먼쪽으로는 발목을 지나 가쪽복사 뒤까지 추적한다(그림 9-4 B).

③ 종아리의 깊은근막(**종아리근막** crural fascia)을 제거하면서 다음을 관찰한다.

④ 작은두렁정맥을 다리오금까지 추적하여 오금정맥에 합쳐지는 것을 확인한다.

⑤ 장딴지신경의 갈래를 다리오금까지 추적한다. 두 갈래가 각각 정강신경에서 나온 가지인 **안쪽장딴지피부신경**(medial sural cutaneous n.)과 온종아리신경에서 나온 **가쪽장딴지피부신경**(lateral sural cutaneous n.)임을 확인한다(그림 9-4 B, 18).

⑥ 다음을 다시 한 번 확인한다.

- 안쪽장딴지피부신경과 가쪽장딴지피부신경은 다리오금 속이나 다리오금 가까이에서 일어난다(그림 9-4 B, 9-18).
- 안쪽과 가쪽장딴지피부신경이 만나 만들어진 장딴지신경(sural n.)은 종아리 아래 가쪽을 따라 내려가다가, 가쪽복사 뒤를 돌아 발 가쪽모서리에 분포하는데, 이때 이 신경을 **가쪽발등피부신경**(lateral dorsal cutaneous n.)이라고 하며, 새끼발가락 가쪽면까지 계속된다(그림 9-31).
- 장딴지신경이 종아리 아래쪽에서 작은두렁정맥(small sapheneous v.)을 동반하는 것을 확인한다.

(2) 종아리뒤칸의 근육 1 – 얕은층 근육

장딴지근(gastrocnemius m.), 장딴지빗근(plantaris m.), 가자미근(soleus m.)이 종아리뒤칸 얕은층 근육이며, 이들 근육이 장딴지의 튀어나온 부분을 이룬다(그림 9-20).

① **장딴지근** 전체를 깨끗이 정리한다. 장딴지근은 넙다리뼈 가쪽 · 안쪽관절융기에서 가쪽갈래와 안쪽갈래로 일어나 다리오금 아래에서 합쳐진다. 장딴지근은 위에서는 힘살로 되어 있고 아래쪽에서는 힘줄로 되어 있다.

② 장딴지근과 장딴지빗근의 이는곳을 확실하게 구분한다. 장딴지근 두 갈래가 이는곳과 두 갈래가 서로 만나 합쳐지는 곳 중간 부위에서 두 갈래를 각각 자르고, 잘린 부분을 위와 아래로 젖힌다(그림 9-19 참고). 근육을 젖힐 때 이 근육에 분포하는 정강신경(tibial n.)과 오금동맥(popliteal a.)의 가지를 확인한다(그림 9-20). 확인이 되었으면 이들 가지를 자르고 근육을 최대한 젖힌다.

③ **장딴지빗근**(plantaris m.)을 확인한다(그림 9-19). 장딴지빗근 힘살은 장딴지근과 가자미근 사이에서 좁고 긴 힘줄이 되며, 이 힘줄은 발꿈치힘줄(calcaneal tendon) 안쪽모서리를 따라 내려가 발꿈치힘줄 앞이나 옆에서 발꿈치뼈에 닿는다. 이 근육은 퇴화하는 경향이 있어 아주 가늘며, 때로는 힘살은 거의 없이 가는 힘줄로 존재할 수도 있다. 약 10%에서는 발견되지 않는다.

④ **가자미근**(soleus m.) 표면을 깨끗이 정리한다.

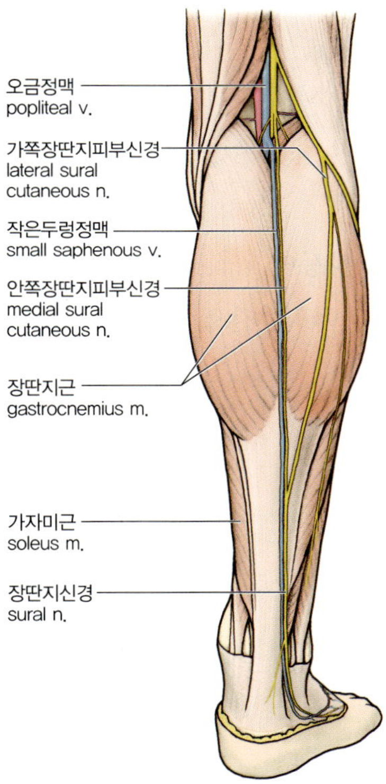

그림 9-18 종아리뒤칸에서 깊은근막이 제거된 후의 모습

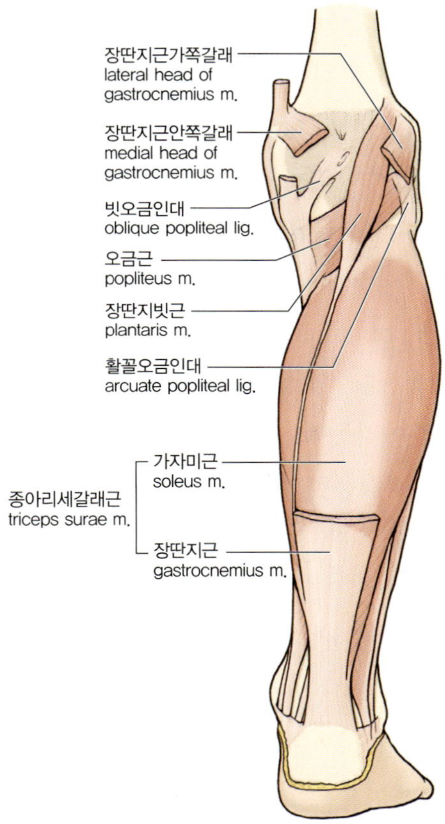

그림 9-19 종아리뒤칸 얕은층 근육. 장딴지근을 제거하여 가자미근을 노출시킨 모습

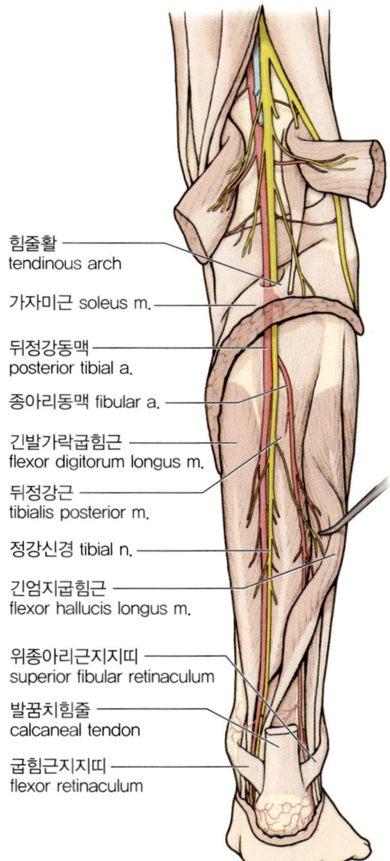

그림 9-20 종아리뒤칸 깊은층 근육. 가자미근을 마저 제거하여 깊은층 근육을 노출시킨 모습

⑤ 발꿈치힘줄을 살짝 들어 올리고, 힘줄을 따라 몸쪽으로 추적해 올라가서, 이 근육이 정강뼈와 종아리뼈에 부착하여 이는 것을 확인한다.

⑥ 가자미근을 종아리뼈에 부착된 부분은 남겨둔 채로 이는곳 가까이에서 떼어 내 발꿈치 쪽으로 젖힌다. 근육을 젖히면서 가자미근 깊은 곳에 분포하는 정강신경 가지와 뒤정강동맥(posterior tibial a.) 가지를 확인한다. 근육을 완전히 젖히기 위하여 이 신경과 혈관을 자른다.

⑦ 장딴지근과 가자미근의 힘줄이 합쳐져 **발꿈치힘줄**(calcaneal tendon; **아킬레스힘줄** Achilles tendon)이 되는 것을 확인한다. 또한 이 힘줄이 발꿈치뼈융기(calcaneal tuberosity)에 닿는 것을 확인한다(그림 9-20, 27).

(3) 뒤정강 혈관과 정강신경

장딴지근과 가자미근을 아래로 젖히면 **가로근육사이막**(transverse intermuscular septum)이 노출된다. 이 사이막에서 나란히 주행하는 **뒤정강동 · 정맥**(posterior tibial a. and v.)과 **정강신경**을 찾아 깨끗이 한다(그림 9-20, 21). 실습을 용이하게 하기 위하여 필요하다면 뒤정강정맥은 제거해도 좋다.

① 뒤정강동맥과 정강신경을 몸쪽으로 따라가 본다. 이들이 오금에서 가자미근 이는곳에 만들어진 **힘줄활**(tendinous arch) 밑을 지나 종아리로 들어 온 것을 확인한다(그림 9-20).

② **오금근**(popliteus m.)을 확인한다. 오금근은 종아리 뒤칸 깊은층 근육으로, 가자미근보다 몸쪽에 위치하며, 근막으로 덮여 있다(그림 9-19, 20, 21).

③ **오금동맥**(popliteal a.)이 오금근(popliteus m.) 아랫면을 지나면서 **앞정강동맥**(anterior tibial a.)과 **뒤정강동맥**으로 나뉘는 것을 확인한다. 앞정강동맥은 뼈사이막을 지나 종아리앞칸으로 간다.

④ 뒤정강동맥의 가장 큰 가지인 **종아리동맥**(peroneal a.)을 확인한다. 이 동맥은 오금근 아래모서리에서 2~3 cm 정도 먼쪽에서 뒤정강동맥의 가지로 갈려 나온다.

(4) 종아리뒤칸의 근육 2 – 깊은층 근육

종아리뒤칸 깊은층에는 오금근, 긴엄지굽힘근, 긴발가락굽힘근, 뒤정강근이 있다(그림 9-20).

① **오금근**(popliteus m.)을 다시 한 번 확인한다.

② 깊은층 안쪽에는 **긴발가락굽힘근**(flexor digitorum longus m.)이, 가쪽에는 **긴엄지굽힘근**(flexor hallucis longus m.)이 자리하고 있음을 확인하고, 이들 근육을 깨끗이 한다.

③ 뒤정강동맥이 긴발가락굽힘근과 긴엄지굽힘근 사이르 내려가고 있음을 확인한다. 발목에 가까워지면서 이 동맥은 안쪽복사 쪽을 향한다.

④ 긴엄지굽힘근과 긴발가락굽힘근을 가쪽과 안쪽으로 각각 당겨, 그 속에 있는 **뒤정강근**(tibialis posterior m.)을 확인한다(그림 9-20). 종아리뒤칸 가장 깊은 곳에 있는 근육인 뒤정강근은 가장 몸쪽 부분을 제외하고는 긴엄지굽힘근과 긴발가락굽힘근으로 완전히 덮여 있다.

⑤ 이들 근육의 먼쪽 주행은 발목의 해부에서 다시 보도록 한다.

(5) 종아리동맥

긴엄지굽힘근을 가쪽으로 당기고 종아리동맥(fibular a.)의 경로를 아래쪽으로 추적하여 본다(그림 9-20, 21). 종아리 먼쪽에서 이 동맥은 뼈사이막 표면에 위치하며, 여기서 발목과 발의 앞가쪽으로 달리는 관통가지를 낸다. 관통가지는 발목의 해부에서 확인한다.

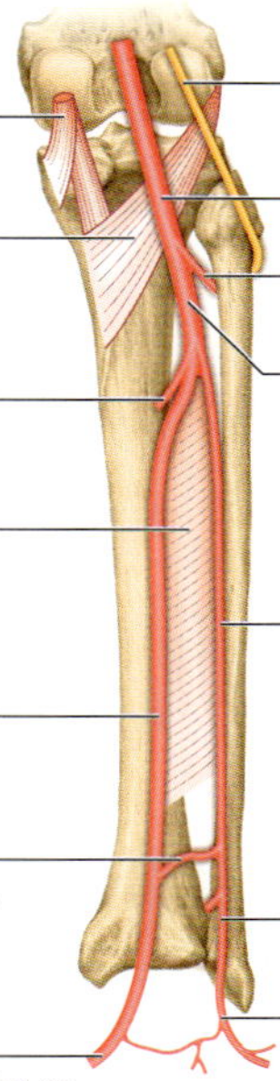

그림 9-21 종아리뒤칸의 동맥

2) 종아리 앞부위

(1) 피부벗기기

피부가 이미 벗겨져 있지 않다면 다음과 같이 피부벗기기를 시행한다.

① 시신을 바로누운자세(supine position)로 하고, 다리오금 밑에 목침을 넣어 다리를 고정시킨다.

② 그림 9-1을 참고하여, 종아리 뒤쪽에서 덜 벗겼던 피부를 완전히 벗긴다. 이때 얕은근막과 깊은근막이 손상되지 않도록 주의한다.

③ 발등과 발 양쪽 모서리까지 피부벗기기를 진행한다.

(2) 무릎인대

무릎인대, 넙다리빗근 닿는곳, 두덩정강근 닿는곳, 반막근과 반힘줄근 닿는곳 등을 깨끗이 정리한다(그림 9-22).

① 무릎인대(patellar lig.)는 무릎뼈 먼쪽 모서리에서 정강뼈거친면(tibial tuberosity)에 닿는 질기고 납작한 섬유띠로, 실질적으로 넙다리네갈래근의 닿는곳이기도 하다.

② 넙다리빗근 힘줄, 두덩정강근 힘줄, 반힘줄근 힘줄은 정강뼈 안쪽면 윗부분에 함께 닿으며, 이를 **거위발**(pes anserinus)이라고 한다(그림 9-23).

(3) 얕은종아리신경

종아리 가쪽 부위 중간쯤에서 **얕은종아리신경**(superficial peroneal n.)이 종아리근막을 뚫고 얕은근막으로 나오는 것을 찾는다(그림 9-4 A, 31). 얕은종아리신경은 종아리뼈 안쪽을 따라 발등까지 내려가며, 여러 종말가지로 나뉘어 발가락으로 간다.

(4) 두렁신경

넙다리신경의 연장인 **두렁신경**(saphenous n.)을 다시 확인한다. 두렁신경은 무릎 아래 안쪽에서 피부신경이 되며, 큰두렁정맥(great saphenous v.)을 동반하여 안쪽복사에 이르면서 종아리 안쪽과 앞안쪽 피부에 분포한다.

(5) 지지띠

종아리앞칸(anterior compartment of leg)의 근육들을 정리하기 전에 발목에서 **폄근지지띠**(extensor retinaculum)를 깨끗이 정리한다(그림 9-22, 24, 32). 발목에 있는 여러 지지띠는 깊은근막이 인접부위에 비해 두꺼워진 부분을 말하며, 그 경계가 명확하지 않지만, 표면을 깨끗이 하면 구별이 가능하다.

① **위폄근지지띠**(superior extensor retinaculum) : 양쪽 복사 바로 몸쪽 부분 앞을 가로 질러 위치하며, 가쪽으로는 종아리뼈 뼈막으로 이어지고 안쪽으로는 정강뼈 뼈막과 연속된다.

② **아래폄근지지띠**(inferior extensor retinaculum) : 위폄근지지띠보다 더 크며, Y자형으로 붙어있다. Y자의 밑둥은 발꿈치뼈(calcaneus) 앞가쪽면에 붙고(그림 9-27), 가쪽으로 아래종아리근지지띠(inferior peroneal retinaculum)와 부분적으로 이어진다. Y자의 양팔은 각각 안쪽복사와 발 안쪽모서리에 닿는다(그림 9-29). 안쪽모서리에 닿은 부분은 발모서리를 돌아 발바닥널힘줄(plantar aponeurosis)로 이어진다.

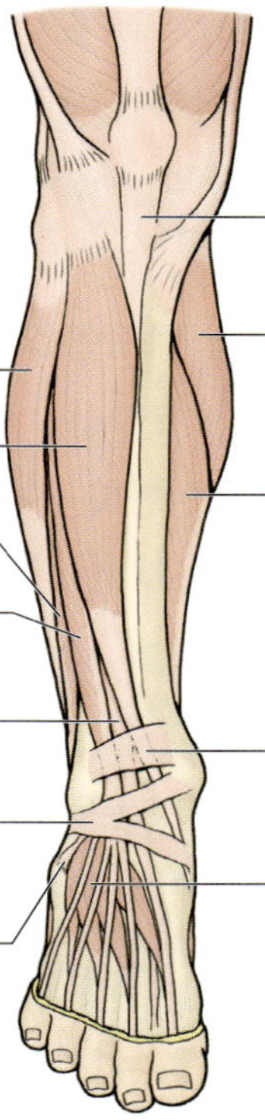

그림 9-22 종아리근막을 제거하고 종아리를 앞에서 본 모습

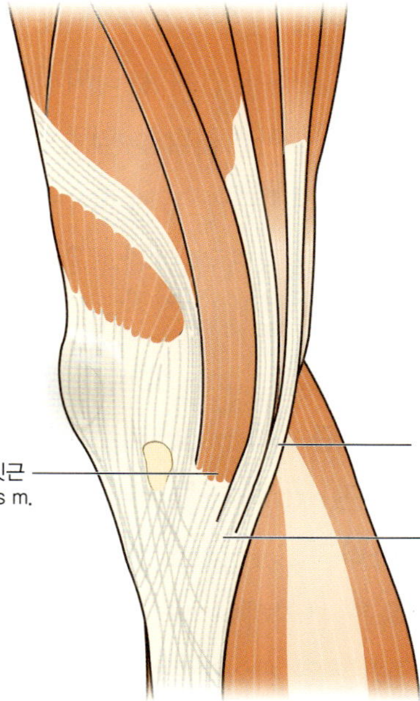

그림 9-23 넙다리빗근, 두덩정강근, 반힘줄근의 힘줄이 닿는 모습(거위발)

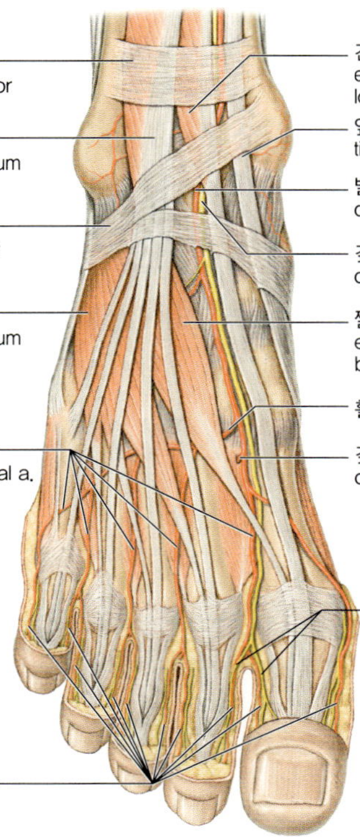

그림 9-24 발목을 지나는 종아리앞칸근육 힘줄과 폄근지지띠

(6) 종아리앞칸 근육

종아리앞칸의 근육으로는 안쪽에서부터 앞정강근, 긴엄지폄근, 긴발가락폄근, 셋째종아리근 등 4개가 있다(그림 9-22). 이들 근육은 일부가 자신을 덮고 있는 깊은근막(종아리근막 crural fascia)에 부착되어서, 종아리근막과 근육이 쉽게 분리되지 않는다.

① 종아리앞칸의 종아리근막을 앞종아리근육사이막과 정강뼈 사이에서 세로로 잘라 근육을 노출시킨다. 이때 폄근지지띠는 남겨 놓는다.

② 종아리근막이 정강뼈의 날카로운 앞모서리에 단단히 붙어 있음을 확인한다.

③ 네 근육 중에서
- **앞정강근**(tibialis anterior m.)은 안쪽에 있다.
- **긴발가락폄근**(extensor digitorum longus m.)은 가쪽에 있다.
- **긴엄지폄근**(extensor hallucis longus m.)은 이들 두 근육에 덮여 있음을 확인한다.
- **셋째종아리근**(peroneus tertius m.)은 긴발가락폄근의 가장 가쪽 부분으로 여길 수 있다.

④ 이들 근육을 분리하여 깨끗이 하고, 각각을 먼쪽으로 추적하여 본다.

⑤ 셋째종아리근을 제외한 3개 근육의 힘줄들이 발목관절 근처에서 폄근지지띠 깊은 곳을 지나 발등으로 내려갈 때, 각 근육의 힘줄은 **윤활집**(synovial sheath)에 싸여 있다. 인대 위에서 폄근지지띠를 세로로 절단한 후 인대를 꺼내고 윤활집을 확인한다(그림 9-27, 29).

(7) 종아리앞칸의 동맥과 신경

앞정강동맥과 깊은종아리신경이 분포한다.

① 발목 앞면에서, 긴엄지폄근 힘줄과 긴발가락폄근 힘줄 사이에 있는 **앞정강동맥**(anterior tibial a.)을 확인한다.

② 이 동맥을 몸쪽으로 따라간다. 그러기 위해서는 앞정강근은 안쪽으로, 나머지 종아리앞칸근육은 가쪽으로 젖혀야 한다(그림 9-25). 이때 **깊은종아리신경**(deep peroneal n.)이 앞정강동맥을 동반하고 있음이 관찰될 것이다.

③ 종아리앞칸 가장 몸쪽, 종아리뼈목 가까운 곳에서 앞정강동맥이 뼈사이막을 뚫고 종아리 앞칸으로 들어오는 것을 확인한다(그림 9-21, 25).

④ 종아리동맥 관통가지(perforating branch of peroneal a.)를 확인한다. 이 가지는 가쪽복사 위 약 4 cm 되는 곳에서 뼈사이막을 뚫고 앞칸으로 들어온다.

⑤ 깊은종아리신경이 긴발가락폄근 윗부분을 뚫고 종아리 앞칸으로 들어오는 것을 확인한다(그림 9-30). 깊은종아리신경은 종아리앞칸의 모든 근육에 분포한다.

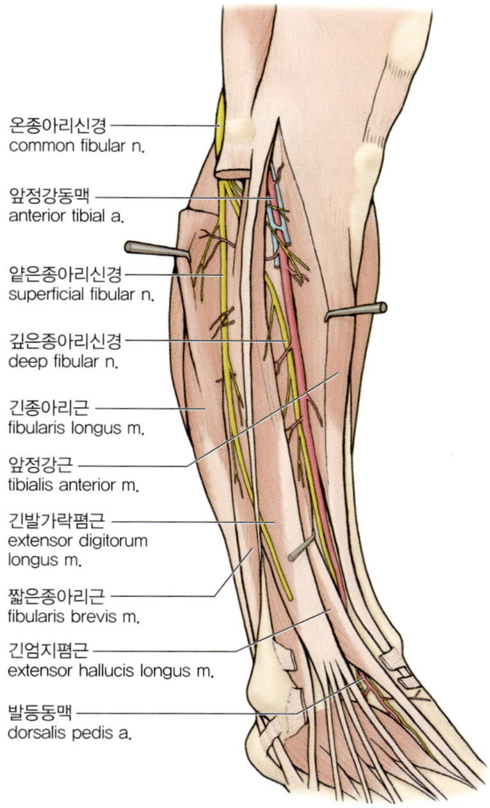

그림 9-25 앞정강동맥의 경로

3) 종아리 가쪽부위

(1) 종아리가쪽칸

종아리가쪽칸(lateral compart of leg)은 종아리 앞가쪽면에서 앞종아리근육사이막과 뒤종아리근육사이막(anterior and posterior intermuscular septa of leg)으로 경계를 이룬다. 종아리가쪽칸에는 긴종아리근과 짧은종아리근의 2개 근육이 있다.

(2) 종아리근지지띠

발목 가쪽에서, 깊은근막이 두꺼워져 만들어진 종아리근지지띠를 관찰한다(그림 9-26, 27). 종아리근지지띠는 위와 아래 2개가 있다.

① 발목 가쪽면에서 깊은근막 표면을 깨끗이 한다.

② **위종아리근지지띠**(superior fibular retinaculum)는 가쪽복사에서 아래뒤쪽으로 달려 발꿈치뼈 위가쪽부분에 닿는다.

③ **아래종아리근지지띠**(inferior fibular retinaculum)는 발꿈치뼈 위앞부분에 붙으며, 이곳에서 아래폄근지지띠의 가쪽 끝과 이어져 있다. 아래쪽에서 아래종아리근지지띠는 발꿈치뼈 가쪽면에 있는 종아리근도르래(peroneal trochlea)에 붙는다.

(3) 종아리가쪽칸 근육

긴종아리근(fibularis longus m.)과 **짧은종아리근**(fibularis brevis m.)이 있다.

① 종아리근지지띠는 그대로 둔 채 종아리가쪽칸을 덮는 근막을 제거하여 근육을 노출시킨다.

② 긴종아리근과 짧은종아리근을 분리해 본다(그림 9-26). 긴종아리근이 짧은종아리근을 덮고 있는 모습을 확인한다.

③ 두 근육의 닿는곳을 공부하고, 각 근육의 힘줄을 당겨보아 근육의 작용을 확인한다.

④ 가쪽복사 뒤에서 위종아리근지지띠 깊은 곳을 지날 때, 두 종아리근 힘줄이 **온힘줄집**(common tendinous sheath)에 싸여 있는 것을 확인한다(그림 9-27).

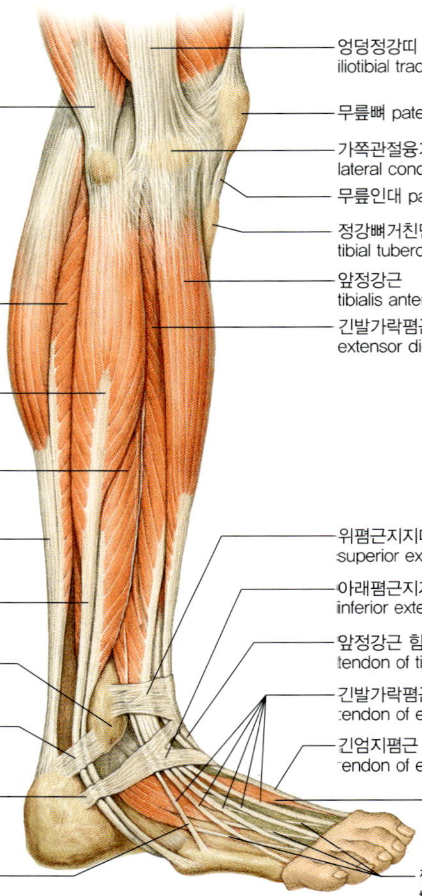

그림 9-26 종아리가쪽칸 근육

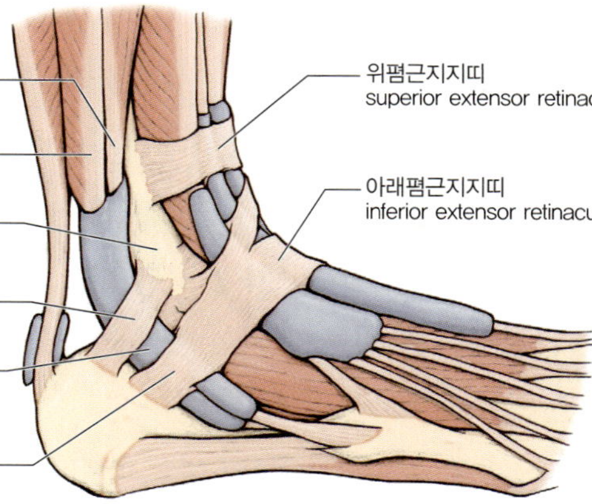

그림 9-27 긴종아리근과 짧은종아리근 힘줄의 주행 경로

(4) 얕은종아리신경(superficial fibular n.)

① 앞서 찾아 놓았던 얕은종아리신경을 몸쪽으로 추적하여, 이 신경이 긴종아리근과 짧은종아리근 사이를 지나 내려오는 것을 확인한다(그림 9-25).

② 최대한 몸쪽으로 추적하여, 이 신경이 긴종아리근 속을 지나옴을 확인한다.

③ 긴종아리근 밑으로, 이 신경과 나란하게 더듬자를 밀어 넣고, 더듬자 위를 따라 긴종아리근을 절개한다(그림 9-25).

④ 절개된 긴종아리근 사이로 얕은종아리신경을 계속 추적하여, 이 신경이 온종아리신경(common peroneal n.)의 가지임을 확인한다.

⑤ 온종아리신경은 긴종아리근에 덮여 종아리뼈목을 가로지르면서 깊은종아리신경과 얕은종아리신경으로 나뉜다(그림 9-28).

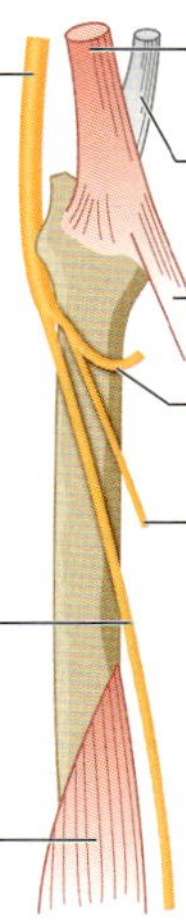

그림 9-28 온종아리신경, 깊은종아리신경, 얕은종아리신경의 경로

4) 발목 안쪽면의 해부

(1) 굽힘근지지띠

발목 안쪽면에서 깊은근막 표면을 깨끗이 정리한다. 이곳에서, 종아리근막이 두꺼워져 만들어진 **굽힘근지지띠**(flexor retinaculum)를 확인한다. 굽힘근지지띠는 안쪽복사에서 아래뒤쪽으로 발꿈치뼈 안쪽면 뒷부분 발꿈치뼈융기(calcaneal tuberosity)까지 뻗어 있다.

- 발목 안쪽면에서 굽힘근지지띠 부위를 제외한 깊은근막을 제거한다(그림 9-29).

(2) 종아리뒤칸 깊은층 구조물

굽힘근지지띠와 관련하여 종아리뒤칸 깊은층 구조물들을 다시 한 번 살펴본다.

① 굽힘근지지띠를 제거하지 않은 상태에서, 굽힘근지지띠 전후로 **긴발가락굽힘근**(flexor digitorum longus m.)과 **긴엄지굽힘근**(flexor hallucis longus m.)의 힘줄을 깨끗이 정리한다.

② 이 두 근육 사이에서 **뒤정강동맥**(posterior tibial a.)과 **정강신경**(tibial n.)을 확인하고, 깨끗이 정리한다(그림 9-29).

③ 뒤정강동맥이 굽힘근지지띠 깊은 곳에서 **안쪽발바닥동맥**과 **가쪽발바닥동맥**(medial and lateral plantar aa.)으로 나뉘며 끝나는 것을 확인한다.

④ 정강신경 역시 굽힘근지지띠 깊은 곳에서 안쪽발바닥신경과 가쪽발바닥신경(medial and lateral plantar nn.)으로 나뉘며 끝나고, 이들은 같은 이름의 동맥과 동반하여 발바닥으로 들어가는 것을 확인한다.

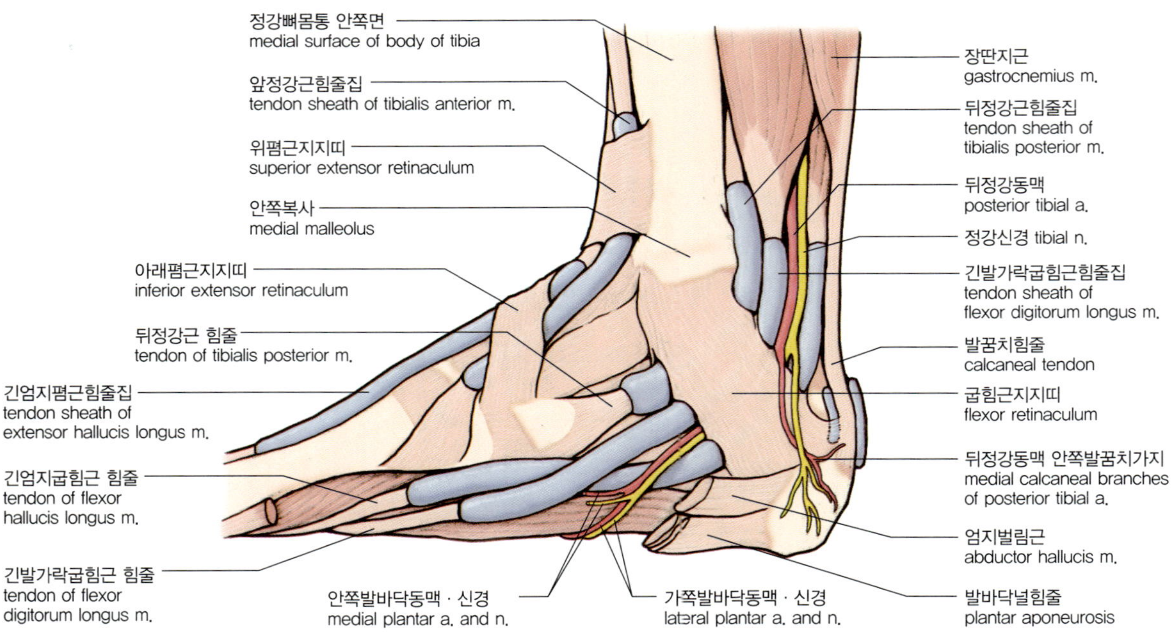

그림 9-29 발목 안쪽을 지나는 구조물과 굽힘근지지띠

⑤ 굽힘근지지띠(flexor retinaculum)를 열어 젖히고, 그 안에서 힘줄들이 힘줄윤활집으로 싸여 있는 것을 확인한다.

⑥ 굽힘근지지띠 깊은 곳에는 앞에서 뒤로 가면서 뒤정강근 힘줄, 긴발가락굽힘근 힘줄, 뒤정강동맥, 정강신경, 긴엄지굽힘근 힘줄의 순서로 배열되어 있다(그림 9-29).

확인할 구조물

☐ 큰두렁정맥 ☐ 두렁신경 ☐ 얕은종아리신경

☐ 앞정강근 ☐ 긴엄지폄근 ☐ 긴발가락폄근 ☐ 셋째종아리근

☐ 위 · 아래폄근지지띠 ☐ 긴종아리근 ☐ 짧은종아리근 ☐ 위 · 아래종아리근지지띠

☐ 작은두렁정맥 ☐ 장딴지신경

장딴지근(☐ 안쪽갈래 ☐ 가쪽갈래) ☐ 가자미근 ☐ 발꿈치힘줄 ☐ 위 · 아래굽힘근지지띠

☐ 오금근 ☐ 긴엄지굽힘근 ☐ 긴발가락굽힘근 ☐ 뒤정강근

☐ 뒤정강동맥 ☐ 종아리동맥

정강신경의 가지(☐ 근육가지, ☐ 피부가지)

학습 과제

○ 자신의 발등에서 종아리 앞칸 근육을 움직여, 그 위치와 작용을 조사한다.

○ 종아리를 굽히는 근육의 지배신경은?

○ 다리오금을 구성하는 근육은 어떤 것인가?

○ 발목에서 굽힘근지지띠를 지나가는 근육은?

○ 종아리세갈래근의 이는곳과 닿는곳은?

○ 발의 운동(발등굽힘, 발바닥굽힘, 안쪽번짐, 가쪽번짐)에 관여하는 근육을 정리한다.

5. 발

학습목표

1. 발목과 발등 표면에 존재하는 주요 구조물들을 확인한다.
2. 발바닥널힘줄을 확인하고 기능을 설명한다.
3. 발바닥의 층을 구별하고 각 층에 위치하는 구조물을 확인한다.

1) 발등부위

(1) 발등의 얕은근막

① 발등정맥그물(dorsal venous network of foot)을 구성하는 발등정맥활(dorsal venous arch), 등쪽발허리정맥(dorsal metatarsal vv.), 등쪽발가락정맥(dorsal digital vv.) 등을 최대한 확인한다(그림 9-30).

② 큰두렁정맥과 작은두렁정맥이 시작하는 모습을 다시 한 번 확인한다(그림 9-30).

③ 종아리가쪽칸에서 보았던 얕은종아리신경(superficial peroneal n.)이 발등에 분포하는 영역을 추적하여 본다(그림 9-31).

④ 첫째와 둘째 발허리뼈 사이에서 깊은종아리신경(deep peroneal n.) 피부가지가 얕은근막으로 나오는 것을 찾는다(그림 9-31)

(2) 폄근 힘줄

긴발가락폄근 힘줄(tendon of extensor digitorum longus m.)과 **긴엄지폄근 힘줄**(tendon of extensor hallucis longus m.)을 발가락까지 추적하여, 이들 힘줄이 닿는 양상을 확인한다(그림 9-32). 각각의 폄근힘줄 가닥은 첫마디뼈 등쪽면에서 넓게 퍼진 후(**폄근널힘줄** extensor expansion) 중간가닥 하나와 곁가닥 2개로 나뉜다. 중간가닥은 중간마디뼈(middle phalanx) 바닥에 닿으며, 곁가닥은 끝마디뼈(distal phalanx) 바닥에 닿는다.

(3) 짧은발가락폄근

긴발가락폄근과 셋째종아리근 힘줄(tendon of fibularis tertius m.)을 가쪽으로 젖힌 후 다음과 같은 발등의 구조물을 확인한다(그림 9-32).

① **짧은발가락폄근**(extensor digitorum brevis m.)을 깨끗이 정리하고, 다음 사항을 관찰한다.

- 발꿈치뼈몸통 윗면과 가쪽면에서 일어난다.
- 4개 힘살로 나뉘며, 짧은 힘줄이 되어 안쪽 4개 발가락으로 간다.
- 엄지발가락으로 간 힘줄은 엄지발가락 첫마디뼈 등쪽면에 닿는다.
- 나머지 발가락으로 가는 힘줄은 긴발가락폄근 힘줄 가쪽면에 합쳐진다.

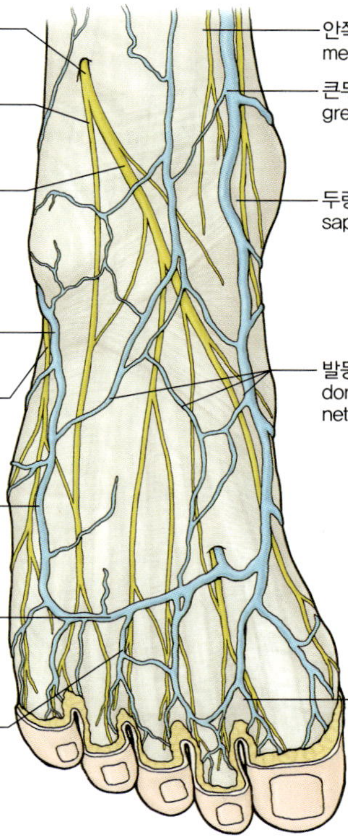

그림 9-30 발등의 정맥

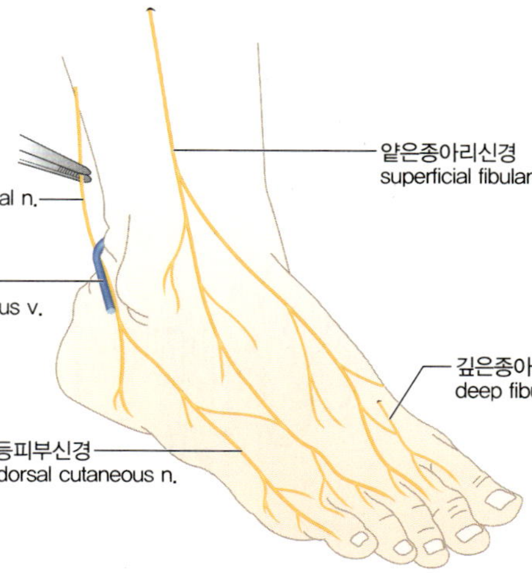

그림 9-31 발등의 피부신경

② 엄지로 가는 부분을 **짧은엄지폄근**(extensor hallucis brevis m.)이라고도 한다.

(4) 앞정강동맥

앞정강동맥을 확인하고 이를 발목쪽으로 추적한다. 이 동맥이 아래폄근지지띠를 지나는 순간 **발등동맥**(dorsalis pedis a.)이 된다. 발등동맥과 그 가지를 깨끗이 정리하고, 다음을 확인한다(그림 9-32, 33).

① 첫째와 둘째 발허리뼈 사이 선을 따라 앞쪽으로 주행한다.

② **깊은발바닥동맥**(deep plantar a.)과 **첫째등쪽발허리동맥**(first dorsal metatarsal a.)으로 나뉘며 끝난다.

③ 발목뼈를 가로지르는 동안에 가쪽발목동맥(lateral tarsal a.)과 안쪽발목동맥(medial tarsal a.)을 낸다.

④ 발등동맥이 끝나기 직전, 발허리뼈 바닥 근처에서 활꼴동맥(arcuate a.)을 낸다. 활꼴동맥은 발허리뼈 바닥을 가로질러 가쪽으로 달리며 둘째, 셋째, 넷째 등쪽발허리동맥(dorsal metatarsal aa.)을 낸다.

⑤ 발등동맥의 마지막 가지 중 하나인 깊은발바닥동맥(deep plantar a.)은 첫째뼈사이공간의 몸쪽 부분을 통해 아래로 가서 발바닥에 분포한다. 이 동맥이 깊은발바닥동맥활(deep plantar arch)의 일부가 된다.

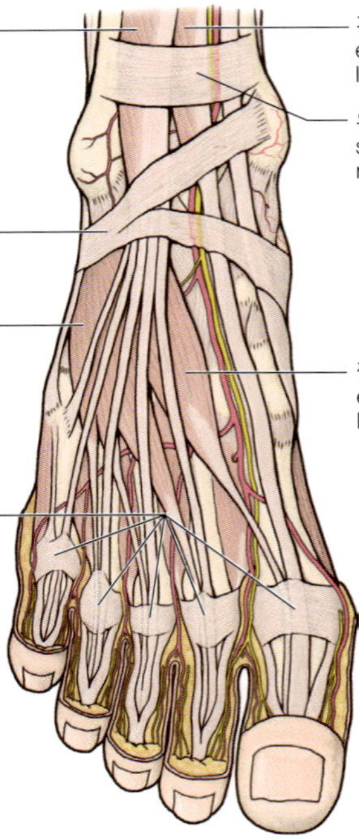

그림 9-32 발등의 근육과 힘줄

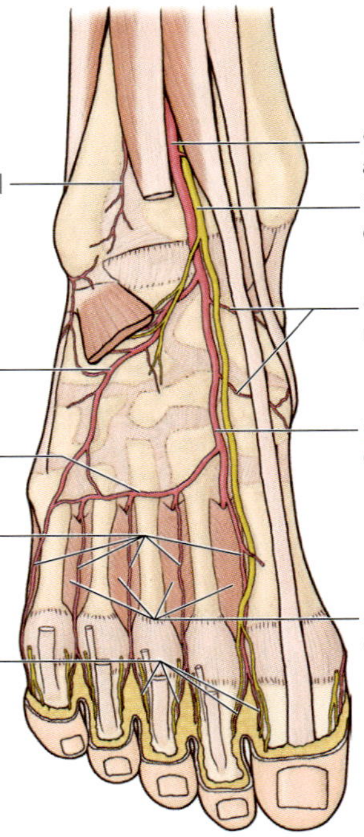

그림 9-33 발등의 동맥분포

2) 발바닥

(1) 피부벗기기

발바닥 피부를 '벗기는' 것은 매우 힘들다. 따라서 조각조각 잘라 제거한다.

(2) 발바닥근막

발의 깊은근막인 **발바닥근막**(plantar fascia)은 다른 부위의 깊은근막과는 달리 체중을 감당해야 하기 때문에 대부분이 매우 두꺼워져 있으며, 이 두꺼워져 있는 발바닥근막 부위를 **발바닥널힘줄**(plantar aponeurosis)이라고 한다.

① 얕은근막을 긁어서 제거하여 발바닥널힘줄 표면을 깨끗이 정리한다(그림 9-34).

② 발바닥근막의 안쪽과 가쪽 부분은 비교적 얇고, 각각 엄지발가락과 새끼발가락의 근육을 덮고 있다.

③ 발바닥근막의 가운데 부분은 매우 두꺼워져 발바닥널힘줄을 이룬다.

④ 발바닥널힘줄은 뒤로는 발꿈치뼈에 단단히 붙어 있으며, 앞으로 달리면서 넓어지다가 5개의 힘줄띠(band)로 나뉘어 각각의 발가락 쪽으로 간다.

⑤ 발허리뼈 머리 근처에는 **얕은가로발허리인대**(superficial transverse metatarsal lig.)가 있어서 5개 힘줄띠를 가로로 연결한다.

(3) 발바닥널힘줄

발바닥널힘줄을 발꿈치뼈 가까운 곳에서 가로로 잘라 젖힌다. 발바닥에는 많은 근육이 있으며, 일반적으로 이들은 4층으로 배열되어 있다고 설명한다. 각 층을 살펴보기로 한다.

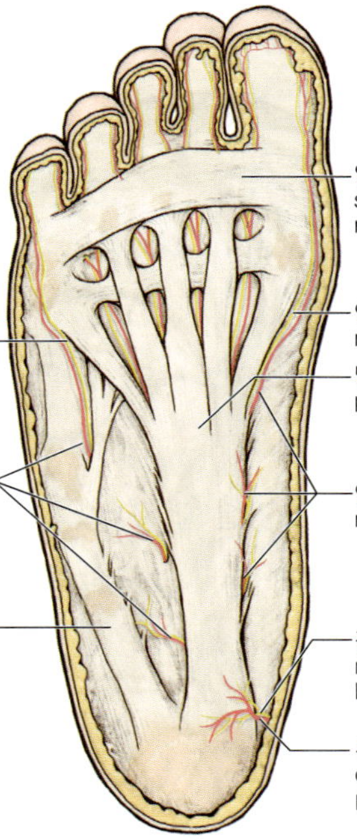

그림 9-34 발바닥널힘줄

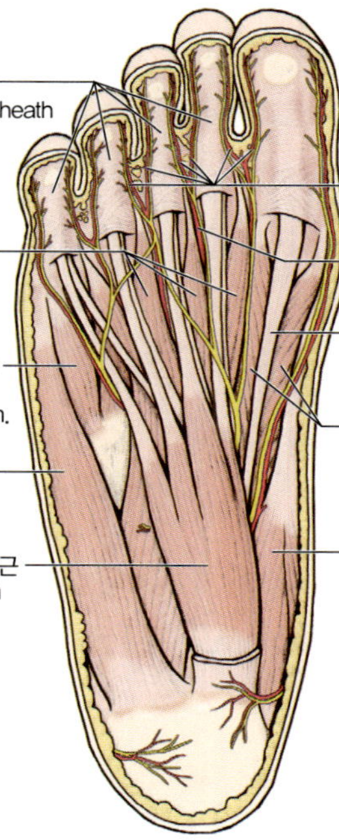

그림 9-35 발바닥 첫째층

(4) 발바닥 첫째층 구조물

① 첫째층에 있는 3개 근육을 찾아 깨끗이 정리한다(그림 9-35).

- 안쪽에 **엄지벌림근**(abductor hallucis m.)
- 가쪽에 **새끼벌림근**(abductor digiti minimi m.)
- 중간에 **짧은발가락굽힘근**(flexor digitorum brevis m.)

② 엄지벌림근에 덮여서 뒤정강동맥과 정강신경이 발목에서 발바닥으로 들어오는 것을 확인한다.

③ 엄지벌림근과 짧은발가락굽힘근을 이는곳에서 잘라 젖힌다.

④ 엄지벌림근 속에서 뒤정강동맥과 정강신경이 각각 안쪽·가쪽발바닥동맥과 신경(medial and lateral plantar aa. and nn.)으로 나뉘는 모습을 확인한다.

(5) 발바닥 둘째층 구조물(그림 9-36)

① 먼저, 발 안쪽모서리에서 발바닥으로 넘어오는 **긴발가락굽힘근 힘줄**(tendon of flexor digitorum longus m.)을 찾는다.

② 이 힘줄이 네 가닥으로 나뉘어, 짧은발가락굽힘근 힘줄과 만나, 엄지를 제외한 가쪽 4개 발가락으

로 가는 것을 확인한다. 긴발가락굽힘근 힘줄은 끝마디뼈 바닥에, 짧은발가락굽힘근 힘줄은 중간마디뼈 바닥에 닿는다.

③ **안쪽과 가쪽발바닥동맥과 신경**을 앞쪽으로 추적하여 본다. 안쪽발바닥신경과 동맥은 거의 앞쪽으로 주행하는 반면에, 가쪽발바닥신경과 동맥은 발바닥을 가로질러 가쪽 앞으로 달린다.

④ **긴엄지굽힘근 힘줄**(tendon of flexor hallucis longus m.)을 확인한다. 이 힘줄은 발바닥으로 들어가면서 목말받침돌기(sustentaculum tali) 아랫면에 위치한 고랑에 강한 섬유띠로 고정되어 있다. 긴엄지굽힘근 힘줄은 엄지발가락 끝마디뼈에 닿는다.

⑤ 긴발가락굽힘근 힘줄 뒤쪽에서 **발바닥네모근**(quadratus plantae m.)을 깨끗이 정리한다. 이 근육이 앞쪽에서는 긴발가락굽힘근 힘줄에 닿는 것을 확인한다.

⑥ 긴발가락굽힘근 힘줄 앞쪽에서, 힘줄 가닥에 부착하여 일어나는 4개의 작은 **벌레근**(lumbrical mm.)을 확인한다.

⑦ 발바닥네모근 힘살을 중간에서 가로로 자르고, 긴발가락굽힘근 힘줄을 가닥으로 나뉘기 전 부위에서 잘라 벌레근과 함께 앞으로 젖힌다(그림 9-37). 가쪽 3개 벌레근에 가쪽발바닥신경 가지가 분포하는 것을 확인한다.

(6) 발바닥 셋째층 구조물(그림 9-37)

① 셋째층에 있는 다음 근육을 깨끗이 정리한다.

- 첫째발허리뼈를 덮는 짧은엄지굽힘근(flexor hallucis brevis m.)
- 짧은새끼굽힘근(flexor digiti minimi brevis m.)
- 엄지모음근(adductor hallucis m.)의 빗갈래와 가로갈래

② 가쪽발바닥동맥을 다시 한 번 확인하고, 넷째와 다섯째 발허리뼈 바닥 근처에서 이 동맥이 안쪽으로 휘어가는 것을 추적한다. 이때 이 동맥을 덮고 있는 엄지모음근 빗갈래(oblique head)와 짧은엄지굽힘근을 절개하여 이 동맥의 전체 경로를 노출한다.

③ 이 동맥이 발등동맥의 가지인 깊은발바닥동맥(deep plantar a.)과 합쳐져 **깊은발바닥동맥활**(deep plantar arch)을 이루는 것을 확인한다(그림 9-37).

④ 깊은발바닥동맥활은 둘째, 셋째, 넷째 발허리뼈 바닥에 위치하며, 4개의 바닥쪽발허리동맥(plantar metatarsal aa.)을 낸다.

(7) 발바닥 넷째층 구조물

① 발바닥 넷째층에는 등쪽 및 바닥쪽 뼈사이근이 모두 7개가 존재하지만, 발바닥이 너무 깊고 좁아서 해부하기 매우 힘들다. 뼈사이근은 손의 해부에서 보다 자세히 관찰하기로 한다.

② 발목 안쪽면에서 **뒤정강근 힘줄**(tendon of tibialis posterior m.)을 찾고, 이 힘줄을 당겨보아 닿는 곳을 확인한다(그림 9-27, 47). 이 힘줄은 발목 안쪽에서 굽힘근지지띠 깊은 곳과 발 안쪽모서리를 차

례로 지나 발로 들어온 후에 발배뼈거친면(tuberosity of navicular)과 안쪽쐐기뼈 등에 닿는다.

③ 발 가쪽모서리에서 **긴종아리근 힘줄**(tendon of peroneus longus m.)을 다시 한 번 확인한다.

④ 긴종아리근 힘줄에 평행하게 더듬자를 발바닥 깊숙이 넣어 입방뼈(cuboid bone) 홈을 따라 첫째발허리뼈까지 밀어 넣는다.

⑤ 이때 긴종아리근 힘줄을 덮고 있는 질긴 막이 **긴발바닥인대**(long plantar lig.)이다(그림 9-38 A).

⑥ 긴발바닥인대는 질긴 섬유띠로, 뒤로는 발꿈치뼈 아랫면 전체에 붙고, 앞으로는 입방뼈거친면 가까이에서 섬유가 퍼져 가쪽 4개 발허리뼈 바닥에 닿는다. 이 인대는 발의 세로활을 유지하는데 중요하다.

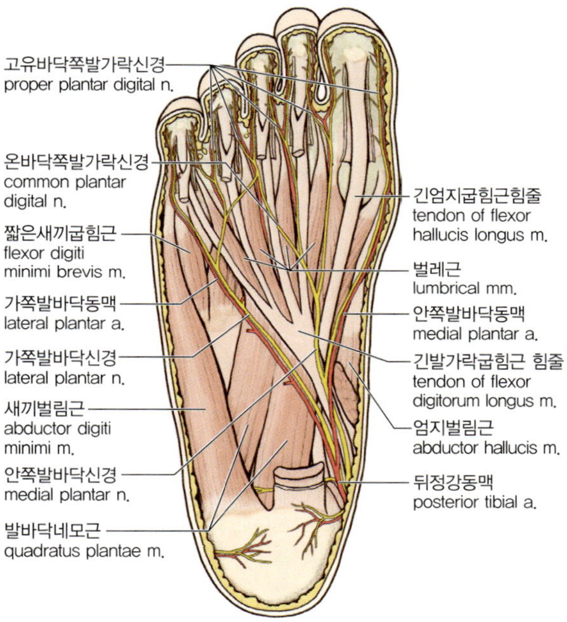

그림 9-36 발바닥 둘째층

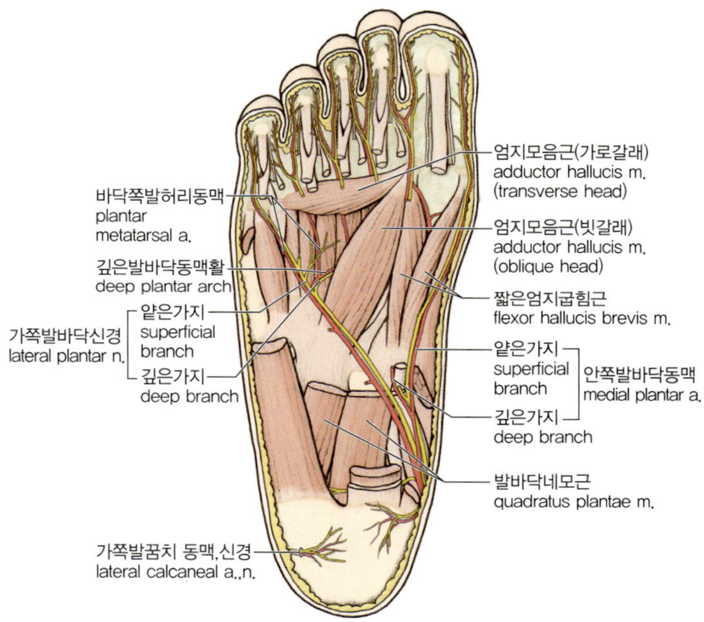

그림 9-37 발바닥 셋째층

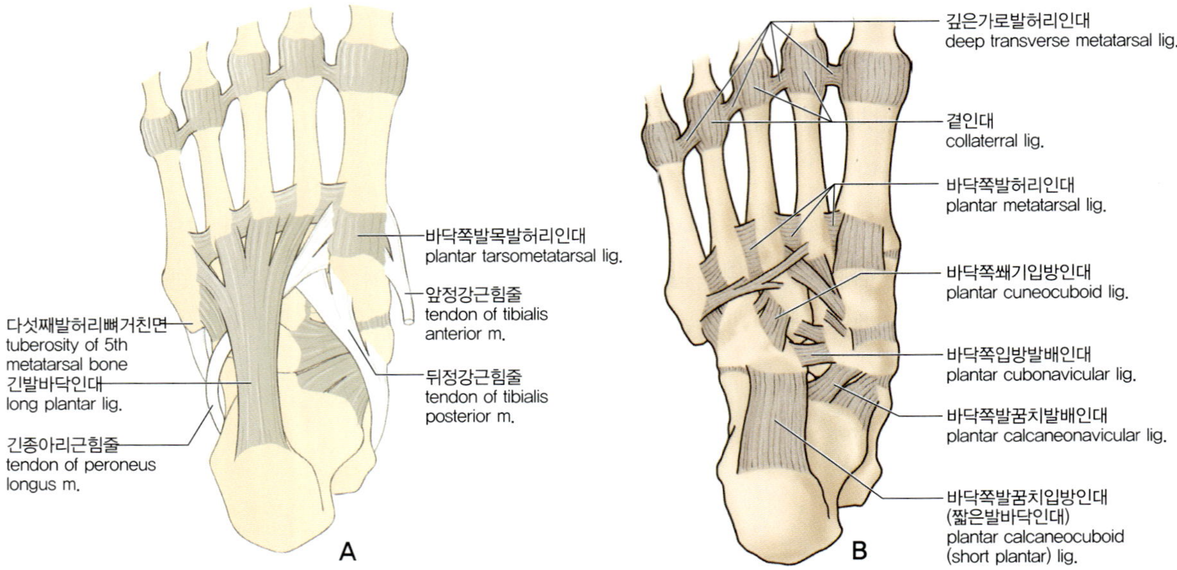

그림 9-38 긴발바닥인대와(A) 이를 제거한 모습(B)

확인할 구조물

□ 등쪽발가락신경 □ 안쪽 · 중간발등피부신경 □ 가쪽발등피부신경

□ 발바닥널힘줄 □ 짧은발가락굽힘근 □ 엄지벌림근 □ 새끼벌림근

□ 발바닥네모근 □ 짧은엄지굽힘근 □ 엄지모음근 □ 긴발가락굽힘근 힘줄 □ 벌레근

□ 긴엄지굽힘근 힘줄 □ 긴종아리근 힘줄

□ 안쪽발바닥동맥 □ 가쪽발바닥동맥 □ 깊은발바닥동맥활 □ 고유바닥쪽발가락동맥

□ 안쪽발바닥신경 □ 가쪽발바닥신경 □ 고유바닥쪽발가락신경

학습 과제

○ 발등에서 시작되는 피부정맥그물과, 여기서 시작되는 정맥을 확인한다.

○ 긴종아리근, 긴발가락굽힘근, 긴엄지굽힘근의 닿는곳을 확인할 수 있었는가?

○ 발 운동에 관여하는 근육과 지배신경의 관계를 정리한다.

○ 발의 피부에 분포하는 감각신경의 지배 영역을 그림으로 그려 설명한다.

6. 관절

학습목표

1. 엉덩관절, 무릎관절, 발목관절을 안정화시키는 구조들을 설명한다.
2. 엉덩관절, 무릎관절, 발목관절에 혈액을 공급하는 혈관들을 열거한다.

1) 엉치엉덩관절

엉치엉덩관절(sacroiliac joint)은 엉치뼈와 엉덩뼈의 귓바퀴면(auricular surface) 사이를 연결하는 관절이다.

2) 엉덩관절

(1) 엉덩관절 뒤부분

시신이 엎드린자세(prone position)에서 엉덩관절 주변의 다음 구조물들을 제거한다.

① 궁둥신경을 큰궁둥구멍 아래 약 2.5 cm 되는 곳에서 잘라 먼쪽 부분을 아래쪽으로 젖힌다.

② 궁둥구멍근 힘줄, 속폐쇄근 힘줄, 쌍동이근 힘줄을 이는곳에서 몸쪽으로 약 2 cm 정도 떨어져 자르고, 잘린 부분을 가쪽과 안쪽으로 각각 젖힌다. 이들 모든 근육이 관절주머니 바로 뒤에 위치하는 것을 확인한다.

③ 속폐쇄근 앞면과 작은궁둥패임 사이에 윤활집이 있는 것을 확인한다.

④ 넙다리네모근이 넓적다리에서 이는 부분을 떼어내 안쪽으로 젖힌다. 넙다리네모근 앞에서 바깥폐쇄근 힘줄이 넙다리뼈 돌기오목(trochanteric fossa)에 닿는 것을 확인한다.

⑤ 넙다리근막긴장근과 작은볼기근을 이는곳에서 떼어내 닿는곳 방향으로 완전히 젖히고, 작은볼기근 깊은 부분의 섬유를 관절주머니에서 떼어 낸다.

⑥ 두덩정강근을 이는곳 가까이에서 잘라 아래로 젖힌다.

⑦ 큰모음근 윗모서리를 깨끗이 정리하고, 큰모음근 위뒤쪽에 있는 바깥폐쇄근과 구별해 본다. 큰모음근 이는곳 전체를 따라 자르고, 근육을 닿는곳 방향인 뒤가쪽으로 젖힌다.

⑧ 노출된 엉덩관절 관절주머니(capsule of hip joint) 뒷면을 깨끗이 한다.

⑨ **궁둥넙다리인대**(ischiofemoral lig.)를 확인한다(그림 9-39). 이 인대의 섬유가 절구모서리 궁둥뼈 부분에서 넙다리뼈목과 큰돌기 바닥의 안쪽을 향하여 나선형으로 지나가는 것을 확인한다. 섬유들이 돌기사이능선(intertrochanteric crest)에 부착하지 않고, 아래모서리가 자유모서리(free margin)로 남아 있음을 확인한다. 관절을 굽혀 (또는 가쪽으로 돌려) 궁둥넙다리인대를 느슨하게 하고, 이 인대 아래모서리 밑으로 더듬자를 밀어 넣어 본다.

(2) 엉덩관절 앞부분

시신을 바로누운자세(supine position)로 하고, 다음과 같이 해부를 진행한다.

① 이미 잘려있는 넙다리빗근, 넙다리곧은근(rectus femoris m.), 두덩근(pectineus m.)을 확인하고, 넙다리신경과 동·정맥을 잘라 먼쪽으로 젖힌다.

② 엉덩허리근을 넙다리뼈 작은돌기에 닿는곳 바로 위쪽 부분을 잘라 위로 젖힌다.

③ **큰허리근주머니**(psoas bursa)가 엉덩허리근 깊은면과 관절주머니 앞면 사이에 위치하는 것을 확인한다. 이 주머니는 종종 관절안 윤활주머니와 연결된다.

④ 섬유관절주머니를 이루는 인대 중 하나인 질긴 삼각형의 **엉덩넙다리인대**(iliofemoral lig.)를 확인한다(그림 9-39). 위로는 아래앞엉덩뼈가시(anterior inferior iliac spine)에 붙고, 아래로 내려오면서 넓어져 넙다리뼈 돌기사이선(intertrochanteric line) 위쪽 2/3에 닿는 것을 확인한다.

⑤ **두덩넙다리인대**(pubofemoral lig.)는 뚜렷하지 않으며, 두덩뼈가 엉덩뼈와 만나는 부분 가까이에서 두덩뼈 바깥면에서 일어나 돌기사이선 아래 부분에 닿는다.

⑥ 엉덩관절을 굽히고 펴 보면서 인대가 느슨해지고 팽팽해지는 상태를 확인한다.

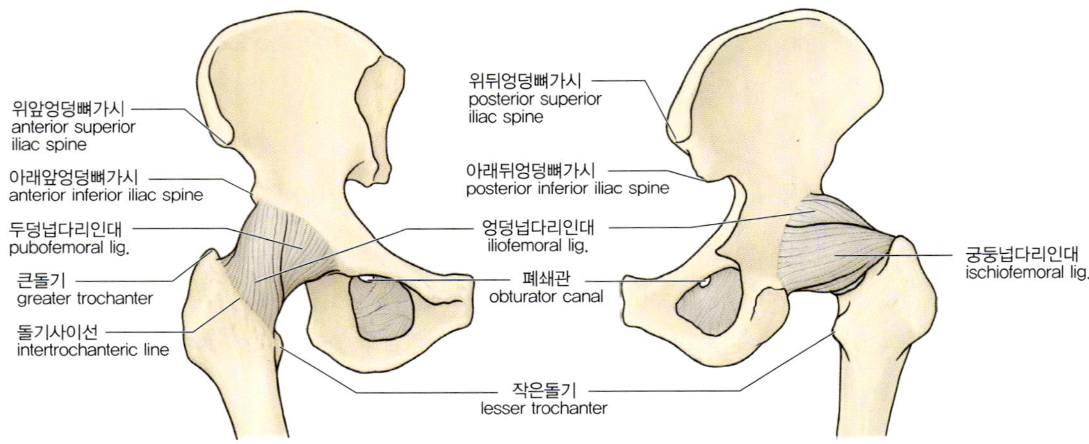

그림 9-39 엉덩관절의 인대

(3) 폐쇄막

관절안을 열기 전에 **폐쇄막**(obturator membrane)을 관찰한다.

① 바깥폐쇄근의 이는곳과 닿는곳을 다시 한 번 확인하고, 이 근육과 연관된 폐쇄동맥과 신경을 확인한다. 폐쇄막 바깥면을 깨끗이 정리한다.

② 바깥폐쇄근 이는곳 전체를 잘라 닿는곳 방향으로 젖힌다.

③ 바깥폐쇄근이 제거된 상태에서 두덩넙다리인대를 다시 한 번 확인한다.

④ 폐쇄막 표면을 관찰한다. 가능하면 **폐쇄관**(obturator canal)을 확인한다. 이 관은 넓적다리 안쪽 부분에서 관찰했던 폐쇄동맥과 폐쇄신경을 몸쪽으로 추적하여 찾을 수 있다.

(4) 관절안

다음과 같이 엉덩관절을 개방하고, 그 안의 구조물을 관찰한다.

① 관절주머니가 넙다리뼈에 닿는 부분보다 몸쪽으로 약 1.5 cm 정도에서 관절주머니를 둥글게 둘러 가며 자른다.

② 넙다리뼈머리를 볼기뼈 절구(acetabulum)에서 당긴다. 이때 **넙다리뼈머리인대**(lig. of head of femur) 때문에 넙다리뼈가 절구에서 완전히 떨어지지는 않는다(그림 9-41).

③ 넙다리뼈머리인대가 붙는 부분을 제외하고 넙다리뼈머리와 볼기뼈 절구 관절면이 유리연골로 덮여 있는 것을 확인한다.

④ 넙다리뼈머리인대를 잘라서 넙다리뼈머리를 절구에서 완전히 빼낸다.

⑤ 절구에서 매끈한 **반달면**(lunate surface)과 **절구테두리**(acetabular labrum)를 확인한다(그림 9-40, 41).

⑥ **절구가로인대**(transverse acetabular lig.)를 확인한다. 절구가로인대는 절구패임을 잇는 섬유띠로, 이 인대 때문에 절구패임이 구멍이 된다.

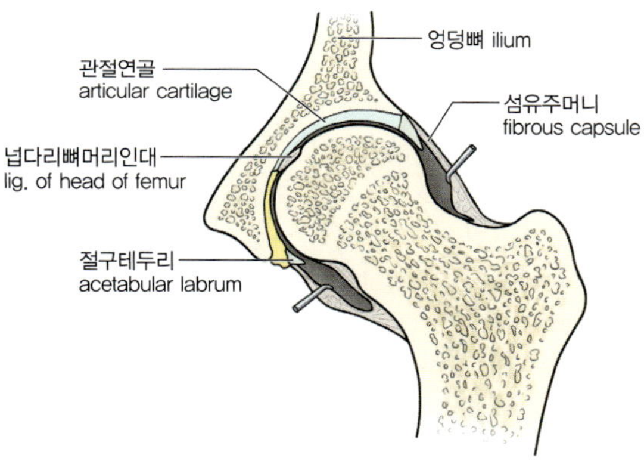

그림 9-40 엉덩관절의 단면

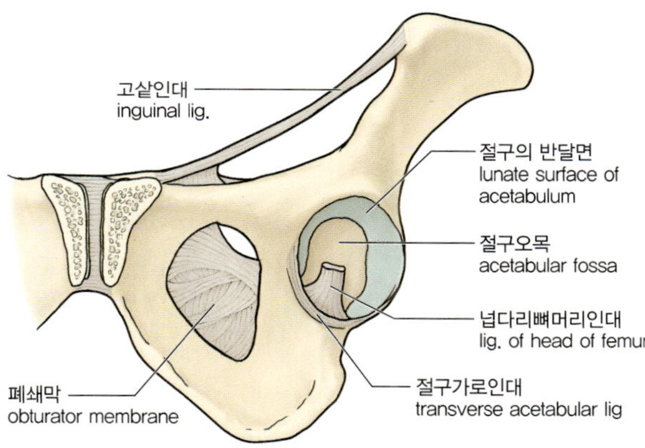

그림 9-41 넙다리뼈머리를 탈구시킨 후 가쪽에서 들여다 본 절구의 모습

3) 무릎관절

(1) 안쪽면

무릎관절(knee joint) 안쪽면에서 주변 구조물을 정리하고 인대를 관찰한다.

① 관절 안쪽면에서 넙다리빗근(sartorius m.), 두덩정강근(gracilis m.), 반힘줄근(semitendinosus m.) 힘줄을 닿는곳으로 최대한 멀리 젖힌다.

② 반막근을 정강뼈에 닿는곳 1.5 cm 몸쪽 부분에서 잘라 남겨둔 채로 관절주머니에서 제거한다.

③ **안쪽곁인대**[medial (tibial) collateral lig.]를 확인한다. 이 인대는 질기고 납작한 띠로, 넙다리빗근, 두덩정강근, 반힘줄근에 덮여 무릎관절 안쪽면에 위치한다(그림 9-42). 안쪽곁인대는 넙다리뼈

안쪽위관절융기에서 정강뼈 안쪽관절융기 아래 정강뼈 안쪽면 윗부분에 닿는다.

④ 더듬자로 인대와 안쪽반달(medial meniscus) 사이의 관계를 확인한다. 이 인대의 깊은 부분은 반달에 단단히 붙어 있다.

(2) 가쪽면

무릎관절 가쪽면에서 주변 구조물을 정리하고 인대를 관찰한다.

① 관절 가쪽면에서 엉덩정강띠(iliotibial tract)를 확인한다. 이것의 폭은 약 2~3 cm이며 정강뼈 가쪽관절융기(lateral condyle) 앞면에 닿는다.

② 넙다리두갈래근 짧은갈래의 힘줄을 닿는곳인 종아리뼈머리에서 3 cm 정도 남겨놓고 자른다.

③ **가쪽곁인대** 또는 **종아리쪽곁인대**(fibular collateral lig.)를 확인한다. 가쪽곁인대는 먼쪽끝이 넙다리두갈래근 힘줄을 뚫는데, 이 부분을 노출시키고 깨끗이 정리한다(그림 9-43).

④ 더듬자로 인대 안쪽면을 검사한다. 이 인대는 안쪽곁인대와는 달리 관절주머니나 가쪽반달과 닿아 있지 않다는 것을 확인한다.

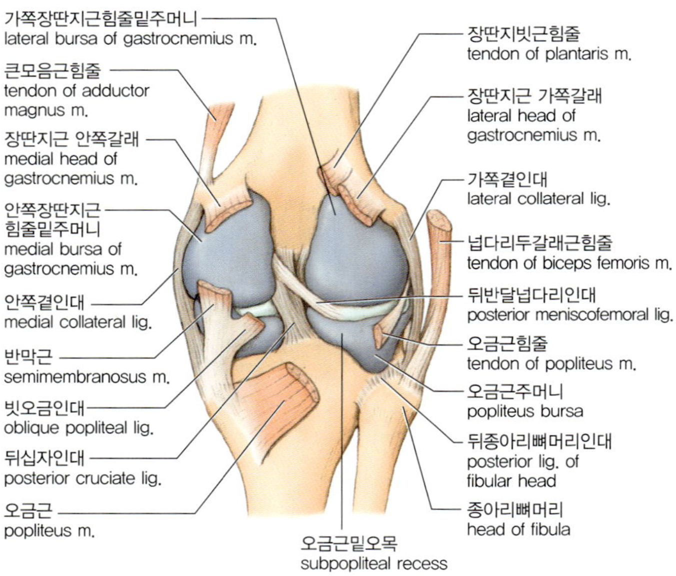

그림 9-42 주변 근육을 모두 제거하고 무릎관절을 뒤에서 본 모습. 파란 부분은 관절안을 포함한 윤활공간을 표현하고 있음

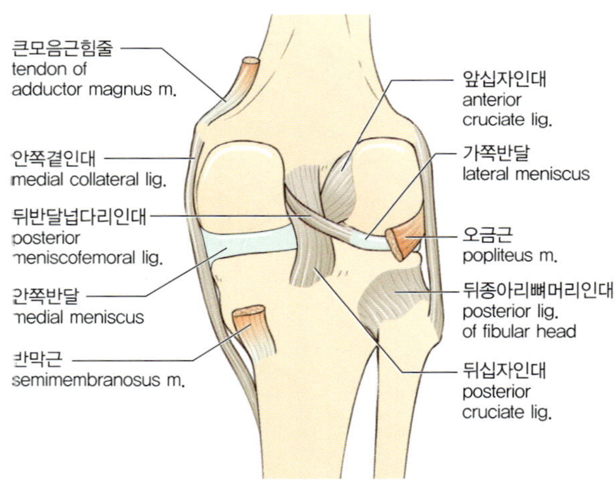

그림 9-43 무릎관절과 인대를 뒤에서 본 모습

(3) 뒤면

관절 뒷면을 해부하고 관찰한다.

① 오금동맥에서 나오는 무릎가지를 관찰한다(그림 9-16, 17)

• 가쪽위무릎동맥(superior lateral genicular a.) : 넙다리두갈래근 힘줄에 덮여 가쪽으로 진행함

- 안쪽위무릎동맥(superior medial genicular a.) : 장딴지근 이는 곳보다 위쪽에서, 반막근 힘줄에 덮여 안쪽으로 주행함
- 중간무릎동맥(middle genicular a.) : 무릎관절 바로 맞은편에서 나와 빗오금인대를 관통하고 윤활막과 십자인대를 공급함
- 가쪽아래무릎동맥(inferior lateral genicular a.) : 장딴지근 가쪽갈래에 덮인 채 오금근 표면을 가로질러 주행함
- 안쪽아래무릎동맥(inferior medial genicular a.) : 장딴지근 안쪽갈래에 덮인 채 오금근 윗모서리를 따라 안쪽으로 주행함

② 장딴지빗근(plantaris m.)과 장딴지근 두 갈래를 관절주머니에서 잘라 제거한다.

③ 오금근(popliteus m.)을 다시 한 번 확인하고, 필요하면 제거한다.

④ 관절주머니 뒷면에서 빗오금인대와 활꼴오금인대를 확인한다(그림 9-19, 44).

⑤ **빗오금인대**(oblique popliteal lig.)는 오금동맥 중간부분 앞에 있으며, 반막근 힘줄이 넓어져 정강뼈 안쪽관절융기 뒷면에서 위가쪽으로 뻗어 있는 것이다.

- 무릎관절 뒷면 해부 시

⑥ **활꼴오금인대**(arcuate popliteal lig.) 관찰 후 관절 주머니를 연다. 무릎관절 뒤가쪽면에 있으며, 종아리뼈머리 꼭대기에서 넙다리뼈 가쪽위관절융기 뒤까지 위로 뻗어 있다. 오금근 힘줄(tendon of popilteus m.)이 이 활꼴오금인대 안쪽모서리 깊은 곳인 관절 안에서 나온다.

⑦ **뒤반달넙다리인대**(posterior meniscofemoral lig.) 관찰 : 무릎관절 뒤쪽에 있으며, 가쪽반달에서 안쪽위쪽으로 뻗어있는 인대를 찾는다. 이 인대는 가쪽반달을 뒤십자인대와 넙다리뼈 안쪽관절융기에 붙여준다(그림 9-42, 43).

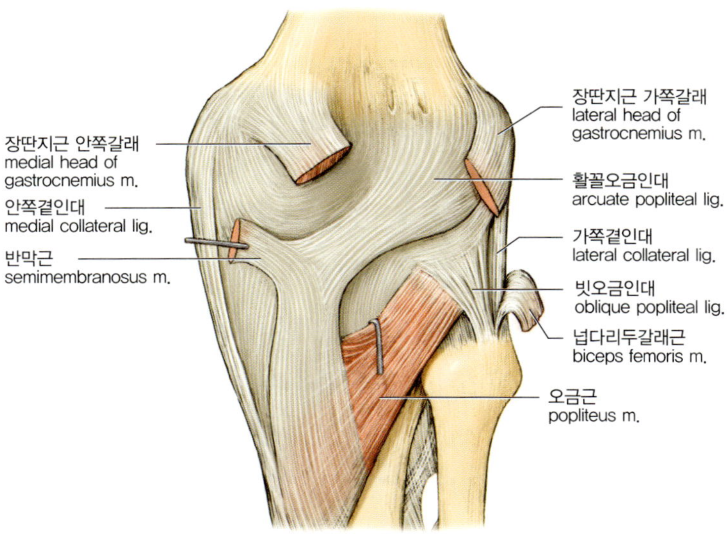

그림 9-44 무릎관절을 뒤에서 본 모습

(4) 앞면

무릎관절 앞에서 넓은근육(vasti mm.) 3개가 합쳐진 모습을 보고, **무릎지지띠**(patellar retinaculum)와 **무릎인대**(patellar lig.)를 다시 한 번 확인한다.

① 무릎뼈 약간 위에서 넙다리네갈래근 힘줄(tendon of quadriceps femoris m.)과 관절주머니를 가로로, 안쪽과 가쪽인대 전까지 자른다(그림 9-45).

② 무릎뼈와 무릎인대를 아래 앞쪽으로 젖혀 관절안(joint cavity)을 연다. 이렇게 들어간 공간은 관절안이 위로 뻗은 위오목(superior recess)이다.

③ 위오목에서 위쪽으로 더듬자를 밀어 넣어, 관절안이 위쪽으로 얼마나 연장되어 있는지 확인한다. 관절안이 위로 연장된 것 같은 이 공간은 넙다리네갈래근 힘줄 속면과 넙다리뼈몸통 먼쪽부분 앞면 사이에 있는 **무릎위주머니**(suprapatellar bursa)이다. 다시 말해, 무릎위주머니는 무릎관절안(knee joint cavity)과 연결되어 있다.

(5) 관절안

무릎관절안에 있는 인대들을 관찰한다.

① 무릎뼈와 무릎인대를 아래 앞쪽으로 젖혀 관절안(joint cavity)을 연 상태에서, 절단면을 양 옆으로 좀 더 연장하여 관절안을 충분히 볼 수 있을 정도로 연다.

② 무릎관절의 관절면은 넙다리뼈 관절융기, 넙다리뼈 무릎면, 정강뼈 위관절면, 무릎뼈 관절면이 이루고 있음을 확인한다. 또한 각각의 관절면이 유리연골로 덮여 있는 것을 관찰한다.

③ **무릎아래윤활주름**(infrapatellar synovial fold)을 확인한다. 무릎아래윤활주름은 무릎뼈 아래모서리에서 넙다리뼈 융기사이오목으로, 뒤로 달리는, 지방으로 찬 윤활막 주름이다(그림 9-45).

④ **날개주름**(alar fold), **무릎아래지방체**(infrapatellar fat pad)를 확인하고, 이들 주름이 부착된 모습을 관찰한다.

⑤ 무릎아래윤활주름을 자르고 넙다리뼈와 정강뼈가 4개의 인대, 즉 곁인대(collateral lig.) 2개와 십자인대(cruciate lig.) 2개로 이어진 것을 확인한다.

⑥ 넙다리뼈를 안쪽으로 돌리면 가쪽곁인대(fibular collateral lig.)가 팽팽하게 되면서 움직이지 않게 된다. 이 인대를 잘라서 넙다리뼈의 안쪽돌림이 자유롭게 되도록 한다.

⑦ **십자인대**가 비틀린 상태에서 풀리는 것을 확인한다. 또한 질긴 십자인대가 서로 교차하는 것을 확인한다. 십자인대는 넙다리뼈 융기사이오목에 위치하는 질긴 섬유띠이다. **앞십자인대**(anterior cruciate lig.)는 정강뼈 앞융기사이구역에서 위뒤쪽과 가쪽으로 달려 넙다리뼈 가쪽관절융기 안쪽면에 닿는다. **뒤십자인대**(posterior cruciate lig.)는 앞쪽으로는 부분적으로 앞십자인대에 덮여 있는데, 정강뼈 뒤융기사이구역에서 넙다리뼈 안쪽관절융기 가쪽면에 닿는다(그림 9-46).

⑧ **반달**(meniscus)은 2개의 반달 모양 섬유연골원반(fibrocartilaginous discs)으로, 정강뼈 관절융기 관절면 위에 놓여 있으며, 이 관절면을 이웃하는 넙다리뼈 관절면과 분리하고 있다. 양쪽 반달

의 안쪽모서리는 날카로우며 다른 구조와 연결되어 있지 않다. 그러나 가쪽모서리는 두껍고 무릎관절 관절주머니 섬유막에 붙어 있다. **안쪽반달**(medial meniscus)은 타원형이며 가쪽반달보다 크다. **가쪽반달**(lateral meniscus)은 원형이며(그림 9-46) 가쪽곁인대와 붙어 있지 않다(그림 9-44).

⑨ 무릎가로인대(transverse lig.)는 정강뼈 위관절면 앞모서리를 가로질러 가쪽반달의 둥근 앞모서리에서 안쪽반달의 날카로운 앞끝 또는 뿔에 닿는 섬유다발이다(그림 9-46).

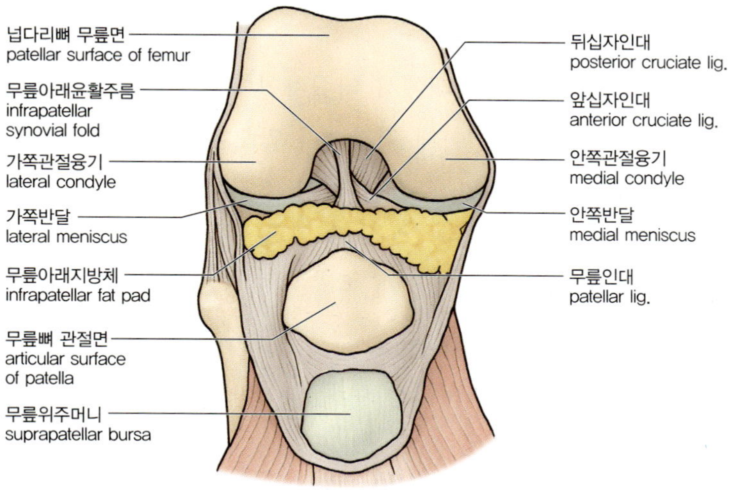

그림 9-45 무릎관절을 앞쪽에서 열고 본 모습. 무릎관절을 굽힌 상태임

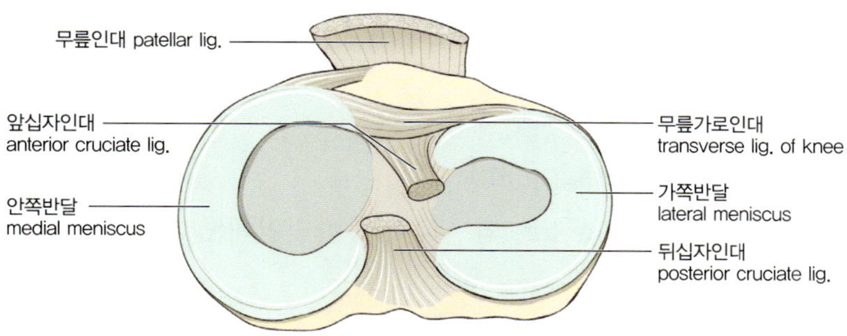

그림 9-46 정강뼈 관절면에 놓인 반달과 십자인대

(6) 무릎의 폄

무릎을 최대로 편 상태(extension)에서 다음 사항을 확인한다.

- 넙다리뼈와 정강뼈의 관절면이 최대한 접촉한 상태이다.
- 따라서 관절은 가장 안정된 위치에 고정되어 있다.
- 앞십자인대는 팽팽하게 되어 무릎관절이 더 이상 펴지는 것(젖힘)을 억제한다.

(7) 무릎의 굽힘

무릎을 굽힌 상태(flexion)에서 다음 사항을 확인한다.

- 넙다리뼈와 정강뼈의 관절면 접촉이 적어진다.
- 안정성은 감소되지만, 무릎관절에서 어느 정도 돌림(rotation)이 가능해진다.
- 뒤십자인대(posterior cruciate lig.)는 넙다리뼈가 앞으로 빠지는 것을 제한한다. 직각으로 굽히면 정강뼈는 앞으로 당겨지지 않는다. 이것은 앞십자인대로 뒤가 지지되기 때문이다. 이러한 십자인대의 기능을 확인해 본다.
- 무릎을 굽히고 정강뼈를 앞으로 당긴 상태에서 뒤십자인대는 그대로 두고 앞십자인대만 자른다. 이 상태에서 정강뼈를 앞으로 당겨 본다. 이제 정강뼈가 앞으로 당겨질 수 있음을 알 수 있다. 이러한 움직임은 앞십자인대가 파열되었을 때의 중요한 임상 소견이다.

4) 정강종아리관절

(1) 몸쪽정강종아리관절(proximal tibiofibular joint)

- 오금근 힘줄을 뒤에서 절개하고 관절주머니를 열어 관절안을 관찰한다.

(2) 뼈사이정강종아리관절(interosseous tibiofibular joint)

① 두 뼈를 뼈사이막이 연결해 주고 있는 인대결합이다.

② 관절에 인접한 뼈사이막 아래자유모서리에 형성된 틈새를 종아리동맥 관통가지가 지나는 것을 관찰한다.

(3) 먼쪽정강종아리관절(distal tibiofibular joint)

- 앞정강종아리인대(ant. tibiofibular lig.)와 뒤정강종아리인대(post. tibiofibular lig.)가 이 관절을 보강한다.(그림 9-48, 49)

5) 발목관절

(1) 발목관절 주위

발목관절 주변 구조물을 정리한다

① 발목관절 앞에서 앞정강근 힘줄을 제외한 나머지 구조물을 각기 다른 높이에서 모두 잘라 제거한다.

② 발목관절 안쪽면에서 이미 잘려있는 긴발가락굽힘근(flexor digitorum longus m.) 힘줄을 찾아 젖히고, 뒤정강근은 자르지 말고 앞으로 밀어낸다.

(2) 관절주머니

① 앞쪽과 뒤쪽으로는 매우 얇으며, 안쪽과 가쪽으로는 두꺼운 것을 확인한다.

② 관절주머니 안쪽이 두꺼워져 **세모인대**(deltoid lig.)를 만든다. 세모인대 표면을 깨끗이 하고 관찰한다. 이 인대는 위로는 안쪽복사에서, 아래으로 발배뼈, 목말뼈, 발꿈치뼈 목말받침돌기, 목말뼈 뒷부분으로 퍼지면서 닿는다(그림 9-47). 따라서 세모인대는 다음과 같이 네 부분으로 구성되어 있다고 할 수 있다.

- 뒤정강목말인대(posterior tibiotalar lig.)
- 정강발꿈치인대(tibiocalcaneal lig.)
- 정강발배인대(tibionavicular lig.)
- 앞정강목말인대(anterior tibiotalar lig.)

③ 발목관절 가쪽면에서 긴종아리근과 짧은종아리근의 힘줄을 확인한다.

④ 이들을 붙잡고 있는 위 · 아래 종아리근지지띠(fibular retinaculum)가 아직 절개되어 있지 않다면 이를 절개하여 연다.

⑤ 두 종아리근의 힘줄을 자르지 말고 앞으로 당겨 밀어 낸다.

⑥ 관절 가쪽에서 관절주머니가 두꺼워져 만들어진 다음 각각의 인대를 깨끗이 하고 관찰한다(그림 9-48).

- 앞목말종아리인대(anterior talofibular lig.)
- 발꿈치종아리인대(calcaneofibular lig.)
- 뒤목말종아리인대(posterior talofibular lig.)

(3) 관절면

발을 바닥쪽으로 굽히고 발목관절 관절주머니를 가로로 잘라 칼자루를 목말뼈몸통과 정강뼈 사이에 넣는다. 관절면을 잘 보기 위해서는 종아리뼈와 목말뼈를 잇는 인대를 자른다. 발을 안쪽으로 당겨 빼고 관절면을 확인한다. 이때 손상되지 않은 세모인대가 경첩처럼 작용한다.

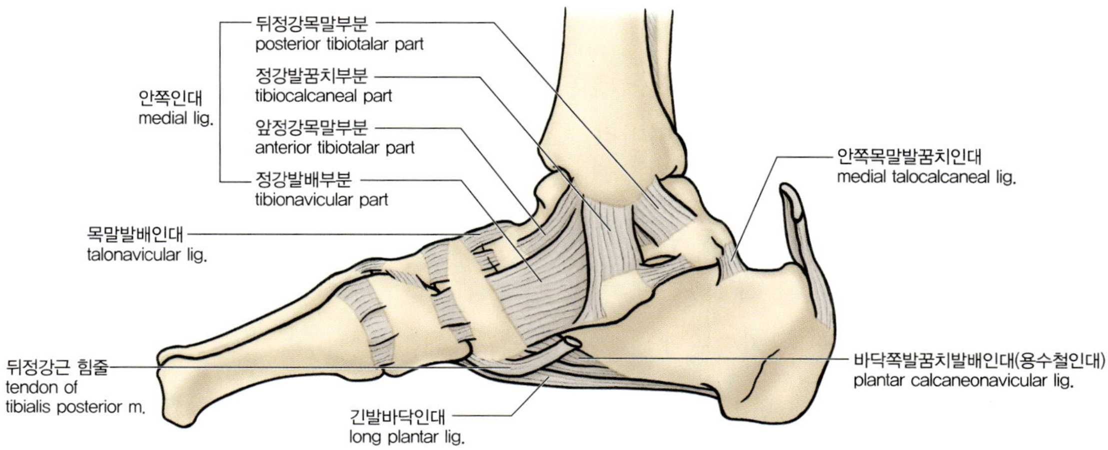

그림 9-47 발목과 발의 여러 인대를 안쪽에서 본 모습

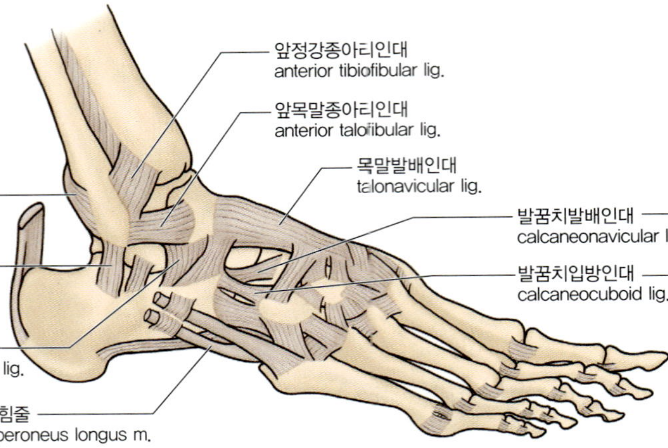

그림 9-48 발목과 발의 여러 인대를 가쪽에서 본 모습

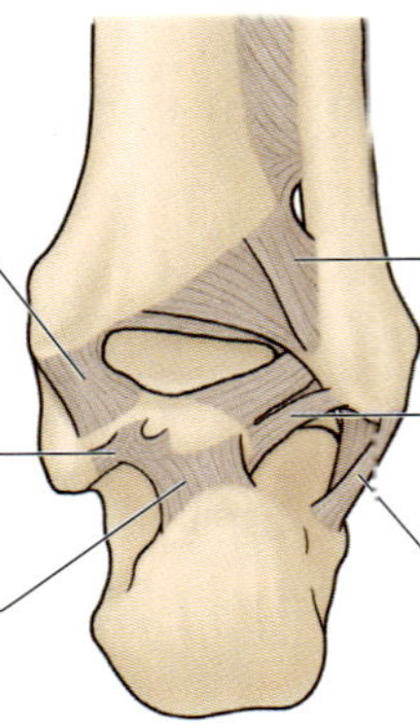

그림 9-49 발목관절을 뒤에서 본 모습

확인할 구조물

☐ 속폐쇄근 ☐ 바깥폐쇄근 ☐ 폐쇄막 ☐ 엉치결절인대 ☐ 엉치가시인대

엉덩관절

☐ 엉덩넙다리인대 ☐ 두덩넙다리인대 ☐ 궁둥넙다리인대

☐ 볼기뼈 절구 ☐ 관절테두리 ☐ 넙다리뼈머리 ☐ 넙다리뼈머리인대

무릎관절

☐ 안쪽곁인대 ☐ 가쪽곁인대 ☐ 빗오금인대 ☐ 무릎인대

☐ 무릎아래윤활주름 ☐ 날개주름 ☐ 관절안

☐ 앞십자인대 ☐ 뒤십자인대 ☐ 가쪽반달 ☐ 안쪽반달

정강종아리관절

☐ 정강종아리인대결합

☐ 앞정강종아리인대 ☐ 뒤정강종아리인대

발목관절

□ 앞목말종아리인대 □ 뒤목말종아리인대 □ 발꿈치종아리인대 □ 안쪽(세모)인대

□ 발목뼈사이관절

□ 등쪽목말발배인대

□ 바닥쪽발꿈치발배(용수철)인대 □ 등쪽쐐기발배인대

학습 과제

○ 엉덩관절 뒷면에 위치하는 근육은?

○ 엉덩관절을 탈구시키기 어렵게 하고 있는 구조물에 대해 설명하시오.

○ 엉덩관절 앞면에 강력한 인대가 있는 이유는?

○ 무릎관절 가쪽 및 안쪽곁인대를 노출할 수 있었는가?

○ 무릎관절을 굽힌 상태에서 긴장하는 인대는 어느 것인지 확인하시오.

○ 무릎관절 운동에 따른 근육을 정리하시오.

○ 무릎관절 가쪽이나 안쪽으로부터 충격(외력)을 더해 곁인대의 변화를 확인하시오.

○ 발목관절 가쪽부위에 운동을 제한하는 인대를 확인하시오.

사람 해부실습 지침
(일곱째판)

2011년	10월	20일	6판		발 행
2013년	2월	25일	6판	2쇄	발 행
2015년	2월	28일	7판	1쇄	발 행
2016년	1월	10일	7판	2쇄	발 행
2018년	1월	20일	7판	3쇄	발 행
2020년	1월	10일	7판	4쇄	발 행
2023년	1월	10일	7판	5쇄	발 행

정가 33,000원

저 자 : 대한해부학회 편
발 행 자 : 최 병 진

발 행 처 : 도서출판 **고 려 의 학**
(02880) 서울 성북구 성북로 9길 1 보문빌딩 3층
Tel. 765-0333, 0337
Fax. 743-2288

ISBN 978-89-7043-360-8
등록번호 : 제 1-519호 1978. 6. 29.